北京大学口腔医学教材

口腔黏膜病学

Diseases of Oral Mucosa

主　　编　华　红　刘宏伟

编写秘书　刘晓松

编　　者　（按姓名汉语拼音排序）

　　　　　陈谦明（四川大学华西口腔医学院）

　　　　　高　岩（北京大学口腔医学院）

　　　　　华　红（北京大学口腔医学院）

　　　　　胡碧琼（北京大学口腔医学院）

　　　　　刘宏伟（北京大学口腔医学院）

　　　　　刘晓松（北京大学口腔医学院）

　　　　　孙　正（首都医科大学附属北京口腔医院）

　　　　　唐国瑶（上海交通大学口腔医学院）

　　　　　徐岩英（国家自然科学基金委员会）

　　　　　徐治鸿（北京大学口腔医学院）

　　　　　闫志敏（北京大学口腔医学院）

　　　　　曾　昕（四川大学华西口腔医学院）

北京大学医学出版社

KOUQIANG NIANMO BING XUE

图书在版编目（CIP）数据

口腔黏膜病学/华红，刘宏伟主编. —北京：
北京大学医学出版社，2014.10（2019.11重印）
ISBN 978-7-5659-0756-2

Ⅰ. ①口… Ⅱ. ①华…②刘… Ⅲ. ①口腔黏膜疾病—
诊疗 Ⅳ. ①R781.5

中国版本图书馆 CIP 数据核字（2013）第 314833 号

口腔黏膜病学

主 编：华 红 刘宏伟
出版发行：北京大学医学出版社
地 址：（100191）北京市海淀区学院路 38 号 北京大学医学部院内
电 话：发行部 010-82802230；图书邮购 010-82802495
网 址：http://www.pumpress.com.cn
E‐mail：booksale@bjmu.edu.cn
印 刷：北京金康利印刷有限公司
经 销：新华书店
责任编辑：杨 杰 责任校对：金彤文 责任印制：李 啸
开 本：850mm×1168mm 1/16 印张：19 字数：528 千字
版 次：2014 年 10 月第 1 版 2019 年 11 月第 3 次印刷
书 号：ISBN 978-7-5659-0756-2
定 价：69.00 元
版权所有，违者必究
（凡属质量问题请与本社发行部联系退换）

口腔医学长学制教材编委会名单

序

　　2001年教育部批准北京大学医学部开设口腔医学（八年制）专业，之后其他兄弟院校也开始培养八年制口腔专业学生。为配合口腔医学八年制学生的专业教学，2004年第1版北京大学口腔医学长学制教材面世，编写内容包括口腔医学的基本概念、基本理论和基本规律，以及当时口腔医学的最新研究成果。近十年来，第1版的14本教材均多次印刷，在现代中国口腔医学教育中发挥了重要作用，反响良好，应用范围广泛：兄弟院校的长学制教材、5年制学生的提高教材、考研学生的参考用书、研究生的学习用书，在口腔医学的诸多教材中具有一定的影响力。

　　社会的发展和科技的进步使口腔医学发生着日新月异的变化。第1版教材面世已近十年，去年我们组织百余名专家启动了第2版教材的编写工作，包括占编委总人数15%的院外乃至国外的专家，从一个崭新的视角重新审视长学制教材，并根据学科发展的特点，增加了新的口腔亚专业内容，使本套教材更加全面，保证了教材质量，增强了教材的先进性和适用性。

　　说完教材，我想再说些关于八年制教学，关于大学时光。同学们在高考填报志愿时肯定已对八年制有了一定了解，口腔医学专业八年制教学计划实行"八年一贯，本博融通"的原则，强调"加强基础，注重素质，整体优化，面向临床"的培养模式，目标是培养具有口腔医学博士专业学位的高层次、高素质的临床和科研人才。同学们以优异成绩考入北京大学医学部口腔医学八年制，一定是雄心勃勃、摩拳擦掌，力争顺利毕业获得博士学位，将来成为技艺精湛的口腔医生、桃李天下的口腔专业老师抑或前沿的口腔医学研究者。祝贺你们能有这样的目标和理想，这也正是八年制教育设立的初衷——培养中国乃至世界口腔医学界的精英，引领口腔医学的发展。希望你们能忠于自己的信念，克服困难，奋发向上，脚踏实地地实现自己的梦想，完善人生，升华人性，不虚度每一天，无愧于你们的青春岁月。

　　我以一个过来人的经历告诉你们，并且这也不是我一个人的想法：人生最美好的时光就是大学时代，二十岁上下的年纪，汗水、泪水都可以尽情挥洒，是充实自己的黄金时期。你们是幸运的，因为北京大学这所高等学府拥有一群充满责任感和正义感的老师，传道、授业、解惑。你们所要做的就是发挥自己的主观能动性，在老师的教导下，合理支配时间，学习、读书、参加社团活动、旅行……"读万卷书，行万里路"，做一切有意义的事，不被嘈杂的外界所干扰。少些浮躁，多干实事，建设内涵。时刻牢记自己的身份：你们是现在中国口腔界的希望，你们是未来中国口腔界的精英；时刻牢记自己的任务：扎实学好口腔医学知识，开拓视野，提高人文素养；时刻牢记自己的使命：为引领中国口腔的发展做好充足准备，为提高大众的口腔健康水平而努力。

从现在起，你们每个人的未来都与中国口腔医学息息相关，"厚积而薄发"，衷心祝愿大家在宝贵而美好的大学时光扎实学好口腔医学知识，为发展中国口腔医学事业打下坚实的基础。

这是一个为口腔事业奋斗几十年的过来人对初生牛犊的你们——未来中国口腔界的精英的肺腑之言，代为序。

徐 韬

二〇一三年七月

前　言

口腔黏膜病学是研究口腔黏膜病病因、发病机制、诊断、治疗与预防的一门学科，为口腔医学中的重要分支学科，亦是连接口腔与医学的一门桥梁课程，在国外归属口腔内科学（Oral Medicine）范畴。口腔黏膜病学研究范围主要包括口腔黏膜感染性及非感染性疾病、口腔潜在恶性病变以及全身系统性疾病的口腔表征等。在国外，该学科研究范围还涉及与面部疼痛有关的神经疾病、颞颌关节疾病及涎腺疾病等。口腔黏膜病是口腔常见的疾病，能正确、及时、准确地诊断和处理口腔黏膜病是当代口腔医学生、口腔医师的重要任务之一。随着现代科学技术的进步，口腔与基础医学、临床医学的交叉与融合不断扩大与深化，大大推动了口腔黏膜病学的发展，口腔与全身联系越来越密切，导致许多疾病的诊断方法和治疗方案发生巨大变化。此外，随着人口老龄化，口腔科就诊的老年患者逐渐增多，患复杂的全身系统性疾病患者逐年增多，诊治口腔黏膜病需要掌握更全面、更系统、更规范的医学知识。

本教材由北京大学口腔医学院从事口腔黏膜病医疗、教学、科研的老、中、青三代专家共同编写，同时邀请了北京大学口腔医学院口腔病理科高岩教授以及四川大学华西口腔医学院、上海交通大学口腔医学院、首都医科大学附属北京口腔医院部分专家参与本教材的编写工作，力图能够反映出国内口腔黏膜病学的水平及特色。

本教材内容涵盖了临床常见的口腔黏膜疾病，编写在坚持"三基"（基本理论、基础知识、基本技能）的前提下，注重教材内容的广度、深度，以及先进性、实用性，力争内容系统、重点突出、条理性强、图文并茂，兼顾普及与提高，以便于学生学习和掌握。同时尽可能遵循循证医学原则，以客观事实为依据，对疾病的诊断及治疗进行规范，特别是系统性疾病一章与以往其他口腔黏膜病教材编排有所不同，按照系统进行编排，增加了与口腔联系密切的系统性疾病。近年来，国内外关于一些系统性疾病的诊断、治疗方案均有较为规范的指南推出，我们力争将此部分新知识、新观点、新方法编入教材，以保持教材的科学性、先进性。

本教材的编写是由 4 所口腔医学院校专家在百忙中辛勤工作共同完成的。本书彩图由北京大学口腔医学院口腔黏膜科、口腔病理科，北京大学人民医院皮肤科以及参编单位提供，刘晓松副教授协助本书的编辑、校对工作，美国 Harvard 大学 Winston P Kou 医生对本教材中 Sumnary 及 Definition 部分校订工作倾注了大量心血，在此一并感谢。

作为 8 年制本硕博连读生长学制教材，本书是第一版编写，由于编者知识及时间所限，一定存在不足及不妥之处，恳请同道斧正并提宝贵意见。

华　红　刘宏伟

目　　录

第一篇 总论

第一章　口腔黏膜病学概论
Conspectus of Diseases of Oral Mucosa

> ## 第一节　口腔黏膜病学的定义与范畴
> ### Definition of Diseases of Oral Mucosa

一、口腔黏膜病及口腔黏膜病学的定义与范畴

口腔黏膜病（oral mucosal diseases）是指发生在口腔黏膜及软组织上的类型不同、种类众多的疾病总称，主要包括口腔黏膜感染性疾病、口腔溃疡类疾病、变态反应性疾病、唇舌病、肉芽肿性疾病、口腔潜在恶性疾病及系统疾病的口腔表征等。

口腔黏膜病学是系统研究口腔黏膜病的基础理论和临床诊治的一门独立专业学科，是口腔医学中的重要组成部分。口腔黏膜病学的研究范围包括上述疾病的病因、病理、发病机制、流行病学特征、诊断、治疗和预防等，涉及范围广泛，是口腔各学科中与全身关系最为密切的学科。口腔黏膜病中除少数病种是由局部原因引起外，大多数口腔黏膜病的发病和全身状况有着密切的关系。有些口腔黏膜病损是全身性疾病不同时期的一部分病征。有一定比例的全身疾病是由口腔医师首先诊断的。因此，口腔医师，尤其是从事口腔黏膜病的专业人员在此类系统疾病的早期发现和早期诊断及处置中可发挥越来越重要的作用。口腔黏膜病学是一门口腔科学与其他学科的交叉学科或桥梁学科。在国外，口腔黏膜病学归属口腔内科学（Oral Medicine）范畴，除研究口腔黏膜软组织疾病外，专业范围尚涉及唾液腺、口颌面部疼痛及伴复杂全身状况患者的口腔处置等领域。在我国因唾液腺、关节疾患的研究多属口腔颌面外科或口腔放射学领域，因而口腔黏膜病学在国内目前仅限于研究口腔黏膜软组织疾病，该学科被称为口腔黏膜病学（Diseases of Oral Mucosa）。

口腔黏膜病临床表现多种多样，多数口腔黏膜病病因复杂，甚至病因不明，多采用局部与全身相结合的综合治疗方法，治疗以药物治疗为主，以缓解症状、控制病情。近年来，激光、光动力疗法在口腔黏膜病中的应用，拓宽了口腔黏膜病治疗的领域。大多数口腔黏膜病预后良好，但某些黏膜病有恶变潜能，某些系统疾病可出现较为严重的并发症。

二、口腔黏膜病的特点

（一）年龄、性别特点
部分黏膜病的发生有明显的性别、年龄特征，如口腔扁平苔藓患者女性明显多于男性，且多见于30～50岁妇女。

（二）部位特点
许多口腔黏膜病在发生部位上有其特殊性，可根据部位特征作出诊断。如创伤性溃疡多见于刺激物的周围，正中菱形舌发生在舌背中后部的正中区域。

（三）病损特点

1.同一病变，在疾病的不同阶段可发生不同类型的损害。而不同的疾病在损害的不同阶段也可出现相同的病损。

2.部位的差异性 同一疾病在不同部位的临床表现不同，如口腔扁平苔藓在牙龈似剥脱性龈炎样表现，在舌背常表现为斑块状。

（四）诊断特点

口腔黏膜病诊断主要依靠临床表现、实验室检查和病理学检查，有时还涉及免疫荧光、免疫组织化学、分子病理学等实验室诊断方法。此外，病史采集以及既往史、家族史、全身状况的了解也在疾病诊断上发挥重要作用，如变态反应性疾病与药物、食物过敏及感染有关，在采集病史时，应重点询问发病前服用特殊食物或药物情况；白色海绵状斑痣属遗传性疾病，与某些角蛋白基因突变有关，在诊断时，应注重收集与家族发病有关的情况。

（五）治疗特点

1.同病异治 根据同一疾病病损发生的类型不同、严重程度不同而采取不同的治疗方法。

2.异病同治 不同疾病可能有相同或相似的临床表现，可采用相同的药物或疗法加以治疗。

3.局部治疗与全身治疗相结合 多数口腔黏膜病的治疗均采用局部与全身相结合的综合治疗方法。

4.中西医结合治疗 采用中西医结合方法治疗口腔黏膜病已有40余年的历史，临床有效，为我国一特色诊治方法，应在继承的基础上加以发扬光大。

（六）转归上的特点

大多数预后良好，某些也可以是潜在恶性病变或是全身性疾病在口腔的表征。

在学习口腔黏膜病时，要注意形象思维，抓住疾病特点、发展、变化规律进行学习。

第二节 口腔黏膜病的命名与分类
Nomenclature and Classification of Oral Mucosal Diseases

疾病分类的目的是为了反映病变的本质，便于诊断，指导治疗。但口腔黏膜病病因复杂，病种繁多，临床表现多样化，往往与全身状况关系密切。目前在分类方面还不够完善，主要是由于对一些疾病的病因及发病机制尚不明确，且很多疾病的病损表现或发病部位无论按病因、病理或病损表现、发病部位等进行分类，均存在交叉重叠现象。为了便于理解，本书结合口腔黏膜病的病因与病损进行综合分类。

为了突出治疗重点，可按疾病的发病原因、病损部位及临床表现的共同特点将口腔黏膜病加以归纳分组如下：

1.病损单纯或主要发生在口腔黏膜的疾病 本组疾病包括复发性阿弗他溃疡、创伤性损害、口腔念珠菌病、细菌及病毒感染性疾病、唇及舌固有疾病，口腔白斑病及口腔红斑病等。

2.口腔黏膜和皮肤以及生殖器、眼、鼻腔等黏膜同时或先后发生病变的疾病 本组疾病包括多形红斑、药物过敏性口炎、扁平苔藓、盘状红斑狼疮、天疱疮、类天疱疮等。

3.全身性疾病在口腔黏膜的表征 本组包括全身各系统疾病在口腔黏膜的表征。

以上三组疾病中，第一组治疗重点应放在口腔局部，全身方面根据情况辅以抗感染及支持治疗。第二组治疗应同时注意口腔和身体其他部位的病损，并根据情况给予全身调整免疫功能，抗感染、抗过敏及支持治疗。第三组的治疗重点是全身性疾病，口腔病损只做对症处理。

第三节　口腔黏膜病学发展史
History of Diseases of Oral Mucosa

一、世界口腔黏膜病学发展历史

口腔黏膜病学在国外归属在口腔内科学（Oral Medicine）范畴。欧美国家（如英国、美国）口腔内科学有较长的发展历史。18 世纪初，英国外科大夫 Jonathan Hutchinson（1828—1900 年）被认为是口腔内科学的鼻祖，他本人因首先描述了先天梅毒三联征而闻名于世。当时口腔内科学的诊治工作主要由外科医师承担，之后口腔内科学成为内科学、皮肤科学、口腔颌面外科学诊治范畴。

1948 年，英国的 Eastern 牙学院设置了口腔内科学的研究生课程，为英国乃至世界口腔内科学专科医师的培养做出了重要贡献。1981 年英国口腔内科学学会成立，Brian Cooke 教授为首届主席，学会成立旨在加强和促进该领域专业人士在教学、科研等方面的交流与合作，并将口腔内科学（Oral Medicine）定义为一门探讨所有与口腔有关的内科学的原则以及口腔疾病治疗规律的学科。

美国口腔内科学发展始于 1926 年，当时一位来自哥伦比亚大学的著名生物化学教授 William J. Gies 对牙医学的临床、教学和科研工作十分感兴趣。他提出应将口腔内科学作为口腔科学中的重要组成部分独立设置课程。

Samuel Charles Miller 医师被认为是美国内科学学会的开创者，1945 年由他牵头成立了美国口腔内科学学会，他本人任第一届主席。1947 年召开了全美口腔内科学学会第一次年会。

20 世纪 50 年代以来欧美口腔内科学得到迅速发展，并逐渐成为一门独立的专业学科。目前欧美国家均成立有专门的口腔内科学学会，如欧洲口腔内科学学会（Europe Academy of Oral Medicine，EAOM）和美国口腔内科学学会（American Academy of Oral Medicine，AAOM），EAOM 每 2 年召开 1 次学术会议，AAOM 每年召开 1 次学术年会。自 2010 年起，两个学会每 4 年召开 1 次联合会议。两个学会的成立对欧美口腔内科学（包括口腔黏膜病学）医疗、教学、科研的发展起到了很好的规范、引领、促进作用。

二、我国口腔黏膜病学发展史

我国口腔黏膜病的研究可追溯到远古时代，战国时期（约公元前 400 年）成书的《黄帝内经素问篇》中就有"膀胱移热于小肠，鬲肠不便，上为口糜……"的记载。此外，《内经》中记载："心主舌。……在窍为舌。""口唇者，脾之官也；舌者，心之官也。""脾之合肉也，其荣唇也。"指出舌与心、唇与脾的生理关系。通过分析口、齿、唇、舌各个部分与相应脏腑之间的对应关系，阐述了口腔是整个机体不可分割的一部分。《内经》记载的"口疮"病名一直沿用至今。东汉张仲景《伤寒论》中有关"狐惑病"的记载，至今仍有临床应用价值。宋、元、明、清各代的名著中对口腔黏膜病都有许多描述，如明代著名医学家薛己所著的《口齿类要》是现存的一部古代口腔医学专书。全书分茧唇、口疮、齿痛、舌症、喉痹诸症、喉间杂症等 12 项，其中包括多项有关口腔黏膜病的内容。

1949 年新中国成立以后，牙医学也逐渐在现代医学发展的基础上逐步形成口腔医学这一专业学科。口腔学科内容不断丰富扩展，在口腔内科学领域细分出了口腔黏膜病学。初期，我国学者发表的口腔黏膜病学术论文以临床研究和病案为主，以后在中西医结合防治方面有较多报道。而口腔黏膜病学的研究在我国取得长足的发展是在 1978 年以后。当时在卫生部及解放军总后卫生部的领导下，由全国 8 个单位共同组成了口腔白斑病和口腔扁平苔藓及其癌变防治协作组。这是我国成立的第一个全国性的口腔黏膜病研究协作组。在"两病"（口腔白斑和扁平苔藓）协作组的领导下，我国口腔黏膜病的研究在病因学、发病机制、病理学、临床诊断、中西医结合治疗和预防等方面都取得了显著的成绩。在此基础上，1988 年成立了中华口腔医学会口腔黏膜病学学组。1998 年中华口腔医学会口腔黏膜病学专业委员会以及中华口腔医学会中西医结合专业委员会成立，它是我国口腔黏膜病学领域最高的学术团体，为规范临床诊治流程，推动学术研究，加强国内外学术交流，创建具有中国特色的口腔黏膜病学做出了积极的贡献。

经过近半个世纪的发展，以 1978 年组建全国"两病"协作组（中华医学会口腔黏膜病学专业委员会前身）为契机，将口腔黏膜病学列为口腔内科学的五大支柱学科之一。在全国范围内，初步形成立了若干专门从事口腔黏膜病学医、教、研工作的独立科室；同时在全国主要院校形成了口腔黏膜病专科、专病特色和优势。口腔黏膜病研究日益受到重视，学科梯队及人才培养亦已逐步加强及完善；研究范围涉及口腔黏膜病学临床、教学、科研、预防等各个方面，并逐渐向纵深发展，及时追踪国际先进水平。

第四节 口腔黏膜病学发展现状
Current Situation of Diseases of Oral Mucosa

近年来欧美国家口腔黏膜病学研究和临床工作取得了显著成就，研究范围覆盖了整个口腔黏膜病学领域，内容丰富，涉及面广，研究水平和论文质量都较高，反映了该领域的国际先进水平。热点研究领域主要集中在口腔黏膜潜在恶性病变（白斑病、扁平苔藓、苔藓样病变、黏膜下纤维化等）研究；口腔感染性疾病，如人乳头瘤病毒（human papilloma virus，HPV）、人免疫缺陷病毒（human immunodeficiency virus，HIV）等感染研究；HIV 感染合并口腔念珠菌感染研究；口腔黏膜大疱性疾病等自身免疫病发病机制；系统病患者口腔表征的评估及处理等多个方面。

口腔黏膜病学在我国发展历史约有 50 年，建国后经历了 30 年的创立起步，10 年的振兴奋起和 10 年的发展飞跃，目前已形成一门生机勃勃的具有中国特色的独立的专业学科。在全国老、中、青三代学者的共同努力下，其基础研究有了显著的进步，在流行病学、发病机制、免疫学、分子生物学、临床诊断治疗学等诸多方面取得了可喜的成绩。研究范围涉及口腔黏膜常见病、疑难病的多个领域，如第三次口腔健康调查（口腔黏膜病的流行病学调查）；口腔黏膜病免疫学和分子生物学机制研究；口腔黏膜病生物标记物在诊断及疾病监测中作用的研究；口腔黏膜病药物治疗的体内外评价；口腔黏膜病的循证医学研究；口腔黏膜感染性疾病病原菌的微生物学研究；新技术在口腔黏膜病研究领域的应用等。近年来国内口腔黏膜病学发展呈现以下几个趋势：

1.重视基础与临床研究相结合　有关白斑病或扁平苔藓癌变的机制研究及其干预方法的研究、关于大疱类疾病的免疫机制及诊治的研究、关于白念珠菌的病因学意义和临床防治研究等。

2.重视诊疗规范及标准制订　在中华医学会口腔黏膜病学专业委员会的牵头下制定了复发性阿弗他溃疡、口腔扁平苔藓、口腔白斑病、口腔黏膜下纤维化等疾病的诊疗标准。

3.重视加强不同学科间交叉　与病理学、皮肤病学、微生物学、风湿免疫学等学科交叉和合作已有良好的开端。

4.重视加强协作攻关　"十一五"期间申请到的国家"十一五"攻关课题"口腔黏膜疾病的临床研究"是由国内十余家主要从事口腔黏膜病学研究的单位合作，在口腔潜在恶性病变等领域所进行的分子流行病学调查、肿瘤标记物和药物控制方面有益的探索。

　　虽然我国的口腔黏膜病学在基础研究和临床实践方面均取得了巨大的进步，但同时必须清醒地认识到尚有很多问题待解决，与发达国家的口腔黏膜病学专业相比无论是基础研究，还是临床研究仍有很长的路要走。我们相信随着与各相关学科或专业相互渗透和交叉的不断深化，我国口腔黏膜病学的发展将步上一个快速、协调的发展轨道。

（胡碧琼　徐治鸿　华　红　徐岩英　刘宏伟）

第二章　口腔黏膜结构与功能
Structure and Function of Oral Mucosa

皮肤为体表提供干性被覆，黏膜则为体腔表面提供湿性衬覆组织。黏膜一般指与外界相通的体腔表面衬覆的组织，腺体的分泌保持其湿性。口腔黏膜（oral mucosa，oral mucous membrane）覆盖于口腔表面。唾液腺分泌的唾液使口腔黏膜经常保持湿润。上皮和固有层是口腔黏膜的基本结构。部位不同及功能的不同又使其结构特点有所不同。口腔黏膜前借唇红与唇部皮肤相连，后与咽部黏膜相延续。组织学上，口腔黏膜大部分来自于外胚层，少部分来自于内胚层。

第一节　口腔黏膜的基本组织结构
General Structure of Oral Mucosa

口腔黏膜由上皮和固有层构成，其中上皮相当于皮肤的表皮；固有层相当于皮肤的真皮，但口腔黏膜无皮肤附属器。部分黏膜深部还有黏膜下层（图 2-1）。上皮和固有层的分界明显，但固有层与深部的黏膜下层的分界不明显，是延续的。

一、上皮

（一）口腔上皮的分层

口腔黏膜上皮属复层鳞状上皮，主要由角质细胞和少数非角质细胞组成。根据所在部位及功能的不同，可分为角化或非角化复层鳞状上皮。典型的口腔上皮由四层细胞构成，从深层至表面依次为：基底层（stratum basale，stratum germinativum，basal layer）、棘层（stratum spinosum，prickle layer）、颗粒层（stratum granulosum，granular layer）和角化层（stratum corneum）。

1.基底层　位于上皮的最深面，其中的细胞称基底细胞，分化程度最低，是一层立方形或矮柱状细胞，借基底膜与固有层结缔组织相连（图 2-2）。电镜下基底细胞与结缔组织相连接处形成

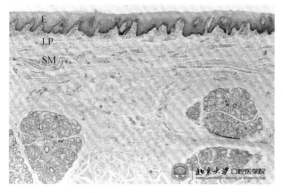

图 2-1　口腔黏膜的一般结构

E：上皮；LP：固有层；SM：黏膜下层（含小唾液腺）

（北京大学口腔医院供图）

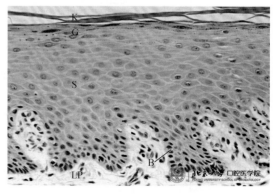

图 2-2　口腔黏膜上皮的结构

B：基底层；S：棘层；G：颗粒层；K：角化层；LP：固有层

（北京大学口腔医院供图）

半桥粒，附着在基板上。细胞器有线粒体、核糖体、高尔基体、张力细丝等。光镜下见胞核呈圆形，染色深，胞质相对较少。

基底细胞和邻近的棘层细胞有增殖能力（图 2-3），因此称为生发层（stratum germinativum）。基底层含干细胞，但是否全部基底层细胞都是干细胞尚不清楚。一般认为干细胞位于深入至固有层结缔组织的上皮嵴中。多肽类生长因子 [如表皮生长因子（epidermal growth factor，EGF）、转化生长因子（transforming growth factor，TGF）] 可能在启动增殖和分化中起作用，但分化的启动机制还不清楚。

2. 棘层　位于基底层浅层，由多层体积较大的多边形细胞组成。在上皮中层次最多。基本形态是胞核呈圆形或卵圆形，位于细胞中央，含 1 ～ 2 个核仁。胞质常伸出多而小的棘刺状突起与相邻的细胞相接，此突起称为细胞间桥（图 2-4）。细胞间桥之间为迂回的细胞间腔隙，此腔隙在牙龈和硬腭上皮更大些，所以细胞间桥更明显。电镜下见细胞间桥即细胞间的桥粒连接。此处的细胞膜内有由致密物质组成的黏着斑（attachment plaque），其中有张力细丝附着并折返回胞质。构成桥粒的蛋白质主要有两组，第一组为桥粒钙依赖性黏附蛋白，有桥粒黏蛋白（desmoglein）和桥粒胶蛋白（desmocollin）。它们是一组跨膜蛋白，在黏膜上皮细胞间的黏附中起重要作用，像"胶水"一样将上皮细胞粘结在一起；另一组蛋白是位于细胞膜内侧的构成黏着斑的蛋白，属于连接蛋白，功能是连接桥粒钙依赖性黏附蛋白和角蛋白丝即张力细丝。它们主要有桥粒斑珠蛋白（plakoglobin）和桥粒斑蛋白（desmoplakin），此外还有斑菲素蛋白（plakophilins）、包斑蛋白（envoplakin）、周斑蛋白（periplakin）等（图 2-5）。桥粒对于维持上皮的完整性有重要作用，在

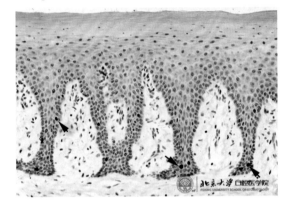

图 2-3　口腔黏膜上皮中的 DNA 合成细胞
（箭头所示，^{3}H-TDR 标记放射自显影法）
（北京大学口腔医院供图）

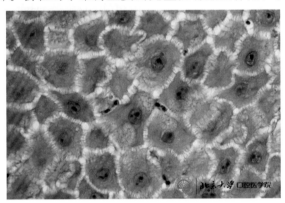

图 2-4　口腔黏膜上皮中的细胞间桥
（北京大学口腔医院供图）

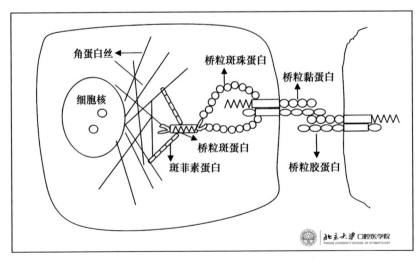

图 2-5　桥粒结构的示意图
（北京大学口腔医院供图）

某些疾病如寻常性天疱疮，桥粒黏蛋白成为自身抗原，诱发产生自身抗体，桥粒的结构受到破坏，形成疱性病变。桥粒是口腔上皮细胞间的主要连接方式，此外还有缝隙连接（gap junction）和紧密连接（tight junction）。缝隙连接也称为间隙连接和通讯连接（communicating junction），紧密连接也称闭锁连接（occluding junction），这两种连接在口腔黏膜上皮较少见。

棘层细胞较基底细胞成熟、体积大。从基底层至转化为棘层的特征是细胞内出现新的角蛋白类型（后述），它们参与形成较粗的、更明显的张力细丝（图2-6）。角化层的前体物质内披蛋白（involucrin）出现。随着向表层移动，细胞的合成能力逐渐下降。在棘层细胞中，出现一种小的膜包绕的颗粒，称膜被颗粒（membrane-coating granules or Odland bodies），富含磷脂，直径约0.25μm。角化上皮中的膜被颗粒由平行排列的板层构成。在接近上皮表面的细胞中，这些颗粒接近细胞膜，有的见于细胞外间隙；非角化口腔上皮中的膜被颗粒不呈板层状（图2-7）。棘层细胞的桥粒较基底层数量多且明显。在组织处理过程中，细胞发生轻度的收缩，导致细胞在不含桥粒的部位彼此分开，使细胞具有棘刺样外观。

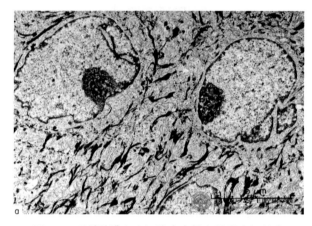

图2-6 咀嚼黏膜上皮细胞内含较多的张力细丝束
（北京大学口腔医院供图）

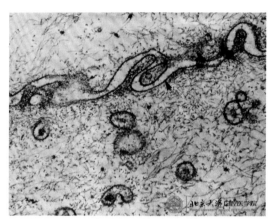

图2-7 非角化口腔黏膜上皮中的圆形膜被颗粒
（箭头示细胞间隙）
（北京大学口腔医院供图）

与基底层紧挨的棘层细胞可称为"副基底"（parabasal）层细胞，具有生发层细胞的增殖能力。

3. 颗粒层 与棘层相比，细胞更成熟，位于角化层深面，一般由2～3层细胞组成。胞质内含嗜碱性透明角质颗粒，染色深，胞核浓缩。表面为正角化时，此层明显；表面为角化不全时，此层可不明显。电镜下见近角化层的颗粒层细胞内张力细丝（tonofilament）致密并且与透明角质颗粒关系密切。透明角质颗粒直径为0.5～1μm，主要成分是纤丝聚集蛋白原（profilaggrin），是在棘层形成的蛋白质，形成包埋张力细丝的基质，有利于细胞内钙的贮存。膜被颗粒位于细胞外，成为限制细胞外物质运动的屏障。

4. 角化层 是上皮成熟的最后阶段。位于上皮最表层，由数层排列紧密的细胞构成。此层细胞扁平，体积大。细胞器及细胞核消失，胞质内充满角蛋白。苏木素-伊红染色为均质嗜酸性物质。细胞间桥消失。此种角化称正角化（orthokeratosis），如在硬腭；如果上述细胞中含有浓缩的未消失的细胞核，则称角化不全（parakeratosis），如在牙龈。此层细胞膜消失，取而代之的是由交联的蛋白质和脂类形成的所谓的角化包膜（cornified envelope）。此包膜厚约15nm，是上皮屏障的主要构成成分。构成此包膜的蛋白质有很多，主要有兜甲蛋白（loricrin，占交联蛋白的65%～85%）、小富脯蛋白（small proline-rich proteins）、内披蛋白（involucrin）和晚包膜蛋白（late envelope proteins）。角化包膜蛋白还和细胞内的角蛋白相交联（图2-8）。角化包膜具有高度的抗溶解性，同时具有较强的柔韧性，能很好地保护深层的上皮细胞。

非角化上皮由基底层、棘层、中间层和表层构成。基底层细胞形态同角化上皮；棘层细胞体

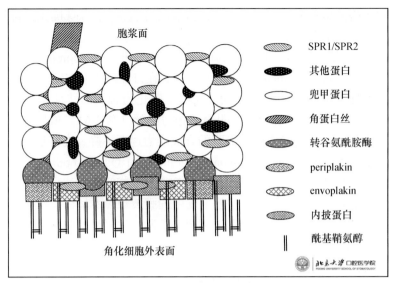

图 2-8 角化胞膜结构示意图
（北京大学口腔医院供图）

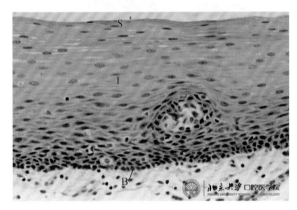

图 2-9 非角化口腔上皮结构
B：基底层；I：中间层；S：表层
（北京大学口腔医院供图）

积大，细胞间桥不明显，胞质中张力细丝分散而不成束；表层细胞扁平，有细胞核，胞质含糖原，染色浅，细胞器少。中间层为棘层和表层的过渡。非角化上皮无颗粒层和角化层（图 2-9）。

（二）口腔上皮的细胞动力学

与皮肤和胃肠道的上皮细胞一样，口腔上皮完整性的维持也是通过不断的上皮更新过程完成的，即通过深层细胞分裂并向表面迁移。迁移过程中形态发生一系列变化即分化或成熟。因此不同的层代表细胞处于不同成熟阶段。角化层细胞为终末分化细胞，将脱落至口腔中。因此口腔上皮可以分为功能上不同的两类细胞：一类是前体细胞群（progenitor population），可以分裂并产生新细胞；另一类是成熟细胞群（maturing population），经历一系列分化或成熟过程，形成上皮的表层保护层。前体细胞在薄的上皮（如口底上皮）位于基底层；在较厚的上皮（如颊和腭部上皮）位于基底层及基底层以上 1 ～ 2 层细胞即生发层中。分裂细胞倾向于成簇分布，位于上皮钉突的尖端。研究表明，前体细胞由功能不同的两个亚群构成。其中一个小亚群的细胞周期缓慢，属于干细胞，分裂后的子细胞或继续维持原有功能或进入扩增细胞群，功能是形成基底细胞并且维持组织的增殖潜能；较大的亚群由扩增细胞构成，称为短暂扩增细胞（transit amplifying cell），来自于干细胞分裂，再经数次分裂后进入成熟细胞群，不断向上皮表面移动，功能是提供足够的向成熟细胞分化的细胞数量（图 2-10）。这两个亚群在光镜下形态上无区别，均表现为细胞器少，核质比例高。干细胞表达细胞角蛋白 19、β1 整合素和 Bcl-2 蛋白，在保持上皮组织的遗传信息上具有重要作用。口腔黏膜干细胞还表达低亲和性神经营养因子受体 p75。p75 是肿瘤坏死因子受体家族成员，在神经组织中调节细胞成活、凋亡和细胞内信号。p75 在颊黏膜表达于结缔组织乳头顶端处的上皮基底层，偶尔表达在钉突深部，而在牙龈表达于乳头顶端和钉突深部的基底层。无论是何种细胞，其增殖均是通过细胞周期完成的。

除上皮中细胞分裂数量外，上皮中细胞总数得到更新的时间也是相对固定的，在牙龈为 41 ～ 57 天、颊部上皮为 25 天。相比之下，表皮为 52 ～ 75 天，肠道为 4 ～ 14 天。口腔上皮的增殖和分化受多种细胞因子的影响，包括表皮生长因子、角质细胞生长因子、白细胞介素-1、转化生长因子 α 和 β。

正常情况下脱落的细胞数量与新生的细胞数量保持平衡，如此平衡被打破，将产生上皮增生或萎缩性病变。作用于快速分裂的肿瘤细胞的化疗药物，也作用于有较短的更新时间的正常宿主细胞，如骨髓血液前体细胞、肠上皮和口腔上皮细胞。因此服用相当数量抗肿瘤药物的患者易发生口腔溃疡。

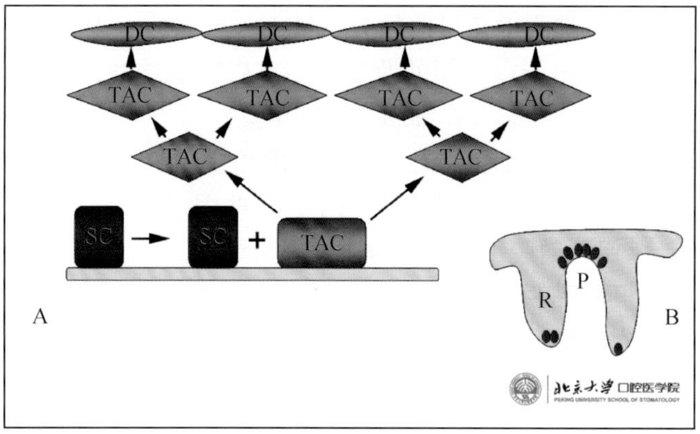

与许多其他组织一样，口腔黏膜的上皮增殖由局部分泌的生长因子或细胞因子调控。它们包括表皮生长因子、角质细胞生长因子、白细胞介素-1 和转化生长因子 α 和 β。

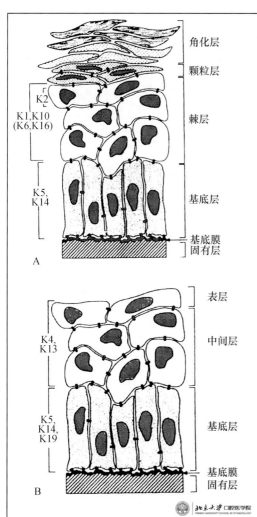

图 2-10 口腔上皮中的细胞群

A：口腔上皮的 3 个细胞群；DC：成熟细胞群；TAC：短暂扩增细胞群；SC：干细胞群；B：干细胞的分布（红色）；R：上皮钉突；P：固有层结缔组织乳头
（北京大学口腔医院供图）

其中有些有对抗作用，如 EGF 上调分裂，而 TGF-β 则抑制分裂。细胞因子的活性受上皮细胞间黏附分子（钙黏着蛋白）和上皮-间充质黏附分子（整合素）调节。整合素与 EGF 相互作用可增强增殖信号，而钙黏着蛋白可降低细胞对 EGF 的反应。

口腔上皮细胞从增殖状态向分化状态的转化可能受非编码小 RNA 调控。非编码小 RNA 可能启动细胞离开细胞周期。

（三）口腔上皮的细胞角蛋白

在细胞从基底层向表面移动过程中，细胞内不断合成蛋白质，其中很重要的一种是中间丝角蛋白，也称细胞角蛋白（cytokeratin, CK），是主要的细胞骨架蛋白，是上皮组织具有高度特异性的中间丝蛋白。相当于电镜下所见的张力细丝，对维持细胞的形态很重要。目前已得到证实的角蛋白有 20 多种。它们分为碱性和酸性两种。碱性为 Ⅱ 型（角蛋白 1～8，分子量 53～67kDa）；酸性为 Ⅰ 型（角蛋白 9～20，分子量 40～56.5kDa）。在上皮中角蛋白都是碱性和酸性成对表达。口腔上皮中，基底层和副基底层表达 CK5 和 CK14，副基底层也可表达 CK14。CK1 和 CK10（或者 CK2 和 CK11）见于咀嚼黏膜的基底上层，与细胞的终末分化和角化相关，但角化层本身是阴性的。被覆黏膜的基底上层细胞表达 CK4 和 CK13。其他类型的 CK 表达有所不同。CK6 和 CK16 表达在更新速度快的上皮，CK19 也可表达在被覆黏膜基底细胞，但不恒定。舌腹黏膜 CK5、CK6 和 CK14 表达较强，而软腭上皮表达 CK7、CK8、CK18 以及 CK19（图 2-11）。正常状态

图 2-11 角蛋白在口腔上皮中的表达特点示意图

A：角化口腔上皮；B：非角化口腔上皮
（北京大学口腔医院供图）

下基底层细胞中角蛋白的分子量小，越靠近上皮表面角蛋白的分子量越大。病理状态下的口腔上皮常常有角蛋白类型的改变，如在白色海绵状斑痣，角蛋白 4 和 13 的基因发生突变，棘层细胞内角蛋白丝断裂并在细胞核周围聚集。

口腔上皮细胞除合成细胞内的角蛋白外，还可以形成一些生物活性物质，如白细胞介素、肿瘤坏死因子 α 和集落刺激因子。这些因子可以对上皮和固有层结缔组织产生影响。

（四）口腔上皮的非角质细胞

口腔黏膜上皮内还分布一些非角质细胞（non-keratinocyte），约占上皮中细胞的 10%，包括黑色素细胞、郎格汉斯细胞和梅克尔细胞。除梅克尔细胞外，这些细胞无张力细丝和桥粒，在普通切片下，它们的胞质不着色，因此称为透明细胞。

1. 黑色素细胞（melanocyte） 位于口腔黏膜上皮的基底层（图 2-12）。在胚胎第 8 周由神经嵴细胞迁移而来，并在此自身复制，体外培养可分裂。光镜下胞质透明，胞核圆形或卵圆形。特殊染色见胞质有树枝状突起伸入基底细胞或棘细胞之间。电镜下除含线粒体、内质网外，胞质内还含黑色素小体（图 2-13）。每个黑色素细胞和 30～40 个角质细胞接触。角质细胞释放的许多因子对黑色素细胞的正常活动很重要。酪氨酸酶活性可促进黑色素细胞成熟，使细胞内黑色素增多。通过角质细胞对黑色素细胞突起尖端的吞噬，黑色素进入角质细胞内。黑色素细胞对银染色、多巴染色、S-100 蛋白染色呈阳性反应。

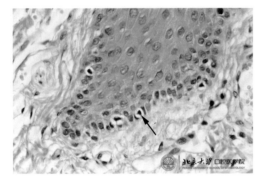

图 2-12 光学显微镜下的黑色素细胞（箭头所示）
（北京大学口腔医院供图）

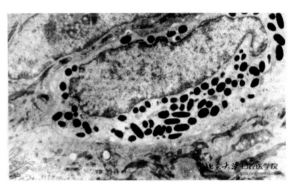

图 2-13 电镜下的黑色素细胞
胞质内见许多黑色素颗粒
（北京大学口腔医院供图）

临床上口腔黏膜中常见黑色素沉着的部位是牙龈、颊、唇、硬腭和舌。尽管有个体差异，但色素沉着直接与皮肤的色素沉着程度相关。浅肤色的人口腔黏膜罕见色素沉着。皮肤的黑色素细胞可对抗电离辐射，有重要的保护作用，黑色素的形成与所受的辐射相关。而口腔黏膜中黑色素的出现与对抗电离辐射无关，只是反映了黑色素细胞的程序性向外胚层的迁移。吸烟对黏膜的刺激可导致色素沉着增加，称为吸烟相关色素沉着（smoker's melanosis），见于约 25% 的吸烟者。系统病（如艾迪生病和色素沉着息肉综合征）可导致口腔黏膜色素沉着增强。

黑色素细胞与数种口腔黏膜的色素性病变相关，包括黑斑、色素痣和黑色素瘤。

2. 朗格汉斯细胞（Langerhans cell） 也是一种有树枝状突起的细胞（图 2-14），主要位于棘层，也见于基底层，来自于造血组织，可能与上皮角质细胞释放的趋化因子有关。该细胞在上皮内不同部位其数量和功能均有所不同。常规染色

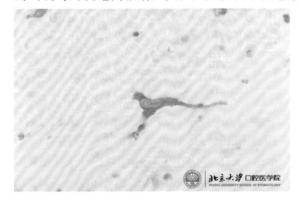

图 2-14 光学显微镜下的郎格汉斯细胞
（北京大学口腔医院供图）

胞质透明，核深染。对多巴染色呈阴性反应。电镜下，胞质内有特殊的棒状或球拍样颗粒，称朗格汉斯颗粒或 Birbeck 颗粒（图 2-15），由单位膜包绕。此细胞与黏膜的免疫功能有关，其细胞表面特征与巨噬细胞很类似，含 Ia 抗原、ATP 酶、HLA-DR 抗原和 CD1 抗原，有 Fc-IgG 和 C3 受体。朗格汉斯细胞可通过固有层淋巴管至局部淋巴结，作为一种抗原呈递细胞，可以激活 T 淋巴细胞。在皮肤过敏反应、抗肿瘤免疫和移植排斥中起重要作用；同时它们也是 HIV-1 传播至 T 细胞的传播者。

3. 梅克尔细胞（Merkel cell）　此细胞来自于神经嵴，位于基底层，常成群分布，在咀嚼黏膜上皮中较多。HE 染色切片中，染色较角质细胞浅。电镜下一般无树枝状突起，细胞内有少量张力细丝，偶见借桥粒与邻近角质形成细胞连接。有人强调细胞角蛋白 20 是梅克尔细胞的特异性标记物。电镜下，细胞核有内陷，胞质内可见发达的高尔基体和小而圆的电子致密性膜被小泡，内含神经递质（图 2-16）。在邻近与神经末梢形成的突触样连接的胞质中，常见此种小泡，可释放神经递质，引发冲动。此种细胞是一种压力或触觉感受细胞。

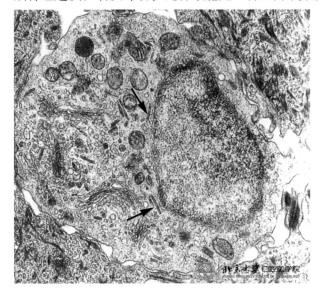

图 2-15　电镜下的郎格汉斯细胞
胞质内见郎格汉斯颗粒（箭头所示）
（北京大学口腔医院供图）

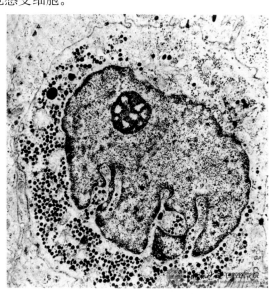

图 2-16　电镜下的梅克尔细胞
（北京大学口腔医院供图）

上皮中角质细胞和非角质细胞间有精细的平衡关系，细胞因子是这种平衡的调节者，如角质细胞产生的细胞因子可以调节朗格汉斯细胞的功能，朗格汉斯细胞产生的细胞因子如白细胞介素 -1 能针对上皮中的抗原激活 T 细胞，也能增加黑色素细胞刺激激素受体的生成。角质细胞形成的细胞因子也能影响邻近结缔组织成纤维细胞的生长，影响原纤维和基质蛋白的形成。

（五）上皮与结缔组织交界——基底膜区

口腔黏膜上皮与其深面的固有层结缔组织紧密结合。它们之间的交界面并不是一条直线，而是固有层结缔组织形成的许多乳头状突起，上皮深面形成许多上皮嵴（epithelial ridges），二者紧密镶嵌在一起。常规切片中与固有层乳头交错的上皮嵴称上皮钉突（epithelial rete peg）（见图 2-2）。

光镜下可见上皮和固有层之间有一膜状结构，称基底膜（basement membrane），厚 1～4μm，PAS 染色阳性。电镜下可见上皮基底细胞和结缔组织之间的交界由特殊的结构即半桥粒和基底膜以及深部的部分纤维构成。半桥粒不仅见于上皮和结缔组织的结合，也是牙龈上皮和牙表面结合的重要结构。半桥粒的结构特点是在基底细胞的胞膜内侧可见电子致密的附着斑，细胞内的角蛋白丝插入该附着斑内。位于上皮和结缔组织之间的基底膜由以下 3 个部分构成（图 2-17）：

（1）透明板（lamina lucida）：厚约 45nm，紧邻上皮基底细胞，为电子密度小的板状结构。

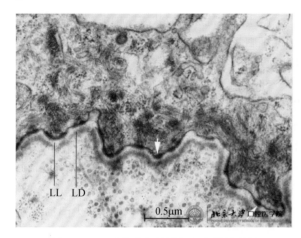

图 2-17 口腔上皮与结缔组织交界的结构

LL：透明板；LD：致密板；箭头示半桥粒

（北京大学口腔医院供图）

在与基底细胞半桥粒相对应的区域电子密度较高。

（2）致密板（lamina densa）：厚约 50nm，位于透明板深面，为颗粒状或细丝状物质，电子密度较高。透明板和致密板统称基板，来自于上皮基底细胞。

（3）网板（lamina reticularis）：较透明板和致密板厚，紧邻固有层，电子密度较致密板低，由相对纤细的半环形纤维构成，半环形纤维的两端埋入致密板中。此纤维称锚纤维（anchoring fibril），即Ⅶ型胶原。固有层的胶原纤维穿过锚纤维形成的环状空隙与致密板紧密连接。

目前所说的基底膜区，通常包括半桥粒和基底膜。半桥粒的主要成分是 BP230（BP 为大疱性类天疱疮 bullous pemphigoid 的英文缩写，BP230 和 BP180 为分子量 230kDa 和 180kDa 的蛋白，在大疱性类天疱疮中，称为自身抗原）、网蛋白、BP180、整合素 α6 和 β4。其中 BP230、网蛋白是半桥粒附着斑蛋白，起连接角蛋白丝的作用；BP180、整合素 α6 和 β4 是跨膜蛋白，与基底细胞和基底膜的黏附有关。整合素 α6 和 β4 在基底细胞和细胞外基质的信号转导中起重要作用，可调节细胞骨架的结构、细胞增殖、分化和凋亡。透明板和致密板的主要成分有层粘连蛋白和Ⅳ型胶原以及起连接作用的多种糖蛋白，如巢蛋白（nidogen）、基底膜聚糖（perlecan）和细胞微丝（fibulins）。其中最重要的是层粘连蛋白 5，它与基底细胞跨膜蛋白整合素 α6 和 β4 及网板的Ⅶ型胶原关系密切，对维护基底膜的稳定非常重要。网板主要成分是Ⅶ型胶原，连接致密板与下方的结缔组织（图 2-18）。

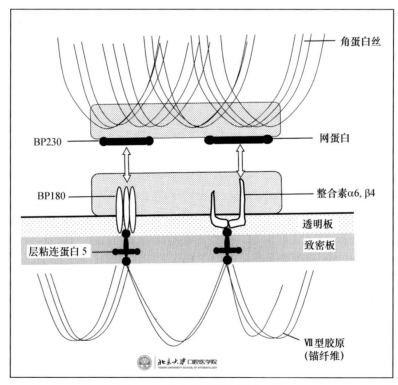

图 2-18 基底膜区结构的示意图

（北京大学口腔医院供图）

基底膜区是口腔黏膜自身免疫性疾患的靶部位。这些疾病统称免疫相关的上皮下疱性疾病（immune-mediated subepithelial blistering diseases，IMSEBDs），包括大疱性类天疱疮（bullous pemphigoid）、妊娠疱疹（pemphigoid gestationis）、瘢痕性类天疱疮（cicatricial pemphigoid）、疱疹样皮炎（dermatitis herpetiformis）和线性IgA病（linear IgA disease），临床表现为黏膜疱、大疱或糜烂。其中多种上述的基底膜结构成分成为自身抗原。如在大疱性类天疱疮，BP230和BP180成为自身抗体攻击的目标，上皮和结缔组织在透明板处分离而形成上皮下疱；在部分类天疱疮样扁平苔藓，BP180为自身抗原。在非角蛋白性大疱性表皮松解症（一种遗传性疾病）中的半桥粒型表现为半桥粒蛋白的突变，在结合型（junctional type）为层粘连蛋白5基因的突变，在发育不良型为Ⅶ型胶原的突变。它们都形成疱性病变。在潜在恶性病变时，基底膜中的Ⅳ型胶原等成分也会发生改变，有利于癌变细胞向结缔组织中浸润。

二、固有层

固有层（lamina propria）由致密结缔组织组成。其中伸入上皮部分的乳头称为乳头层，其余部分称网状层。乳头层胶原纤维较细，排列疏松；乳头的长短依所在部位有所不同，在咀嚼黏膜较长，在被覆黏膜网状层较发达。血管和神经纤维通过网状层进入乳头层，形成毛细血管网和神经末梢，部分神经末梢可进入上皮内。固有层深面可有与之过渡的黏膜下层，或直接附着在骨膜上。

固有层为上皮提供机械支持和营养。基本细胞成分是成纤维细胞，有合成和更新纤维及基质的功能。除此之外还有组织细胞、未分化的间充质细胞、肥大细胞等。

1. 成纤维细胞　形态与机体它处的成纤维细胞相同，有合成和更新纤维及基质的功能，还可以产生一些维持上皮生长的因子，如角质细胞生长因子（keratinocyte growth factor）。成人口腔黏膜的成纤维细胞增殖率较低，但在创伤愈合时数量增加，此时的成纤维细胞中肌动蛋白含量增加，有收缩功能。某些疾病状态下应用苯妥英钠、钙离子通道阻断剂硝苯地平和环孢素，器官移植时应用的免疫抑制剂等可以激活成纤维细胞，导致牙龈的增生。

成纤维细胞中还含有固有层的干细胞。

2. 巨噬细胞　也称组织细胞，静止状态下与成纤维细胞难以区别。电镜下见细胞内含较少的内质网，较多的溶酶体，可以消化受损组织和异物，消化异物的过程可以增加其抗原性，对免疫反应有利。在组织修复中，巨噬细胞还可以促进成纤维细胞增生。口腔黏膜固有层的巨噬细胞吞噬黑色素后称噬色素细胞（melanophage），吞噬含铁血黄素后称为噬铁细胞（siderophage）。

3. 肥大细胞　为体积较大的圆形或椭圆形细胞。细胞核相对较小，常因为胞质内含深染的颗粒而显得不清楚。胞质内颗粒的主要成分是组胺和肝素，后者可用亚甲蓝显色。正常时肥大细胞常分布在血管周围，在维持正常组织包括血管的稳定性、炎症时启动血管反应上有重要作用。一些口腔黏膜病（如肉芽肿性唇炎）患者的口腔黏膜固有层组织中常见较明显的肥大细胞。

4. 炎症细胞　在健康的口腔黏膜固有层中，可以发现少许淋巴细胞和浆细胞，在口腔黏膜炎症时，数量明显增加。

固有层的纤维主要是Ⅰ型胶原纤维，此外还有Ⅲ型胶原纤维。其中Ⅰ型胶原纤维占90%，Ⅲ型胶原纤维占8%，还有少量Ⅴ型和Ⅵ型胶原纤维。Ⅳ型和Ⅶ型胶原纤维分布在基底膜区。弹力纤维在所有口腔黏膜固有层均有分布，但在被覆黏膜较多。需用特殊染色观察。与胶原纤维成束排列不同，弹力纤维常单个走行，可以分支，常交织成网。基质为无定型物，主要成分是蛋白多糖和糖蛋白。蛋白多糖由中心的多肽链和外围附着的糖氨聚糖构成，有透明质酸、硫酸肝素等。固有层对上皮细胞的分化具有调控作用。

三、黏膜下层 Submucosa

黏膜下层（submucosa）为疏松结缔组织，内含小唾液腺、较大的血管、淋巴管、神经及脂肪组织。其功能主要是为固有层提供营养及支持。黏膜下层主要分布在被覆黏膜，在牙龈、硬腭的大部分区域及舌背无黏膜下层，固有层与其深部的骨或肌肉直接紧密相连。

第二节　口腔黏膜结构的区域性差别
Regional Variations in the Structure of the Oral Mucosa

不同部位的口腔黏膜具有不同的功能，因此它们的结构也有所不同。主要的差别是上皮的厚度、有无角化、结缔组织和上皮交界处的交叉程度、固有层的构成及有无黏膜下层等。硬腭和牙龈黏膜在咀嚼过程中经常受摩擦，所以有角化层；与味觉感受和咀嚼有关的舌背黏膜具特殊的结构味蕾及乳头；其他部位黏膜主要起衬覆作用，结构疏松，无角化。口腔黏膜根据所在的部位和功能可分为三类，即咀嚼黏膜、被覆黏膜和特殊黏膜。

一、咀嚼黏膜

咀嚼黏膜（masticatory mucosa）包括牙龈和硬腭黏膜，在咀嚼时承受压力和摩擦。咀嚼黏膜的上皮有角化，正角化时有明显的粒层；角化不全时粒层不明显。棘层细胞间桥明显。固有层厚，乳头多而长，与上皮嵴呈指状镶嵌，形成良好的机械附着；胶原纤维束粗大并排列紧密。固有层深部或直接附着在骨膜上，形成黏骨膜，或借黏膜下层与骨膜相连。咀嚼黏膜与深部组织附着牢固，不能移动。

（一）硬腭

腭的前 2/3 为硬腭（hard palate），后 1/3 为软腭。硬腭黏膜呈浅粉红色。表面角化层较厚，以正角化为主。固有层结缔组织致密。根据有无黏膜下层可将其分为牙龈区、中间区、脂肪区和腺区四部分（图 2-19）。牙龈区和中间区无黏膜下层，固有层与骨膜紧密相连；脂肪区和腺区有黏膜下层，胶原纤维将脂肪和腺体分成若干大小不一，形状各异的小隔。腺区内的腺体与软腭的腺体连为一体，为纯黏液腺（图 2-20）。

硬腭前方正中有切牙乳头。乳头的上皮下为致密的结缔组织，其中有退化的鼻腭管的口腔部分。这是一条盲管，长度不定，内衬假复层柱状上皮。上皮内还有许多杯状细胞，并有黏液腺体开口至此管腔内。硬腭前方侧部有黏膜皱襞，称腭皱襞，其隆起部分由固有层致密的结缔组织组成。在中间区即腭中缝的固有层内有时可见上皮珠，在切牙乳头处更常见，细胞呈同心圆状排列，中央常发生角化，是腭突胚胎融合时留下的上皮残余。

硬腭黏膜与软腭黏膜相延续，二者有明显的分界。软腭黏膜无角化，固有层乳头少而短，黏膜下层疏松，含腭腺。

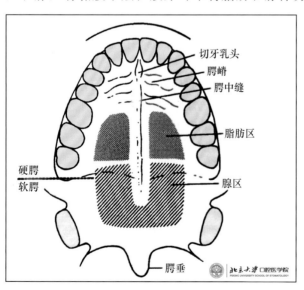

图 2-19　腭部的分区
（北京大学口腔医院供图）

（二）牙龈

牙龈（gingiva）是口腔黏膜围绕并附着于牙颈部及牙槽骨的部分，与牙槽黏膜相延续。上颌腭侧无牙槽黏膜，牙龈与腭黏膜无明显界限。

1. 牙龈的表面解剖　牙龈在解剖学上可分为边缘龈或游离龈（marginal gingiva or free gingiva）、附着龈（attached gingiva）和龈乳头或牙间乳头（gingival papilla or interdental papilla）三部分（图2-21）。

（1）边缘龈：顾名思义，边缘龈是牙龈袖口样围绕牙颈部的游离可动的部分，宽约1mm。与附着龈之间有游离龈沟为界且颜色较红。游离龈沟出现的频率为40%～50%，其位置与釉牙骨质界相对应。在游离龈和牙表面之间有浅的间隙，称牙龈沟（gingival sulcus）或龈沟，在健康人平均约1.8mm（不同的测量样本有不同的结果）。无菌饲养的动物，在无菌斑的情况下无游离龈即无牙龈沟。龈沟内含有类似血清的多种成分，对于牙龈组织具有抗菌和增强免疫力的作用，同时又是微生物的培养基，有利于菌斑和牙石形成。

（2）附着龈：占牙龈组织的大部分，呈粉红色。在冠方与边缘龈延续，在根方与深红色牙槽黏

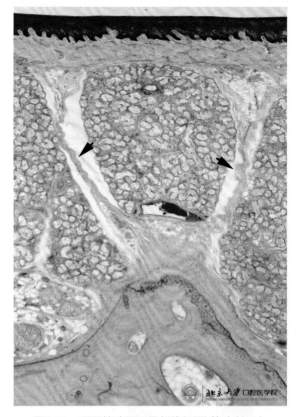

图2-20　硬腭的腺区可见纤维间隔（箭头所示）
（北京大学口腔医院供图）

膜延续，其交界明显，称膜龈联合（mucogingival junction）。附着龈牢固而紧密地附着于深部的牙槽骨骨膜。健康的牙龈表面可见有相对小而浅的凹陷，称点彩（stippling）。牙龈炎症时，点彩往往消失。

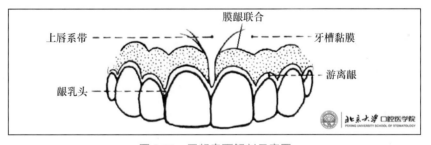

图2-21　牙龈表面解剖示意图
（北京大学口腔医院供图）

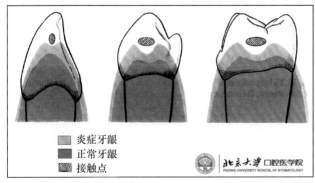

图2-22　龈谷形态示意图
（北京大学口腔医院供图）

（3）龈乳头：充填于相邻牙之间间隙的牙龈并向牙冠方向突出，外形呈锥体样。此突出的部分称龈乳头，位于牙的接触点下方。同一部位连接颊、舌侧龈乳头部分的牙龈组织的位置较龈乳头低，向根方凹下似低谷样，称龈谷（gingival col）。前磨牙区的龈谷较深，后牙区较低平（图2-22）。龈谷是牙周组织的薄弱区，不易清洁，易形成菌斑和牙石，导致牙龈炎症。在老年和疾病情况下，由于牙间乳头退缩使牙间隙暴露，易

引起食物嵌塞，导致牙周炎。

2. 牙龈上皮的组织学特点　牙龈上皮可分为沟上皮（sulcular epithelium）、结合上皮（junctional epithelium）和口腔龈上皮（oral gingival epithelium）即附着龈上皮（图 2-23）。

（1）沟上皮：也可称口腔沟上皮（oral sulcular epithelium），是被覆牙龈沟内壁的牙龈上皮。上皮薄，无角化、无钉突。在沟的底部与结合上皮连接。沟上皮表达角蛋白 4、13 和 19。正常时无 Merkel 细胞。实验表明，改变沟上皮的环境如将其暴露于口腔，或完全消除牙龈沟的细菌后，沟上皮仍可角化。沟上皮可作为半透膜允许组织液进入牙龈沟，有害的细菌产物也可以通过它进入牙龈组织中，因此上皮下的固有层中常见炎症细胞浸润。由于沟上皮无角化，机械抗性小，也是牙龈组织的薄弱环节。

（2）结合上皮：是牙龈上皮附着于牙表面的部分，呈领口样包绕牙颈部。自龈沟底部向根方延伸约 2mm，上皮的厚度为 15 ~ 30 层细胞，根方的游离端为 1 ~ 3 层（图 2-24），是无角化，无上皮钉突的上皮。此上皮由较立方的基底层细胞和扁平的棘层细胞构成，无颗粒层及角化层。上皮更新的速度快（5 ~ 6 天），迁移细胞自上皮表面（即龈沟）的底部脱落。结合上皮最初来自于缩余釉上皮，可以解释此上皮细胞角蛋白的表达特点。它表达角蛋白 5、14 和 19，与牙源性的缩余釉上皮相似，而不同于一般口腔上皮。

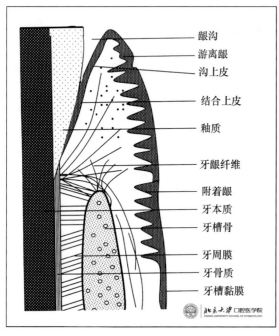

图 2-23　牙龈上皮示意图
（北京大学口腔医院供图）

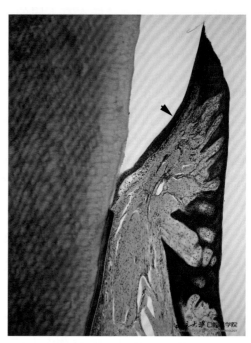

图 2-24　HE 染色切片示结合上皮（箭头所示）
（北京大学口腔医院供图）

结合上皮棘层细胞含有许多游离的核糖体、丰富的高尔基体、粗面内质网、线粒体和胞质小泡，可能是吞噬泡。也可见溶酶体样小体。无 Odland 小体，这有利于上皮的渗透性。胞质中张力细丝较少，与细胞表面平行排列。细胞间的桥粒和紧密连接较牙龈其他区域上皮细胞少，细胞外间隙大。牙龈结缔组织中的炎症细胞、单核细胞、大分子量的物质可移动到龈沟中。结合上皮和邻近固有层的成纤维细胞及血管内皮细胞均表达细胞间黏附分子 1（intercellular adhesion molecule 1，ICAM-1），有助于中性粒细胞移出血管外并通过结合上皮。在龈沟底部的细胞含溶酶体较多，显示较强的磷酸酶活性。

电镜下，结合上皮与牙面之间形成基板，称内基板（internal basal lamina）；与牙龈固有层之间的基板称外基板（external basal lamina）。所以结合上皮有两个基板。内基板与普通口腔上皮的基板基本相似，不同的是无Ⅳ型胶原和锚纤维。与内基板相对的结合上皮基底细胞以半桥粒形式与牙面结合（图2-25，图2-26）。内基板的更新速度也较快。结合上皮的位置与牙的萌出状态有关。年轻时结合上皮附着在釉质上，随年龄增长而向根方移动，中年以后多在牙骨质表面。

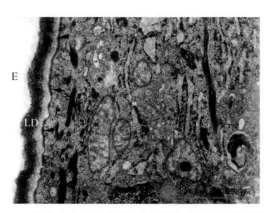

图2-25 结合上皮与牙附着的电镜结构（箭头示半桥粒）
E：釉质；LD：致密板及釉小皮
（北京大学口腔医院供图）

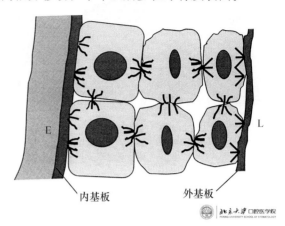

图2-26 内、外基板示意图
E：釉质；L：固有层
（北京大学口腔医院供图）

结合上皮与牙的结合可称龈牙结合（dentogingival junction）。此结合方式是机体唯一的暴露于外界的软硬组织的结合。同时也是牙周组织的薄弱部位。结合上皮的损伤，易造成龈牙结合关系的破坏。

（3）附着龈上皮：行使咀嚼黏膜的功能，表面有角化。其角化程度在不同个体有较大的差异，可为正角化或角化不全，多数为角化不全（约75%）。上皮钉突多而细长，有时呈网状，较深地插入固有层中，使上皮与固有层的连接更牢固（图2-27）。上皮基底细胞生长活跃，有时见黑色素细胞。牙龈是口腔中黑色素瘤的多发部位。

（4）龈谷上皮：为薄的无角化上皮，有上皮钉突伸入到结缔组织中，固有层常见炎症细胞。龈谷上皮来自缩余釉上皮。有缝隙的牙（邻面接触不良）一般无龈谷，牙龈较平直，由角化上皮被覆。但由于解剖形态的关系，龈谷区易使细菌和菌斑集聚而发生牙龈炎，与牙周炎的发生有关。

3. 牙龈的固有层 牙龈的固有层（lamina propria of the gingiva）含致密的胶原纤维束，将牙龈附着于牙及牙槽骨；支持牙龈与牙的结合，同时也支持游离龈。根据这些纤维的方向及附着部位，可分为一些主要的组（虽然确切的分组尚存争

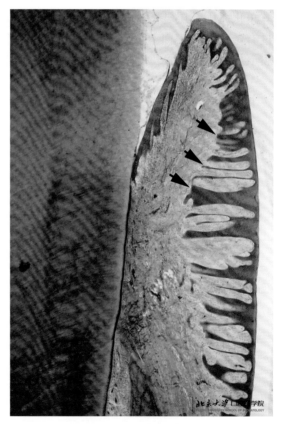

图2-27 附着龈上皮具有较长的钉突（箭头所示）
（北京大学口腔医院供图）

议），主要的功能是为牙龈与牙、牙槽骨的附着提供支持，抵抗咀嚼力。牙龈固有层纤维的分组见相关教材。

牙龈的血管来自牙槽动脉分支，它们来自分布在牙槽骨颊舌侧的骨膜上动脉，牙周膜的血管分支和牙槽中隔动脉。牙龈固有层的血管非常丰富，主要有两个血管丛，一个位于附着龈上皮下

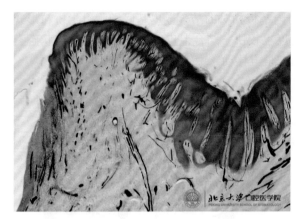

图 2-28　牙龈中的血管（血管灌注）
（北京大学口腔医院供图）

方，另一个位于沟上皮下方。这些丛可使牙龈组织对刺激作出迅速反应。附着龈每个固有层乳头中都有一个上升的动脉袢和一个下降的静脉袢，二者之间为毛细血管袢。结合上皮下方为由毛细血管后静脉形成的复杂的血管丛，龈沟液即来自于此（图 2-28）。这种特殊的结构也允许细胞和分子快速通过结合上皮。

二、被覆黏膜

口腔黏膜中除咀嚼黏膜和舌背黏膜以外者均为被覆黏膜（lining mucosa）。其表面平滑，粉红色，无角化。固有层含胶原纤维、弹力纤维和网状纤维。胶原纤维束不如咀嚼黏膜者粗大，上皮与结缔组织交界比较平坦，结缔组织乳头较短粗，有较疏松的黏膜下层。被覆黏膜富有弹性，有一定的活动度。

1. 唇　唇的内侧为唇黏膜，外侧为皮肤，二者之间是唇红（图 2-29）。

唇黏膜上皮为较厚的复层鳞状上皮，中间层较厚，固有层为致密的结缔组织。乳头短而不规则。黏膜下层与固有层无明显界限，含小唾液腺、脂肪，深部附着于口轮匝肌。唇红的上皮薄、有角化。固有层乳头狭长，几乎达上皮表面，乳头中含许多毛细血管袢（图 2-30），血色可透过有透明性的表面上皮使唇部呈朱红色。当贫血或缺氧时，唇红表现为苍白或发绀。唇红部黏膜下层无小唾液腺及皮脂腺，故易干裂。偶尔可见异位的皮脂腺。

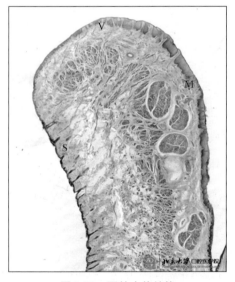

图 2-29　唇的大体结构
S：皮肤区；V：唇红区；M：黏膜区
（北京大学口腔医院供图）

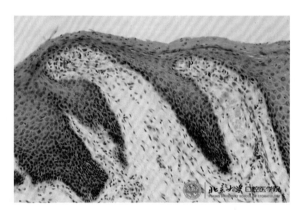

图 2-30　唇红区的结构特点
固有层乳头高（"P"表示），内含血管
（北京大学口腔医院供图）

唇红部向外与唇部皮肤相延续。表皮有角化且明显较唇红上皮薄，真皮和皮下组织有皮肤附属器。

2. 颊黏膜　颊黏膜的组织结构与唇黏膜相似。固有层结缔组织较致密，黏膜下层较厚，脂肪较多，有较多的小唾液腺称颊腺，其前方与唇腺、后方与磨牙后腺相邻。颊黏膜借黏膜下层附着于颊肌上，有一定张力，在咀嚼活动中不出现皱褶。在口角后方的咬合线区，有时可出现成簇的粟粒状淡黄色小颗粒，为异位的皮脂腺，称福代斯斑（Fordyce spot）。实际上，3/4 的成人口腔黏膜可出现皮脂腺，包括唇红、唇和颊黏膜，偶见于牙槽黏膜和舌背。一般无毛囊伴随，有时被称为皮脂滤泡（sebaceous follicles），临床上表现为淡黄色丘疹。但它们不是真正的病理状态。

3. 口底和舌腹黏膜　口底黏膜较薄，松弛地附着于深层组织上。固有层乳头短，黏膜下层含脂肪组织。在舌下皱襞处有舌下腺。口底黏膜与下颌舌侧牙龈相连，二者有明显的界线；向后与舌腹黏膜相延续。

舌腹黏膜光滑而薄，结缔组织乳头多而短。黏膜下层不明显，黏膜紧接舌肌束周围的结缔组织。

4. 软腭黏膜　软腭黏膜与硬腭黏膜相延续，色较硬腭深。固有层血管较多，固有层与黏膜下层之间有弹力纤维分隔。黏膜下层含黏液腺。

三、特殊黏膜

特殊黏膜（specialized mucosa）即舌背黏膜。舌背黏膜表面有许多乳头。黏膜上皮内还有味觉感受器即味蕾。组织学结构和功能上，舌背前 2/3 可认为是咀嚼黏膜。

舌主要由纵横和垂直交错的肌群组成，表面被覆以黏膜。舌的前 2/3 为舌体，后 1/3 为舌根，二者以人字形浅沟（界沟）为界。界沟以前为舌体，界沟以后为舌根。舌背中线有一不太明显的正中沟，沟的后端与界沟的顶点相汇合，其后方有一明显的凹陷，称舌盲孔，为胚胎时期甲状舌管始端的遗迹。

舌背黏膜上皮为复层鳞状上皮，无黏膜下层，有许多舌肌纤维分布于固有层，故舌背黏膜牢固地附着在舌肌而不易滑动。舌背前 1/3 黏膜表面有许多小突起，称舌乳头。根据其形态、大小和分布位置可分为丝状乳头、菌状乳头、轮廓乳头和叶状乳头。每一个乳头内部都有一个由固有层形成的轴心，称初级乳头。初级乳头的固有层继续向上皮伸入，形成许多大小不等、数目不定的更小的突起，称次级乳头。固有层内有丰富的血管、胶原纤维和弹力纤维。

1. 丝状乳头（filiform papilla）　数目最多，遍布于舌背，舌尖部最多。体积较小，高 1～3mm，尖端多向后方倾斜，末端具有毛刷样突起（图 2-31）。乳头表面有透明角化上皮细胞。上皮的浅层细胞经常有角化和剥落现象。如角化上皮剥落延迟，同时与食物残渣、唾液、细菌等混杂，附着于乳头表面即形成舌苔。舌苔的变化可反映一些全身状况的改变，临床上是中医辨证论治的重要依据。除舌苔外，当丝状乳头萎缩时，舌面光秃。当舌苔剥脱使舌背呈地图样时称地图舌。丝状乳头在青年时期最发达，至老年渐变平滑。

2. 菌状乳头（fungiform papilla）　数目较少，分散于丝状乳头之间，位于舌尖和舌侧缘，色泽较红，呈圆形局大颈细的突起状，直径为 0.5～1.0mm，上皮较薄，表层无角化，固有层血管丰富，因而呈红色（图 2-32）。约 40% 乳头的凸面上皮中含味蕾，其中的一半有 1～3 个，其余

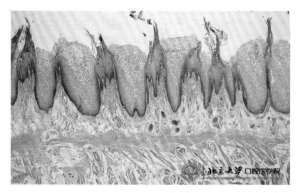

图 2-31　丝状乳头
（北京大学口腔医院供图）

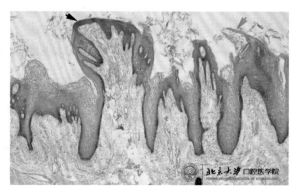

图 2-32　菌状乳头（黑箭头所示）
绿箭头示丝状乳头
（北京大学口腔医院供图）

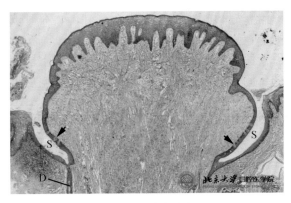

图 2-33　轮廓乳头
箭头示味蕾；S：轮廓沟；D：味腺导管
（北京大学口腔医院供图）

的有 4 个以上。由于菌状乳头稍高于周围的丝状乳头，所以容易感受味觉。当多个菌状乳头增生、肿胀、充血时，舌表面似草莓状，称草莓舌。当菌状乳头、丝状乳头均萎缩，致使舌乳头消失呈光滑的片状、平如镜面时，称光滑舌或镜面舌。

3. 轮廓乳头（vallate papilla）　在舌乳头中体积最大，有 8～12 个，沿界沟前方排成一列。该乳头呈矮柱状，高 1～1.5mm，直径为 1～3mm，每个乳头的四周均有深沟（轮廓沟）环绕，轮廓沟外的舌黏膜稍隆起，形成乳头的轮廓结构（图 2-33）。此乳头表面上皮有角化，但乳头的侧壁即轮廓沟壁上皮无角化，其上皮内有许多染色浅的卵圆形小体，称味蕾。每个乳头的侧壁上含约 250 个味蕾，因此该区域约有 2500 个味蕾。乳头的舌背面无味蕾。在轮廓沟底附近的舌肌纤维束间有较多纯浆液腺，即味腺或称冯·埃布纳腺（von Ebner gland）。味腺导管开口于轮廓沟底，其分泌物的冲洗可清除食物残屑，溶解食物，有助于味觉感受器发挥味觉感受作用。

4. 叶状乳头（foliate papilla）　位于舌侧缘后部，在人类此乳头为退化器官，呈 5～8 条平行排列的皱襞。此处的味蕾与轮廓乳头者相似，也位于沟的侧壁。每个乳头中味蕾的数量约 2500 个。对酸、咸、苦最敏感。沟的底部也有浆液腺导管的开口。正常时此乳头不明显，炎症时往往肿大，且伴疼痛。

5. 味蕾（taste bud）　是味觉感受器，为位于上皮内的卵圆形小体，长约 80μm，厚约 40μm。成人舌约有 10 000 个味蕾，软腭约 2500 个，会厌 900 个，咽喉区 600 个，口咽部多于 250 个。舌的味蕾位于舌背、舌侧缘的舌乳头上，包括菌状乳头、轮廓乳头和叶状乳头。

味蕾是上皮分化成的特殊器官（图 2-34）。其基底部位于基底膜之上，表面由角质形成细胞覆盖，中央形成圆孔即味孔通于口腔。光镜下，构成味蕾的细胞有两种，即亮细胞和暗细胞。它们表达细胞角蛋白 7、8、19，少许细胞还表达角蛋白 18。亮细胞较粗大，暗细胞较细长。细胞长轴与上皮表面垂直。近味孔处的细胞顶部有指状细胞质突起称味毛。电镜下味蕾由 4 种细胞构成。Ⅰ 型为暗细胞，胞质电子密度大，顶端胞质含致密颗粒，约占味蕾细胞的 60%，胞质顶端有 30～40 个微绒毛；Ⅱ 型细胞为亮胞质细胞，微绒毛少，顶端胞质终止在味孔内，占味蕾细胞的 30% 左右；Ⅲ 型细胞约占味蕾细胞的 7%，形态似 Ⅱ 型细胞，但无微绒毛，细胞顶端钝圆，近味孔；Ⅳ 型细胞位于味蕾基底部，称基底细胞，占味蕾细胞的 3% 左右。神经末梢从味蕾基底部进入味蕾，可一直分布到近味孔处，与 Ⅰ 型和 Ⅲ 型细胞有化学突触形成，与其他细胞无化学突触形成，因此 Ⅰ 型和 Ⅲ 型细胞可能是味细胞。味蕾细胞与周围上皮细胞之间由连接复合体封闭。

味蕾的功能是感受味觉。其中舌体的菌状乳头处味蕾主要感受甜、咸味；叶状乳头处味蕾主要感受酸味；轮廓乳头、软腭及会厌处味蕾主要感受苦味。

在舌背的 V 形沟后方即舌根黏膜表面被覆非角化鳞状上皮。黏膜表面可见圆形或卵圆形小突起，称舌滤泡（lingual follicle）。镜下见每个滤泡含 1 个或 1 个以上的淋巴小结，可含生发中心。多数舌滤泡的中心都有 1 个小凹陷，称舌隐窝（lingual crypt），隐窝内衬复层鳞状上皮，含小唾液腺的开口。舌根部的舌滤泡统称舌扁桃体。与腭扁桃体和咽扁桃体一起构成口咽部的淋巴环（图 2-35）。

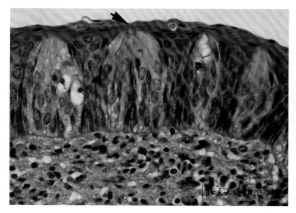

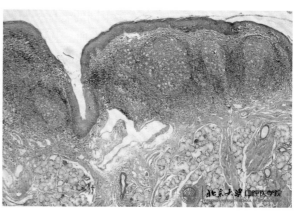

图 2-34 味蕾的结构
箭头示味孔
（北京大学口腔医院供图）

图 2-35 舌根部的淋巴组织即舌扁桃体
（北京大学口腔医院供图）

第三节 口腔黏膜的外周感觉神经分布
Peripheral Sensory Receptors Found in Oral Mucosa

口腔黏膜分布着丰富的外周感觉神经末梢。其中含位于上皮下方固有层的表浅神经丛和黏膜下层的深神经丛。深神经丛含大的神经纤维，向表面发出小的分支。表浅神经丛含大的和中等大小的纤维，内含丰富的自主神经纤维。表浅神经丛可使不同的神经冲动集中到一个主要的神经干，因此小的神经损伤并不导致表浅组织感觉的丧失。此种构造也有利于对刺激的精确定位并区分其强度。

一、口腔黏膜的一般感觉感受器

机械感受器包括触觉、压力、位置、摆动和振动感受器，可分为快速和慢速两种。本体感受器是一种感受运动和位置的机械感受器。感觉感受器的分类尚未统一，根据超微结构形态可大致分为两类：感觉小体和游离神经末梢。

感觉小体（corpuscular sensory receptors）的特点是轴突末梢与特殊类型的细胞相伴随。触觉小体位于结缔组织乳头顶端区，Merkel 小体位于上皮钉突的末端，简单卷曲的小体位于结缔组织乳头的基底或乳头下固有层内。口腔黏膜分布的感觉小体如下：

1. 触觉小体（tactile corpuscle） 又称迈斯纳小体（Meissner's corpuscle）。触觉小体位于结缔组织乳头顶端，与表面上皮很近。小体由扁的成纤维细胞形成的无基板的被囊围绕，含有一些弹性纤维。多数小体分布有 2 个或更多的有髓轴突。这些轴突进入被囊后去髓腔，分布在胞质层板中。触觉小体在电生理学上属快速传导的机械感受器，功能是区分两点触觉。

2. 梅克尔小体（Merkel's corpuscles） 梅克尔细胞及其相关的轴突末梢即 Merkel 小体，是特殊的上皮内复合体，单个或成簇存在，位于上皮钉突的末端区。Merkel 细胞旁常见空泡区，此苍白区是轴突的位置。Merkel 细胞与神经轴突连接部位有细胞膜的增厚。Merkel 小体有直径为 2～4μm 的有髓神经纤维分布。当这些纤维进入上皮钉突时失去髓鞘，无髓鞘时直径为 0.5～1μm。Merkel 小体的电生理特性是慢性机械感受器，功能是位置感受。Merkel 细胞质内耐高渗的颗粒含有神经递质，但尚未得到鉴定。

3. 单纯卷曲小体（simple coiled corpuscle） 结构类似于触觉小体，见于结缔组织乳头基底部，也常见于固有层深部。有许多不同的名称。与触觉小体相比较小，呈椭圆形，无真正的被囊。轴突在缠绕层板细胞时形成疏松的卷曲。其确切的功能尚不清楚。

4.游离神经末梢（free nerve endings） 分布数量多。可以是粗或细的有髓轴突，末端呈树枝状，但多数是无髓纤维。口腔中游离神经末梢可进入上皮内，或在固有层，达基板附近。在上皮内，可见于基底细胞和棘细胞间。固有层的游离神经末梢轴浆中有丰富的线粒体，有不完全的施万细胞胞质包绕。一般认为，此神经末梢不止有一种感觉形式。它们存在于所有组织中，感受痛觉，是见于牙髓的唯一神经末梢，此外，它可能与热感受有关。

疼痛神经末梢集中在唇和口腔黏膜后区；热、冷神经末梢在唇分布最多。热感受器集中在唇部，冷感受器主要分布于软腭、舌尖、唇和舌腹。舌尖和唇分布的触觉感受器最多（表2-1）。

表 2-1　口腔感觉水平分区（唇和口腔黏膜感觉的灵敏性）

感觉	最大	中等	最小
痛	唇、咽、舌根、牙	舌前区、牙龈	颊
热	唇	前牙	舌腹、腭
冷	唇、软腭	舌根、舌腹	舌背、颊
触觉	唇、舌尖、腭前区	牙龈	舌根、颊

二、味觉和味觉感受器

口腔黏膜特殊感觉感受器主要是针对味觉。味的感受是通过大量的味觉感受器即味蕾及与其相连接的神经末梢完成的，它们分布在舌、咽、会厌和软腭。特殊的上皮细胞感受味的刺激并将其传导至与其相连接的神经，再将冲动传至中枢。

舌前2/3的味觉感受（菌状乳头）由面神经（鼓索纤维）传导。轮廓乳头、叶状乳头和舌后1/3由第9对脑神经（舌咽神经）分布。软腭的味蕾由第7对脑神经的分支岩大神经分布。咽部和会厌的味觉冲动由第10对脑神经（迷走神经）传导。这3对脑神经的所有味觉纤维集中至脑干孤束。味觉神经对4种基本的味敏感，但在敏感性水平上有不同。舌体侧缘有第7对脑神经的敏感区，其前部对甜和咸、后部对酸敏感。

至味蕾细胞的神经纤维来自于上皮下结缔组织神经丛，通过基底孔进入味蕾。一个神经纤维可能分布在4～5个乳头，或者有许多神经分布在一个乳头。这可以解释不同味的敏感性有重叠。一个味蕾中神经纤维的数量远远超过进入一个味蕾的神经的数量，意味着进入味蕾的神经有许多的分支。有些轴突在基底部与Ⅰ型细胞接触，而其他的轴突呈螺旋状达味蕾的顶端。神经纤维与Ⅰ、Ⅱ型细胞无典型的突触形成，这称为播散关系（diffuse relationship）。神经轴突与Ⅲ型细胞有化学突触形成，称为直接关系。神经末端内含神经递质，说明Ⅲ型细胞可能是味觉感受细胞，或者有两种类型的传导：一种是直接突触；另一种是播散形式（如在Ⅰ、Ⅱ型细胞）传导。

神经对于味细胞功能的维持很重要。实验动物中切除味蕾的神经将导致味细胞的变性和消失。此过程发生很快，2天后即可见变性，多数味蕾在7天后消失。少数味细胞可持续至14天。当神经重建以后，味细胞重新出现并且恢复功能。新的味细胞来自味蕾的侧缘。

经典的味觉有4种：甜、咸、酸、苦，在某种程度上被感受于舌及口咽的不同区域。味的浓度可能是一个因素，如舌前部对低水平的苦味的阈值较低；高水平时的苦味刺激对舌的后部更明显。水味的感受可能是由于一个适应的过程，电的感受可来自于舌体接触两种不同的金属。尚未发现有特定的味蕾感受特定的味觉或水和电的感觉。

4种味的形式不能完全解释我们对味的感受。人们还可能感受到鲜味，甚至油腻味。一些因素如温度和气味也涉及味觉的确定。所有的味蕾似乎都可能精确地体验到味，如柠檬酸和醋酸的不同或乳糖和果糖的不同。这说明味蕾细胞的分辨力，它们能鉴别混合在一起的味。味蕾具有广泛的酶活性，当味物质接触微绒毛膜时，它们可能使这些细胞去极化，使与其接触的神经纤维产生动作电位。

第四节　口腔黏膜的功能和增龄变化
Function and Aging Changes of Oral Mucosa

一、口腔黏膜的功能

口腔黏膜具有的保护性功能主要体现在抵抗机械刺激和限制微生物和毒性物质的侵入。咀嚼期间口腔黏膜常常承受压力、切力、牵拉力和摩擦力，黏膜的结构适应于承受这些力。例如硬腭和附着龈黏膜有角化层以抵抗摩擦，并且紧密附着于其下方的骨组织以抵抗切力和压力；颊黏膜易于活动并富有弹性利于组织的扩展，从而可缓解牵拉力。口腔内有大量的微生物以及它们的毒性产物和其他潜在的有害物质，口腔黏膜上皮是限制它们进入机体的主要屏障。

口腔黏膜还具有免疫学防御作用，包括体液免疫和细胞免疫。

口腔黏膜还有感觉功能，包括本体感觉和对疼痛、触动和温度做出反应，还有特殊的感觉系统即味觉。在某些方面，感觉功能具有保护性，因为口腔黏膜的感受器能启动吞咽、恶心和流涎等反射。

口腔黏膜相关的小唾液腺对口腔有润滑、缓冲作用，还可分泌一些抗体。口腔黏膜表面的黏性黏液膜有助于保持黏膜的水分和电解质。唾液的分泌还与某些药物的渗透性吸收有关。

二、口腔黏膜的增龄变化

口腔黏膜组织结构的增龄性变化比较明显。首先是上皮萎缩变薄，上皮细胞及胞核的体积均发生变化。由于上皮钉突变短，使上皮与结缔组织的接触面变平。此外舌背黏膜丝状乳头数量减少，叶状乳头可增生。此时饮食中如缺乏维生素 B 等营养成分，上述变化则更明显。

随年龄的增长，机体代谢活动降低。固有层结缔组织总量减少，成纤维细胞收缩，胞核变长，胞质减少，胶原纤维裂解，出现玻璃样变，弹力纤维增多。血管变化也较明显。唇及颊可出现血管痣，舌腹可出现静脉曲张性小结，此种改变与患者心血管状态无明显关系。神经末梢的密度降低，味蕾数量减少。黏膜感觉功能下降。上皮和结缔组织的细胞增殖活动和组织更新仍较活跃。黏膜各处的小唾液腺发生明显萎缩，被增生的纤维组织取代。所以在老年患者中，特别是绝经后的女性往往出现口干、黏膜烧灼感及味觉异常等。

Summary

Oral mucosa consists of epithelium and lamina propria lining all the surfaces of the oral cavity. The epithelium can be divided into four layers：basal，prickle cell，granular and keratinized layers. The different layers of the oral epithelium represent a progressive maturation process. Cells from the most superficial layer are continuously being shed and replaced from below.

Oral mucosa may be classified into three types：masticatory，lining and specialized mucosa. The masticatory mucosa is a keratinized epithelium found on the gingival and covering the hard palate. The specialized mucosa covers the dorsal surface of the tongue and the lining mucosa covers the remainder of the oral cavity and is a non-keratinized epithelium.

The epithelium comprises of keratinocytes that express different cytokeratins. The masticatory epithelium expresses cytokeratins 5, 14, 1, 10 and 6, 16; cytokeratins 5, 14, 19 and 4, 13 are expressed in the lining epithelium. Approximately 10% of the cells in the oral epithelium are non-keratinocytes. They are melanocytes, Merkel cells and Langerhans cells, each of them with their own functions.

The lamina propria varies extensively in the different areas of the mouth and may be tightly bound to underling bone or freely movable as in the lips, vestibule, and cheeks. In a complex arrangement, the basement membrane or basal lamina links epithelial and connective tissue components of the oral mucosa. Ultra-structurally, the basal lamina is found to consist of lamina lucida and lamina densa. The basal lamina consists mainly of laminin and type IV collagen. The cell side of basal lamina consists of hemidesmosomes.

Gingiva is attached to the necks of the teeth by means of an epithelial attachment. The epithelium attached to the teeth surfaces by the basal lamina and hemidesmosome is called junctional epithelium. These attachment sites are mobile, which allows the attachment to be maintained as the epithelial cells migrate incisally into the sulcus. The col is a valley between two interdental papillae. Its epithelium is thin and usually inflamed. There are 10 groups of collagen fiber bundles in the lamina propria of gingival.

The oral mucosa is richly innervated with sensory nerve endings and receptors that provide a significant role in the perception of pain, temperature and touch. Mechanoreceptors for touch and pressure include Messner's corpuscles, Merkel's corpuscles, and simple coiled corpuscles. Free nerve endings are characterized as thermoreceptors and nociceptors.

Taste buds are present in the fungiform, foliate, and circumvallate papillae and function in providing sweet, salt, sour, and bitter tastes. Taste buds are goblet-shaped clusters of four types of cells. Nerves are important to the maintenance of the taste cells.

Definition and Terminology

口腔黏膜 (oral mucosa): The term mucous membrane is used to describe the moist lining of the gastrointestinal tract, nasal passages, and other body cavities that communicate with the exterior. In the oral cavity this lining is called the oral mucous membrane, or oral mucosa.

正角化 (orthokeratinization): In some regions of the masticatory oral epithelium, the surface layer is composed of flat (squamous) cells that stain bright pink with the histologic dye eosin (i.e., they appear eosinophilic) and do not contain any nuclei. This pattern of maturation of these cells is termed orthokeratinization.

不全角化 (parakeratinization): This is a variation of keratinization in which the surface layer of epithelium stains for keratin, as described in orthokeratinization, but shrunken (or pyknotic) nuclei are retained in many or all of the squames.

福代斯斑 (Fordyce's spot): Sebaceous glands are present on the lips, labial mucosa, and buccal mucosa in over three quarters of adults and have been described occasionally in the alveolar mucosa and dorsum of the tongue. They are not associated with hair follicles and are sometimes called sebaceous follicles. Clinically, they appear as pale yellow spots, sometimes called Fordyce's spots (or granules) or Fordyce's disease, although they do not represent a pathologic condition.

上皮钉突 (epithelial rete peg)：The interface between oral epithelium and connective tissue is usually irregular，and upward projections of connective tissue，called the connective tissue papillae，interdigitate with epithelial ridges or pegs，sometimes called the rete ridges or pegs.

基底膜 (basement membrane)：In a histological section，the interface between epithelium and connective tissue appears as a structureless layer about 1 ～ 2 μm thick，termed the basement membrane. At the ultrastructural level，this region has a complex structure.

（高　岩）

第三章 口腔黏膜基本病损
Basic Lesions of Oral Mucosa

　　虽然发生在口腔黏膜的病损有多种表现，但各种口腔黏膜病均有自己的病损特点，所以根据病损表现可以初步提示对疾病的诊断范围。而要正确诊断口腔黏膜病，首先就要能正确辨认各种病损的临床表现及了解其组织变化，再结合病史、症状和其他进一步的辅助检查即可得出较明确的诊断，以便制订正确的治疗方案。口腔黏膜临床常见病损如下：

　　1. 斑　斑（macule）是黏膜或皮肤上的局限性颜色异常。斑不高于黏膜或皮肤表面，也不使黏膜变厚。其大小、形状、颜色各不相同。大小可由直径数毫米到数厘米。颜色可以是红、棕或黑褐色等。如因固有层血管扩张、增生、充血等所形成的斑为红色到红棕色，称为红斑。用玻片压时可见红色消退。如由于出血引起的瘀斑，则压时颜色不消退。在多形红斑、慢性盘状红斑狼疮等疾病可见红斑病损。血小板减少性紫癜在黏膜及皮肤上可见瘀斑。色素斑的颜色由棕色到黑色，是由于上皮基底层有黑色素细胞，亦可因陈旧性出血有含铁血黄素存在于固有层内而引起。色素斑可以是生理性的，亦可能是病理性的（图 3-1）。

　　2. 丘疹　丘疹（papule）是一种小的实质性突起，高于黏膜面。直径大小可由 1 毫米至数毫米不等。表面形状可能是扁平、尖形或圆形。基底形状可能是圆形、椭圆形或多角形。颜色可以是红、紫红、白或黄等。丘疹消退后不留痕迹。在光学显微镜下见丘疹的组织变化是上皮变厚、浆液渗出及炎症细胞浸润等。因有实质内容故触之较硬。扁平苔藓的病损是口腔黏膜上出现白色丘疹，排列成线状或斑块状。皮肤上的丘疹初呈紫色，久之呈褐色，有明显瘙痒或烧灼感（图 3-2）。

　　3. 结节　结节（nodule）病损是由组织增生，形成突起于黏膜表面的小结。一般慢性炎症以增殖性变化为主。结节就是肉芽肿本身在临床上的表现。又如纤维瘤时，结缔组织纤维的增生亦可形成结节，表现为高出黏膜或皮肤的实质性突起。触之较硬而坚实。如果肉芽组织的一部分坏死、液化则可形成脓肿。当肉芽肿的表面组织坏死脱落没有正常的覆盖上皮时则形成溃疡。口腔

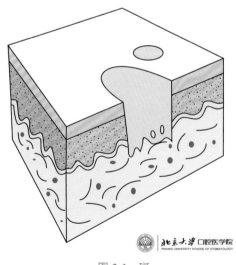

图 3-1　斑
（北京大学口腔医院供图）

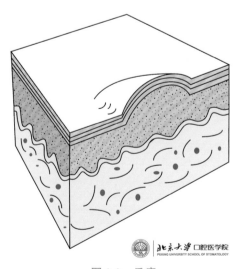

图 3-2　丘疹
（北京大学口腔医院供图）

结核、恶性肉芽肿的病损都表现有炎症性肉芽组织的增生，临床表现为结节（图 3-3）。

4. 疱　疱（vesicle）是一种小的圆形突起，内有液体潴留。如贮有脓液为脓疱，贮有血液为血疱，贮有浆液为水疱。口腔黏膜病常见的疱为水疱，内容物为渗出的浆液（图 3-4）。疱的数目及分布情况可以是单个的，也可为多个成簇分布。疱膜可以很薄或较厚。这要根据疱所在的位置而定，分为三种情况。

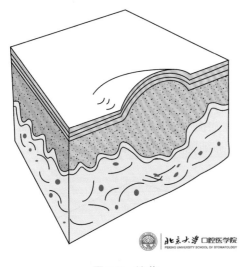

图 3-3　结节
（北京大学口腔医院供图）

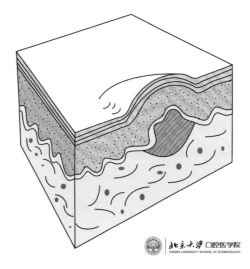

图 3-4　疱
（北京大学口腔医院供图）

（1）角化层下疱：是最浅的疱。疱在角化层下，使角化层与上皮剥离。如皮肤上的脓疱病有角化层下疱。口腔黏膜很少见这种疱。

（2）上皮内疱：这种疱在棘层内。因为疱在上皮层内，故疱壁很薄，极易破裂。临床上很难见到完整的上皮内疱。如天疱疮病损即为上皮内疱，且伴有棘层松解。疱疹性口炎亦为上皮内的疱，但没有棘层松解。

（3）上皮下疱：这种疱在上皮基底层之下。基底细胞变性，使上皮全层与黏膜下组织剥离。疱壁为上皮全层，故较厚，与上皮内疱比较，不易破裂。在临床上可见到完整的疱。如类天疱疮、扁平苔藓等均为上皮下疱。

5. 大疱　大疱（bulla）的疱较大，直径由数毫米至数厘米（图 3-5）。大疱可直接发生，或由数个邻近的小疱融合而成，如天疱疮、多形红斑等疾病可出现大疱。天疱疮的疱四周无红晕，发生在看起来像"正常"的黏膜或皮肤上。如果摩擦天疱疮患者未发生疱疹的黏膜或皮肤也可形成疱，或使之与上皮剥离。此种现象称为尼氏征（Nikolsky sign）阳性，说明天疱疮患者黏膜和皮肤的易受损性。

6. 角化异常

（1）过度角化（hyperkeratosis）：过度角化可表现为两种情况，即过度正角化（hyperorthokeratosis）和过度不全角化（hyperparakeratosis）。上皮角化层异常增厚，或角化层没有随着代谢过程脱落即形成过度角化。组织病理变化是角化层增厚，颗粒层明显，棘层亦可

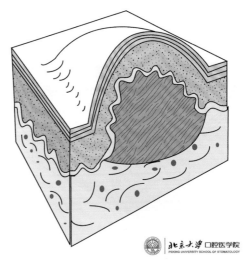

图 3-5　大疱
（北京大学口腔医院供图）

增厚。过度角化的临床表现是黏膜发白、增厚，表面粗糙发涩感。例如白斑病、扁平苔藓等疾病的白色角化斑块或条纹，均为过度角化或过度不全角化。

（2）不全角化（parakeratosis）：当黏膜上皮有炎症或棘层水肿时常出现不全角化。其组织变化是在角化层中有未完全消失的、固缩的上皮细胞核。临床表现如唇红部的脱屑，或湿润的口腔黏膜的浅小凹陷。扁平苔藓、慢性盘状红斑狼疮病损的上皮表层可能出现不全角化。

（3）角化异常或称角化不良（dyskeratosis）：是上皮细胞异常发育，在棘层及基底层中发生角化。一般是在高度增生的上皮钉突中出现。这种情况易于癌变。临床上如白斑病表面增生、不平整和有硬结时要怀疑是上皮异常增生（epithelial dysplasia）。

7. 糜烂 糜烂（erosion）是指黏膜上皮浅层破溃而不完整，但未波及上皮全层，所以病损浅，愈合后不留瘢痕（图3-6）。糜烂可继发于疱疹破溃以后，上皮剥脱后，或由创伤引起。如糜烂型扁平苔藓、慢性唇炎等均可出现糜烂。

8. 溃疡 溃疡（ulcer）是由于上皮的完整性发生持续性缺损或破坏，因其表层坏死脱落而使组织形成凹陷。溃疡底部是结缔组织，所以溃疡面一般都有炎症细胞浸润和纤维蛋白的渗出（图3-7）。

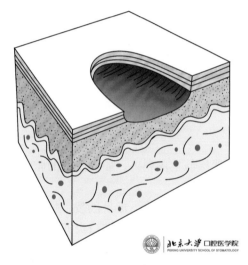

图 3-6　糜烂
（北京大学口腔医院供图）

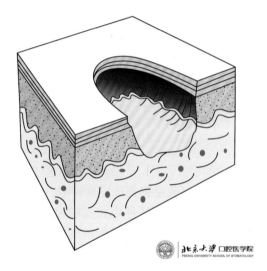

图 3-7　溃疡
（北京大学口腔医院供图）

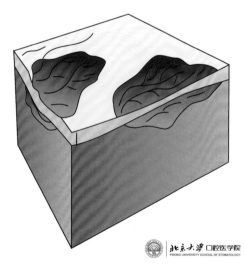

图 3-8　萎缩
（北京大学口腔医院供图）

由于引起溃疡的原因不同，组织破坏的程度不同，所以溃疡的深浅和形状亦各异。如损害只波及上皮层称为浅溃疡，愈合后不留瘢痕。如破坏达到黏膜下层称为深溃疡，愈合后可留下瘢痕。溃疡是口腔黏膜病中最常见的病损。常见的复发性阿弗他溃疡、球菌或病毒感染性口炎等均表现为浅溃疡。复发性坏死性黏膜腺周围炎及结核性溃疡、癌性溃疡则表现为深溃疡。

9. 萎缩 萎缩（atrophy）是上皮（也可伴有结缔组织）的细胞体积缩小和数目减少。临床可见组织变薄。如上皮变薄则结缔组织中的血管颜色明显透露致使黏膜发红，组织表面稍凹陷（图3-8）。舌乳头的萎缩可使舌面光滑发亮。

10. 皲裂 皲裂（rhagades）是黏膜或皮肤发生的线状裂口，因组织失去弹性变脆所形成。当皲裂浅，只限于上皮层时易愈合，且不留瘢痕；如皲裂深达固有层或黏膜下层时能引起出血和疼痛，愈后有瘢痕形成（图 3-9）。如慢性唇炎时唇红部有皲裂，维生素 B_2 缺乏及口腔真菌感染等，口角亦可出现皲裂。

11. 鳞屑　鳞屑（scale）是指已经或即将脱落的表皮角质细胞，往往是由炎症引起。表层多为不全角化（图 3-10）。皮肤上的鳞屑能堆积在皮肤表面，但口腔内因有唾液的湿润故不能见到脱屑。口腔黏膜鳞屑仅见于唇红部。

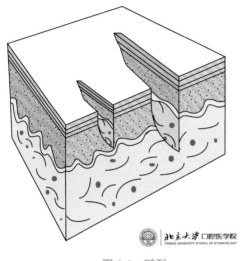

图 3-9　皲裂
（北京大学口腔医院供图）

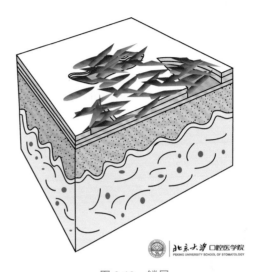

图 3-10　鳞屑
（北京大学口腔医院供图）

12. 痂（crust）　由于在黏膜或皮肤表面病损的渗出液变干而形成痂皮。但口腔内因为唾液的湿润而不能形成痂，只有唇红部可以结痂。痂是由脓液、血液、浆液加上上皮残渣以及一些体外物质变干后形成的，颜色由黄至棕色或暗紫色，视其构成成分而定（图 3-11）。唇红部的痂因暴露在空气中较干燥常可形成裂口而出血，如口角炎、唇疱疹等。

13. 假膜　假膜（pseudomembrane）是由于上皮缺损形成溃疡后，由炎症渗出的纤维素形成网架，加上坏死脱落的上皮细胞和炎症渗出物集结在一起而形成（图 3-12）。假膜不是组织本身，所以能被擦掉或撕脱。各种原因形成的溃疡表面常有假膜形成。

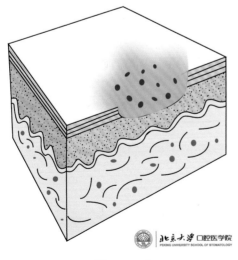

图 3-11　痂
（北京大学口腔医院供图）

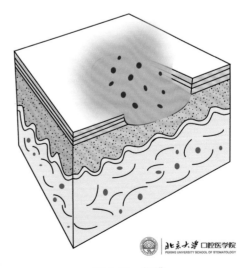

图 3-12　假膜
（北京大学口腔医院供图）

14.坏死及坏疽　局部组织发生病理性破坏、死亡，称为坏死（necrosis）。坏死组织受腐败细菌作用而发生坏疽（gangrene），形成腐肉而脱落，并遗留深的溃疡。临床表现为污秽的暗灰或灰黑色缺损，并有恶臭。显微镜下表现为组织失去原来的结构，核固缩、破裂以至溶解成无结构物。如坏死性龈口炎、白血病、粒细胞缺乏、淋巴瘤等均可形成坏死性溃疡。

（刘宏伟　刘晓松）

第四章　口腔黏膜病的检查与诊断
Evaluation and Diagnosis of Oral Mucosal Diseases

一、病史采集

口腔黏膜病的病史采集（medical history collection）较口腔科其他临床学科所要求的更为详尽，这是由于口腔黏膜疾病种类繁多且与全身疾病关系密切。初诊病历的病史采集应包括完整的主诉、现病史、既往史、家族史及系统回顾（review of systems，ROS）。系统回顾指了解各系统是否发生目前尚存在或已治愈的疾病，及这些疾病与本次疾病之间是否存在因果关系。

问诊（inquiry）是医生通过对患者或相关人员的系统询问获取病史资料的过程，是获得诊断的重要步骤。在询问和记录病史中应注意主诉症状的特征、性质、部位、程度、发作的规律、加重或减轻因素、伴随症状等。既往治疗史为患者本次就诊前曾接受过何种治疗（药物名称、剂量、用法、时间），疗效如何，可对临床诊断和治疗有所提示。既往史中应注意妊娠与疾病的关系。家族史中应注意遗传因素与家族患病的简要情况。对个人的烟酒嗜好，以及职业和个性方面的特点与疾病的关系也应当重视。对怀疑有性传播疾病可能的情况，还应以恰当的方式询问婚姻史和冶游史。

问诊时要全面了解疾病的发生及发展过程。注意除口腔病损外，是否伴有身体其他部位的病损及症状，以及治疗经过等。有些口腔黏膜病，如白斑与吸烟有关，复发性阿弗他溃疡与遗传有关，多形红斑与过敏有关等，故在收集病史时，应包括个人生活习惯，家族史及过敏性疾病史等。还需了解全身性疾病情况。

二、检查

检查应包括口腔专科检查和实验室检查等辅助检查。

（一）口腔黏膜检查

口腔专科检查是诊断过程中最重要的一步。通过口腔检查，可验证采集病史时所得到的初步印象。口腔检查除检查主诉部位外，应检查全口黏膜有无色、形、质的变化。有无残冠、残根或不良修复体等机械刺激因素。检查口腔黏膜的病损应注意辨别病损的类型、分布、大小、形状、数目、深浅、软硬、是否有增生等。还应检查病损基底及周围黏膜的情况，有无炎症反应或浸润性变化，病损相应部位淋巴结情况及与骨组织的关系等。

口腔黏膜的范围包括唇红及唇口周皮肤、唇内侧黏膜及颊黏膜、牙龈、舌、口底和舌腹、腭、咽等部位，检查时应按照一定的顺序进行（如从外到内，从上到下），以避免遗漏部位和病损。

唇红：注意检查唇红的颜色，唇的张力和形态，有无脱屑、皲裂、结痂和渗出，唇红和皮肤的界限是否清晰，双侧口角区有无潮红、皲裂和渗出，触诊检查可扪及唇红有无肿胀、结节或垫褥感。

唇内侧黏膜及颊黏膜：注意黏膜的颜色（有无苍白、充血、色素沉着等）、黏膜是否有肿胀、糜烂、渗出等。需要注意一些颊黏膜的正常生理结构：在双颊黏膜常可见到咬合线对应的黏膜前后纵向的黏膜皱褶，色灰白而微水肿，称为颊白线或咬合线（linear alba），有时演变为略宽的白色水肿。正对上颌第二磨牙牙冠处，颊黏膜隆起称为腮腺乳头。双颊黏膜常有散在的皮脂腺颗粒，称为异位皮脂腺或迷脂症。

牙龈：牙龈的形态、色泽、质地，有无肿胀、充血、起疱或上皮剥脱等。牙龈可为扁平苔藓，类天疱疮等疾病的好发部位之一，剥脱性龈炎等牙龈病损的临床表现需要谨慎鉴别诊断。

舌、口底及舌腹：检查时应注意舌体是否对称，伸舌是否自如，有无震颤，舌乳头有无萎缩、充血、增生等。舌背后部的轮廓乳头常被误认为是增生或肿物而成为患者就诊的主诉。

腭：腭部为义齿性口炎、疱疹性口炎、疱疹性咽峡炎、创伤性病损等的好发部位，应检查黏膜完整性，有无充血、糜烂、溃疡等病损。

其他口颌面部的检查还包括唾液腺、颞下颌关节、淋巴结和脑神经等。

皮肤和其他部位检查：有些口腔黏膜病损是全身病的表征。某些口腔黏膜病伴有皮肤病损。故体检时亦应注意皮肤有无病损，病损的类型、分布及症状等，以有助于诊断。有些病可伴发外阴、眼、鼻或其他腔孔黏膜的病损。根据病情，必要时应做全身及外阴、眼、鼻等部位的检查，并请眼、耳鼻喉、皮肤科及内科等会诊，以协助诊断。

（二）辅助检查

有些疾病单凭病史及体检还不足以作出诊断时，要做一些辅助性的实验室检查以确定诊断。

1. 活体组织检查　活体组织检查是诊断口腔黏膜病的重要手段之一，其目的通常为确定诊断和排除癌变。当临床不能明确诊断时，根据组织病理学变化，并结合临床表现综合分析，便可得出较明确的诊断。或根据组织像可以提出符合某种疾病或否定某种疾病的意见，以协助临床诊断和考虑治疗原则。

下列情况可以考虑取活检：①溃疡表面有颗粒样增生或基底有硬结浸润。②白斑表面形成溃疡或出现颗粒样增生。③扁平苔藓糜烂长期不愈或表面不平整。④黏膜上有肿块或其他组织增生表现。⑤原因不明的溃疡、红斑等虽经抗感染、抗炎症治疗 2 ～ 3 周后仍不愈合。⑥疑难病例根据病史、临床表现及实验室检查均不能明确诊断时。⑦为判断疾病的预后及采取不同的治疗方法需要将临床表现相似的疾病进行鉴别时。

取活检时应注意要基本控制病损的感染和炎症后才能进行，以免影响病理结果和活检伤口的愈合。要选择切取最可疑及有特征的病变组织。病损如为多种表现，则应在不同变化处取 2 种以上的标本。

切取的部位、大小、深度和标本的处理都很重要，一般而言标本应含有与正常组织交接的边缘，深度应达黏膜下层，应避免过度挤压组织，疱病等组织应特别注意小心包理。在特定的情况下除常规 HE 染色外，需要补充过碘酸 - 雪夫（Periodic Acid-Schiff，PAS）染色（如怀疑念珠菌感染），刚果红染色（如怀疑淀粉样变），直接免疫荧光（如怀疑疱病）和免疫组织化学检查等辅助手段。

2. 微生物检查

（1）细菌感染：口腔黏膜常见的细菌感染为革兰阳性、阴性球菌，梭状杆菌及文森螺旋体等。可取病损部位组织涂片用革兰氏染色法（Gram Stain）染色后观察。特殊感染如结核分枝杆菌可涂片用抗酸染色找结核分枝杆菌，必要时做培养，或采用分子生物学方法证实。

（2）真菌感染：口腔常见的真菌感染为白色念珠菌感染。可于病损部位或义齿的组织面取材涂片，滴加 10% 氢氧化钾溶液，在微火焰上固定，即可在显微镜下见到念珠菌菌丝及孢子。亦可用过碘酸 - 雪夫（PAS）或革兰染色法染色见到菌丝及孢子。于病损处刮取标本，或取患者非刺激性唾液进行培养，亦可得到证实。

3. 脱落细胞学检查　检查脱落细胞是一种简便易行，且患者痛苦少的诊断方法，可作为下列口腔黏膜病的初步诊断或辅助诊断的一种手段。

（1）天疱疮：在表面麻醉下，揭去疱皮，于疱疹底部刮取脱落的上皮细胞做涂片。用吉姆萨染色法（Giemsa Stain）染色，可见大量成堆或散在的基底上皮细胞及呈圆形、细胞核增大、染色质增多和核四周有晕的天疱疮细胞（Tzanck cell），即可诊断为天疱疮。

（2）疱疹性口炎：在表面麻醉下，于疱疹破溃后的溃疡底部刮取脱落的上皮细胞做涂片。用巴氏染色（Papanicolaou Stain）或吉姆萨染色法染色，可以见到：①毛玻璃样核，表现为细胞核增大，细胞核染色混浊、暗淡，但均匀一致。核膜亦浓染。细胞质及细胞膜模糊不清。②多核合胞体，表现为细胞中核的数目增多，由几个到 20 ～ 30 个。细胞增大，形状各异。③细胞核内的包涵体。

（3）白斑：用于追踪白斑病损的变化。根据病损表层角化情况判断白斑的潜在恶变倾向，如出现角化异常则比正角化者更易恶变。作为一种辅助诊断方法，可监视白斑的变化倾向。

（4）早期癌变病损：对一切临床可疑癌变的病损可于病变底部刮取脱落细胞。如见到癌变细胞，可作为初步的辅助诊断，进一步取活检证实。

4. 免疫学检查　免疫荧光技术是把免疫组织化学方法与荧光染色法两者结合的一种技术。可以证明组织或细胞内的抗原或抗体成分，可分为直接免疫荧光法和间接免疫荧光法两种。直接免疫荧光法是把荧光素标记在第一抗体上（又称Ⅰ抗），然后直接滴在组织或细胞上，可检测未知抗原的位置，此法特异性强。间接免疫荧光法是把荧光素标记在第二抗体上（又称Ⅱ抗），待特异性抗体（即Ⅰ抗）与组织或细胞发生反应后，再将Ⅱ抗与Ⅰ抗相结合，显示出抗原的位置。此法进一步提高了灵敏度。间接法也可用于检测自身抗体。免疫学检查可以诊断或协助诊断某些口腔黏膜病。如用直接免疫荧光法，可以诊断天疱疮，可发现其上皮细胞间的荧光抗体。诊断类天疱疮，可见其上皮基底膜处有荧光抗体。部分慢性盘状红斑狼疮患者在上皮和结缔组织交界处有荧光抗体，亦可作为诊断的参考依据。间接免疫荧光检查已经成为疱病诊断的重要手段，其中 Dsg1，Dsg3 和 BP180 抗体可以分别作为天疱疮和类天疱疮的常规检查项目。

检查体液免疫和细胞免疫功能的变化，可协助诊断某些与免疫相关的口腔黏膜病。如感染性疾病，特别是白色念珠菌病及病毒感染时，免疫功能可以降低。红细胞沉降率、免疫球蛋白、蛋白电泳、类风湿因子、抗链"O"、抗体谱、T 细胞亚群等已经较为普遍作为一些和免疫相关的口腔黏膜病辅助检查项目。

5. 血液学检查　在口腔黏膜病的诊断和治疗用药的过程中，往往需要了解外周血的情况。常需进行的检查如下：

（1）感染性口炎或其他口腔黏膜病有继发感染时，需了解感染情况及程度。当使用影响白细胞的药物时，应查血常规及白细胞分类。

（2）白塞病活动期或怀疑其他自身免疫疾病时，要查红细胞沉降率及自身抗体。特殊感染，如怀疑结核性溃疡时，亦应查红细胞沉降率。

（3）怀疑过敏性疾病时，应查白细胞分类及嗜酸性粒细胞直接计数，必要时可查过敏原。

（4）舌痛、舌乳头萎缩等应查血常规，包括血红蛋白含量及红细胞数。还应查血清铁、维生素 B_{12} 及叶酸等以除外贫血。

（5）口腔黏膜有念珠菌感染时亦应检查血液中铁、叶酸及维生素 B_{12} 的含量。因缺乏这些物质时，对某些敏感个体，念珠菌菌丝易侵入上皮。

（6）怀疑出血性疾病或其他血液病时，应做血常规、分类及出凝血时间、血小板等的检查。必要时应做全面的血液检查。

（7）对口腔黏膜病患者还可进行微循环和血液流变学的检查，以便在微循环方面予以改善和治疗。

（8）微量元素检查对诊断和治疗黏膜病有一定意义。如锌与上皮代谢角化有关，缺锌易发生口腔溃疡，适量补锌对治疗有益。其他如铁、钙、硒、铜等微量元素与口腔黏膜疾病及全身状态均有密切关系。可以从头发及血中检测。

（9）肝、肾功能，内分泌因素及遗传学等方面检查。一些口腔黏膜疾病与肝、肾状况，某些内分泌及代谢紊乱，遗传因素等有密切联系，因此必要时要进行这方面的相应检查。

三、口腔黏膜病诊断和治疗程序

1. 收集和记录患者的医学病史（obtaining and recording the patient's medical history）。

2. 检查（examining the patient）。

3. 做出鉴别诊断（establishing a differential diagnosis）。

4. 获取更多信息（如实验室检查等）以明确诊断（acquiring the additional information required to make a final diagnosis）。

5. 制订诊治方案（formulating a plan of diagnosis and management）。

诊断是以客观事实作为依据，即在详细采取病史和体格检查后，将所得到的资料再参考辅助检查的结果，用科学的态度认真分析全部资料的意义和所反映的问题，最后可作出正确的诊断，并实施正确且适宜的治疗。

Summary

The diagnostic procedures（history，physical examination，and imaging and laboratory studies）outlined are designed to assist the dentist in establishing a definitive diagnosis and a plan of treatment directed at those diseases that have been identified as responsible for the patient's symptoms. This process can be divided into the following four parts：1. obtaining and recording the medical history；2. examining the patient and performing laboratory studies；3. establishing a diagnosis；4. formulating a plan of action（including dental treatment modifications and necessary medical referrals）. The routine oral examination（i.e., thorough inspection，palpation，auscultation and percussion of the exposed surface structures of the head，neck and face；detailed examination of the oral cavity，dentition，oropharynx，and adnexal structures including salivary glands，temporomandibular joints，and lymph nodes）should be carried out. Laboratory studies and additional special examination of other organ systems may be required for the evaluation.

Definition and Terminology

系统回顾（review of systems）：The review of systems（ROS）is a comprehensive and systematic review of subjective symptoms affecting different bodily systems. A complete ROS includes the following categories：General（head，eyes，ears，nose，and throat（HEENT）），Cardiovascular，Respiratory，Dermatologic，Gastrointestinal，Genitourinary，Gynecologic，Endocrine，Musculoskeletal，Hematologic-lymphatic and Neuropsychiatric.

（刘宏伟　闫志敏）

第五章 口腔黏膜病的治疗

Management for Oral Diseases

口腔黏膜病种类繁多，病因复杂，很多与全身疾病密切相关。因此，口腔黏膜病的治疗要根据黏膜病的发病特点，强调整体观念，根据实际情况进行规范化、合理化和个性化治疗。在治疗上除局部对症外，还应配合进行全身调理及对因治疗。治疗方法包括局部治疗和全身治疗，其中药物治疗占有非常重要的地位。

一、全身治疗

全身治疗（systemic treatment）以消除相关致病因素为原则，根据病情采取调节免疫、调整代谢、抗感染、抗过敏等治疗措施，同时全身给予支持治疗，以利于疾病恢复。

机体功能紊乱、身体虚弱是绝大多数口腔黏膜病发生的基础，所以支持治疗（supportive treatment）对于这类疾病的治疗是必需的。尤其是对于机体状态差、体质虚弱的患者，首先应给予高营养食物及维生素类药物以利于提高机体的愈合能力。

药物治疗（drug treatment）是口腔黏膜病防治中最主要、最常用的手段。常用药物包括抗微生物药物、糖皮质激素、抗组胺药、维生素类药物等。

（一）抗生素

1. 青霉素（penicillin）

（1）主要用于革兰阳性球菌、革兰阴性球菌、螺旋体和放线菌引起的各种感染，如球菌性口炎、化脓性口炎、丹毒、梅毒、淋病及放线菌病等。

（2）用法：肌内注射，成人每天80万～160万U，分2～3次使用；儿童2.5万～5万U/(kg·d)，分2～4次使用。静脉滴注，成人每天240万～2000万U，分4～6次滴注；儿童每天5万～20万U/(kg·d)，分2～4次。

（3）不良反应：过敏反应常见，轻者表现为荨麻疹，药物热；重者表现为过敏性休克。对青霉素过敏者禁用。此外，可能与其他青霉素类或头孢菌素类抗生素出现交叉变态反应，应引起注意。

2. 头孢菌素类抗生素　包括一、二、三、四代头孢菌素。主要用于耐青霉素的金黄色葡萄球菌和某些革兰阴性菌引起的感染。对青霉素过敏者，应注意与此类药物的交叉过敏。

3. 四环素类　包括四环素、米诺环素、多西环素等。主要用于淋病或衣原体感染，或作为类天疱疮的辅助治疗。

4. 大环内酯类　包括红霉素、罗红霉素、克拉霉素、阿奇霉素等。主要用于梅毒（对青霉素过敏者）、淋病或衣原体感染等疾病的治疗。

5. 抗结核药　异烟肼、利福平、乙胺丁醇、对氨基水杨酸钠等，此类药物需联合应用，对结核分枝杆菌有效，适用于各型结核病及其他分枝杆菌感染。

6. 抗麻风药　包括氨苯砜、氯法齐明、沙利度胺等。

（1）氨苯砜（dapsone）：酚类抑菌剂。对麻风杆菌有较强抑制作用，大剂量使用显示杀菌作用。此外，本品尚具有抗感染及免疫抑制作用。可用于治疗麻风、自身免疫性大疱性疾病、线状

IgA 病、系统性红斑狼疮的皮疹、Sweet 病、白塞病、结节病、淀粉样变等。不良反应包括胃肠道反应、肝损害、贫血及粒细胞减少等。

（2）氯法齐明（clofazimine）：对麻风杆菌及其他一些分枝杆菌有明显抑制作用。其作用机制尚不清楚。可用于治疗麻风及非典型分枝杆菌感染、盘状红斑狼疮、白塞病、肉芽肿性唇炎等。少数患者可出现光敏反应及胃肠道反应，如恶心、腹泻、胃部不适等。

（3）沙利度胺（thalidomide）：也称为反应停。本品对体液免疫和细胞免疫均有抑制作用。可用于各型麻风和某些皮肤黏膜病的治疗，如腺周口疮、白塞病、自身免疫性大疱性疾病、朗格汉斯细胞组织细胞增多症等。本药可致胎儿畸形，孕妇及哺乳期妇女禁用。此外，本药还可导致头晕、嗜睡等症状，驾驶员、机器操作者慎用。

（二）抗病毒类药物

抗病毒药物可抑制病毒复制，如金刚烷；干扰病毒核酸复制，如阿昔洛韦、伐昔洛韦等；影响核糖体翻译，如酞丁安；抑制病毒反转录酶，如齐多夫定、拉米夫定等；抑制蛋白酶活性，如沙奎那韦等。

1. 核苷类抗病毒药

（1）阿昔洛韦（aciclovir）：抑制病毒 DNA 复制，引起 DNA 链延伸中断。该药对单纯疱疹病毒（herpes simplex virus，HSV）、水痘 - 带状疱疹病毒（varicella-zoster virus，VZV）、Epsteinbarr 病毒（epstein-barr virus，EBV）、巨细胞病毒（cytomegalovirus，CMV）等均有活性。用于治疗单纯疱疹、水痘、带状疱疹、多形红斑、毛状白斑等。不良反应包括肝损伤、皮疹、血清肌酐升高、胃肠道反应等。

（2）伐昔洛韦（valaciclovir）：适应证同阿昔洛韦。用于治疗单纯疱疹及带状疱疹。不良反应包括轻度胃肠道反应、头痛、蛋白尿、皮肤瘙痒等。

（3）更昔洛韦（ganciclovir）：适应证同阿昔洛韦，此外，还用于治疗艾滋病患者的巨细胞病毒性肺炎、结肠炎、食管炎等。不良反应包括胃肠功能紊乱、贫血、血肌酐升高、皮疹等。

（4）泛昔洛韦（famciclovir）：用于治疗单纯疱疹、水痘、带状疱疹、乙型肝炎等。不良反应包括胃肠道反应、头晕、嗜睡、皮疹等。

2. 阿糖腺苷（vidarabine）　本品为抗脱氧核糖核酸病毒药。可用于治疗单纯疱疹、带状疱疹、巨细胞病毒感染。不良反应为消化道反应、神经精神症状、血红蛋白减少等。

3. 利巴韦林（ribavirin）　本品为单磷酸次黄嘌呤核苷酸（IMP）抑制剂，通过抑制 IMP，阻止病毒核酸合成。可用于单纯疱疹、带状疱疹、水痘、麻疹、甲型肝炎等治疗。不良反应为贫血、疲倦、恶心、纳差等。

4. 聚肌胞（polyinosinic acid）　本品在体内可诱生干扰素，对多种病毒引起的疾病有一定作用。可用于复发性阿弗他溃疡、单纯疱疹、带状疱疹、病毒性肝炎等治疗。少数患者可出现低热等。

5. 齐多夫定（zidovudine）　又称叠氮胸苷，AZT。具有对抗人类免疫缺陷病毒（HIV）、人类嗜 T 细胞病毒（human T-lymphotropic virus，HTLV）和其他反转录病毒的活性，对乙肝病毒（hepatitis B virus，HBV）和 EBV 有抑制作用。用于艾滋病治疗和预防孕妇 HIV 垂直传播。不良反应为骨髓抑制、头痛、肌肉痛、肝功能异常、指甲色素沉着等。应定期查血象和肝功能。

6. 拉米夫定（lamivudine）　为核苷类抗病毒药。适用于艾滋病和慢性乙型肝炎的治疗。不良反应为恶心、腹痛、腹泻，或出现上呼吸道感染症状。

（三）抗真菌类药

1. 多烯类药物

（1）制霉菌素（nystatin）：本品具广谱抗真菌作用，对念珠菌属抗菌活性高，新型隐球菌、曲霉菌等对本品亦敏感。本品口服后胃肠道不吸收，给予常用口服剂量后血药浓度极低，对全身真菌感染无治疗作用。几乎全部服药量随粪便排出。可用于治疗口腔及消化道念珠菌病。口含或口服，成人一次 50 万～ 100 万 U，一日 3 次；不良反应是服用较大剂量时可致腹泻、恶心、呕吐和上腹疼痛等消化道反应，减量或停药后迅速消失。

（2）两性霉素 B（amphotericin B）：可用于治疗隐球菌、曲霉菌、毛霉菌引起的内脏或全身感染，呼吸道念珠菌病等，是治疗深部真菌感染的首选药物之一。本品毒性较大，可有发热、寒战、头痛、食欲缺乏，对肾有一定毒性作用，可致蛋白尿、管型尿等。应定期做肾功能检查。

2. 唑类抗真菌药 属广谱抗真菌药，可抑制真菌细胞膜中的麦角固醇合成，抑制真菌生长。

（1）氟康唑（fluconazole）：对念珠菌、隐球菌、组织胞浆菌等均有效。适用于口咽部念珠菌病、隐球菌病等治疗。治疗口咽部念珠菌病的首次剂量是每天 0.2g，以后每天 0.1g，2 周一个疗程。不良反应有皮疹、消化道反应及肝毒性等。

（2）伊曲康唑（itraconazole）：本品为合成的三唑类广谱抗真菌药。适用于浅部真菌感染的治疗，如口腔念珠菌病以及系统性真菌感染。伊曲康唑胶囊应在餐后立即口服，以达到最佳吸收。治疗口腔念珠菌病，每天 1 次，每次 100mg，共服 15 天。常见不良反应有厌食、恶心、腹痛、腹泻、肝功能异常等。

（3）咪康唑（miconazole）：有抑制真菌作用，高浓度时也可杀菌。本品多局部使用。不良反应如恶心、呕吐、腹泻，少数可出现皮疹。

（4）克霉唑（clotrimazole）：有抑制真菌作用，高浓度时有杀菌作用。可抑制白念珠菌从芽孢转变为菌丝。治疗口咽部念珠菌病，成人口含锭剂，每天 3 次，每次 10mg。不良反应是局部外用偶尔可见皮疹、烧灼感、瘙痒等。

3. 丙烯胺类 特比萘芬（terbinafine）通过抑制角鲨稀环氧化酶活性致真菌麦角固醇合成受到抑制，从而杀灭真菌。对念珠菌为抑菌作用。适用于浅部真菌感染及深部真菌病。不良反应为胃肠道反应和过敏。

4. 氟胞嘧啶（flucytosine）或 5- 氟胞嘧啶 本品通过真菌细胞的渗透酶系统，阻断真菌核酸及蛋白质的合成，对真菌有选择毒性。对隐球菌属、念珠菌属等均有较高的抗菌活性，用于治疗念珠菌属或隐球菌属引起的心内膜炎、败血症、肺部感染等。不良反应包括胃肠道反应、肝毒性反应等。

（四）糖皮质激素类药物

糖皮质激素由肾上腺皮质束状带合成和分泌，其分泌和生成受促皮质激素（ACTH）调节。糖皮质激素作用广泛。生理情况下所分泌的糖皮质激素主要影响糖、蛋白质、脂肪、水、电解质等物质代谢过程。超生理剂量的糖皮质激素具有抗炎、免疫抑制、抗休克等作用。根据糖皮质激素对下丘脑 - 垂体 - 肾上腺（HPA）轴的作用及抗炎效价可将全身应用的糖皮质激素分为弱效、中效和强效三种。按作用时间分类可分为短效、中效与长效三类。短效药物如氢化可的松和可的松，作用时间多在 8 ～ 12 小时；中效药物如泼尼松、泼尼松龙、甲泼尼龙，作用时间多在 12 ～ 36 小时；长效药物如地塞米松、倍他米松，作用时间多在 36 ～ 54 小时（表 5-1，表 5-2）。

表 5-1 常用糖皮质激素类药物比较

类别	药物	对糖皮质激素受体亲和力	水、盐代谢（比值）	糖代谢（比值）	抗炎作用（比值）	等效剂量（mg）	血浆半衰期（min）	作用持续时间（h）
短效	氢化可的松	1.00	1.0	1.0	1.0	20.00	90	8 ～ 12
	可的松	0.01	0.8	0.8	0.8	25.00	30	8 ～ 12

（续表）

类别	药物	对糖皮质激素受体亲和力	水、盐代谢（比值）	糖代谢（比值）	抗炎作用（比值）	等效剂量（mg）	血浆半衰期（min）	作用持续时间（h）
中效	泼尼松	0.05	0.8	4.0	3.5	5.00	60	12～36
	泼尼松龙	2.20	0.8	4.0	4.0	5.00	200	12～36
	甲泼尼龙	11.90	0.5	5.0	5.0	4.00	180	12～36
	曲安西龙	1.90	0	5.0	5.0	4.00	>200	12～36
长效	地塞米松	7.10	0	20.0～30.0	30.0	0.75	100～300	36～54
	倍他米松	5.40	0	20.0～30.0	25.0～35.0	0.60	100～300	36～54

注：表中水盐代谢、糖代谢、抗炎作用的比值均以氢化可的松为 1 计；等效剂量以氢化可的松为标准计

表 5-2　常用外用糖皮质激素类药物

作用强度	药物名称	常用浓度（%）
弱效	醋酸氢化可的松	1.0
	醋酸甲泼尼松龙	0.25
中效	醋酸泼尼松龙	0.5
	醋酸地塞米松	0.05
	丁酸氯倍他松	0.05
	曲安奈德	0.025～0.1
	丁酸氢化可的松	1.0
	醋酸氟氢可的松	0.025
强效	丙酸倍氯米松	0.025
	糠酸莫米松	0.1
	氟氢松	0.025
	哈西奈德	0.025
	戊酸倍他米松	0.05
超强效	丙酸氯倍他索	0.02～0.05
	哈西奈德	0.1
	戊酸倍他米松	0.1
	卤美他松	0.05
	双醋二氟松	0.05

注：表中糖皮质激素类药物大多为乳膏或软膏剂型，少数为溶液剂或硬膏剂型

1.药理作用　主要有抗炎、抗毒、抗休克、抗变态反应及增强造血功能。

（1）抗炎作用：糖皮质激素对感染、过敏、理化刺激因素或创伤、缺血、坏死等各种原因引起的炎症都有一定作用，其抗炎效应是非特异性的。可能机制是抑制白细胞、单核巨噬细胞的管壁黏附性及上述细胞向血管外移行；对抗蛋白质合成；降低透明质酸酶活性，减低毛细血管壁的通透性；稳定溶酶体膜；抑制炎症介质如组胺、5-羟色胺、前列腺素、缓激肽的合成与释放等。

（2）抗毒作用：提高机体对细菌内毒素的耐受力，缓和机体对内毒素的反应，降低体温调节中枢对致热源的敏感性。

（3）抗休克作用：抑制缩血管活性物质的缩血管作用，解除小动脉痉挛，稳定溶酶体膜，改善微循环。

（4）抗过敏和免疫抑制作用：糖皮质激素在治疗剂量时以抑制细胞免疫为主，大剂量可明显抑制体液免疫和抗体的产生。激素可抑制组胺和其他多种介质的形成和释放，从而具有抗过敏作用。

（5）对血细胞和造血系统的作用：促进骨髓造血功能，增加血液中红细胞和血红蛋白含量，减少红细胞被破坏。

2. 适应证　糖皮质激素可用于以下口腔黏膜病的治疗。

（1）变态反应性皮肤黏膜病，如血管性水肿、药疹、多形红斑、接触性过敏性唇炎等。

（2）自身免疫病（白塞病、天疱疮、类天疱疮、盘状红斑狼疮、干燥综合征等），移植物抗宿主病，肉芽肿性疾病。

（3）某些严重的口腔黏膜病（如腺周口疮、扁平苔藓），或带状疱疹等严重感染性疾病，可短期使用激素以减轻炎症、缓解症状。但值得注意的是，对于感染性疾病，无论是局部或系统应用糖皮质激素，均应慎重，必须以有效抗病毒治疗为前提，小剂量使用以减轻神经水肿。

3. 常用种类

（1）氢化可的松（hydrocortisone）：又名皮质醇，为短效糖皮质激素类药物，钠潴留作用强。口服氢化可的松可用于急慢性肾上腺皮质功能不全症的替代疗法。静脉注射用于抢救各种原因引起的急性肾上腺皮质功能减低危象。静脉滴注：每天 100～300mg，稀释在 500ml 注射用生理盐水或 5% 葡萄糖溶液中滴注。

（2）泼尼松（prednisone）：又称强的松。属中效糖皮质激素，其活性约为氢化可的松的 4 倍。泼尼松本身无活性，口服后经胃肠道吸收，在肝内转化为泼尼松龙而发挥作用。本品适用于各种严重的过敏性疾病，自身免疫大疱性疾病、结缔组织病、血小板减少性紫癜、中性粒细胞减少症等。口腔可用于治疗药物过敏性口炎、糜烂型扁平苔藓、白塞综合征、严重的阿弗他溃疡等。口服，每天总量 20～80mg，分 2～3 次服用。

（3）泼尼松龙（prednisolone）：又名强的松龙。为中效糖皮质激素。口服后在胃肠道迅速吸收。其本身为泼尼松在胃肠道的活性代谢产物，因此进入体内可直接发挥作用。适应证与泼尼松相同。口服，每天 3 次，每次 5～20mg。

（4）地塞米松（dexamethasone）：又称氟美松。属长效糖皮质激素。对水钠潴留和促进排钾作用轻微，而对下丘脑 - 垂体 - 肾上腺皮质轴的抑制作用强。适应证同泼尼松。还可用于各种重症感染合并休克，或用于协助诊断库欣综合征（Cushing syndrome）等。成人初始剂量每天 0.75～6mg，分 2～3 次服用。

（5）倍他米松（betamethasone）：属长效糖皮质激素。抗炎作用较地塞米松强 2.5 倍。适应证同地塞米松。较多用于风湿类疾病（如类风湿关节炎、红斑狼疮等）或某些感染的综合治疗。

4. 使用方法　糖皮质激素按给药途径分类可分为口服、注射、局部外用或吸入。一般成人口服糖皮质激素分为小剂量、中等剂量、大剂量 3 个等级。以泼尼松为例，<0.5mg/(kg·d) 为小剂量；0.5～1.0mg/(kg·d) 为中等剂量；>1.0mg/(kg·d) 为大剂量；7.5～30mg/(kg·d) 为超大剂量；2.5～15mg/d 为维持剂量。

5. 系统用糖皮质激素的疗程

（1）短程疗法：疗程多在 1 个月内。对下丘脑 - 垂体 - 肾上腺皮质轴影响小。常用于急性变态反应性疾病，如血管性水肿、多形红斑等。

（2）中程疗法：重型多形红斑、糜烂型扁平苔藓等可使用 1～3 个月糖皮质激素。对下丘脑 - 垂体 - 肾上腺皮质轴有影响。

（3）长程疗法：用于需长期治疗的皮肤黏膜病或自身免疫病（如天疱疮、类天疱疮等大疱性疾病、盘状红斑狼疮、干燥综合征）、移植物抗宿主病等。一般疗程在 3 个月以上。

（4）冲击疗法：适用于危重患者，需要短期控制病情或糖皮质激素常规治疗无效的皮肤黏膜病，如重症多形红斑及中毒性表皮坏死松解症等。方法为甲泼尼松龙 10～15mg/（kg·d）静脉滴注，每天 1 次，每次至少 60 分钟，连用 3～5 天。然后改用口服泼尼松。

应根据不同疾病及患者的个体情况决定糖皮质激素治疗剂量和疗程。

6. 禁忌证

（1）水痘、真菌感染、原因不明的感染或未得到有效抗生素控制的感染。

（2）活动性胃、十二指肠溃疡。

（3）有严重骨质疏松、糖尿病、高血压病史的患者。

（4）精神病患者。

（5）妊娠 14 周以内的患者。

7. 不良反应　长期系统应用糖皮质激素可引起一系列不良反应，其严重程度与用药剂量和用药时间呈正比。

（1）医源性库欣综合征：如向心性肥胖、满月脸、骨质疏松、血糖升高等。

（2）诱发或加重各种感染：如伴发细菌、真菌、病毒感染。

（3）诱发或加剧胃、十二指肠溃疡，严重者可造成消化道大出血或穿孔。

（4）高血压、高脂血症、动脉粥样硬化、血栓形成。

（5）儿童可影响生长发育。

（6）皮肤萎缩变薄，色素沉着等。

8. 注意事项

（1）对于长期应用糖皮质激素的患者，建议采用早晨单次给药或阶梯给药疗法，一旦病情控制应及早减量。

（2）治疗期间应给予高蛋白、低钠、高钾饮食，注意补充钾、钙和维生素 D。

（3）治疗期间应密切观察，及时发现及处理并发的各种感染。

（4）长期应用糖皮质激素者，应定期检查血糖、尿糖或糖耐量试验，血电解质和粪便隐血试验以及骨密度情况；定期检测血压、眼睛状况。儿童还需定期检测生长和发育情况。

（五）免疫抑制剂

这是指对机体免疫功能具有非特异性抑制的一类药物。主要分为烷化剂和抗代谢药两大类型。烷化剂常用的包括苯丙酸氮芥、环磷酰胺等。其作用主要是破坏 DNA 结构，从而阻断其复制，导致细胞死亡。抗代谢药主要包括硫唑嘌呤、甲氨蝶呤，主要通过干扰 DNA 复制和蛋白质合成起作用。此外，某些中药及其有效成分如雷公藤总甙是我国研制的具有明显效果的免疫抑制剂。以下为常用药物。

1. 环磷酰胺（cyclophosphamide）　适用于天疱疮、类天疱疮等大疱性皮肤黏膜病；肉芽肿性疾病；白塞综合征等血管炎症性疾病以及干燥综合征等自身免疫病的治疗。常用剂量为每天 50～200mg，分次服用。不良反应有致癌、骨髓毒性以及胃肠道反应等。

2. 苯丁酸氮芥（chlorambucil）　可用于大疱性疾病、韦格纳肉芽肿、结节病、朗格汉斯细胞增多症等治疗。常用剂量为 0.1～0.2mg/（kg·d）。不良反应为致癌、骨髓抑制、生殖毒性、胃肠道反应等。

3. 硫唑嘌呤（azathioprine）　适用于自身免疫大疱性疾病、血管炎性病变（如白塞综合征、韦格纳肉芽肿）、自身免疫病（如干燥综合征）等治疗。1～3mg/（kg·d），分 3 次口服。不良反应有致癌作用、全血细胞减少、胃肠道反应等。

4. 甲氨蝶呤（methotrexate）　适用于自身免疫大疱性疾病、血管炎性病变（如白塞综合征、韦格纳肉芽肿）、自身免疫病（如干燥综合征）等。每周服用 1 次，剂量 5 ～ 25mg 不等。不良反应为胃肠道反应，肝、肾毒性，骨髓抑制等。应用时应定期检查肝、肾功能及全血细胞计数。

5. 环孢素（cyclosporine） 又称环孢菌素或环孢霉素 A。适用于自身免疫大疱性疾病、移植物抗宿主病、白塞综合征、结节病等治疗。一般用量为 5 ～ 12mg/(kg·d)。不良反应包括肝、肾毒性，胃肠道反应等。

6. 秋水仙碱（colchicine） 本品对细胞的有丝分裂有明显抑制作用，作用于细胞周期的 M 期。可用于腺周口疮、白塞综合征、线性 IgA 病等治疗。剂量为每天口服 2 次，每次 0.5mg。不良反应为胃肠道症状，肌肉、周围神经病变，骨髓抑制等。

7. 羟氯喹（hydroxychloroquine） 有免疫抑制和抗炎作用。适用于扁平苔藓、结节病、盘状红斑狼疮等治疗。每天口服 2 次，每次 0.2g。不良反应为神经系统反应、眼部病变（如视物模糊、角膜或视网膜病变等）。临床应用时要定期做眼科检查。

8. 吗替麦考酚酯（mycophenolate mofetil） 商品名骁悉。本品可选择性抑制 T、B 淋巴细胞的增殖，抑制抗体形成及细胞毒性 T 淋巴细胞的分化。此外，尚可抑制新血管形成。主要用于骨髓移植后排异反应、大疱性皮肤黏膜病以及自身免疫病的治疗。每天 1 次，每次 1000 ～ 1500mg。不良反应为胃肠道反应、神经系统反应等。

9. 雷公藤总甙（tripterygium glycosides tablet） 有抗炎及抑制细胞免疫和体液免疫等作用。可用于盘状红斑狼疮、白塞综合征、复发性阿弗他溃疡、大疱性皮肤黏膜病等治疗。1 ～ 1.5mg/(kg·d)，分 3 次口服。主要不良反应为胃肠道反应，一般可耐受。偶可见血小板减少，停药后可恢复。可致月经紊乱及精子活力降低。

（六）免疫调节剂或增强剂

此类药物具有调节或提高机体免疫功能的作用，称为免疫调节剂或免疫增强剂。临床常用的药物有左旋咪唑、转移因子、胸腺素、丙种球蛋白、干扰素、白介素、聚肌胞、短小棒状杆菌菌苗、卡介苗等。

1. 左旋咪唑（levamisole） 本品为广谱驱虫药及免疫调节药物，具有免疫增强功能，并可使有免疫缺陷的个体恢复免疫功能。适用于复发性阿弗他溃疡、扁平苔藓等治疗。用法：成人每次 50mg，每天 3 次口服。每周服 3 天停 4 天或每 2 周服药 3 天，停 11 天。不良反应有胃肠道反应、骨髓抑制（白细胞、血小板减少）、过敏等症状。部分患者可出现共济失调、感觉异常等，近年来，该药神经系统不良反应报道逐渐增多，临床应用有逐渐减少的趋势。

2. 转移因子（transfer factor） 该药可将无免疫力的淋巴细胞转变成致敏淋巴细胞，从而提高受体的免疫功能。可用于治疗复发性阿弗他溃疡、扁平苔藓、白塞综合征，以及作为口腔感染性疾病的辅助用药。皮下或肌内注射。每次 1 ～ 2 单位，每周 2 次或隔天 1 次。慢性病以 3 个月为 1 疗程。不良反应轻微，少见。偶有过敏反应。

3. 胸腺素（肽）（thymosin） 本品为细胞免疫调节药，具有调节和增强细胞免疫功能的作用。可使骨髓产生的干细胞转变成 T 淋巴细胞。用于治疗原发或继发性细胞免疫缺陷病、伴有细胞免疫功能低下的疾病以及某些自身免疫病，如慢性皮肤黏膜念珠菌病、带状疱疹、复发性阿弗他溃疡、扁平苔藓等疾病的治疗。每次 20 ～ 50mg 肌内或皮下注射，每周 2 次或隔天 1 次。偶有皮疹、发热等不良反应。

4. 干扰素（interferon） 干扰素具有广谱抗病毒、抑制细胞增殖、调节免疫及抗肿瘤作用。可用于病毒感染性疾病、腺周口疮以及自身免疫病的治疗。肌肉或皮下注射，每次 100 万 ～ 300 万单位，每周 1 ～ 2 次。不良反应包括流感样症状、注射区疼痛、炎症等。偶见骨髓抑制及肝损害等。长期使用者，应定期检查血常规及肝功能等。

5. 白芍总苷胶囊（total glucoside of white paeony capsules） 该药具有抗炎、抑制自身免疫反应作用。临床上可应用于治疗类风湿关节炎、系统性红斑狼疮、干燥综合征、白塞综合征、复发性阿弗他溃疡、扁平苔藓等。每次口服 0.6g（2 粒），每天 2～3 次。本品不良反应很少，主要表现为大便性状改变，如大便变软或稀，排便次数增多，多属轻度，无需处理。其他少见不良反应有腹胀、食欲缺乏、腹痛、恶心、头晕等，停药后即可恢复。无肝、肾功能损害。

（七）抗组胺类药物

组胺，即 B- 咪唑乙胺（B-imidazolylethylamine）为一种强有力的血管活性物质，广泛存在人体的肥大细胞以及嗜碱性粒细胞的胞质中。在皮肤、呼吸道、胃肠道黏膜中组胺浓度高。在各种因素刺激下，肥大细胞脱颗粒，可导致组胺释放。这种释放如局限在局部，可出现皮疹、水肿等症状，而全身释放时，可引起过敏性休克。组胺作用往往是通过各组织器官细胞膜上 H_1、H_2 和 H_3 受体所介导，过敏性疾病大多数是通过 H_1 受体介导，可造成毛细血管扩张，通透性增加，引起瘙痒、前列腺素分泌、平滑肌收缩、支气管痉挛、迷走神经亢进等。H_2 受体介导作用包括呼吸道腺体分泌增加、食管收缩等。H_3 受体与组胺生物合成的调节与释放有关。

常用抗组胺药为 H_1 受体拮抗剂，包括苯海拉明、氯苯那敏、阿斯咪唑、氯雷他定、西替利嗪等。

1. 氯苯那敏（chlorphenamine）　适用于皮肤黏膜的变态反应性疾病。成人每次口服 4mg，每天 3 次。不良反应包括轻度眩晕、恶心、嗜睡等。驾驶员、高空作业者应禁用本药。

2. 苯海拉明（diphenhydramine）　适用于各种皮肤黏膜变态反应性疾病的治疗。成人每次口服 25～50mg，每天 3～4 次。不良反应有中枢抑制作用，偶见皮疹等。驾驶员、高空作业者应禁用本药。

3. 异丙嗪（promethazine）　适用于各种皮肤黏膜变态反应性疾病的治疗。成人每次口服 12.5mg，每天 4 次。不良反应有困倦、嗜睡等。驾驶员、高空作业者、运动员应禁用本药。

4. 西替利嗪（cetirizine）　适用于各种过敏性疾病的治疗。成人每次口服 10mg，每天 1 次。不良反应轻微，有困倦、嗜睡、头痛、口干及胃肠道不适等。

5. 阿司咪唑（astemizole）　商品名息斯敏。可用于荨麻疹、过敏性鼻炎及其他变态反应性疾病。成人每次口服 10mg，每天 1 次。根据国外文献报道，本品超量服用可发生 QT 间期延长或室性心律失常，包括表现为晕厥的尖端扭转型室性心动过速，严重者可致死。此外，患者可出现嗜睡、眩晕及口干等症状。目前该药在临床已很少应用。

6. 赛庚啶（cyproheptadine）　适用于过敏性、接触性口炎、荨麻疹等。成人每次口服 2～4mg，每天 2～3 次。不良反应包括嗜睡、口干、乏力、恶心等。

（八）维 A 酸类药物

1. 全反式维 A 酸（tretinoin）　为维生素 A 的代谢中间体。本品为细胞诱导分化药，主要影响骨的生长与上皮代谢。对角质形成细胞生长和角质层脱落有明显促进作用。此外，该药有一定抗炎作用。适用于角化异常性疾病的治疗及口腔癌前病变或癌前状态的治疗，如口腔白斑病、口腔扁平苔藓等，但停药后复发率高。每次口服 10mg，每天 2～3 次。外用常用浓度为 0.025%、0.05%、0.1%。孕妇、哺乳期妇女禁用。系统性使用维 A 酸可导致流产、引起皮肤黏膜干燥、脱发等。

2. 异维 A 酸（isotretinoin）　本品可抑制皮脂腺增殖及分泌，减轻上皮细胞角化。可用于痤疮、脂溢性皮炎及角化异常性疾病的治疗。不良反应有发育畸形、流产等。育龄妇女在用药前 1～2 个月，用药期间及停药后 1 个月需严格采取避孕措施。

3. 维胺酯（viaminate）　口服具有调节和控制上皮细胞分化与生长、抑制角化，减少皮脂分泌等作用。适应证同维 A 酸，但不良反应轻。

（九）维生素类药物

维生素为机体正常代谢所需的一类低分子化合物。大多数需从食物中获得，仅少数可在体内合成或由肠道细菌产生。缺乏时，可致维生素缺乏病。

1. 维生素 A（vitamin A）　又称视黄醇。主要存在于动物的肝、脂肪、蛋黄和肌肉中。视黄醇在体内可转化为视黄酸和视黄醛。视黄醇、视黄醛对骨骼生长、维持卵巢和睾丸功能以及胚胎发育起重要作用。维生素 A 是调节上皮细胞分化生长的辅助因子，可维持上皮细胞结构的完整性。维生素 A 缺乏时，可引起上皮组织干燥、粗糙、角化过度及脱屑等。用于治疗维生素 A 缺乏症、白色角化症、口腔白斑病以及口腔念珠菌病等。每天口服 2.5U 万单位，每天 1 次。不良反应是长期大量服用可引起皮肤瘙痒、脱发、骨痛等。

2. β 胡萝卜素（betacarotene）　维生素 A 的前身，存在于多种黄绿色植物中，如胡萝卜、番茄、南瓜等。其进入体内后转化为维生素 A，可用于白斑病等疾病的治疗。

3. 维生素 B_1（vitamin B_1）　又称盐酸硫胺（thiamin HCL）。天然存在于酵母、米糠、花生、瘦肉中。现主要由人工合成。可抑制胆碱酯酶活性。维生素 B_1 缺乏可导致神经冲动、传导障碍。可用于带状疱疹伴发的神经痛以及灼口综合征的治疗。

每次口服 10～20mg，每天 3 次。大剂量肌内注射时可出现过敏反应等。

4. 维生素 B_2（vitamin B_2）　又名核黄素（riboflavin）。本品主要存在于酵母及肝、肾组织中。现多由人工合成。核黄素在人体生物氧化中起重要作用。可用于辅助治疗唇炎、口角炎、舌炎、复发性阿弗他溃疡等疾病。大量服用可致尿呈黄绿色。每次口服 5～10mg，每天 3 次。

5. 维生素 B_6（vitamin B_6）　又称吡哆辛（pyridoxine）。在体内参与蛋白质、糖类、脂类等多种代谢过程，也可调节皮脂腺分泌及上皮细胞生长。主要用于长期服用异烟肼引起的周围神经炎的治疗，防治呕吐，可用于放射治疗及其他治疗所导致的恶心、呕吐。也可用于唇炎、口角炎、舌炎以及带状疱疹疹后神经痛的辅助治疗等。

6. 烟酸（nicotinic acid）　别名尼克酸、维生素 PP（pellagra-preventive）。主要存在于谷物的外皮、花生、酵母及肝中。现多为人工合成。在体内烟酸要转化为烟酰胺而发挥作用。后者为辅酶的组成部分，参与体内生物氧化过程。大剂量烟酸有降低血脂作用，可用于雷诺病、高脂血症等辅助治疗。在口腔可用于口炎、舌炎的辅助治疗。不良反应可出现皮肤潮红、灼热感、色素沉着、肝功能异常等。

7. 维生素 B_{12}（vitamin B_{12}）　别名甲钴胺、钴胺素，为细胞合成核苷酸的重要辅酶，参与体内甲基转换及叶酸代谢。用于治疗恶性贫血以及由贫血引起的舌炎、口腔炎，也可用于治疗带状疱疹的神经痛等。每次 500μg 肌内注射，每天 1 次或隔天 1 次。10 次为 1 疗程。

8. 叶酸（folic acid）　天然存在于动物肝和肾、豆类、番茄中。参与体内核酸和氨基酸合成。用于叶酸缺乏引起的口炎、舌炎或口腔溃疡以及灼口综合征等的治疗。另外，临床常用于治疗甲氨蝶呤引起的不良反应。口服，每次 5～10mg，每天 3 次。

9. 维生素 C（vitamin C）　又名抗坏血酸（ascorbic acid）。天然存在于新鲜蔬菜和水果中。现多为人工合成。维生素 C 在体内的生物氧化及还原作用和细胞呼吸中发挥重要作用。参与氨基酸代谢、神经递质合成、胶原蛋白合成。可减低毛细血管通透性，起非特异性抗过敏作用。此外，可抑制多巴氧化，减少黑色素形成，以及调节凝血机制，促进凝血等。可作为口腔黏膜溃疡类疾病、感染性疾病、变态反应性疾病、唇舌病等多种口腔黏膜病的辅助治疗。口服，每次 100～300mg，每天 3 次，餐后服用。

10. 维生素 D（vitamin D）　又称为骨化醇。维生素 D 存在于蛋黄、乳汁、奶油等中。常与维生素 A 共存于鱼肝油中。维生素 D 可影响皮肤增殖、分化；通过抑制 T、B 淋巴细胞影响免疫系统。此外，尚具有一定的抗感染作用。

11. 维生素 E（vitamin E）　又名生育酚（tocopherol）。维生素 E 存在于蔬菜、种子、玉米、豆类、乳制品中。为体内主要的脂溶性抗氧化剂，参与体内多种代谢过程。尚可改善外周血液循环，维持正常毛细血管通透性，改善生殖功能。用于辅助治疗角化异常性黏膜病以及结缔组织疾病等。口服，每次 10～100mg，每天 3 次。

12. 维生素 K（vitamin K） 天然维生素 K 存在于菠菜、番茄等中。分维生素 K_1 及维生素 K_2。合成维生素为维生素 K_3 和 K_4。维生素 K 为肝合成凝血酶原（因子 II）必需物质，还参与 VII、IX、X 的合成。主要用于凝血机制障碍所致的紫癜的治疗。口服，2～10mg，每天 3 次。

（十）微量元素

1. 铁（ferrum） 铁是血红蛋白和肌红蛋白的主要组成成分。参与氧的转运，并构成多种酶的活性成分。在呼吸及生物氧化过程中起重要作用。在动物肝和肾、瘦肉、蛋黄、海产品中富含铁。临床常用治疗缺铁性贫血以及由此引起的口腔病变（如舌炎等），或用于治疗微量元素缺乏症。成人口服硫酸亚铁，每天 0.3～0.9g。

2. 锌（zinc） 参与人体核酸和蛋白质合成等生化反应，维持口腔上皮细胞正常结构与功能。促进生长发育，增强免疫功能，促进伤口愈合。临床常用锌制剂包括硫酸锌、葡萄糖酸锌、甘草锌等。可用于复发性口腔溃疡、地图舌、味觉异常等治疗。

二、局部治疗

局部治疗的目的是保持口腔清洁，去除局部刺激因素，防止继发感染，减少疼痛，促进病损愈合。口腔黏膜局部用药可提高病损区药物浓度，有利于提高疗效，减少不良反应发生。

（一）局部药物治疗

1. 消毒防腐药物

（1）含漱液（mouthrinse）：含漱液可改善口腔微生态环境，减少口腔菌群数量。在口腔中停留时间短，疗效有限。

1）氯己定含漱液：抗菌谱广，对多数革兰阳性、阴性细菌以及真菌都有杀灭作用，用于各种感染性口炎、口腔充血、糜烂或溃疡性疾病时含漱。每天 3～4 次。

2）聚维酮碘溶液：该药对多种细菌、芽孢、病毒、真菌等有杀灭作用。其作用机制是该药接触创面或患处后，能解聚并释放出所含的碘，发挥杀菌作用。特点是对组织刺激性小，适用于治疗皮肤、黏膜感染。孕妇及哺乳期妇女禁用。

3）0.1% 依沙吖啶溶液：有抑菌防腐作用，适用于各种口炎的含漱和唇部病变的湿敷。

4）0.25%～0.5% 金霉素溶液：有广谱抗菌及消炎作用。可用于严重口腔细菌感染。

5）2%～4% 碳酸氢钠溶液：为碱性溶液，能抑制念珠菌生长。用于口腔念珠菌病时口腔清洁，亦可用于浸泡义齿，或用于天疱疮、糜烂型扁平苔藓合并真菌感染时的辅助用药以及预防真菌感染。

2. 止痛药物

（1）1% 利多卡因含漱液：可含漱止痛。

（2）0.5% 达克罗宁液：口腔溃疡或糜烂时用以局部止痛。

3. 消炎及促进愈合药物

（1）中药散剂：养阴生肌散、锡类散等局部敷撒可以吸附溃疡表面的渗出液。药物本身亦有清热止痛作用，可用于治疗各种溃疡及糜烂。

（2）膜剂：复方氯己定地塞米松膜等具有消炎、止痛作用，同时又能保护溃疡面，有利于病损愈合。

（3）软膏：可用于溃疡或糜烂，有消炎、镇痛及促进病损愈合的作用。如曲安奈德口腔软膏（triamcinolone acetonide dental paste），具有抗炎、抗过敏、止痛作用，可用于治疗复发性阿弗他溃疡、创伤性溃疡、糜烂型扁平苔藓等。将软膏轻涂于病损表面，每天 3～4 次。

（4）气雾剂

1）重组人表皮生长因子衍生物喷剂（recombination human epidermal growth factor derivative spray）：可加速上皮细胞增殖和肉芽组织生成，缩短愈合时间，提高创面愈合能力。用于治疗复发性阿弗他溃疡、放射性口炎等。有癌变倾向的溃疡慎用。

2）金喉健喷雾剂：为中药喷雾剂，具有祛风解毒，消肿止痛，清咽利喉作用。用于治疗牙龈肿痛，口腔溃疡。

（5）糊剂

1）金霉素倍他米松糊剂（chlortetracycline betamethasone paste）：具有抗菌、消炎等作用。可用于口腔黏膜各种溃疡、糜烂性病损的治疗。口腔感染性疾病禁用。

2）制霉菌素糊剂（nystatin paste）：具有抗真菌作用。每天 3 次涂于患处。用于治疗口腔真菌感染。

（6）贴片：氨来占诺贴片（Amlexanox）具有抗炎、抗过敏作用。可用于复发性阿弗他溃疡、创伤性溃疡的治疗。每天 3 ～ 4 次涂敷患处。

（7）凝胶：复方苯佐卡因凝胶（compound benzocain gel）适用于复发性口腔溃疡的止痛及治疗。

（二）局部封闭治疗

可用醋酸氢化可的松混悬液 12.5 ～ 25mg，或地塞米松 2 ～ 5mg 加 2% 普鲁卡因 0.5 ～ 1ml 的混合液于黏膜病损基底部注射，有较好的抗炎症及抗过敏作用。对糜烂型扁平苔藓、慢性盘状红斑狼疮、肉芽肿性唇炎等局限性病损效果较好。

（三）物理疗法

1. 红光照射　红光照射能在较短时间内促使病变组织蛋白质固化，改善局部血液循环，促使新的鳞状上皮细胞生成，加速对渗出物的吸收，从而达到消肿、消炎、镇痛、促进糜烂和溃疡组织愈合的目的。用于治疗口腔黏膜溃疡、糜烂、慢性炎症等。

2. 激光照射　对口腔黏膜有消炎、止痛、促进正常代谢的功能。氦氖激光和二氧化碳激光局部照射口腔黏膜溃疡、糜烂、慢性炎症等均有一定疗效。氩离子激光可用于口腔白色病损治疗，如白斑病等治疗。

3. 超声波雾化　抗菌药物、糖皮质激素等以水为介质，经振荡变成微细的雾粒，雾粒可使药物高浓度均匀地黏附于病变表面，并透入黏膜内从而减轻炎症、止痛及促进病变愈合。可用于口腔黏膜炎症、糜烂或溃疡等治疗。

4. 冷冻疗法　冷冻疗法可用于治疗口腔白斑病、化疗引起的口腔黏膜炎症等。

（四）其他治疗

在口腔黏膜病治疗期间，应建议患者保持口腔卫生，去除口腔局部刺激因素（eliminate topical factors），如调磨尖锐牙尖、边缘；拔除残根、残冠；修改刺激黏膜的不良修复体，能有效促进病损愈合。

（华　红）

第六章 中西医结合在口腔黏膜病中的应用

Integration of Western Medicine（WM）and Traditional Chinese Medicine（TCM）in Oral Mucosal Diseases

口腔黏膜病病种繁多，病变多样。许多口腔黏膜病目前发病原因及机制多不明确，因此缺少特别有效的诊治方法或药物。不少口腔黏膜与全身多个系统组织有着直接或间接的联系。与许多医学分支学科有交叉，常涉及内科、妇科、皮肤科、内分泌科、免疫学等内容，表明口腔黏膜病不只是一个单纯局部组织病变，可能是系统性疾病在口腔的反映。

在具体诊治口腔黏膜病尤其是慢性病、疑难病时，因其病程复杂和不同个体情况，虽然西医治疗方法和药物取得了良好疗效，但不可否认，某些药物还会出现不良反应或耐药性等。因此不少学者尝试采用中医中药或中西医结合方法治疗口腔黏膜病，收到较好临床效果。中药除了治疗口腔病损，还能对患者全身情况起到一定程度的调整和改善。

一、口腔黏膜病诊治原则

（一）整体观

整体观是中医学的一个重要特点，在对疾病诊治中要遵循这一原则。中医学认为，人、自然界及社会是一个有密切联系的有机整体。人的体质、禀赋、性别、年龄和所处地理、气候、季节、环境，个人生活习惯、饮食起居等都与疾病的发生、发展、转归有一定关系。全身整体观应从多方面各个角度去考虑判断。口腔黏膜病虽为体表局部损害，但不能只从局部来认识，中医学有"形之于外，发之于内"观点，一定要把患者个体状况和全身整体状况联系起来去考虑。当然在判断局部与全身方面要分清主次、先后酌情处置，适当兼顾。如复发性阿弗他溃疡患者如合并胃肠疾病，高血压，心、肾疾患，在诊治用药上需全面衡量，治疗口腔疾病以不影响或有利于全身状况为原则。

（二）分清标与本

口腔黏膜病病损多样，症状不同、轻重程度不一，局部与全身因素兼杂。在诊治中一定要分清轻重缓急、标本主次，拟出主次、先后治疗计划，不能一概统而全面治之，也不能急则一清到底或虚而补其终。中医有急则治标，缓则治本之说。治疗时也要考虑局部与全身，一般多以治局部为先，治疗全身为后，或局部全身兼治，治疗有所侧重。口腔黏膜病有时不能顾及病损而忽视其病因及诱发因素，主次应该分清。

（三）辨病与辨证相结合

对疾病的病与症、病与证，综合细辨不可少，应避免简单粗之诊法。西医对疾病诊断明确，为其所长。对确定病之所属及性质是有利的。中医学对病、症、证也具有一定的概念，并有系统理论认识。《医学源流论·知病必知症论》："凡一病必有数症，有病同症异者，有症同病异者，有症与病相同者，有症与病不相同者，盖合之则曰病，分之则曰症"。病是一组临床症状的构成。

证是从若干复合症状（包括通过"四诊"获得的资料）经过分析、综合及归纳得出的反映疾病本质及相关判断。如复发性阿弗他溃疡中医学以口疮、口疳、口破等病名称之，是一组范围较广泛的口腔黏膜溃疡概念。它可具有许多不同的局部和全身症状表现，可根据其局部损害及全身状况及发展过程辨出其之证。因之即可拟出相应的理、法、方、药的论治之法。

辨病与辨证是具有中医诊治两层含义，是体现中西医结合取长补短相互结合最好的一个切入点。辨病是对疾病发生发展全过程的纵向认识，抓住疾病整个过程的基本矛盾。辨证是对疾病发生发展过程中某一阶段横断面的认识。辨病求其共性，辨证求其个性。对不同疾病来说，辨病是求其个性，辨证求其共性。辨病与辨证是相辅相成，是有其相对性的。

（四）正与邪之争

在中西医结合诊治口腔黏膜病中要重视机体、疾病的动态变化，调整机体阴阳、气血平衡是一普遍性规律。人的机体代谢、疾病发生发展与转归康复贯穿生命过程的始终。中医学一个根本原则是正邪之争，中医有"正气存内，邪不可干""邪之所凑，其气必虚"之说。人体功能活动一直处于正邪斗争稳定平衡动态之中。中医重视人体各项功能的调整平衡，有"阴平阳秘，精神乃治"说法。在诊治口腔黏膜病中，尤其是慢性疾病和具有全身因素背景的患者，一定要重视正与邪这对相互联系、相互抗争的矛盾，以利于增强人体正气，提高抗病邪之能力。要重视患者机体体质、阴阳、虚实的变化盛衰。攻清治法祛邪也利于扶正，用补益之法扶正也有利于祛邪。

个性化原则在中医诊断治疗中是不可缺无的，这也是中医学一大特点和优势。疾病具有矛盾特殊性，也体现在每个患者机体之中。在病种繁多、病情复杂的口腔黏膜病患者更为突出。普遍性与特殊性并存，个体存在很大差异。因此不能单纯诊病，要与具体患者结合起来，对于主症兼症、局部与整体统一起来，综合分析判断。在诊治中不能只着眼于目前，应对其远期发展病情控制，疗效的巩固，以及康复、养生、防病也应有所考虑，好的医者应贯彻始终，着眼于长远。这是患者的期盼需求，也是医者职责之所在。临床不典型患者永远多于典型患者，因此医者要熟谙中医学基本理论，结合获得的经验及临床医者的造诣去处置非典型病例特殊之情况。

二、中医常用治法

口腔黏膜病的不同辨证要采取相应的论治方法，中医辨证论治是临床诊治的基本原则。辨证与论治密切相关。中医学有汗、吐、下、和、温、清、消、补八大之法。这是总的纲领。结合临床病因病机、脏腑辨证演变了许多比较结合实际的治法，是具体运用于临床常用治法。在不同之病和不同之证均可有相应治法相匹配。基于口腔黏膜病的生理特点、病损特性，每种疾病的发生发展发病机制相对繁杂，所以要应用不同治法，在发病过程不同阶段也有差异，不能以一概全简单处置。

中医药治疗口腔黏膜病有近效、远效之分。近期效果容易观察，疗程较短。但是远期效果则较不易。口腔黏膜病多为病程较长，又易反复发作，因此巩固疗效，防止复发是一个难题。中医药诊治口腔黏膜病与其他疾病有其共同点，就是在取得近期效果基础上去巩固疗效防止复发。在去除病因病原致病条件后，就是针对该病防病抗病上去采取措施，调理全身扶正祛邪。针对中医之阴阳气血、脏腑虚实、偏盛偏衰去调整，达到相对平衡稳定态势。

中医药治疗有多法、多方、多药，在各种口腔黏膜病中如何选择与应用，中医理、法、方、药是相对的，没有绝对的框。除了基本辨证理论的指导以外，个人长期积累的诊治经验，心得体会以及总结心得个人的学术造诣，都可使论治有不同的改变，有些可能是具有发展的观点或有一定创新苗头的理念。

口腔黏膜病治疗常用之法，有清热解毒法、活血化瘀法、滋阴清热法、清胃降火法、健脾渗湿法、活血生津法、温补肝肾法、理气调肝法、清热利湿法、清心健脾法、疏风解表法、解毒凉血法等等。这些治法可单独应用，也可二法或几法配合应用。这些治法大致可分为清法、补法。

而在实际运用中则以调理治法治之。急、火之症多用清法，慢性虚损功能失调者多用补益之法。

三、常见口腔黏膜病中医治疗

1. 复发性阿弗他溃疡（口疮）　诊治中主要抓住"火、热"这个纲，本病一般分为实火、虚火两大类型，在其下又可分为若干亚型。疾病分型是把病根据病情细化和分别处置。但是病之分型并不能概括全部病证。复发性阿弗他溃疡分型给诊治带来依据，但对其辨证虚实、脏腑盛衰、病情阶段、全身状况给予全面综合考虑和判断。如有脾气虚弱、慢性消化功能疾病，局部病损与全身状况吻合一致，则以健脾益气为主调理，则局部病变与全身状况均能改观见效。在不同类型选用治法方药，也不尽千篇一律，而是结合患者个体状况，加以灵活化裁。在诊治中患者对治疗的反应，能说明辨证论治是否符合客观实际。中医汤剂处方针对性强，可因时、因地、因人而异，可以变通。如应用中成药则可能受到一定局限，针对性、变通性不显著。

2. 口腔扁平苔藓　是口腔黏膜病中除复发性阿弗他溃疡之外最常见的黏膜病。本病呈慢性发作过程，以女性居多。并且常无自觉症状。因此患者难以准确描述最初发病时间。病因不明，但患者伴有不同程度的全身症状。在中医书籍中缺少相应的描述和病名。在个别著作中与口糜一词略有相似之点。本病患者一般于口腔黏膜表面出现不规则形态灰白斑点花纹，这是最轻可无症状的一型，另可伴充血、水肿、红斑和糜烂渗出疮面。病损可波及口腔黏膜各部位，轻重、范围不一。患者可伴有失眠、性急、紧张、劳累等神经功能及情志变化。女性还可伴有郁闷、急躁、月经失调等内分泌因素失调紊乱等症状。中医学诊治从调肝入手，调和阴阳、理气舒肝、理血清热为主，结合局部和全身情况加以调治。此病多虚实兼杂或并存，有时标本同在，可先治标后治本。因本病主要属于慢性发作过程，难以急速取效，因此应以调理为主，纯清纯补均不可取，获效常需一较长过程。本病发生发展主要有黏膜灰白斑纹、充血、糜烂三个过程。充血红斑当属病变活动期，多有自觉症状，治则应以清热活血理气消肿治之。破溃糜烂渗出肿胀期，则应以清热解毒、活血凉血、利湿消肿、理气健脾治之。灰白斑纹期属相对平稳期，也是糜烂、充血的恢复期，如长期处于灰白斑纹无充血则可认为相对稳定期、静止期。在经过活动期及糜烂破溃期后的灰白斑纹期，需要适当和解阴阳、理气和胃、健脾调肝。

3. 唇炎　是一组唇部黏膜疾病，唇炎中医名之曰唇风、唇瞤。目前西医学则对唇炎分类比较细致，有急性、慢性之分。唇炎等唇部黏膜损害除局部给予相应处理外，还应根据其全身因素加以论治方能收效。对具有全身背景的唇黏膜损害，单纯局部处理是难以取得良好疗效的。

唇炎治疗以疏风清热、健脾渗湿、活血凉血为主。主要应考虑肺、脾两经及风血、津液等因素。对有全身因素背景的唇部黏膜损害，则应以全身治疗为主、局部治疗为辅，内外兼治。

4. 天疱疮　是口腔黏膜病中的重症，口腔黏膜长期反复破溃糜烂不愈，其后果多较严重。在应用糖皮质激素取得控制疾病发展情况下，应用中药采取中西医结合，可起到提高疗效，控制发展，有利于稳定病情，防止反跳复发，改善全身症状，减少激素副作用等方面的作用。

天疱疮在中医学中有浸淫疮、天疱疮等类似描述，中医学认为本病为湿热毒邪泛发浸于肌肤，主要与肺、脾、肾三经有关，与气、血、津液失调也有联系。治疗以益气健脾、补益气血、解毒清热、补肾益精、祛湿固表等为主。根据病情不同阶段表现，酌情分别治之。本病应标本兼治，治本为主。

5. 干燥综合征　本病是一个涉及多个器官组织的全身性疾病，以眼干、口干、类风湿关节炎为主要病症的疾病。具有复杂多变的临床证候，中医学广义的燥证、痹证范畴。中医认为燥胜则干，属于燥证以内燥为主，外源之燥可加重病情。诸涩枯涸，干劲皲揭，皆属于燥。淤血气滞，气郁不通不能载津液上升和敷布全身。

本病可分为许多不同类型，从部位上可分为上、中、下燥，相对于心肺、脾胃、肝肾等经，要辨虚实，实则清肺胃之热，虚则补脾肾之虚。本病特征是干、热、燥、毒。内部阴血亏虚，津液亏损病证交错兼杂。治疗要抓本质特征，通常达变，补阴、精、津为主，兼治燥毒之热，辨病与辨证相结合。

本病患者多有禀赋缺陷、素体气血阴精虚损，津液不足代谢失常。复受燥毒之邪侵袭，熏灼津液，壅滞经络，不能濡润肌肤脏腑，内外燥邪蕴热生火产毒。本病针对干燥热毒，针对寒热虚实分别治之。燥者濡润养阴生津，可采温、凉之法。要抓住本质，突出重点，从病之全部及全程考虑，避免舍本求末，狭隘治之。益气养阴、解毒润燥、滋补肝肾、活血通络为其治疗大法。

中医学、中药学是我国宝贵文化遗产。经过长期临床应用，中医药、中西医结合诊治口腔黏膜病取得了很好的疗效，受到广大患者的肯定和欢迎，应用前景广阔，应不断深入研究探索，继承创新。提高口腔黏膜病的诊治水平，是我们今后重要的任务和职责，也是广大口腔黏膜病患者热切期盼的一个需求。

（徐治鸿）

第二篇 各 论

第七章 口腔黏膜感染性疾病

Infectious Diseases of Oral Mucosa

由于 20 世纪 50 年代以来抗生素的广泛应用，口腔感染性疾病得到了控制。但是在 20 世纪 70 年代末以来又不断有新的感染（或传染）性疾病出现，如艾滋病、军团菌病、传染性非典型肺炎（severe acute respiratory syndromes，SARS）等，这与人类行为生活方式的改变、经济发展国际交往旅游增加、微生物的适应性变化等因素有关。因而近年来，国际范围内传染性疾病、感染性疾病又重新受到重视。

口腔黏膜病毒感染性疾病（viral infection diseases of oral mucosa）是口腔黏膜的常见病，其病损可累及口腔黏膜或者波及皮肤及其他黏膜。总的临床特点是以单纯疱疹（herpes simplex）为代表的疱疹病毒感染最为常见，发病较急，有感染接触史或抵抗力下降史，可有发热、乏力等前驱症状，病损以疱疹及疱疹破溃后形成的糜烂、溃疡为主，实验室检查淋巴细胞比例升高，除非有继发细菌感染，一般白细胞总数不高。常见的病毒感染性疾病有单纯疱疹、带状疱疹（herpes zoster）、手足口病（hand-foot-mouth disease），少见的为疱疹性咽峡炎（herpangina）。其中单纯疱疹及疱疹性咽峡炎以口腔表现为主，带状疱疹、手足口病则多波及皮肤。

口腔黏膜细菌感染以球菌等引起的口腔黏膜急性感染性炎症为主，以致密光滑的伪膜形成为主要病损特征，因而又称为膜性口炎（membranous stomatitis）。根据引起感染的病菌不同可分为卡他性口炎（catarrhal stomatitis）、葡萄球菌性口炎、肺炎球菌性口炎、链球菌性口炎等。

由于多种原因，医学真菌学的研究在过去一段时间里进展缓慢。近年来，随着免疫缺陷患者增加，特别是艾滋病的广泛传播，及糖皮质激素、免疫抑制剂、抗肿瘤药物的应用，使真菌病患者大量增加，也使医学真菌学研究得到了迅速发展。口腔黏膜最常见的真菌性疾病是口腔念珠菌病。

本章主要介绍病毒、细菌和真菌引起的口腔黏膜常见的感染性疾病。这些感染性疾病病源多为内源性的常驻微生物或潜伏感染，也可为外源性感染性疾病。其他传染性疾病（性传播为主）如梅毒、淋病、尖锐湿疣及艾滋病将在第十五章介绍。

第一节 口腔单纯疱疹
Oral Herpes Simplex

【流行病学】

口腔单纯疱疹（oral herpes simplex）是由单纯疱疹病毒（herpes simplex virus，HSV）引起的口腔黏膜及口周皮肤的以疱疹为主的感染性疾病。单纯疱疹通过感染分泌物包括唾液或直接接触病损致病，是口腔临床最常见的病毒感染。流行病学资料表明 30% ～ 90% 的居民血清中有抗 HSV 抗体，说明曾发生过单纯疱疹病毒感染。也有资料显示某些国家 5 岁儿童中 100% 出现抗 HSV 抗体，而另一些国家则至 18 岁尚未出现该抗体，可能该病的发病率与地理、气候、种族及生活条件有关。医务工作者感染率为 36% ～ 48%。HSV 在体液及表面可生存数小时。多数认为，人类是 HSV 的天然宿主，口腔、皮肤、眼、会阴部及中枢神经系统易受累。儿童及成人均可发病。

【病因及发病机制】

HSV 属线状双股脱氧核糖核酸（DNA）病毒，直径 75nm，外包以蛋白质直径可达 100nm，在宿主细胞核膜可获得脂质外壳，而形成富于糖蛋白与脂蛋白的包膜，直径可达 150 ～ 200nm。病毒表面的这种糖蛋白与其感染致病有关。HSV 抗寒冷。自病损的疱液及唾液中可分离出 HSV。早在 1967 年，有学者发现，自口腔 HSV 感染处分离的 HSV 接种到鸡胚的绒毛尿囊膜上形成的疱较小，而自生殖器感染处分离的 HSV 同样接种形成的疱较大。因此，将形成小疱的病毒称为 I 型单纯疱疹病毒（HSV- I ），将形成较大疱的病毒称为 II 型单纯疱疹病毒（HSV- II ）。用现代分子生物学方法检测 HSV- I 型和 II 型具有较多的同源性，用疱疹病毒 DNA 指纹分析可区分不同的 HSV 亚型及病毒株，用于流行病学分析。该两型在生物学、血清遗传学及致病性等方面有所不同，HSV- I 型主要引起口腔黏膜、咽、口周皮肤、面部、腰以上皮肤及脑的感染；HSV- II 型主要引起腰以下皮肤及生殖器的感染。虽然引起口腔损害的主要为 HSV- I 型，但也有约 10% 的口腔损害中可分离出 HSV- II 型，15% ～ 37% 的原发生殖器疱疹由 HSV- I 型引起，可能与口交有关。口腔及生殖器疱疹可同时发作。口腔 HSV 感染的发病近年来略有提高，但由 HSV- II 病毒引起的生殖器疱疹则明显增多，这与性交方式多样有关。HSV 及所有疱疹病毒感染特点是潜伏感染。人类感染 HSV 后多数（约 99%）无临床症状，约 1% 的感染者有轻微不适。HSV 感染的潜伏期为 1 ～ 26 天，平均 7 天。HSV 感染后，与宿主细胞特别是上皮组织中的神经末梢的受体结合，病毒的外壳与宿主细胞融合，病毒粒子进入宿主细胞质，在病毒粒子聚集时释放病毒 DNA，进入宿主细胞核表达 HSV 基因。

当身体尚无抗 HSV 的循环抗体时，HSV 引起的感染为原发感染；若发生于体内有抗 HSV 抗体时，则为继发或复发感染。HSV 可沿感觉神经迁移而感染神经节（如口面部的三叉神经节），极少数病例，HSV 可进入中枢神经系统，引起脑炎、脑膜炎。HSV 也可潜伏于泪腺及唾液腺内。

尽管原发感染后机体产生了抗 HSV 的循环抗体，但该抗体无明显的保护作用。在情绪烦恼、劳累、全身疾病、过度日照、外伤及机械刺激等情况下，潜伏的 HSV 可再次沿神经干向外迁徙到神经末梢，在邻近的黏膜上皮细胞内自身复制，导致 HSV 感染的复发。免疫学研究显示，单纯疱疹复发的次数与循环抗 HSV 抗体水平无关，说明该抗体保护作用有限。对 HSV 感染的免疫学研究表明，受感染患者的淋巴细胞正常，但淋巴细胞释放出的巨噬细胞抑制因子和淋巴毒素不足，可能是单纯疱疹复发的原因之一。此外，在原发感染后，又可能有不同亚型及不同株的病毒感染，即使有较高的抗体滴度，也可能再感染，这也是感染易复发的原因。

HSV 与癌变的关系尚存在争议。有学者认为，病毒潜伏在宿主上皮细胞，其分裂繁殖后，子细胞可发生突变，因此，HSV- I 型可能与唇癌的发生有关，HSV- II 可能与宫颈癌有关。HSV 近年来报道可能与某些口腔黏膜病的发病有关，但均尚未定论。

【临床表现】

（一）原发性疱疹性龈口炎（ primary herpetic gingivostomatitis ）

原发性疱疹性龈口炎（primary herpetic gingivostomatitis，PHGS）又名急性疱疹性龈口炎（acute herpetic gingivostomatitis）。为常见的主要由 I 型单纯疱疹病毒引起的口腔病损。多数情况下，首次接触 HSV 后机体并无任何症状，为亚临床状态，或者只产生抗 HSV 抗体，仅极少数患者首次接触 HSV 后发病，表现为急性疱疹性龈口炎。偶尔原发感染可表现为疱疹性皮炎、疱疹性外阴阴道炎、疱疹性角结膜炎、疱疹性脑炎及脑脊膜炎。

疱疹性龈口炎以 6 岁以下儿童较多见，尤其是 6 个月至 2 岁更多。可能表现为较严重的龈口炎。成人也有发作。发病前常有接触疱疹患者局部病损的病史，潜伏期为 4 ～ 7 天，以后出现前驱期症状，如发热、头痛、疲乏不适、全身肌肉疼痛等急性症状，颌下及颈上淋巴结肿大、触痛。患儿流涎、拒食及烦躁不安。经过 1～2 天的前驱期，口腔黏膜广泛充血水肿，附着龈、游离龈也有明显的特征性急性炎症损害；口腔黏膜任何部位可发生成簇小水疱，特别是邻近乳磨牙的腭及龈缘处更明显。水疱的疱壁薄、透明，不久破溃后可形成浅表溃疡，因此临床上较难见到完整的疱。由于疱疹有成簇性，小的疱疹破后，也可融合形成不规则的较大的溃疡，并可造成继发感染而表面伪膜较厚。

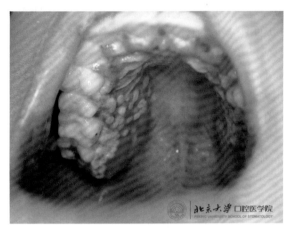

图 7-1　原发性疱疹性口炎
上腭黏膜成簇的水疱，部分水疱融合
（北京大学口腔医院供图）

除口腔内的损害外，唇和口周皮肤也有类似病损，有时可见患儿唾液流经处的口周皮肤疱疹，破溃后形成痂皮。口腔医务工作者若不戴手套操作可被 HSV 感染的患者甚至无症状的 HSV 携带者的唾液感染形成疱疹性甲沟炎（herpetic paronychia）。免疫功能低下患者（如艾滋病患者、器官移植术后需长期服激素或其他免疫抑制剂者、白血病及淋巴瘤的患者）可发生进行性的原发性疱疹感染，病程长而呈慢性、病损范围广泛（图 7-1）。

虽然该病有自限性，但是多数未治疗的病例病损恢复缓慢，可超过 10 天。在发病期间，血液中出现抗病毒抗体，发病后 14～21 天达最高水平，随后抗体下降到较低水平。多数病例一生保持较低抗体水平。

（二）复发性疱疹性口炎（recurrent herpetic stomatitis）

在原发性疱疹感染愈合以后，30%～50% 的病例可能发生复发性损害。由于机体有一定免疫力，复发性病损一般较局限，全身反应较轻。根据其临床表现分为两种，即唇疱疹及口内疱疹，以前者多见。

1. 唇疱疹（herpes labialis）　是单纯疱疹感染的最常见类型。临床表现为唇红、唇红缘及唇周皮肤好发。复发的前驱阶段，患者可感到有轻微的疲乏及不适，很快在将要复发的区域出现烧灼感、痒感、张力增加。十多个小时后，出现多个水疱具有成簇性，多数疱直径在 1mm 以下，周围有轻度的红斑。一般疱在 24 小时后破裂，继之糜烂结痂。从开始发病至愈合约 10 天，若继发感染常延缓愈合过程，病损处可出现小脓疱（图 7-2）。愈合后不留瘢痕，个别病例可有暂时的色素沉着。愈合后病毒虽残存于组织中呈静止状态，但在某些因素的刺激下，可在同一部位或其相邻部位再次发作。常见的复发诱因有阳光、局部机械损伤、疲劳、免疫功能下降、感冒发热、月经、情绪紧张等。复发的间隔时间与诱因密切相关。

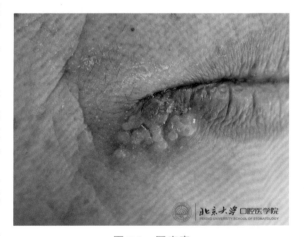

图 7-2　唇疱疹
右口角区成簇水疱
（北京大学口腔医院供图）

2. 口内疱疹（intraoral recurrent herpes simplex，IRHS 或 intraoral secondary herpetic lesion）是较少见的临床类型，有免疫缺陷的患者该型并非少见。病损好发于表面角化并与下方骨膜紧密固定的黏膜上，如硬腭、牙龈及牙槽嵴黏膜。表现似唇疱疹，为成簇的小水疱或小溃疡，位于牙龈或硬腭。局部疼痛不适，具有自限性，一般愈合缓慢。免疫缺陷者及接受化疗、免疫抑制剂治疗患者的口内疱疹常常为慢性且病损分布广泛，愈合迟缓。

【病理】

由于 HSV 可侵入上皮细胞，因此，其组织病理变化特征为细胞内包涵体、多核巨细胞形成及细胞本身的破坏。细胞核内的包涵体由小发展成大的嗜碱性小体，在释放病毒时成为嗜伊红的包涵体称为利普茨体（Lipschütz bodies）。在 HSV 的作用下，受感染的细胞和正常细胞融合形成含有多数核的巨细胞即多核巨细胞，其特点为扁平的鳞状上皮细胞，体积增大，可达正常上皮细胞的 10 倍。多核巨细胞的形成，可阻挡机体的抗体，使病毒本身得到了保护。此外，在个别情况下，HSV 感染时，细胞核被分裂成多个，而没有胞质的分割，称桑葚细胞。

由于复制的病毒后代增多，宿主细胞核膜开始破裂和消失、胞质细胞器变性而逐渐导致上皮细胞胞质水肿、产生气球样变。细胞间也有明显水肿，即在细胞间形成游离液体，最后发展为上皮内疱。在疱的外侧壁及基底处常有上皮细胞破坏，也可形成上皮下疱。

水疱破裂后有一短暂的溃疡前期，临床表现为与疱同样大小的扁平的浅黄色损害，此处的细胞表现为严重的细胞间水肿。受损伤和死亡的细胞最后脱落，形成边界清楚的溃疡或糜烂。若多个相邻的损害相融合则形成边界不规则的浅溃疡。病损区毛细血管扩张、溃疡面有密集的中性粒细胞浸润，深部组织有淋巴细胞浸润，溃疡底部及边缘均有肉芽组织形成。

【实验室检查】

1.血常规　单纯疱疹病毒感染如果无继发感染，一般白细胞总数不升高，但淋巴细胞可能升高。血细胞分析有助于了解有无继发感染及全身一般情况。

2.疱疹涂片　取疱疹的基底物直接涂片，巴氏染色或直接免疫荧光检查可见由病毒损伤的细胞如气球状变性、水肿的细胞，以及多核巨细胞、核内包涵体等。

3.单纯疱疹病毒的分离培养（incubation of virus）　早期研究是将疱液接种在鸡胚绒膜尿囊膜上，近年来采用在兔肾细胞、人羊膜或鸡胚母细胞上接种分离培养的方法。但由于受实验室条件限制，临床较少使用。

4.免疫学检查（immunological examinations）　对 HSV 特异的血清免疫学检查应用免疫印迹（Western blot）及放射免疫沉淀（radioimmunoprecipitation polyacrylamide gel electrophoresis, RIPA-PAGE）方法检测 HSV 病毒多糖蛋白的特异抗原性。感染晚期出现对抗 HSV 的 IE 蛋白的 IgG 抗体，有诊断意义。复发感染时出现的 IgG 抗体是针对非结构蛋白而产生的。

对于慢性、进行性、严重的单纯疱疹病毒感染，应进行体液及细胞免疫功能检测，以除外全身感染（如艾滋病）或其他系统性疾病。

5.组织病理学检查（histological examinations）　光镜及电镜下可见上皮层组织破坏，上皮内储存液体形成上皮内疱，基底可见多核巨细胞。电镜可发现病毒颗粒。

【诊断】

大多数病例，根据临床表现可作出诊断。

1.原发感染（疱疹性龈口炎）（primary infection）

（1）婴幼儿多见。

（2）急性发作，全身反应重。

（3）口腔任何部位及口唇周围出现成簇的小水疱。

（4）牙龈包括游离龈和附着龈特征性的广泛充血。

2.复发感染（唇疱疹和口内疱疹）（secondary infection）

（1）成人多见。

（2）急性发作，全身反应轻。

（3）反复发作，往往有劳累、感冒等诱因。

（4）损害为成簇的小水疱。

（5）唇疱疹为唇红、唇红缘及唇周皮肤好发，部位相对固定。

(6) 口内疱疹以牙龈、硬腭好发。免疫缺陷者则疱疹泛发。

【鉴别诊断】

1.疱疹样阿弗他溃疡（herpetiform aphthous ulcer）

(1) 有反复的口腔溃疡病史。

(2) 全身反应轻或无。

(3) 损害无疱疹期，散在分布无成簇性，角化差的黏膜多见。

(4) 无口周皮肤损害、无牙龈的广泛充血或疱疹。

(5) 成人多见。

2.带状疱疹（herpes zoster）

(1) 成人多见，无反复发作史，愈合后不复发。

(2) 全身反应较重，疼痛剧烈。

(3) 疱疹较大，为成簇性、沿着三叉神经的分支排列成带状。

(4) 口内及口外皮肤均有病损，但单侧分布不超过中线。

3.手足口病（hand foot mouth disease）

(1) 儿童多见，有小流行趋势。

(2) 口腔疱疹及溃疡多在舌、颊及硬腭，很少侵犯牙龈。

(3) 普通型有轻度全身症状；重型全身症状重。

(4) 手掌、足底、臀、臂等处可见水疱、丘疹。

4.疱疹性咽峡炎　疱疹性咽峡炎（herpangina）由柯萨基病毒 A4 引起。其特点是：

(1) 全身反应轻，儿童多见，有流行病史。

(2) 病损分布于口腔后部如软腭、悬雍垂等处。

(3) 牙龈不受累。

5.多形红斑（erythema multiform）

(1) 口腔损害以急性渗出为主，口内黏膜广泛糜烂渗出，唇红黏膜更为明显。

(2) 牙龈弥漫性炎症少见。

(3) 中青年多见。

(4) 皮肤病损在面部、手背、手掌多见，为特征性靶形红斑。

【治疗】

总的治疗原则为抗病毒治疗、全身支持疗法、对症处理和防止继发感染。主要目的是缩短疗程、减轻症状、促进愈合。

目前尚缺乏十分有效的抗病毒药物或疫苗。1981 年在美国首先使用的抗病毒药物阿昔洛韦治疗单纯疱疹。由于该药能进入感染的细胞，并进一步在细胞内磷酸化，成为三磷酸盐形式进入病毒DNA，抑制 DNA 聚合酶而成为单纯疱疹病毒感染的首选抗病毒药。阿昔洛韦的全身治疗应在发病早期（发病 72h 内）应用，小儿慎用。口服每次 200mg，每天 5 次，连续服 7～10 天。该药的不良反应有轻度胃肠道症状、皮疹及头痛。伐昔洛韦（valaciclovir）一般用法是每次口服 300mg，每天 2次，连续服 7～10 天；泛昔洛韦（famciclovir）每次 250mg 口服，每天 3 次，连续服 7～10 天。

1.急性疱疹性龈口炎的治疗　该病小儿多见，抗病毒西药国内应用较少，可选用中药清热解毒制剂治疗。患儿的支持治疗和对症处理十分重要。必要时应卧床休息、维持体液平衡，合理补充维生素 B 和维生素 C。可选用抗菌漱口液如 0.1% 依沙吖啶、0.05% 氯己定液以消除或预防继发感染。疼痛严重者，可局部用止痛剂漱口或擦洗。伴有高热严重的继发感染，应给予全身抗生素治疗。

2.复发性单纯疱疹的治疗　复发性唇疱疹全身反应轻，较有效的治疗是早期局部用抗病毒制剂，如局部涂抹 5% 阿昔洛韦软膏等。如果有继发感染，可用 0.1% 依沙吖啶液湿敷后，外用抗生素软膏。唇疱疹还可用氦氖激光照射治疗。

治疗口内疱疹同样可应用局部抗病毒制剂，如有继发感染可用抗生素漱口液含漱，局部止痛漱口剂含漱等。同时，应注意休息，多饮水，口服维生素 C 等。

对愈合缓慢、复发频繁的患者，还可酌情应用干扰素、聚肌胞及转移因子等配合治疗。由于糖皮质激素易使病毒感染扩散，应慎用。

【预后】

单纯疱疹病毒感染的愈后一般良好。但有严重免疫缺陷者（如艾滋病患者）可发生致命的波及全身的单纯疱疹病毒感染。

【预防】

1. 原发感染可通过直接接触单纯疱疹患者的皮肤、黏膜病损而感染，单纯疱疹活动期感染者及无症状排毒者的唾液、粪便中都有病毒存在。因此，应避免接触，特别是儿童。

2. 复发感染是由于体内潜伏的 HSV 被激活所致，应避免复发的诱因以减少复发。

3. 口服抗病毒药物（如阿昔洛韦）、静脉给予人白细胞干扰素可一定程度减少复发。此外，减毒 HSV 疫苗及灭活 HSV 疫苗正在研制中，但尚未用于临床。

第二节　带状疱疹
Herpes Zoster

【流行病学】

带状疱疹（Herpes Zoster）是由水痘 - 带状疱疹病毒（herpes varicella-zoster virus，VZV）所致的皮肤黏膜感染性疾病。临床上以沿神经带状单侧分布的疱疹为特点，疼痛明显，愈后不复发。VZV 具有高度传染性，直接接触，特别是吸入可传染。小儿感染 VZV（初发感染）临床表现为水痘，成人表现为带状疱疹。国外流行病学显示，约 90% 的成人有带状疱疹血清学证据，其中 10%～20% 发生带状疱疹，但以老年人及免疫缺陷者多见。

【病因及发病机制】

VZV 为直径 150～200nm 的 20 面体病毒粒子，双链 DNA 结构，与 HSV 有较多的同源性，同属疱疹病毒。VZV 的研究远少于 HSV，原因是 VZV 在体外难以生长，除已有猴的动物模型外，尚无其他动物模型。原发的 VZV 感染可以无症状或表现为水痘（chicken pox，varicella）。水痘主要发生在儿童，冬末初春好发，口腔可有疱疹。多数认为 VZV 感染后可获得终身免疫，个别免疫功能缺陷者除外。VZV 具有亲神经性，感染后沿着感觉神经逆行至三叉神经节细胞潜伏下来。在一定条件下，如感冒、外伤、免疫缺陷等，病毒被激活通过感觉神经元细胞下行至皮肤黏膜造成感染发作。也就是说带状疱疹的发生是以前有过水痘病史患者体内潜伏的 VZV 在一定条件下激活发生的感染。

【临床表现】

VZV 可侵犯面、颈、胸、腰部神经，15%～20% 侵犯面部三叉神经，极少数情况下可侵犯运动神经如面神经。重者可并发肺炎、脑膜炎。带状疱疹春秋季多发，发病前 2～4 天可有发热、全身不适等前驱症状。患侧皮肤开始有烧灼感、疼痛、局部张力增加。继之陆续出现皮肤不规则红斑、成簇的疱疹，呈粟粒大小透明水疱，周围红晕，7～10 天结痂脱落，多数 2～4 周愈合。疱疹根据所侵犯的神经（眼支、上颌支或下颌支）而分布于额、面颊、颏部皮肤及相应口内黏膜，呈特征性的带状分布，多为单侧不超过中线。VZV 若侵犯三叉神经第一支（眼支），可发生结膜炎、角膜炎。若侵犯面神经膝状神经节，可发生面神经麻痹（Bell's palsy）、外耳道耳翼疼痛及耳部带状疱疹、口咽部疱疹、耳鸣、味觉下降等，称为膝状神经节综合征（Ramsay Hunt syndrome），或称 Hunt 综合征。牙齿发育期间若发生带状疱疹可导致牙髓坏死和牙根内吸收。免疫功能低下患者的慢性带状疱疹可造成颌骨坏死和牙齿脱落（图 7-3，4）。

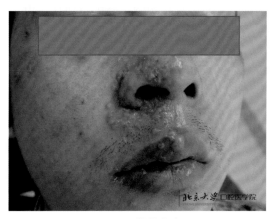

图 7-3　带状疱疹

右侧面部、鼻部、唇部皮肤成簇水疱

（北京大学口腔医院供图）

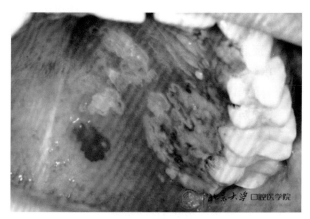

图 7-4　带状疱疹

上腭左侧成簇水疱破裂形成溃疡，部分溃疡融合

（北京大学口腔医院供图）

带状疱疹随年龄增长，症状也加重，病程延长。12% ～ 14% 患者在疱疹愈合后，仍有愈后神经痛，又称带状疱疹后遗神经痛（postherpetic neuralgia，PHN），一般指疱疹愈后疼痛症状仍持续 30 天以上，可达数月或更长时间。可能与周围神经干炎症及神经损伤后传导异常有关。

【病理】

与单纯疱疹类似。皮肤黏膜形成单房或多房性水疱，疱底可见变性上皮细胞即气球样细胞。细胞核内有嗜酸性包涵体。细胞间及细胞内水肿。病变区附近血管扩张及炎细胞浸润等。

【实验室检查】

取疱疹的基底物直接涂片，巴氏染色可见由病毒损伤的细胞，如气球状变性、水肿的细胞，以及多核巨细胞、核内包涵体等。

VZV 的分离培养较困难，需接种在猴体内，一般临床不用。

用免疫印迹方法可检测出抗 VZV 抗体，主要为 IgA 抗体升高。细胞免疫低下及 T 淋巴细胞比例异常者（如艾滋病患者）容易发生 VZV 感染，且往往为慢性持续感染并可波及中枢神经系统而致命。因而，细胞免疫功能检查有助于了解感染诱因。疱液或组织的免疫荧光检查可以与 HSV 区别，聚合酶链反应 PCR 法可以从 DNA 水平加以鉴别。

【诊断】

主要依据临床表现诊断。

1. 先有局部疼痛，疱疹成簇沿三叉神经呈带状分布，单侧发生。

2. 面部皮肤及口内黏膜多数均有疱疹，疱疹较大，疼痛较重，愈合较慢。

3. 愈后很少复发，一般无复发史。

【鉴别诊断】

应与单纯疱疹、疱疹性咽峡炎、手足口病及多形红斑鉴别，见前单纯疱疹的鉴别诊断。发病前驱期仅有疼痛、烧灼感而无疱疹出现时，应注意与急性牙髓炎、急性根尖周炎相鉴别。

【治疗】

带状疱疹的治疗原则同单纯疱疹。严重 VZV 感染及波及眼的带状疱疹应使用口服抗病毒药物，可以选阿昔洛韦、伐昔洛韦或泛昔洛韦，用法参见单纯疱疹。同时用营养神经的药物如维生素 B_1、维生素 B_{12} 肌内注射，特别是出现 Hunt 综合征的病例。为防止愈后神经痛（PHN）可同时注射转移因子，也有报道 50 岁以上带状疱疹患者尽早用激素与阿昔洛韦合用，可以促进愈合、提高生活质量及减少 PHN 的发生，但对于 PHN 的疼痛改善尚有待定论。对于已经发生的带状疱疹愈后神经痛治疗方法较多，其中包括内服及外用药物治疗（如抗抑郁药、抗惊厥药、镇痛药物）、神经阻滞及损毁治疗、物理治疗、心理治疗及针灸治疗等方法，但由于其发生机制不清，疗效多不理想。

【预后】

带状疱疹呈自限性，预后一般良好；愈后一般可获得终身免疫，仅偶有复发。但疱疹病损发生于某些特殊部位（例如角膜、神经系统），则可能导致严重后果如失明、脑炎等。若侵犯面神经可导致面瘫。老年患者或部分治疗不及时的患者有带状疱疹后遗神经痛，影响生活质量。孕妇的带状疱疹可传播给胎儿。

【预防】

避免接触带状疱疹感染患者，多吃富含维生素的水果、增强体质和提高免疫功能。由于该病多见于老年患者，自 2006 年带状疱疹减毒活疫苗成功研制以来，美国等国家建议某些成人（如年龄在 60 岁以上患过水痘者）接种该疫苗，预防老年患者带状疱疹的发生，减少后遗神经痛。

第三节　手足口病
Hand-Foot-Mouth Disease（HFMD）

【流行病学】

手足口病（hand-foot-mouth disease，HFMD）是由柯萨基病毒（coxsackie virus）引起的具有小流行性的皮肤黏膜病。1957 年在新西兰首次流行，1959 年在英国流行时称为手足口病，近年来发病有所增多，1997 年、1998 年以及 2008 年至 2012 年世界范围内有较严重的流行。我国近几年也有较多报道，1 年之内均有报告，但以 4～7 月份发病最高，1～3 月份最低。

【病因及发病机制】

柯萨基病毒是一种肠道小 RNA 病毒，分 A、B 两型。其中柯萨基病毒 A 型有 24 个亚型；柯萨基病毒 B 型有 6 个亚型。目前我国国内报道手足口病主要由柯萨奇病毒 A16 型（CoxA16）、肠道病毒 71 型（EV71）引起。国际上也有报道为柯萨奇病毒 A5、A1、A9、A10、B2 所致。该病传染性极强。患者和隐性感染者均为传染源，主要通过消化道、呼吸道和密切接触等途径传播。

【临床表现】

好发于儿童，爆发时常见于 2 岁以下的幼儿。可流行，可散发，成人也可感染，但多数较轻或无表现。潜伏期 3～5 天，起病较急。普通型患者可有或无轻度发热等全身症状，可发生于口腔黏膜任何部位，主要表现为腭黏膜及口咽部的红斑及水疱，很快破裂形成直径 2～5mm 溃疡（图 7-5）。无牙龈的广泛充血。皮肤损害常见于手掌（图 7-6）、足底（图 7-7）、足跟，也可见于膝部及腿部，表现为红斑、丘疹及水疱，疱壁紧张周围红晕。病程 5～7 天，有自限性。重症病例病情进展较快，除口腔黏膜和手足的病损外，全身症状重，可发生脑膜炎、脑炎、脑脊髓炎、肺水肿、循环障碍等。

【病理】

病毒在人体肠壁细胞内增殖，通过血循环到达皮下和黏膜下组织，在上皮细胞中增殖形成疱疹。组织病理表现类似于 HSV 感染。

【实验室检查】

普通型患者，可进行血常规检查。对于重

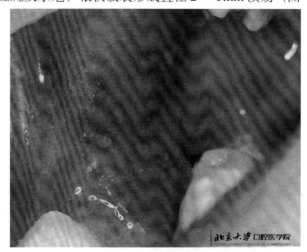

图 7-5　手足口病
（北京大学口腔医院供图）

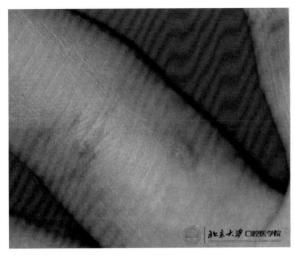

图 7-6　手足口病
手掌皮肤红斑上伴发透明小水疱
（北京大学口腔医院供图）

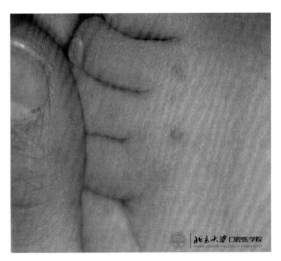

图 7-7　手足口病（足）
（北京大学口腔医院供图）

症病例，应根据症状、体征尽快进行全面的血液及脑脊液检查。对口腔咽喉、气道分泌物、疱疹液、粪便进行病原学检查，可检测到 CoxA16、EV71 等肠道病毒特异性核酸阳性或分离到肠道病毒。急性期与恢复期血清 CoxA16、EV71 等肠道病毒中和抗体有 4 倍以上的升高。

【诊断】

手足口病的诊断多根据其典型的临床表现，必要时结合实验室检查确诊。

1. 儿童多见，可有小流行。

2. 口腔各部位均可出现疱疹及溃疡。

3. 手掌、足底皮肤红斑及疱疹。

4. 普通型全身反应轻；重型全身反应重。

【鉴别诊断】

本病需与疱疹性咽峡炎、疱疹性口炎、多形红斑及口蹄疫鉴别。详见本章第一节单纯疱疹的鉴别诊断部分。口蹄疫（foot and mouth disease）为牲畜病，人群中发病极少，成人多见，往往有动物及乳制品接触及应用史。

【治疗】

普通型患者由于病情较轻，具有自限性，可门诊治疗，往往不需特殊治疗。可给予抗病毒中药（如板蓝根）治疗。同时，全身支持，局部对症治疗。但要告知患者及家属密切观察病情变化，一旦病情加重及及时随诊。

对于严重型病例应及时住院全面检查、监测并采取中西医结合治疗。如控制颅内高压、酌情应用糖皮质激素治疗、保持呼吸道通畅、吸氧，以及治疗呼吸和循环衰竭等。

【预后】

单纯就诊于口腔门诊的普通型患者及偶发的成人患者预后较好，有自限性。重症有神经系统和循环系统症状的患者，有生命危险，应及时住院治疗。据报道，截止到 2013 年 1 月，我国累计报告的 60 827 例手足口病患者中，死亡 12 例。

【预防】

该病传染性较强，对小儿应隔离，并注意饮食卫生及口腔卫生。由于 EV71 所致的手足口病往往严重，我国正在加紧研制 EV71 疫苗。临床诊断病例和确诊病例应按照《传染病防治法》中丙类传染病要求进行报告。

第四节 疱疹性咽峡炎
Herpangina

【流行病学】

1920 年 Zahorsky 首次报告，但当时病因不清，直到 1951 年 Huebner 等才报告了此病的病原微生物是肠道柯萨奇病毒。发病有流行性，一般 6～10 月份为多发季节。

【病因及发病机制】

疱疹性咽峡炎（herpangina）主要由柯萨基病毒 A4 型引起，也有报道为柯萨基病毒 A1～A10、A16、A22。

【临床表现】

本病在临床上相对少见。潜伏期 2～10 天，多见于 3～10 岁的小儿，发病前有发热，持续 24～36 小时，有 2～4 天的前驱症状，如厌食、咽痛、头痛、腹痛等。

【病理】

与手足口病类似。

【实验室检查】

与手足口病类似。

【诊断】

该病的诊断要点为：

1. 小儿多见，有流行性，夏季多见。

2. 咽峡部、口腔后部的广泛红斑及疱疹，疱疹很快破裂。病损有时可波及舌，一般不累及牙龈、颊、口底和唇黏膜及皮肤。

3. 1 周左右自愈。

【鉴别诊断】

见单纯疱疹的鉴别诊断。

【治疗】

同其他疱疹病毒感染治疗。可采用抗病毒中药及对症支持治疗。

【预后】

良好，可自愈。

【预防】

对小儿应避免接触疱疹性咽峡炎的患者。

第五节 球菌性口炎
Coccus Stomatitis

【流行病学】

该病发病率尚缺乏确切的流行病学资料，但多见于小儿及免疫功能低下者。

【病因及发病机制】

人体口腔黏膜及周围皮肤经常附有正常菌群或条件致病菌，如金黄色葡萄球菌、链球菌属、细球菌属、卡他奈瑟球菌等，这些菌群并不是一成不变的，随着年龄、部位、黏膜 pH 值、温度、湿度的改变有所变化。因为机体对细菌有一系列防御功能，黏膜及周围皮肤的组织结构有一定的屏障作用，以及细菌菌群之间相互拮抗作用，一般情况下并不致病。只有在某些外因和内因共同作用下才能致病。

【临床表现】

总体来讲，由卡他奈瑟球菌（又名卡他莫拉菌）引起的口炎，黏膜表现为充血、发红、水肿，一般不发生溃疡、糜烂；由其他球菌引起的口炎，临床症状严重，黏膜或周边皮肤有大面积的浅糜烂或溃疡面。

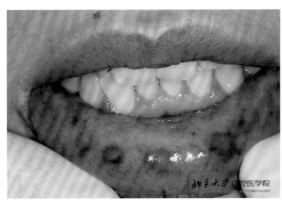

图 7-8　卡他性口炎

下唇内侧黏膜充血

（北京大学口腔医院供图）

（一）卡他性口炎

卡他性口炎（catarrhal stomatitis）的发病因素有多种，如上呼吸道感染、肠道紊乱、服用某些抗胆碱能药物、抗生素、局部刺激、过度劳累及全身抵抗力下降等。

卡他性口炎的口腔表现为黏膜绒毛状充血，表面针尖大小出血点，有时上覆小斑片状薄的白色伪膜。上下唇内侧黏膜、双颊黏膜、软腭及咽部为好发部位。患者主诉口腔发热、灼痛感或苦涩感（图 7-8）。

（二）葡萄球菌性口炎

葡萄球菌存在于皮肤与外界空气相通的腔道中，其致病特点是化脓性感染。

葡萄球菌性口炎（staphylococcus stomatitis）多见于儿童。一般无特殊全身症状。金黄色葡萄球菌感染，因在口内特别是在牙龈沟、牙周袋内活跃繁殖，且该菌感染毒力强，故牙龈为主要发病区，亦可波及舌缘、颊及咽侧黏膜。牙龈在广泛充血的基础上出现类似硝酸银涂抹所形成的暗白色薄假膜，由纤维素渗出构成，较易拭去，露出充血无溃疡的剥脱区。一般龈缘和龈乳头不受累。

（三）肺炎双球菌口炎

肺炎球菌寄生在 40%～70% 的正常人鼻咽腔内，多数不致病。在一定条件下可导致肺炎，也可单独形成口炎。

肺炎球菌性口炎（pneumococcus stomatitis）在冬春交变之际易发生，老年及儿童较易发生。在发病初期有上呼吸道感染症状或有肺炎。口腔内硬腭好发，口底、舌下、颊、咽侧黏膜亦可波及，伪膜较为致密，常呈银灰色，多圆形。由于口腔内有多种细菌常驻，所以临床经常发生混合感染。

（四）链球菌性口炎

链球菌性口炎（streptococcal stomatitis）由草绿色及溶血性链球菌引起。病原菌多寄生在扁桃体、鼻咽部及牙龈。可发生原发感染，也可发生继发感染。因致病性链球菌常可产生多种酶和外毒素，其侵袭力大，比葡萄球菌感染更易扩散和蔓延，所以比较而言其发病率较高，病损呈急性散在分布，波及口腔多个部位，充血、发红、水肿明显，伪膜拭去后留有渗血面，伪膜可以很快又覆盖形成。

【病理】

病损区黏膜充血、水肿，上皮破坏有大量纤维素性渗出，坏死上皮细胞、多形核白细胞及多种细菌和纤维蛋白形成假膜，固有层有大量炎症细胞浸润。

【实验室检查】

病损处取材，细菌涂片或培养可见大量的脓球或细菌。外周血细胞分析，白细胞总数升高，分类中性粒细胞比例升高。

【诊断】

1. 详细询问病史，了解患者情况或发病背景。

2.根据典型的病损特征，即黏膜呈现大面积糜烂、浅溃疡，其表面覆有光滑而致密的伪膜，稍高于黏膜表面，不易拭去。

3.病程进展，伴有不同程度的发热等全身反应。

4.伪膜涂片及培养可见致病细菌。

【鉴别诊断】

1.急性疱疹性龈口炎

（1）病损特征为口腔黏膜出现散在或成簇状小水疱，疱破溃后形成小圆形溃疡（阿弗他样），虽然有些可融合成较大溃疡，但仍形成簇状。

（2）口周皮肤可出现成簇疱疹，破溃或不破，最后均有结痂。

（3）牙龈充血红肿，可出现疱疹及溃疡。

（4）病原微生物检查为Ⅰ型单纯疱疹病毒。

2.多形红斑

（1）为变态反应性疾病，多数能发现过敏原。

（2）口腔黏膜病损可见有多发红斑、水疱、溃疡或糜烂，渗出多，碰触极易渗血、出血。

（3）多数伴有皮肤损害，皮损呈多形性特点，可出现虹膜样红斑。

3.口腔念珠菌病

（1）伪膜多疏松、乳白色、易刮去。

（2）病损区涂片可见念珠菌菌丝。

（3）病损区培养念珠菌阳性。

【治疗】

1.应用抗生素消炎控制感染 全身给药，使用时应严格掌握适应证，对严重感染病例，应根据药物敏感试验结果及时选用最有效的抗生素。

2.口腔局部处理

（1）保持口腔清洁很重要，可控制和预防继发感染。可选用0.5%金霉素溶液，0.1%依沙吖啶溶液，0.05%氯己定溶液或1%过氧化氢等含漱。

（2）病损处用含抗生素、糖皮质激素、止疼药物等制成的溃疡膏、膜贴敷，有消炎止痛促进愈合之作用。或用养阴生肌散、西瓜霜等局部喷撒。

（3）止痛：选用1%利多卡因凝胶或0.5%达可罗宁溶液饭前含漱。

3.全身支持疗法 给予高蛋白易消化的食物，多种维生素，注意水电解质及酸碱平衡调整。

【预后】

卡他性口炎可自愈或经口腔局部抗感染后痊愈，预后良好。其他球菌引起的球菌性口炎症状相对重，但预后也良好。

【预防】

保持口腔卫生和菌群平衡，增强免疫力和抵抗力。

第六节 坏疽性口炎
Gangrenous Stomatitis

【流行病学】

本病又称为走马疳（noma，cancrum oris），是在免疫缺陷等情况下形成的一种快速进展、多细菌感染及机会致病菌感染性疾病，多为局部组织坏死后，合并腐败菌感染而形成的一种腐败性坏死，在面颊部多见，造成组织缺损。目前该病已极少见，在贫困、营养缺乏、经济落后地区及免疫缺陷的患者（如艾滋病患者）仍有发病。

【病因及发病机制】
奋森螺旋体和梭形杆菌为主要致病菌，还可合并感染产气荚膜杆菌及化脓细菌。本病发病与机体营养状况、口腔卫生状况和抵抗力密切相关。多见于儿童传染病、成人慢性消耗性疾病、肿瘤及艾滋病患者。

【临床表现】
早期绝大多数出现坏死性溃疡性龈口炎（necrotizing ulcerative gingivitis，NUG）的症状，逐渐发展可波及颊黏膜。开始为紫红色硬结，迅速变黑脱落遗留边缘微突起的溃疡面，并向深层（肌层）发展，有大量坏死组织脱离。相应颊部皮肤肿胀发亮，腐烂物脱落后终致内外贯通。病程中口腔有特异性腐败恶臭，但疼痛轻微。病情恶化可致死亡。

【病理】
非特异性炎症改变。病变最表层有螺旋体，表面有纤维素性渗出、组织变性、坏死形成的污秽假膜，结缔组织纤维水肿，内有大量中性粒细胞密集浸润。

【实验室检查】
病变坏死区涂片革兰氏染色可见大量螺旋体和梭形杆菌。

【诊断】
1. 早期有坏死性溃疡性龈口炎的症状，发病急、疼痛、口臭、牙龈乳头坏死。
2. 口腔黏膜坏死脱落，可内外贯通。
3. 病损区涂片可见病源微生物。

【鉴别诊断】
本病应与疱疹性龈口炎等病鉴别，见前单纯疱疹部分。

【治疗】
1. 3%～5%过氧化氢清洗患部，并可用0.05%的氯己定溶液含漱或拭洗。去除局部坏死组织。
2. 注射抗生素如青霉素、链霉素，口服或静脉滴注甲硝唑。
3. 支持治疗，给予足够量维生素B、维生素C。
4. 参考牙周病学对坏死性溃疡性龈口炎的治疗，注意营养与口腔卫生。

【预后】
该病虽少见，但由于治疗不及时可造成颊黏膜皮肤穿孔，往往需要整形治疗。

【预防】
需进行口腔卫生宣传教育及合理的营养管理与援助。

第七节　口腔结核
Oral Tuberculosis

【流行病学】
结核病是由结核分枝杆菌（mycobacterium tuberculosis）感染所致的慢性传染病之一。多在人体抵抗力降低时发病。结核病为全身性疾病，各个器官均可发病，而以肺结核最为多见。口腔结核虽有原发病例，但极少见，大多继发于肺结核或肠结核。在口腔黏膜多表现为结核性溃疡、结核性肉芽肿。少数口周皮肤的结核性寻常狼疮可向口腔黏膜发展。尽管多年来由于抗结核药物的发展以及卫生营养状况的改善，结核病发病有所下降，但近年来结核病的发病又有上升趋势。我国结核病患者数居世界第二位，仅次于印度；我国还是全球 27 个耐多药结核病流行严重的国家之一。目前每年全球约有 300 万人死于结核病，其中 80% 来自发展中国家。

【病因及发病机制】

病原菌为结核分枝杆菌，是一种革兰阴性杆菌。口腔病损多因痰中或消化道的结核分枝杆菌而引起。在各种口腔结核损害中，疾病的发展与机体细胞免疫功能有密切关系。一般认为口腔黏膜对结核分枝杆菌的攻击有较强抵抗能力，其原因是唾液与食物的机械清除作用可阻止结核分枝杆菌在黏膜上的接种；此外，唾液中有多种天然抗菌成分。因此，口腔结核相对少见。易感结核的人群有 HIV 感染患者、与活动性肺结核有密切接触者、有多种基础疾病者、结核高发区者、低收入阶层者、嗜酒及静脉吸毒者及接触患者的医护人员。

【临床表现】

约 3% 的肺结核及全身结核病患者有口腔表现。结核分枝杆菌可侵犯口腔组织和淋巴结，受累组织有口腔软组织、支持骨组织及拔牙创。

（一）结核初疮

结核初疮（tuberculoderm）在临床上不常见，多发于儿童。对于结核菌素试验阴性的个体，口腔黏膜可能成为结核分枝杆菌首先侵入的部位。经 2～3 周的潜伏期后，在入侵处可出现一小结，并可发展成顽固性溃疡，周围有硬结成为结核初疮。患者无痛感，局部淋巴结痛。口咽和舌部多见。

（二）结核性溃疡

结核性溃疡（tuberculosis ulcer）是口腔中最常见的继发性结核损害。口腔各部位均可发生，以舌部常见，为慢性持久性溃疡，溃疡外形不规则，由浅到深，多形成深溃疡。其特点是溃疡底和溃疡边壁有许多粟粒状小结节，溃疡边缘不齐并微隆起呈倒凹状，溃疡表面少许脓性渗出。有时溃疡可呈线形深溃疡，病程较长。患者疼痛程度不等（图 7-9，10）。

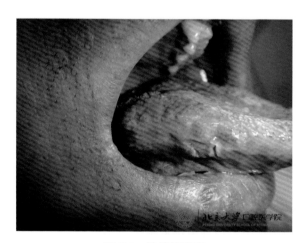

图 7-9　结核性溃疡

右舌侧缘溃疡，边缘隆起呈倒凹状

（北京大学口腔医院供图）

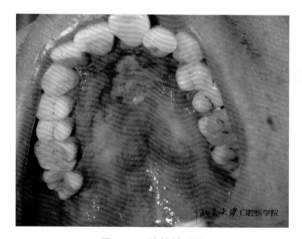

图 7-10　结核性溃疡

上腭深溃疡，基底有粟粒状小结节，表面有脓性渗出

（北京大学口腔医院供图）

（三）结核性寻常狼疮

结核性寻常狼疮（lupus vulgaris）在临床上较少见。一般发生在无结核病灶且免疫功能较好的青少年，为皮肤的原发性结核。病变好发于面部皮肤如鼻、眼睑、面颊、唇周等皮肤。表现为由口周皮肤向口腔黏膜发展的一个或数个发红的小结节，结节不断扩大融合，可破溃形成溃疡，疼痛。若合并感染可发生坏死，造成组织缺陷，形似狼噬，故名狼疮。

【病理】

病变组织中心可见结核结节，为一种增殖性病变。结节中心为干酪样坏死，其外环绕多层上皮样细胞和郎格汉斯细胞，最外层为密集的淋巴细胞浸润，并伴有成纤维细胞增生。

【实验室检查】

对于无复发史而又长期不愈的溃疡应怀疑此病，认真询问病史是否为易感人群、是否有呼吸道症状、午后低热等。注意在控制继发感染的基础上，及时取活体组织病理学检查确诊。此外，结核患者接触史、结核菌素试验、胸部 X 线透视或拍片检查、外周血的红细胞沉降率、病损区的病原及痰液（取三次）齐 - 尼抗酸染色或荧光染色均有辅助诊断价值。有条件可做痰液的结核分枝杆菌改良罗氏培养基分离培养，该方法是诊断的金标准，但培养时间长，一般需 4 ~ 8 周才能出结果，而且阳性率也只有 30% ~ 40%。PCR 是一项良好的实验研究技术，结核分枝杆菌 PCR 基因检查与鉴定，具有灵敏度高、特异性强、快速等特点。这对于结核分枝杆菌这类生长缓慢的病原菌的研究与诊断具有重要意义。该技术缺点是不能区分死菌与活菌。只要标本中存在结核分枝杆菌 DNA 就会出现扩增阳性。如果患者体内病灶并不活动，仅由于 PCR 阳性而给予治疗，不仅增加患者负担，而且给患者造成痛苦。

【诊断】

根据上述三型临床表现的特点，特别是对于无复发史、长期不愈的溃疡应想到结核性溃疡的可能性，进一步实验室检查与活检确诊。

【鉴别诊断】

1. 创伤性溃疡　溃疡的形态、部位与创伤因素相吻合，去除创伤因素后可愈合。

2. 癌性溃疡　溃疡长期不愈，触诊溃疡基底有硬结，需活检确诊。

【治疗】

1. 抗结核治疗（treatment for tuberculosis）　原则为早期、规律、全程、适量、联合五项原则，以保证药物能有效穿透组织并预防耐药或使耐药产生最小。整个化疗方案分为强化（initial intensive phase，IIP）和巩固（continuation phase，CP）两个阶段。多数肺结核患者采用不住院治疗，同样收到良好效果。根据国际结核病防治协会的建议，对于初发病例现多采取几种抗结核药物配合应用。一线口服抗结核药物有异烟肼（isoniazid，H）、利福平（rifampin，R）、乙胺丁醇（ethambutol，E）及吡嗪酰胺（pyrazinamide，Z）等；一线注射用抗结核药有链霉素（streptomycin，S）。二线抗结核药物是耐多药结核治疗的主要药物如卡那霉素、阿米卡星和卷曲霉素；也可用氟喹诺酮类药物，如氧氟沙星、左氧氟沙星或莫西沙星。标准化疗一般为 18 个月，短程化疗需 6 或 9 个月，但要注意化疗方案的个体化。一般初治肺结核的方案多采用 2EHRZ 或 4HR，即采用上述抗结核药物组合用 2 个月或 4 个月。

2. 对症抗感染治疗（symptomatic treatment）　口腔局部应注意消除继发感染、创伤，减轻疼痛，并采用支持疗法。口腔损害还可采用链霉素或异烟肼局部封闭，每天或隔天一次。

发现肺结核患者或疑似肺结核患者时，应及时向当地卫生保健机构报告。

【预后】

若早期发现并规范治疗，一般预后较好。有报道结核性寻常狼疮的组织缺陷瘢痕长期持续有癌变可能。

【预防】

控制传染源、接种疫苗。提倡健康的生活方式、增强全身抗病能力。防止口腔黏膜完整性被破坏并积极治疗，增强局部组织的抗微生物能力。

第八节　口腔念珠菌病
Oral Candidiasis

【流行病学】

口腔念珠菌病（oral candidosis，oral candidiasis，oral moniliasis）是由念珠菌（*Candida*）引起的口腔黏膜急性、亚急性及慢性真菌病。自 20 世纪 40 年代起，随着糖皮质激素、其他免疫抑制剂及抗生素等药物广泛、大量应用以及 20 世纪 80 年代以来艾滋病的出现，口腔念珠菌病例在临床上日益增多，并重新引起重视。虽然目前国内尚无确切的流行病学资料，但口腔念珠菌病已成为临床常见的口腔黏膜疾病之一。

【病因及发病机制】

（一）真菌的概念及念珠菌的发现

真菌（fungi）属真核生物，具有两层膜包围的核、线粒体等分化了的细胞器。并具有壳多糖（chitin）和葡聚糖（glucan）等形成的厚的细胞壁。而致病性真菌是指能够以某种形式引起人或动物的功能或器质性损害的真菌。真菌按其体细胞的基本形态可分为酵母菌（yeast）和霉菌（mould）两大类。酵母菌的体细胞由单细胞组成；霉菌的体细胞沿长轴方向延伸呈圆筒状，边延长边形成丝状结构菌丝（hypha），故又称丝状真菌（filament fungi）。这两类细胞均可以形成新的、游离的、可以发育成新个体的细胞，叫做孢子（spore），孢子使菌体得以保存和繁殖。

酵母为球形、卵圆、椭圆或柠檬形的单细胞，直径 2 ～ 20μm，平均 3 ～ 5μm。有些表面带有荚膜，如新型隐球菌。其繁殖方式为芽殖（budding），少数为裂殖（fission）。有些酵母菌长出的出芽细胞延长轴依次连接生长，形成菌丝样结构，称为假菌丝（pseudohypha），属于此种结构的酵母菌称为酵母样真菌（yeast-like fungi），如念珠菌。

霉菌的基本形态为菌丝，宽 1 ～ 10μm，是真正的丝状结构。按其横隔的有无可分有隔菌丝（septate hypha）和无隔菌丝（aseptate hypha）。有隔菌丝可见于子囊菌、担子菌及半知菌；无隔菌丝仅见于接合菌。菌丝的顶端不断发育，边分枝边生长，形成网状、树枝状及束状的集合体称为菌丝体（mycelium）。

双相真菌（dimorphic fungi）是指某些真菌的形态随培养条件而变化，在感染组织内寄生和在 37℃高营养培养基上培养时呈酵母相，在体外腐生和 27℃培养时呈菌丝相。如深部真菌病中的球孢子菌病、副球孢子菌病、皮炎芽生菌病、孢子丝菌病等。

真菌向组织内侵入、增殖，引起的疾病群称为真菌感染（mycotic infection 或 fungal infection）。真菌感染可分为表浅感染和深部感染。前者包括发生于烧伤创面、口腔和消化道等处的真菌感染；而深部真菌则可以侵犯心、肝、脾、肺等脏器。一般认为表浅感染往往需要角蛋白存在，而口腔黏膜通常无足够的角蛋白层。因此，有学者将口腔真菌感染归为深部感染，进一步分为两型即常见的口腔念珠菌病和真正的深部感染。后者极为少见，如新型隐球菌病、荚膜组织胞浆菌病、芽生菌病、接合菌病、副球孢子菌病及曲霉菌病。

念珠菌属酵母样真菌。1839 年 Leeuwenhoek 首次将此病与真菌联系起来。1890 年 Zopf 将此菌命名为白念珠菌（*Monilia albicans*），因此，念珠菌病（moniliasis）为当时广泛接受。1912 年 Castellani 和 Chalmers 经过一系列研究首次认为除白念珠菌外，其他一些念珠菌也可致病。1923 年 Christine Berkhout 建议用 *Candida* 取代 *Monilia*，以区分医学与植物感染一直沿用至今。

（二）念珠菌的种类及存在形式

目前认为念珠菌至少有 230 种，其中条件致病菌至少有 7 种，以白念珠菌（*Candida albicans*）为主，热带念珠菌（*Candida tropicalis*），光滑念珠菌（*Candida glabrata*）次之，三者占发病的 80% 以上，此外尚有近平滑念珠菌（*Candida parapsilosis*），乳酒念珠菌（*Candida keuyr*），克柔念珠菌（*Candida krusei*），季也蒙念珠菌（*Candida guilliermondii*）。1995 年由 Sullivan 等在爱尔兰的都柏林大学报告为一组具有非典型特征的白念珠菌，虽厚壁孢子和芽管试验阳性，但其表型和基因型研究证实这是一组明显不同于已知念珠菌的菌种，命名为都柏林念珠菌（*Candida dubliniensis*），1998 年，基本得到世界公认。都柏林念珠菌主要分离自 HIV 感染者和艾滋病患者的口腔中。都柏林念珠菌的鉴定方法有多种，Pinjon 等对不同地区分离的都柏林念珠菌与白念珠菌比较研究证实，45℃下沙保弱培养基培养可清楚地区别之，称之为温度试验。

念珠菌为卵圆形芽生酵母菌，革兰阳性，借助无性繁殖芽生形成假菌丝。念珠菌存在有二种形式即孢子（bud），2～4μm 直径，为念珠菌的寄生形式；菌丝，为致病形式。菌丝可分支或不分支，结构完整，有细胞壁，细胞膜，细胞质和细胞核，中空，分支中有或无横隔。

念珠菌在 pH 5～7，20℃～37℃生长好，需氧，耐寒不耐热，50℃～60℃即可死亡。

（三）念珠菌的致病性

念珠菌本身为条件致病菌。不同种念珠菌、同种念珠菌的不同株及不同生物型的致病性也有不同。主要与念珠菌所产生的磷酸酶及蛋白酶有关。此外，温度与其致病性有关，低于体温如室温下生长的念珠菌不易被白细胞所杀灭。念珠菌与上皮细胞及义齿树脂基托有较强的黏附性，念珠菌尤其是白念珠菌在体外有不同的菌落形态，该形态具有遗传稳定性，可传给子代念珠菌，因此，可能在致病及逃脱宿主的防御机制及对抗真菌药物的耐药中起作用。

（四）念珠菌的带菌

1.念珠菌带菌的流行病学调查　由于念珠菌致病力较弱，为条件致病菌，健康人口腔、皮肤、胃肠道、阴道可分离出念珠菌，而无任何症状和体征，称为带菌。口腔带菌率报道不一致，与分离念珠菌的方法、收集时间及所选人群等因素有关。一般报道健康成人带菌率为 3%～48%，健康儿童为 45%～65%，成人平均带菌率为 34.4%。儿童在出生后 1 周至一岁半有一个带菌高峰。带菌中以白念珠菌为主，其次为热带念珠菌、高里念珠菌、近平滑念珠菌和克柔念珠菌。

2.影响口腔念珠菌带菌的因素　一般带菌中女性多于男性。有报告夏季带菌率高，年龄、龋病、牙周病及口内温度对带菌无显著影响。对带菌影响较大的因素有：

（1）唾液的质和量：唾液本身对念珠菌有冲洗作用，唾液中有许多特异及非特异的抗念珠菌物质，如乳铁蛋白、溶菌酶、富组蛋白等。唾液量减少及抗念珠菌的物质浓度下降时，机体容易携带念珠菌。

（2）暂时性变化：静止状态（如睡眠时）带菌增多，进食及刷牙后减少。因此，晨起立即取样测定较为可靠。口内义齿对带菌也有影响，如果晚上戴义齿，晨起培养念珠菌计数高，说明义齿可作为念珠菌的寄生处。无牙颌患者，无论晨起检查与否，对带菌无明显影响。

（3）吸烟：吸烟与否对带菌的影响存在分歧。多数认为，吸烟者带菌率较高。

（4）部位：取材部位对带菌率有一定影响。舌背后部带菌检出率及菌落数高于其他部位，有义齿者，义齿组织面的带菌及菌落数也较高。

（5）其他：有报告 O 型血易带念珠菌。近期使用抗生素患者，其带菌率升高。口腔黏膜上皮屏障破坏（如口腔黏膜病损存在）也容易带菌及感染。

（五）念珠菌病的易感因素

念珠菌为条件致病菌，致病力弱。念珠菌完成从孢子形态向菌丝形态的转变以及念珠菌大量繁殖往往有全身和局部因素的影响，包括菌群失调、宿主防御能量下降、白细胞吞噬功能下降、免疫功能下降或宿主局部条件适合念珠菌大量生长等。我们对成人念珠菌病易感因素的多元分析表明，宿主全身及局部因素的存在对发病起重要作用，特别是大手术后、放疗后、干燥综合征患者及消化道疾病患者；其次是发病前用药，特别是局部抗生素漱口。念珠菌本身的生物型及基因型对发病影响不大。

1. 修复体因素及局部黏膜病 修复体因素包括：义齿或矫治器造成的创伤、不良摘戴义齿习惯以及修复体造成的不良口腔卫生环境。同时，扁平苔藓、慢性盘状红斑狼疮等口腔黏膜病往往有上皮病损，使念珠菌较易黏附其上，加上局部抗生素、激素的使用较易感染念珠菌病。

2. 药物及放射治疗 全身及局部应用广谱抗生素、糖皮质激素，特别是抗生素液长期含漱；药物性口干；放疗后口干患者，易伴发口腔念珠菌病。

3. 食物营养因素 铁、叶酸、维生素 B_{12}、维生素 A 缺乏；食物含糖量过多。

4. 免疫及内分泌因素 糖尿病、HIV 感染者、恶性疾病、联合免疫缺陷综合征、甲状腺功能减退症及甲状旁腺功能减退症患者等易发生念珠菌病。

【临床表现】

公元 610 年，我国隋朝巢元方所著的《诸病源候论》中就认识到口腔念珠菌病，当时取名"鹅口"。随着医学科学的发展，对该病的各种临床表现及分类日趋完善。目前已将该病分为伪膜型、红斑型（萎缩型）及增殖型，其中前两型均有急性（30 天以内）、亚急性（1～3 个月）及慢性（3 个月以上）之分，增殖型多为慢性。为将念珠菌病与易感因素相结合，便于疾病的诊治及预防，我们又将念珠菌病分为原发性和继发性两种。原发性念珠菌病是指发病无任何全身疾病和口腔黏膜病的影响，仅与局部因素（如义齿、吸烟及短期用抗生素）有关，此型治疗效果好，不易复发；继发性念珠菌病是指在全身性疾病及其他口腔黏膜病的基础上发生的感染，治疗较困难，易复发。该两型均可有前述急、慢性临床表现。

（一）临床分型

有关念珠菌病的分型方法较多。国际上曾公认 Lehner1966 年的分型，最新做了修改如下：

（1）伪膜型念珠菌病（pseudomembranous candidosis）：可表现为急性或慢性。

（2）急性红斑型（萎缩型）念珠菌病（acute erythematous candidosis，acute atrophic candidosis）

（3）慢性红斑型（萎缩型）念珠菌病（chronic erythematous candidosis，chronic atrophic candidosis）

（4）慢性增殖型念珠菌病（chronic hyperplastic candidosis）

原发性及继发性念珠菌病均可有上述四型表现。此外，尚有全身念珠菌病在口腔的表现，如较少见的慢性黏膜皮肤念珠菌病、念珠菌性肉芽肿等。

（二）临床表现

总体上讲，口腔念珠菌病的临床症状主要为口干、发黏、口腔黏膜烧灼感、疼痛、味觉减退等，主要体征为舌背乳头萎缩、口腔黏膜任何部位的白色凝乳状斑膜、口腔黏膜发红、口角湿白潮红、白色斑块及结节状增生等。糜烂较少见，仅见于口角及极少数唇红部，在红斑的基础上发生皲裂及糜烂。发病的主要部位是舌背、口角，约占 80%。

1. 伪膜型念珠菌病 多见于接受糖皮质激素治疗者、HIV 感染者、免疫缺陷者、婴幼儿及衰弱者，又称鹅口疮或雪口（thrush）。病程为急性、亚急性，少数可表现为慢性。病损可发生在口腔黏膜任何部位，表现乳白色绒状伪膜，为念珠菌的菌丝、孢子及坏死脱落的上皮汇集而成。轻时病变周围黏膜无明显变化，重则周围黏膜充血发红。这些伪膜大多紧贴在黏膜上不易剥离，如强行剥离有时可发生渗血，且不久又有新的绒膜形成（图 7-11）。自觉症状为口干、烧灼不适，轻微疼痛，小儿则哭闹不安。

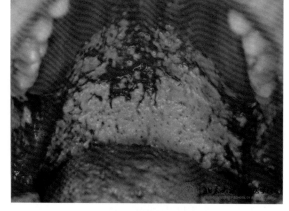

图 7-11 伪膜型念珠菌病
（北京大学口腔医院供图）

2. 急性红斑型（萎缩型）念珠菌病 可原发或继发于伪膜型，又称抗生素口炎、抗生素舌炎。多见于用抗生素、糖皮质激素后及 HIV 患者。临床表现为黏膜上出现外形弥散的红斑，以舌黏膜多见，严重时舌背黏膜呈鲜红色并有舌乳头萎缩，双颊、上腭黏膜及口角也可有红色斑块（图 7-12）。黏膜红斑由于上皮萎缩加上黏膜充血所致，因此，近年来有学者认为该型以红斑型取代萎缩型较为合理。若继发于伪膜型，则可见伪膜。自觉症状为口干、疼痛及烧灼感。少数有麻木感。

3. 慢性红斑型（萎缩型）念珠菌病 为临床最常见的类型，又称义齿性口炎（Candida-associated denture stomatitis，denture-induced stomatitis，denture sore mouth）。有学者调查发现 24% 的可摘义齿携带者可发生念珠菌性义齿性口炎。临床表现为义齿承托区黏膜广泛发红，形成鲜红色界限弥散的红斑。如果基托组织面与承托区黏膜不密合导致创伤，可在红斑表面形成颗粒。大多数伴有口角炎，表现为口角潮红、湿白或皲裂形成，使张口疼痛成为临床上一些患者就诊的主诉（图 7-13）。此外，舌乳头萎缩发红也较常见。患者可有晚上不摘义齿的习惯。

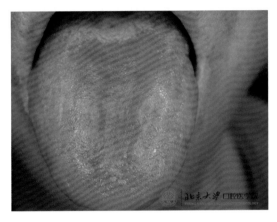

图 7-12 红斑型念珠菌病
舌背乳头萎缩、充血
（北京大学口腔医院供图）

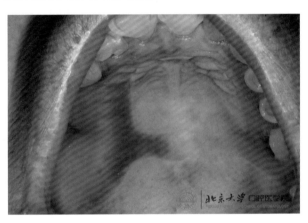

图 7-13 义齿性口炎
义齿承托区黏膜充血
（北京大学口腔医院供图）

Newton 1962 年将义齿性口炎又分为以下三型：

Ⅰ型 主要表现为上腭黏膜针尖大小充血，或有出血点，或为局限性的小范围红斑。该型主要由局部创伤或对牙托材料的过敏引起，与念珠菌感染关系不大。

Ⅱ型 表现为广泛的较均匀一致的红斑，整个基托相应黏膜区均发红。患者可无任何症状，也可有口干、烧灼痛等症状。该型与念珠菌感染有关。

Ⅲ型 表现为义齿承托区黏膜红斑的基础上，黏膜表面有颗粒形成。患者有口干及烧灼感等症状。该型与念珠菌感染及义齿不合适有关。如果颗粒增生明显，应归为增殖型念珠菌感染一类。

有完整牙列者即口腔内无义齿者，也可见慢性红斑型念珠菌病。主要表现为舌背乳头萎缩发红，颊、上腭等处黏膜红色斑块，并可伴有口角炎及唇炎。

4. 慢性增殖型念珠菌病 慢性增殖型念珠菌病由于临床表现不同，又分为两种表现。

（1）念珠菌白斑（candidal leukoplakia）：临床表现为黏膜上有白色斑块、伪白斑样增生及角化病变。黏膜上亦间有红色斑块。严重时白斑表面有颗粒增生，黏膜失去弹性。与其他原因引起的白斑不易区别。病变常见部位是颊黏膜，尤其是口角内侧的三角区最多见。腭部、舌背等亦可发生。约半数患者伴有口角炎。自觉症状为口干、烧灼感及轻微疼痛（图 7-14）。

（2）念珠菌性肉芽肿：临床表现为口腔黏膜上发生结节状或肉芽肿样增生（图 7-15）。舌背、上腭多见，有时颊黏膜也可看到。该型较少见。常与红斑同时存在，有时也可同时有念珠菌白斑。

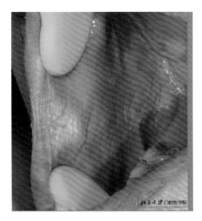

图 7-14　念珠菌白斑

右口角区内侧黏膜白色斑片

（北京大学口腔医院供图）

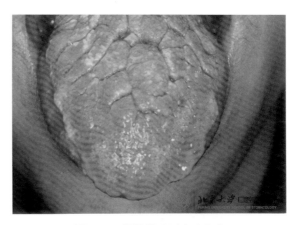

图 7-15　慢性增殖型念珠菌病

舌背结节样增生伴深沟纹，乳头萎缩

（北京大学口腔医院供图）

　　5. 慢性黏膜皮肤念珠菌病（chronic mucocutaneous candidosis，CMC）　此类疾病少见，病因复杂，临床上表现为一组综合征。除常见的引起念珠菌病的易感因素外，还可能有遗传因素。可有家族性，有些患者一家几代数人有病。该病患者多由于 T 淋巴细胞缺陷所致，遗传学研究证实与 CMC 发病相关的基因为自身免疫因子基因。CMC 通常在婴幼儿期发病，偶见于成人期发病。其临床表现多样，可有组织萎缩或组织增生，发生长期慢性反复持久的口腔、指甲、皮肤和阴道的念珠菌病。有些患者有内分泌障碍，常见甲状腺、甲状旁腺、肾上腺皮质等功能减退。据此，临床上可分为家族性早发型 CMC、弥漫型 CMC、多发性内分泌型 CMC 和迟发型 CMC。有学者认为口腔的慢性增殖型念珠菌病可能是迟发型 CMC，此外，也可表现为慢性萎缩型念珠菌病（图 7-16，17，18）。

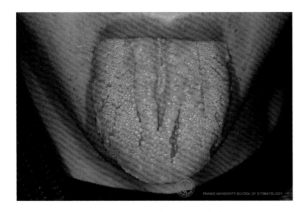

图 7-16　慢性黏膜皮肤念珠菌病

舌背结节样增生伴深沟纹

（北京大学口腔医院供图）

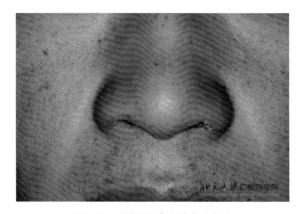

图 7-17　慢性黏膜皮肤念珠菌病

鼻部干燥、脱屑、皲裂、血痂

（北京大学口腔医院供图）

【病理】

　　念珠菌病的病理改变为念珠菌侵入组织并引起以上皮增生为主的一系列组织病理学变化。念珠菌在宿主细胞内寄生，在上皮细胞的胞质内生长。

　　急性念珠菌病如伪膜型病损，表面有大量菌丝，可有上皮增生，也是机体的防御功能所在，通过增生代谢去除有菌丝的上皮。有时增生与萎缩同时存在，并有急性或亚急性炎症反应，可见明显的炎性水肿，上皮之间出现广泛性炎性渗出物，有菌丝穿过上皮浅层。并可见中性粒细胞游出在上皮浅层聚集形成特征性的微小脓肿。临床上的白色绒膜为坏死脱落的上皮及念珠菌菌丝及

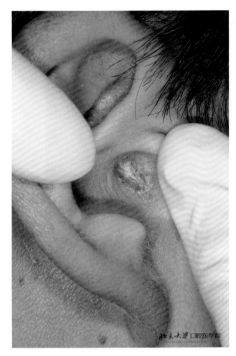

图 7-18　慢性黏膜皮肤念珠菌病（耳部损害）
（北京大学口腔医院供图）

孢子。因念珠菌菌丝及孢子中均含有多糖类，因此，PAS染色呈阳性粉红色。上皮下结缔组织中毛细血管充血，有炎细胞浸润，为中性粒细胞、淋巴细胞及浆细胞。

慢性增殖型念珠菌病的病理变化与急性基本相同。可见菌丝侵入上皮浅层，出现微小脓肿，上皮有增生或出现异常增生，较少有上皮萎缩。基底膜可有少数部位被炎症细胞浸润所破坏。炎症细胞以淋巴细胞及浆细胞为主，在固有层聚集，结缔组织中也有慢性炎症细胞浸润，并可见血管扩张，胶原纤维水肿断裂等表现，念珠菌性肉芽肿有时可见结缔组织的增生。

【实验室检查】

口腔念珠菌病的临床表现多数为非特异性的，诊断需实验室检查确诊。由于健康人有带菌状态，因此，根据临床表现、微生物学检查（涂片、培养），部分（增殖型）通过活检综合考虑十分重要。

（一）病损区及义齿组织面涂片检查

1. 10% KOH 或 10% NaOH 消化后直接镜检　该方法为用竹制刮片刮取病损区或义齿组织面，直接涂片，加10% KOH 或 10% NaOH 并轻微在酒精灯上加热溶解角质后，光镜下查看念珠菌菌丝及孢子。如可见念珠菌特征性的菌丝及孢子，则为阳性。如果为伪膜型念珠菌感染或义齿性口炎临床表现典型，涂片阳性则可诊断为念珠菌病。义齿性口炎患者在其义齿的组织面取标本做涂片比黏膜上取标本阳性率更高。该方法快速、简便，在临床上最常用。但缺点为标本不能保存，在判断阳性与否时，受主观因素影响较大，存在一定假阳性及假阴性结果。因此，如果临床表现不典型，在涂片检查的基础上，最好再加做念珠菌培养综合诊断。

2. 涂片固定后染色观察　在上述涂片后，还可以将涂片固定做革兰染色或 PAS 染色检查有无念珠菌菌丝及孢子。

（二）念珠菌培养与鉴定

临床取材培养念珠菌的方法较多，目前常用的方法有唾液培养、含漱培养等。取检后应尽快接种，最好定量。

1. 唾液培养与念珠菌鉴定　方法是收集患者非刺激性混合唾液 1～2ml，尽快接种到沙保弱培养基（Sabouraud agar）上。目前有商品化的显色培养基，如科玛嘉（CHROMagr Candida）念珠菌显色培养基，分离培养可得到阳性结果，并进一步做芽管或厚膜孢子实验鉴别是否是白念珠菌，可进一步用生化方法鉴定（目前有商品化的鉴定试剂盒如 API 20C AUX）。在平皿上尚可计数定量培养。唾液培养方法简便，较敏感，且能定量来判断感染及治疗效果，但极度口干等唾液流率异常者不适用。近年来，也可对念珠菌的分子生物学检测，主要是针对基因组 DNA 或者 DNA片段进行相关分析。目前可采用随机扩增多态性 DNA（RAPD）技术、限制性片段长度多态性分析（RFLP）、多位点序列分析（MLST）、DNA 序列分析和基因芯片测序等。

2. 含漱培养　方法是让患者含漱 10ml 灭菌磷酸盐缓冲液（pH 7.2）1 分钟，收集含漱液直接接种培养或离心后浓缩 10 倍后接种培养（又称含漱浓缩培养）。该方法最敏感，对口干者更为适用。

3. 棉拭子培养　为最古老的培养方法。特别适用于病损局限的检查。但该方法阳性率低、且为半定量，较难判断是否感染及疗效。

4.其他培养方法　印迹培养方法也较好，特别适用于检查带菌情况。印模培养的方法欠敏感，但可以直接观察念珠菌在口腔的分布。临床较少应用该两种方法，多用于科研。

（三）抗念珠菌抗体的检查

检测患者血清及唾液中抗念珠菌荧光抗体，如果血清抗念珠菌 IgG 抗体滴度＞1：16，唾液抗念珠菌抗体滴度＞1：1，可作为念珠菌病的辅助诊断依据。

（四）活检

对慢性增殖型念珠菌病应取活检，并用 PAS 染色检查有无念珠菌菌丝，而且应观察上皮有无异常增生。

【诊断】

1.口腔念珠菌病的各型临床表现。

2.病损区涂片可见念珠菌孢子及菌丝。

3.念珠菌培养阳性　一般唾液培养 >100cfu/ml，含漱浓缩培养 >300cfu/ml。cfu 代表菌落形成单位（colony forming unit）。

4.慢性增殖型感染者，活检组织病理学可见念珠菌菌丝侵入上皮、上皮内微小脓肿形成。

【鉴别诊断】

1.疱疹性口炎　①伪膜为黄色及棕色，易擦去；②疼痛症状明显；③伪膜涂片无菌丝及孢子。

2.Ⅰ、Ⅱ期梅毒　①无特征性白色伪膜；②有深而明显的浸润；③涂片暗视野检查可见密螺旋体；④血清学诊断证实。

3.多形红斑　①黄棕色渗出伪膜，范围广，较易去除；②局部疼痛明显；③皮肤可有靶形红斑；④涂片及培养阴性。

4.白斑病　白斑病与念珠菌白斑病临床上较难区别。前者在口腔其他处黏膜无黏膜发红及舌乳头萎缩等念珠菌感染的表现，组织病理检查无念珠菌菌丝侵入。有时在白斑的基础上可继发感染。

5.扁平苔藓　舌背斑块型扁平苔藓及双颊丘疹型扁平苔藓有时应与伪膜型念珠菌病相鉴别。前者白色病损不能被擦掉，病损多有对称性，涂片及培养均阴性。

糜烂型扁平苔藓可有念珠菌继发感染。此时，往往有特征性的扁平苔藓表现，如白色角化条纹等，糜烂、充血长期不愈合、舌背乳头萎缩、黏膜发红、口角炎等，念珠菌涂片及定量培养阳性，单纯抗真菌治疗糜烂、充血可很快好转。

【治疗】

对各型口腔念珠菌病的治疗原则为用抗真菌药物治疗控制真菌，改善口腔环境使之偏碱性不利于念珠菌生长，去除可能的易感因素，如提高免疫功能、补充营养等。

1.抗真菌药

（1）制霉菌素（nystatin）：制霉菌素是最早用于治疗念珠菌病的多烯类抗真菌药物，至今也是较常用、价廉且安全有效的药物。其抗真菌谱广，最小抑菌浓度为 7.8u/ml。制霉菌素通过与真菌细胞膜的甾醇（sterol）类结合，使真菌细胞膜破坏而杀灭真菌。而细菌细胞膜无甾醇，故制霉菌素对细菌无作用。

制霉菌素口服片剂为 50 万 U/ 片，粉剂为 10 万 U/g，口腔混悬液应配成 10 万 U/ml。该药应低温保存，混悬液不稳定。成人用量为每次 50 万 U，每天 3 次，含化。对急性感染疗程不用太长，一般 7 ～ 10 天即可有效。制霉菌素在肠道不易吸收，需将药物在口腔内含化后吞服，以增加药物对口腔念珠菌的局部作用。婴幼儿不宜含化，可用混悬液局部涂擦。对制霉菌素耐药的报道较少，但口含有难闻气味、口服后有胃肠反应，个别有过敏现象。

（2）氟康唑（fluconazole）等三唑类抗真菌药物：氟康唑是 20 世纪 80 年代后期新合成的咪唑类药物。其口服吸收好，对哺乳类细胞的毒性低，体外发现可抑制念珠菌对颊黏膜上皮的亲和性，在唾液中也有较高浓度的氟康唑。氟康唑应用首剂 200mg 口服，每天 1 次，以后每次 100mg，7 ～ 14 天为一疗程。主要副作用为胃肠反应、暂时肝功能异常、皮疹等。克柔念珠菌是氟康唑的天然耐药菌，治疗光滑念珠菌感染所需氟康唑的浓度也较高，值得临床注意。对氟康唑耐药的口腔念珠菌感染者可口服伊曲康唑或伏立康唑。伊曲康唑以餐时服用效果好，每次 100mg，每天 2 次，伏立康唑口服每次 200mg，每天 2 次。

停抗真菌药一般应在无临床表现后继续用药 1 ～ 2 周，停药 1 周后复查涂片及培养转阴后再最终停药。复发的原因多为未很好坚持用药、易感因素仍存、义齿未处理等，因此，对口腔念珠菌病的治疗应重视易感因素的控制和口腔局部治疗，以防复发和反复治疗诱导耐药产生。

2. 辅助抗真菌治疗

（1）2% ～ 4% 碳酸氢钠溶液漱口或擦洗口腔：念珠菌在碳酸氢钠的碱性环境下不易生长，可每天数次使用。但应注意不宜与氯己定同时含漱，因为在碱性条件下，氯己定的作用会减弱。二者应用至少应间隔 1 小时。

（2）0.05% 及 0.12% 氯己定溶液漱口：氯己定具有抗细菌、抗真菌作用。因此可用于念珠菌病的辅助治疗。0.12% 的氯己定可作为义齿的消毒液，以清除义齿上的细菌及真菌。但应注意事先给患者说明氯己定可使义齿着色。

3. 去除可能的易感因素（elimination of predisposing factors） 对于局部义齿不合适、创伤应进行修改或择期重新修复。嘱患者晚上摘下清洗义齿。如果原发疾病允许，最好停用抗生素及糖皮质激素。对婴儿的鹅口疮应注意哺乳卫生，消毒奶瓶。检查有无内分泌紊乱、免疫功能异常及营养素缺乏，及时诊断治疗。

4. 各型念珠菌病的治疗特点

（1）伪膜型、红斑型（萎缩型）：多局部治疗。可选用制霉菌素含化，氯己定漱口治疗，并停可疑抗生素。

（2）增殖型：可局部及全身药物治疗。可选用各种抗真菌药物，必要时根据药物敏感试验结果选择治疗药物。该型治疗疗程长，可达数月。如治疗后，增生组织消退不明显，应及时考虑活检，以防病情恶化。

（3）与念珠菌有关的义齿性口炎：应局部用药，如制霉菌素、咪康唑。氟康唑局部应用效果不好。并应注意义齿卫生。局部用药时，应将义齿摘下，义齿浸泡于抗真菌液内，如制霉菌素混悬液或氯己定溶液中。

（4）口角炎：应局部用药。咪康唑局部制剂效果好。因为口角炎往往混有细菌感染，而咪康唑对细菌也有杀灭作用。

【预后】

口腔念珠菌急性感染主要发生在黏膜表层，多为原发性感染，病程短，经抗真菌治疗效果好。一般一周至数周后可痊愈，不易复发。慢性感染则病程长，可持续数月至数年，特别是增殖型念珠菌感染（如念珠菌白斑），据报道有恶变的病例。而且，与念珠菌有关的白斑多数为非均质型，5% ～ 10% 可能会发展成癌。念珠菌在动物试验中可诱发癌前病变，是肿瘤发生的危险因素。因此，对增殖型念珠菌病患者应给予足够重视，积极治疗，密切随访，防止癌变。

【预防】

对于口腔念珠菌病的预防，应注意合理应用抗生素、糖皮质激素及免疫抑制剂，特别是口腔局部用药；注意口腔微生态平衡、口腔卫生和义齿卫生。有报道指出口服双歧杆菌、壳多糖制剂可降低念珠菌的定植和黏附功能。目前已有较多的动物实验研究针对白念珠菌的各种疫苗，但均处于临床前研究阶段。

第九节 其他口腔真菌感染
Other Type of Oral Fungal Infection

除念珠菌感染以外的其他真菌感染十分罕见，往往有明显的地理分布特征，或者是全身疾病扩散到口腔的表现。多数在口腔为肉芽肿性病变，或形成较深的溃疡，如果没有组织病理及微生物学证实，临床较难诊断。以下简要介绍可能有口腔表现的其他真菌感染。

一、组织胞浆菌病 Histoplasmosis

【流行病学】

组织胞浆菌病的同义词为 Darling's 病。美国东部相当大地域是主要流行区，涉及密西西比河谷盆地。亚洲也有散发病例，个别被误诊为结核，HIV 感染者也可见到本病。该病的突出特点为原发的急性感染，所有患者皮肤试验阳性。在主要流行区，70% ～ 95% 的居民皮肤试验阳性。

【病因及发病机制】

该病由荚膜组织胞浆菌（*Histoplasma capsulatum*）引起。该菌仅生存在含鸟粪的土壤里。在美国，鸡和蝙蝠的粪最常受累。从陈旧的鸡窝内或者有大量鸟生存数年的公园中较易分离出此菌。该菌以菌丝型存在于土壤中，产生小分生孢子，通过气流携带可进入人体肺部。该病发病的易感因素目前尚不明了。

荚膜组织胞浆菌在人体内以不同形态生长。在体内生长较小，3 ～ 5μm，没有荚膜，是细胞内酵母细胞。

【临床表现】

有 1/3 的病例可有口腔损害。表现为持续的溃疡及肉芽肿。此外，在口腔中可见到非特异性溃疡，常伴颈部淋巴结肿大。病损可波及喉部引起声音嘶哑及咽下困难。该病的全身表现包括原发急性型、慢性空洞型及严重播散型三种类型。

【病理】

组织病理表现为大量肿胀的组织细胞组成的肉芽肿。在组织细胞胞质内可见大量（20 ～ 40 个）小孢子。

【实验室检查】

荚膜组织胞浆菌是一种真正的双相真菌，室温条件下产生菌丝型，而 35 ～ 37℃ 则为酵母型。酵母型细胞被固定时胞质收缩，染色过程中，胞质吸收更多的染料，于是在胞质与细胞壁之间形成清晰的印迹。这种表现过去曾被认为是酵母细胞周围有荚膜包绕。

1.涂片检查　常规 10% KOH 检查法，由于该菌酵母细胞小，在细胞内多被误认为是气泡或脂肪滴。应将可疑组织及分泌物涂在载玻片上，经空气干燥，用瑞氏或姬姆萨染色。可观察到细胞内或细胞外的小酵母细胞。

2.培养　菌丝型荚膜组织胞浆菌对实验室人员有危险，应使用试管在通风橱内培养。沙氏培养基上室温下需培养 1 ～ 4 周表现为白色或黑色绒毛状菌落。显微镜下可看到成团、透明分隔的小菌丝及小分生孢子。

3.活检　组织细胞内可见多个小孢子形成肉芽肿。

【诊断】

该病临床表现为持续性溃疡及肉芽肿。患者于该病流行区的逗留史、组织病理学检查及培养有助于最后诊断。

【鉴别诊断】

需要与鳞癌、结核、韦格纳肉芽肿病、恶性肉芽肿及其他真菌病鉴别，确诊需要活检。

【治疗】

以往对于播散型感染的治疗首选两性霉素B，但是由于其治愈率不高及毒副作用，自1994年以来由伊曲康唑、酮康唑取代。

【预后】

该病大部分发病为无症状的肺部感染，但随后可扩散至全身而危及生命。

【预防】

到高发地区避免接触被感染的鸟类、蝙蝠和鸡的粪便及土壤。

二、芽生菌病 Blastomycosis

【流行病学】

芽生菌病是由皮炎芽生菌（*Blastomyces dermatitidis*）引起的慢性真菌感染性疾病，又称为Glichrist's病、芝加哥病、北美芽生菌病。主要见于北美及北非。因土壤中皮炎芽生菌多见，故农民多见。

【病因及发病机制】

病源真菌为皮炎芽生菌。

【临床表现】

临床上以累及肺部的化脓性和肉芽肿损害为主要特点。个别可侵犯骨、生殖器。口腔黏膜以牙龈、颊、腭、口底、舌及唇部多见，表现为单个溃疡，表面呈轻度疣状增生或肉芽肿。疼痛不明显，可合并肺部症状。

【病理表现】

肉芽肿性溃疡，可见厚壁的酵母细胞。

【实验室检查】

该菌为双相真菌。酵母细胞壁厚，直径为8～15μm，具有宽基底芽生的特点，在10% KOH涂片中可以见到。

【诊断】

根据是否到达高发区旅游的病史、单个肉芽肿性溃疡的临床表现以及培养、组织病理学检查等辅助检查明确诊断。

【鉴别诊断】

同组织胞浆菌病。

【治疗】

治疗可选用两性霉素B、酮康唑及伊曲康唑。

【预后】

发生于免疫缺陷患者的肺部感染可危及生命。

【预防】

到高发地区应避免接触污染的土壤。

三、副球孢子菌病 Paracoccidoidomycosis

【流行病学】

该病又称南美芽生菌病，是由巴西副球孢子菌（*Paracoccidioides brasiliensis*）引起的一种皮肤、黏膜、淋巴结和内脏器官的慢性肉芽肿性疾病。本病在南美尤其是巴西最常见。男性多见，20～30岁易感。

【病因及发病机制】

病源真菌是巴西副球孢子菌。该菌生活在土壤中。在组织中，巴西副球孢子菌产生较大的酵母细胞，直径 10 ～ 30μm，在酵母细胞上有细胞小芽孢，似舵轮样。

【临床表现】

临床最常累及鼻及口腔黏膜，口腔表现为慢性不规则的溃疡，表面呈颗粒状。严重者，可在腭部破坏骨质形成穿孔、疼痛。腭、舌、唇及牙龈病损多见。伴有淋巴结肿大，皮损多发生在面部。

【病理】

肉芽肿性溃疡。

【实验室检查】

病损区 10% KOH 镜检的特征性表现为直径 10 ～ 30μm 的酵母细胞，其上有小芽孢似舵轮样。

【诊断】

同组织胞浆菌病。

【鉴别诊断】

同组织胞浆菌病。

【治疗】

同组织胞浆菌病。

【预后】

同组织胞浆菌病。

【预防】

同芽生菌病。

四、毛霉病 Mucormycosis

【流行病学】

该病又称为接合菌病（zygomycosis）或藻菌病（phycomycosis），是少见但致命的急性机会感染性真菌病。多见于严重糖尿病患者及严重衰弱患者，如血液疾病、恶性疾病、烧伤、营养不良、器官移植、化疗、免疫抑制治疗及 HIV 患者。

【病因 / 发病机制】

由属于接合菌的根霉（rhizopus）和毛霉（mucor）所致。

【临床表现】

毛霉及根霉可侵蚀动脉，造成血栓形成、局部缺血，最终导致周围组织坏死。口腔以腭黏膜多见，可破坏骨质形成穿孔使口鼻相通，骨质暴露。黏膜发红、溃疡形成有增殖外观。

【实验室检查】

组织病理为慢性肉芽肿病损，并有组织坏死、溃疡形成及广泛炎症细胞浸润。高倍镜下，仔细观察可见长的无分隔的菌丝，PAS 染色较明显。

【诊断】

根据患者全身衰弱表现、口腔坏死性溃疡及组织病理学检查可确诊。

【鉴别诊断】

应与癌性溃疡、恶性淋巴瘤等疾病鉴别。可通过组织病理及涂片检查确诊。

【治疗】

同组织胞浆菌病。治疗在使用两性霉素等抗真菌药物的同时，应注意治疗其潜在的全身疾病。

【预后】

预后较差。死亡率为 30% ～ 90%，艾滋病患者患毛霉病的死亡率达 100%。

【预防】

积极治疗全身免疫功能低下患者。

五、曲霉病　Aspergillosis

【流行病学】

曲霉病是除念珠菌病以外的第二位的机会感染性真菌病。由烟曲霉（*Aspergillus fumigatus*）和黄曲霉（*Aspergillus flavus*）所致，以前者为主，后者多导致免疫缺陷患者的曲霉感染。恶性病患者及免疫缺陷患者易发病。

【病因及发病机制】

由烟曲霉和黄曲霉所致。

【临床表现】

口腔曲霉感染少见，多数继发于全身播撒。也可通过肺部感染、牙髓治疗、上颌骨种植体感染。表现为由于组织缺血及真菌直接破坏所致的黑色坏死性溃疡，局部出血、疼痛。上腭及舌背后部易受累。

【实验室检查】

病损区涂片和组织病理银染可见 2.5 ～ 4.5μm 有隔菌丝的曲霉。

【诊断】

根据病史、口腔坏死性溃疡及涂片组织病理学综合诊断。

【鉴别诊断】

同毛霉病。

【治疗】

治疗采用全身抗真菌治疗。

【预后】

同毛霉病。

【预防】

同毛霉病。

六、隐球菌病　Cryptococcosis

【流行病学】

隐球菌病是少见的全身性真菌感染，在欧洲、北美、非洲和东亚都有发病。

【病因及发病机制】

该病由具有荚膜的新生隐球菌（*Cryptococcosis neoformans*）引起。该菌广泛存在于自然界，可使正常个体发病，但更易使免疫低下者发病。该菌种内又分为新生变种（Var. neoformans）和格替变种（Var. gattii）两种。前者感染多见于欧洲及北美；后者感染多在热带包括非洲及东亚。新生变种又是艾滋病患者合并隐球菌感染的优势变种。新生变种的自然栖生处是在干燥陈旧的鸽粪中及含鸟粪的土壤中。格替变种的自然栖息处为桉树。吸入是该菌主要的感染途径。

【临床表现】

该病口腔表现少见，多为全身播散的一种表现。表现为慢性溃疡，局部肿胀结节状。舌、上腭、拔牙后的牙槽窝、牙龈多受累。

【实验室检查】

镜检墨汁涂片可检到有荚膜的新生隐球菌。

【诊断】

口腔的慢性溃疡，病损局部涂片可见病原菌。对隐球菌荚膜抗原的迟发颗粒凝集试验是目前最可靠的诊断方法之一。

【鉴别诊断】

同组织胞浆菌病。

【治疗】

同组织胞浆菌病。

【预后】

同毛霉病。

【预防】

同毛霉病。

Summary

In this chapter, viral and bacterial as well as fungal infections of oral mucosa are described. Overall, detailed history of the illness and clinical manifestations are essential in making the diagnosis of oral mucosal diseases and in certain circumstances a laboratory diagnosis is sometimes required to confirm an infection.

Viral infection is one of the common diseases of the oral mucosa. The lesion is mostly restricted within the oral mucosa and also on the surrounding skin or other mucosa such as labial and facial skin. The clinical features are acute onset. The lesions consist mostly of vesicles and ruptured shallow ulcers. Herpes simplex is the most common viral infection of oral cavity. Herpes zoster is more likely to occur in people whose immune system is impaired due to aging, while hand, foot and mouth disease is an epidemical viral infection and usually affects infants and children and is extremely uncommon in adults. Laboratory tests are rarely required for diagnosis. The treatment of different kinds of oral mucosal viral infection is routine supportive measures and application of antiviral drugs. Antiviral agents such as acyclovir or topical anesthetic and maintenance of proper fluid and electrolyte balance can be used when needed. Antibiotics are of no help and use of corticosteroids is generally contraindicated. Traditional Chinese herbal agents are commonly used for treating oral viral infection.

The most common clinical feature of bacterial infection of oral mucosa is the formation of pseudomembrane. Coccigenic stomatitis is mainly caused by cocci, also called membranous stomatitis. Catarrhal stomatitis is mild and with short duration. Oral tuberculosis is not very common and is easily to be misdiagnosed.

Oral candidiasis (candidosis) is an infection of yeast fungi of the genus *Candida* on the mucous membrane of the mouth. It is frequently caused by *Candida albicans*. *Candida* is eukaryotic microorganism and an oral commensals of about one-half of the general population. Oral candidosis is now one of the most common mucosal diseases, especially chronic oral candidiasis. The common predisposing factors of oral candidiasis are marked changes in the oral microbial flora following administration of broad-spectrum antibiotics, chronic local irritants such as denture trauma, orthodontic appliance, xerostomia, malnutrition and immunodeficiency. According to onset and duration of the lesion, oral candidosis is divided into acute, subacute and chronic candidosis; based on the clinical features, the disease is divided into pseudomembranous, erythematous/atrophic and hyperplastic candidosis. The diagnosis of oral candidosis is based on the above clinical features such as dry mouth and burning sensation of the oral mucosa, lesions of the above three types and positive finding of *Candida* hyphae by smear from the lesion and *Candida* culture. Anti-fungal agents is needed to the treatment of oral candidosis，while correcting the possible predisposing factors is essential for treatment and prevention of oral candidiasis. Oral manifestations of other systemic fungal infection are also described，which were rarely seen in the dental clinic.

Definition and terminology

原发性疱疹性龈口炎（primary herpetic gingivostomatitis）：Primary herpetic gingivostomatitis（PHGS）is a combination of gingivitis and stomatitis，or an inflammation of the oral mucosa and gingiva. Herpetic gingivostomatitis is often the initial presentation during the primary herpes simplex infection. It is of greater severity than herpes labialis（cold sores）.

唇疱疹（herpes labialis）：Herpes labialis is an infection of the lip by herpes simplex virus（HSV-1），which causes small blisters or sores on or around the mouth commonly known as cold sores or fever blisters. Cold sore outbreaks may be influenced by stress，menstruation，sunlight，sunburn，fever，dehydration or local skin trauma.

带状疱疹（herpes zoster）：Herpes zoster（or simply zoster），commonly known as shingles，is a viral disease caused by varicella zoster virus（VZV），characterized by a painful skin rash with blisters in a limited area on one side of the body，often in a strip.

带状疱疹后遗神经痛（postherpetic neuralgia）：Postherpetic neuralgia（PHN）is a condition of chronic pain following herpes zoster. Postherpetic neuralgia is thought to be nerve damage caused by herpes zoster. The damage causes nerves in the affected dermatomic area of the skin to send abnormal electrical signals to the brain. These signals may convey excruciating pain，and may persist or recur for months，years or for life.

膜性口炎（membranous stomatitis）：Membranous stomatitis is an inflammation of the oral cavity，accompanied by the formation of a pseudomembrane，cause by cocci.

口腔念珠菌病（oral candidosis，oral candidiasis，oral moniliasis）：Oral candidiasis（also known as oral candidosis，（oral）thrush，oropharyngeal candidiasis，moniliasis，candidal stomatitis）is a common opportunistic mycosis（yeast infection）of *Candida* species on the mucous membranes in the mouth.

伪膜型念珠菌病（pseudomembranous candidosis，thrush）：Pseudomembranous candidosis，also called thrush，is one clinical type of oral candidosis and it is creamy white lesion on oral mucosa. The lesions can be painful and may bleed slightly when scraping.

红斑型（萎缩型）念珠菌病（erythematous candidosis，atrophic candidosis）：Erythematous candidosis，also called atrophic candidosis or antibiotic sore-mouth，is one clinical type of oral candidosis. The clinical features are red patches of atrophic or erythematous and generalized depapillation of the tongue and angular cheilitis，with painful or burning sensation of oral mucosa.

慢性增殖型念珠菌病（chronic hyperplastic candidosis）：Chronic hyperplastic candidosis also called candidal leukoplakia. The clinical features are firm，white，leathery plagues found on the cheeks，lips and tongue in which mycelial invasion of the deeper layers of the mucosa. Epithelial dysplasia occurs four to five times more frequent in candidal leukoplakia than in leukoplakia.

（徐岩英）

第八章　口腔黏膜溃疡性疾病

Oral Ulcerative Disorders

第一节　复发性阿弗他溃疡
Recurrent Aphthous Ulcer

复发性阿弗他溃疡（recurrent aphthous ulcer，RAU），又称复发性口腔溃疡（recurrent oral ulcer，ROU）、复发性阿弗他口炎（recurrent aphthous stomatitis，RAS）是最常见口腔黏膜溃疡类疾病。溃疡发作仅限于口腔黏膜，具有周期性反复发作和自限性等特点。溃疡多为圆形或椭圆形，边缘整齐，周围绕以窄的红晕，疼痛明显，可发生于口腔黏膜任何部位，一般 7～10 天可自行愈合。

【流行病学】

在一般人群中发病率约为 20%，特定人群可高达 50%。发病女性多于男性。可发生于任何年龄，儿童人群中约有 1% 有 RAU 病史。

【病因】

本病病因尚不明确，目前认为本病的发生是多种因素综合作用的结果。

（一）遗传因素

1. 在 RAU 患者中常见有家族遗传倾向，据统计 40%～50%RAU 患者有家族史，且症状较无家族史者更重。如父母均有 RAU 时，子女发病率为 50%～90%；双亲之一有 RAU 时，子女至少有 50%～60% 发病，父母无 RAU 史，其子女发病仅为 20%。

2. 人类白细胞抗原（HLA）是重要遗传标记物，是存在于人体白细胞及各种有核细胞膜表面的抗原。通过对 RAU 患者 HLA 检测结果显示 RAU 患者 HLA-A2、B5、B12、DR2、DR4、DR7、DRB52 抗原检出频率明显增高，提示 RAU 发病可能有免疫遗传因素作用。

（二）免疫学异常

过去近 30 年研究显示 RAU 的发生与淋巴细胞毒性反应、抗体依赖的毒性反应、淋巴细胞亚群异常以及 CD4/CD8 比值变化有关。

1. 细胞免疫异常　近年来大量的研究表明细胞免疫异常在 RAU 的发病中具有重要作用。有研究显示在溃疡各期 CD3 均有下降，溃疡期含有大量 CD8 细胞及少许 CD4 细胞，在恢复期以 CD4 为主。以上显示 RAU 患者细胞免疫失衡。另有报道，患者外周血中 TNF-α、IL-1、IL-6 在 RAU 活动期升高。

2. 体液细胞异常　有学者发现 RAU 患者外周血中免疫球蛋白 IgA，IgG 升高，补体水平高于正常人。但结果并不统一。也有学者测定 RAU 患者体液免疫多在正常范围。此外，在部分 RAU 患者血清中可检测出抗口腔黏膜上皮抗体，唾液中的 SIgA 含量在发病期升高，缓解期降低。

（三）感染因素

有学者研究发现 RAU 的发生与某些微生物有一定关联，如有报道与口腔链球菌，幽门螺杆菌（Helicobacter pylori，HP），巨细胞病毒（cytomegalovirus，CMV），水痘带状疱疹病毒（herpes varicella-zoster virus，VZV），人类疱疹病毒 6、7 型（human herpes virus-6、7，HHV-6、7）等有关，有学者认为病毒感染可能作为一种诱因参与了 RAU 的发病过程，通过复制直接引发或造成局部免疫异常，导致 RAU 患者黏膜损害和溃疡形成。但尚无明确的结论，均有待进一步证实。

（四）其他因素

1. 心理压力（psychological stress）　RAU 的发病与精神紧张、劳累过度、外界刺激、气候不适应等社会、心理模式变化有关，这些因素对机体的发病构成一定影响。

2. 营养缺乏（nutritional deficiency）　有研究表明，缺锌、铁等微量元素，或缺乏维生素 B 族如 B_{12} 及叶酸等物质的摄入不足，与 RAU 发病可能有关。

3. 月经周期（menstruation phase）　有些女性患者发病与月经周期有关，在月经前期常发生口腔溃疡，月经期达到高峰，月经后期开始愈合。还有妇女在妊娠期则口腔溃疡停止发作，哺乳期溃疡减轻。这可能因月经期前黄体酮含量增高，雌激素水平下降，而妊娠期雌激素增加有关。表明 RAU 的发生与内分泌因素有一定联系。

（五）消化系统因素

临床所见及流行病学调查发现 RAU 患者与消化道疾病（如胃溃疡、十二指肠溃疡、溃疡性结肠炎、局限性结肠炎等）之间有密切关系。约有 30%RAU 患者有消化道疾病。

（六）微循环障碍及血液流变学异常

国内学者对 RAU 患者甲皱、舌尖、唇黏膜微循环进行检测以及血液流变学检查发现，RAU 患者微血管有减少、闭塞，静脉端曲张，血管丛数量减少，管袢异常，血流速度缓慢，血流量相应减少，全血黏度增高等现象。表明 RAU 患者存在微循环障碍，局部组织缺氧、缺血，组织营养缺乏，使口腔黏膜溃疡容易产生。

【临床表现】

临床典型表现为圆形或椭圆形溃疡，具有"红、黄、凹、痛"的特征，即溃疡表面覆盖有黄白色假膜、中央凹陷、周围有窄的红晕，疼痛明显。具有周期性反复发作特性及自限性。

临床上多采用 1968 年 Lehner 分型，将本病分为轻型、重型和疱疹样阿弗他溃疡三型。疱疹样溃疡也称口炎型口疮。

1. 轻型阿弗他溃疡（minor aphthous ulcer）　最常见一型，约占 RAU 的 80% 以上。溃疡孤立或散在，大小为 5 ～ 10mm，数目<10 个，界限清楚，呈浅碟状，周围有窄的红晕。溃疡局部有灼痛。溃疡持续 10 ～ 14 天，愈合后不留瘢痕。间歇期因人而异长短不一，周期性反复发作（图 8-1）。

2. 疱疹样阿弗他溃疡（herpetiform aphthous ulcer）　溃疡小、浅而多，可达十几个或几十个不等，散在分布或融合成片，周围充血水肿明显，疼痛明显。可出现唾液分泌增多、头痛、低热、淋巴结肿大等不适症状（图 8-2）。

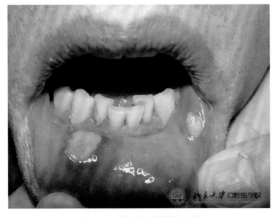

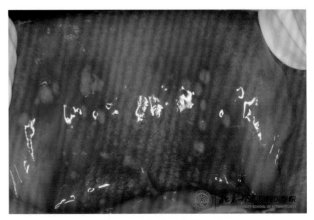

图 8-1　轻型阿弗他溃疡 　　　　　　　　　　图 8-2　疱疹样阿弗他溃疡
（北京大学口腔医院供图）　　　　　　　　　　（北京大学口腔医院供图）

3. 重型阿弗他溃疡（major aphthous ulcer）
又称复发性坏死性黏膜腺周围炎（periadenitis mucosa necrotic recurrence）或称腺周口疮。本型约占 RAU 的 10%。溃疡表现大而深，似弹坑状，溃疡直径多在 1cm 以上，深可达黏膜下层或肌层，周围黏膜充血水肿，边缘隆起，多见于口角内侧黏膜或软腭、咽部黏膜，愈合时间长，多为一至数月，愈合后常遗留瘢痕甚至造成组织缺损。可与小溃疡并存（图 8-3）。

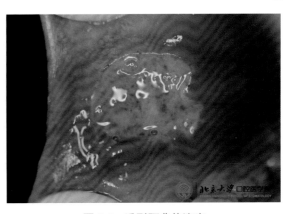

图 8-3　重型阿弗他溃疡
（北京大学口腔医院供图）

【病理表现】

早期黏膜上皮细胞内及细胞间水肿，细胞间有白细胞，之后上皮溶解、破损、脱落形成非特异性溃疡，溃疡表面可有纤维素性渗出，形成膜，有坏死组织覆盖表面，溃疡部位有密集的炎症细胞浸润，以中性粒细胞和淋巴细胞为主。

固有层有胶原纤维水肿、玻璃样变性。结缔组织纤维弯曲、断裂，严重时胶原纤维破损消失。炎症明显，大多为淋巴细胞浸润，其次为浆细胞、中性粒细胞、嗜酸性粒细胞。溃疡底部毛细血管扩张充血，血管内皮细胞肿胀，管腔肿胀甚至闭塞。

腺周口疮病变可侵及黏膜下层，腺管扩张，上皮增生，腺小叶结构可消失，为淋巴细胞取代。舌体溃疡可至肌层，肌束之间水肿和炎细胞浸润。

【诊断】

根据口腔溃疡反复发作及溃疡具有自限性特点，临床具有典型"红、黄、凹、痛"的特征即可做出明确诊断。但须除外系统性疾病引起的口腔溃疡。

【鉴别诊断】

1. 疱疹样 RAU 与急性疱疹性龈口炎鉴别（表 8-1）

表 8-1　疱疹样 RAU 与急性疱疹性龈口炎鉴别

	疱疹样 RAU	疱疹性龈口炎
好发年龄	中青年	婴幼儿
病损特点	十余个至几十个散在小溃疡，无发疱期	成簇小水疱，疱后成表浅溃疡，可融合
病损部位	以非角化黏膜多见	牙龈、硬腭等角化黏膜可出现病损
发病特点及全身反应	反复发作、全身反应较轻	急性发作、全身反应较重，可出现低热、淋巴结肿大等
皮肤损害	病损仅限口腔黏膜，无皮肤损害	可伴皮肤损害

2. 重型 RAU 与创伤性溃疡、结核性溃疡、癌性溃疡、淋巴瘤等鉴别

（1）创伤性溃疡（traumatic ulcer）：多由机械性刺激所致。残冠、残根、尖锐牙缘、牙尖、不良修复体、卡环、义齿边缘，以及婴儿牙齿萌出边缘创伤、坚硬食物、牙齿咬伤、刷牙创伤、突然外力等刺激因素均可造成黏膜破溃形成溃疡。溃疡易发于与刺激明显相关部位，溃疡外形多与刺激物形状相一致，如及时去除刺激，黏膜可恢复正常。此外，化学、温度、物理等刺激也可使黏膜表层损伤，继而发生溃疡损害。

（2）癌性溃疡（cancerous ulcer）：多见于中老年人，好发于舌缘舌腹、口角区内侧、软腭复合体等部位，溃疡深，呈菜花状。周围及基底有硬结，边缘不整齐，触诊基底硬。溃疡持续不

愈，呈进展性加重。病理检查可明确诊断。

（3）结核性溃疡（tuberculous ulcer）：由结核分枝杆菌引起。好发于唇、前庭沟、舌等部位，溃疡深凹，边缘呈鼠噬状，形成潜掘状边缘，基底高低不平，呈粟粒样小结节，表面常覆污秽脓性分泌物，底部有红色肉芽组织。活检及病原菌培养等有助于诊断。

（4）淋巴瘤（lymphoma）：多见于上腭部黏膜。早期有鼻黏膜炎症的表现，鼻腔分泌黏液，继而出血化脓，鼻腔及鼻周围有坏死性肉芽肿性病变发生，最后在上腭正中部位形成坏死性溃疡。由黏膜、皮肤发展至骨组织，使鼻中隔穿孔而面部破坏形成畸形，伴有恶臭。全身出现发热、乏力、衰弱等。血液、骨髓检查及病理学检查有助于明确诊断。

（5）克罗恩病（Crohn's disease）：是一种非特异性肉芽肿性炎症性疾病。主要表现反复发作性腹痛、腹胀、腹部可有肿块等。口腔黏膜病变多表现为溃疡。好发于颊及龈颊移行沟，其他部位也可见。典型表现为口腔黏膜线状溃疡，在牙龈等部位可见颗粒状增生病变。该病易与腺周口疮相混淆，应结合病史、临床表现、血清学检查及病理等明确诊断。

【治疗】

（一）治疗原则

有关 RAU 的系统综述报告显示，迄今该病尚无特效治疗方法。治疗以消除致病因素、减轻症状、缩短病程、控制复发、缓解病情为目的。对于轻型 RAU 患者，以局部治疗为主，可选择局部应用糖皮质激素类药物；对于症状较重或发作频繁的 RAU 患者，可采用局部和全身联合用药的方法加以治疗。

（二）治疗方案

依据 RAU 的疼痛程度、溃疡的复发频率、分型，将 RAU 分为轻度、中度、重度给予相应的治疗，具体治疗方案如下：

1. 轻度 RAU　若溃疡复发次数少、疼痛可耐受，不治疗或以局部药物治疗为主。

2. 中度 RAU　优先选择局部治疗。可局部应用糖皮质激素制剂、止痛制剂以及各种局部抗炎制剂等。

3. 重度 RAU　应采用局部与全身相结合的方法加以治疗。重型 RAU 可于病损局部黏膜下注射糖皮质激素，如曲安奈德、倍他米松、地塞米松等。较顽固的病例，可全身短期应用糖皮质激素，如泼尼松，一般不超过 50mg/d，推荐晨服，连续口服 5 天。此外，全身治疗尚可选沙利度胺、硫唑嘌呤等其他免疫抑制剂。对免疫功能低下者（结合患者全身情况及免疫学检查结果综合判断），可选用免疫增强剂，如胸腺素、转移因子等。

（三）治疗方法

1. 药物治疗

（1）局部用药：以消炎止痛，防止继发感染，促进愈合为原则，因而多采用消炎防腐，收敛生肌，消肿镇痛的药物。

1）止痛药物：可用达克罗宁、利多卡因、苯佐卡因等溶液或凝胶，应用于口腔溃疡重而多发，疼痛明显时，于饭前使用。

2）消毒防腐药：0.1% 依沙吖啶含漱液、氯己定溶液或复方氯己定溶液、西吡氯铵含漱液、聚维酮碘含漱液等。西地碘片或地喹氯铵含片，有广谱抗菌、收敛止痛作用。

3）糖皮质激素：国内外研究结果表明，局部应用糖皮质激素治疗 RAU 疗效好，副作用小，安全可靠。可采用曲安奈德口腔糊剂、或醋酸地塞米松软膏、含漱液或贴片、氟轻松乳膏等覆盖创面，促进溃疡面愈合。长期局部应用糖皮质激素可能引起口腔念珠菌感染，应引起注意。

4）其他局部制剂：粒 - 巨噬细胞集落刺激因子（GM-CSF）或纤维细胞生长因子（bFGF）、表皮生长因子（EGF）治疗 RAU 均有较好疗效。此外，氨来占诺贴片、复方苯佐卡因凝胶、双氯酚酸钠凝胶对溃疡也具有一定疗效等。

5）局部封闭：对于严重、经久不愈、疼痛明显的溃疡，如腺周口疮，可行黏膜下局部封闭治疗。常用地塞米松注射液加等量 2% 利多卡因注射液，于溃疡局部注射，可减少炎症反应，有止痛、促进愈合作用。

（2）全身用药

1）维生素类药：维生素可以维持正常的代谢功能，促进病损愈合。一般可给维生素 C，每次 0.1 ～ 0.2g，每天 3 次。复合维生素 B，每次 1 片，每天 3 次，当溃疡发作时服用。

2）抗菌药物：当有继发感染时可全身使用抗生素，需结合细菌培养及药物敏感试验选择相应抗生素加以治疗。

3）免疫制剂：临床应用此类药物治疗 RAU 比较普遍，包括糖皮质激素、沙利度胺、转移因子、胸腺素等。

糖皮质激素（corticosteroids） 全身应用较少，可短期用于频繁发作或重型阿弗他溃疡的患者。长期应用需注意禁忌证，如有胃溃疡、糖尿病、活动期肺结核的患者应禁用或慎用。常用药物为泼尼松或泼尼松龙。

沙利度胺（thalidomide） 用于治疗病情严重、较难愈合、治疗效果不明显的患者或口腔黏膜复发性坏死性黏膜腺周围炎患者。用法及剂量：开始治疗时每天 50mg，之后可根据病情增加剂量至每天 100mg，一次口服。控制病情后，可减量至 25 ～ 50mg，可连续用药 1 ～ 2 个月。药物不良反应包括可导致畸胎，故对孕妇及年轻人禁用。其他有口干、头晕、倦怠、恶心、腹痛等。

左旋咪唑（levamisole） 原是一种驱虫药，现经研究证明它对 T 淋巴细胞、吞噬细胞及抗体的形成均有调节作用。据报道左旋咪唑临床使用约半数以上患者有效，能延长溃疡复发间歇期。剂量及用法：左旋咪唑每片剂量为 25mg，每次可服用 50mg，每天 3 次，每 2 周服药 3 日。左旋咪唑的副作用为轻度肠胃道反应，或头痛、头晕、鼻出血、皮疹、白细胞减少等，用药者应定期复查白细胞，如白细胞计数低于正常值应禁用或停药。此外，应注意该药的神经毒性反应。一般一疗程为 2 ～ 3 个月。如果用药已 1 个月效果仍不明显或无效时应停药。

胸腺素（thymosin） 能促进和调节 T 淋巴细胞的发育，使之分化为成熟的淋巴细胞，从而起到增强细胞免疫功能的作用。剂量及用法：每次 20 ～ 50mg，肌内注射，隔天一次，可连续用药 1 个月。该药也有口服制剂。

转移因子（transfer factor） 其作用是能转移细胞的免疫功能使没有致敏的淋巴细胞致敏，增加巨噬细胞的吞噬功能。有报道转移因子可有效延长 RAU 复发周期，并且无明显不良反应发生。口服液较注射液更方便、安全，患者依从性更好。

4）其他

微量元素（minerals） 缺锌者，补锌后病情好转。用硫酸锌、葡萄糖酸锌、甘草锌等制剂以补充锌。

维酶素（vitacoenayme） 为核黄素的衍生物，含有人体所必需的多种维生素、氨基酸、微量元素和一些辅酶，对复发性阿弗他溃疡患者有胃肠道症状者有一定效果，可促进溃疡愈合。用法为每次服 1g，每天 3 次。本药无明显不良反应。

2.超声雾化治疗 适用于口腔溃疡散在多发，病情较重患者，将地塞米松注射液 5mg、庆大霉素注射液 8 万 U，加入生理盐水 500ml，雾化吸入，每天 1 次，每次 15 ～ 20 分钟，5 天为 1 疗程。

3.物理治疗 用激光（二氧化碳、He-Ne、AL、Ga 激光）、微波照射溃疡，有减少渗出、促进愈合的作用。

4.中医中药 中医中药治疗复发性阿弗他溃疡具有良好效果，可减轻症状、促进溃疡愈合、延长间歇期。中医将复发性阿弗他溃疡分为实火型和虚火型口疮两类。治疗时，应辨证论治。

中成药可选用六味地黄丸，适用于反复发作的阴虚火旺的口疮；龙胆泻肝丸，用于肝火上攻，肝胃不和，肝胆湿热的口疮；加味逍遥丸用于肝郁不舒的口疮；补中益气丸用于脾虚胃弱，中气不足的口疮；导赤丸用于心火上炎的口疮。

Summary

Recurrent aphthous ulcer（RAU），also called recurrent aphthous stomatitis，aphthae，is the most frequent form of oral ulcerations，affecting an estimated 2.5 billion people worldwide characterized by multiple recurrent small，round or ovoid ulcers with circumscribed margins，erythematous haloes and yellow or grey in color. It can cause significant difficulties in eating and drinking and result in significant morbidity and a diminished quality of life.

The etiology of RAU is not entirely clear. A genetic predisposition is present for about one-third of RAU patients with positive family history. Immunological imbalance and nutritional deficiency are also found in some RAU patients. Three clinical types have been described：minor，major and herpetiform. The diagnosis of RAU is invariably based upon the history and clinical findings. There are no curative treatments available. Treatment is primarily aimed at pain relief and the promotion of healing to reduce the duration of the disease or reduce the rate of recurrence. A variety of topical and systemic therapies have been utilized，but there are currently few agents that have been found in randomized controlled trials（RCTs）to be clinically effective in the management of RAU. Nevertheless，there is a need to provide patients with treatment to lessen the severity and/or frequency of RAU.

Topical corticosteroids can often control RAU. The corticosteroids vary in their degree of potency and may be given as mouth rinses，ointments，creams or in adhesive vehicles，which may reduce symptoms and hasten healing of RAU. Patients with especially frequent or severe RAU may require systemic immunosuppressive therapy，such as corticosteroids，levamisole，colchicine and thalidomide. They can help healing of large ulcers but their long-term use should be avoided because the risk of associated adverse effects will usually outweigh any clinical benefits.

A range of physical methods have been proposed for topical treatment of RAU，such as laser ablation and dense ultrasound.

Definition and Terminology

复发性阿弗他溃疡（recurrent aphthous ulcer，RAU）is the most frequent form of oral ulceration，which is characterized by multiple recurrent small，round or ovoid ulcers with circumscribed margins，erythematous haloes，and yellow or grey in color.

（华 红）

第二节　白塞病
Behcet's Disease，BD

白塞病（Behcet's disease，BD），又称白塞综合征（Behcet syndrome）或贝赫切特病，是一种以血管炎为病理基础的慢性多系统疾病。临床主要表现为复发性口腔溃疡、生殖器溃疡、眼炎及皮肤损害，并可累及关节、肺、中枢神经系统和胃肠道系统。大部分患者预后良好。眼、中枢神经及大血管受累者预后不佳。

【临床流行病学】

白塞病由土耳其眼科医生 Behcet 于 1937 年首先报道，本病好发年龄为 16～40 岁。男女患病率几乎相同，男性患者血管、神经系统及眼受累较女性多见且病情严重。本病发病具有地域性，在古代丝绸之路沿线的东亚（韩国、中国和日本）、中东和地中海地区发病率较高，为 13.5～380：100 000，而北欧和美国的发病率则低于 1：100 000。因而该病又被称为"丝绸之路病"。我国的发病率约为土耳其的 1/10。对 1996 例中国白塞病患者的临床荟萃分析研究显示，我国白塞病平均发病年龄为 33 岁，平均病程为 8.9 年，男性患者不仅多见，病情也更为严重。

【病因及发病机制】

病因目前尚不清楚，其发病机制可能是机体在多种发病原因作用下出现细胞免疫和体液免疫失常、中性粒细胞功能亢进等免疫系统功能紊乱，内皮细胞损伤与血栓形成，免疫系统针对自身器官组织产生反应，导致器官组织出现炎症并被破坏。BD 发生与以下因素有关：

（一）遗传因素

BD 的家族聚集性长期以来一直被关注，在土耳其，同胞兄妹患病的危险比是 11.4～52.5。BD 与 HLA-B5 及其亚型 HLA-B51 高度相关，有研究显示携带 HLA-B51 基因的人群更容易患 BD。在白塞病高发病区，患者 HLA-B5 及 HLA-B51 的阳性率比正常人高 6 倍。

（二）微生物感染

近年来，人们发现单纯疱疹病毒和溶血性链球菌与本病发生有一定关系，皮内注射链球菌抗原可以诱导 BD，患者口腔溃疡中有较高的链球菌检出率，但尚未肯定为本病的病因。有研究者通过原位杂交技术在 BD 患者的外周血淋巴细胞中发现单纯疱疹病毒基因。在患者的血清中可以检测到抗单纯疱疹病毒抗体以及针对该病毒的循环免疫复合物。

（三）免疫失调

1. 热休克蛋白（heat shock protein，HSP）　在诱导自身免疫疾病中的主要功能是结合其他蛋白质分子，起"分子伴侣"作用，并参与多种免疫反应。有研究显示 HSP 60 000/65 000 在 BD 患者结节性红斑和口腔溃疡区呈高表达。抗 HSP 65 000 抗体与 BD 患者的口腔黏膜可出现交叉反应。给鼠皮下注射 HSP 可以引起实验性葡萄膜炎。

2. 体液免疫　研究发现，BD 患者体内抗内皮细胞抗体、抗磷脂抗体、抗淋巴细胞抗体增加，尤其是 IgA 表型增加，虽然总的 B 细胞数目正常，但具有活性标记的 CD13、CD33、CD80、及记忆性 CD45RO 均有增加。

3. 细胞免疫　在 BD 患者的外周血及组织标本中均可见 T 细胞活性增加，伴有 Th1/Th2 细胞失衡，$CD4^+$ 和 $CD8^+$ T 细胞的改变。

4. 细胞因子　研究显示活动期 BD 患者体内促炎症因子明显增加，并且与疾病的活动性有关，BD 患者体内多种细胞因子如 IL-2、IL-4、IL-6、IL-10、IL-12、IFN-γ 均较健康对照组多，IFN-γ/IL-4、IL-12/IL-4 的比例在活动期 BD 患者较缓解期增加，可作为活动期及伴有组织损伤 BD 的标记物。提示免疫失调在本病发病中占有重要地位。

5. 性激素影响（sex hormone）　虽然 BD 的男女发病率几乎相同，但男性 BD 患者的临床表现较重，肺栓塞、神经 BD 及肠 BD 的发病率均与男性高度相关。雌激素通过血管内皮细胞上的雌激素受体降低促炎性因子，如 TNF-α 及 IL-6 的表达，进一步抑制血管内皮细胞和中性粒细胞的炎症功能，雌激素对内皮细胞的这一保护作用，阻止了 BD 的病情进展。

【临床表现】

本病全身各系统均可受累，但较少同时出现多种临床表现。有时患者需经历数年甚至更长时间才相继出现各种临床症状和体征。

1.口腔溃疡　几乎所有患者均有反复发作的口腔阿弗他溃疡。多数患者以此症为首发症状。三种类型溃疡均可在 BD 患者中见到。溃疡可以发生在口腔的任何部位，多位于舌缘、颊、唇、软腭、咽、扁桃体等处。可为单发或多发。溃疡呈米粒或黄豆大小，圆形或椭圆形，边缘清楚，深浅不一，底部有黄色覆盖物，周围为一边缘清晰的红晕，1～2 周后自行消退而不留瘢痕。重症者溃疡深大，愈合慢，愈后留有瘢痕。严重者疼痛剧烈，影响进食（图 8-4）。

2.生殖器溃疡　约 75% 患者出现生殖器溃疡，病变与口腔溃疡基本相似。但出现次数少。溃疡深大，疼痛剧烈，愈合缓慢。受累部位为外阴、阴道、肛周、宫颈、阴囊和阴茎等处（图 8-5）。

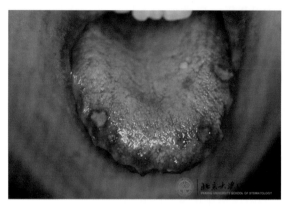

图 8-4　白塞病
舌缘多个口腔溃疡
（北京大学口腔医院供图）

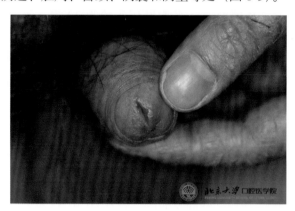

图 8-5　龟头处溃疡
（北京大学口腔医院供图）

3.眼部病变　50% 左右的患者受累，眼球各组织均可受累。可出现视物模糊、视力减退、眼球充血、畏光流泪、异物感等。眼受累致盲率可达 25%，是本病致残的主要原因。

最常见和最严重的眼部病变为葡萄膜炎（uveitis）。前葡萄膜炎即虹膜睫状体炎，可伴有或不伴有前房积脓，而后葡萄膜炎和视网膜炎则是影响视力的主要原因。其他病变包括角膜炎、结膜炎、巩膜炎、脉络膜炎、视网膜炎、视神经乳头炎、坏死性视网膜血管炎、眼底出血等。

3.皮肤病变　皮损发生率可高达 80%～98%，表现为结节性红斑、痤疮样皮疹，多形红斑、环形红斑、Sweet 病样皮损、脓皮病等多种损害。而有诊断价值的皮肤体征是结节性红斑（erythema nodosum）（图 8-6）和针刺反应（pathergy test）阳性（图 8-7）。

5.关节损害　25%～60% 的患者可有关节症状。表现为局限性、非对称性关节炎，主要累及膝关节和其他大关节。

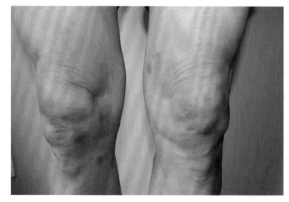

图 8-6　结节性红斑
双膝皮肤红色结节
（北京大学人民医院供图）

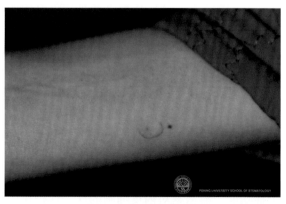

图 8-7　针刺反应阳性
注射针孔部位红色丘疹
（北京大学口腔医院供图）

6. 神经系统损害　5%～50% BD 患者可出现神经系统损害。常于病后数月至数年出现，少数（约 5%）可为首发症状。可有手脚不灵活、头痛、头晕、恶心、呕吐、手脚感觉麻木、疼痛或无力，还可出现一侧的手脚瘫痪、抽搐等表现。大脑半球、小脑和脑脊膜可以出现脑萎缩等神经系统损害。出现脑部病变的患者多数预后不佳，尤其脑干和脊髓病损是本病致残及死亡的主要原因之一。

7. 消化道损害　有 10%～50% BD 患者可出现消化道损害。从口腔到肛门的整个消化道均可受累，溃疡可为单发或多发，深浅不一，可见于食管下端、胃部、回肠远端、回盲部、升结肠，但以回盲部多见。临床可表现为上腹饱胀，嗳气，吞咽困难，中下腹胀满、隐痛、阵发性绞痛，腹泻，黑便，便秘等。严重者可有溃疡穿孔，甚至可因大出血等并发症而死亡。

8. 血管损害　本病的基本病变为血管炎，全身大小血管均可累及，10%～20% 患者合并大中血管炎。约 25% 患者可以出现血栓性静脉炎以及深静脉血栓形成，严重者还可以并发肺栓塞，患者可出现活动后气短、憋气、胸口疼痛甚至晕厥。还有的患者可以出现动脉瘤，引起局部栓塞、缺血，动脉瘤破裂后可以大出血，甚至危及生命。

9. 肺部损害　肺部损害发生率较低，为 5%～10%，但大多病情严重。肺血管受累时可有肺动脉瘤形成，瘤体破裂时可形成肺血管 - 支气管瘘，致肺内出血；肺静脉血栓形成可致肺梗死；肺泡毛细血管周围炎可使内皮增生纤维化影响换气功能。肺受累时患者有咳嗽、咯血、胸痛、呼吸困难等症状。大量咯血可致死亡。

10. 其他　肾损害较少见，可有间歇性或持续性蛋白尿或血尿，肾性高血压，肾病理检查可有 IgA 肾小球系膜增殖性病变或淀粉样变。心脏受累较少，可有心肌梗死、传导系统受累、心包炎等。

国内 1 项 1996 例 BD 患者研究显示，BD 最常见的首发症状为口腔溃疡（66.8%）和结节性红斑（21.5%），其次为生殖器溃疡、关节炎 / 关节痛及眼部病变。在整个病程中，最常见的临床表现为复发性口腔溃疡（98.4%）、生殖器溃疡（76.3%）、结节性红斑和痤疮样皮疹（69.0%）、眼部病变（34.8%）、关节炎 / 关节痛（30.0%）。胃肠道、血管、神经、心脏、肺、肾和血液系统均有受累，发生率分别为 8.8%、7.7%、6.5%、4.0%、2.2%、1.9% 和 0.8%。眼部病变及血管、心脏和神经系统的受累以男性多见。而血液系统受累更多见于女性，胃肠道受累患者中男女相当，57.9% 的患者出现针刺反应阳性，绝大多数为男性。

【诊断】

本病尚无特异性血清学指标及病理学特点，诊断主要根据病史及典型的临床表现。

（一）诊断标准

1. 1989 年国际白塞病研究组制定的诊断标准

（1）反复口腔溃疡：1 年内反复发作 3 次。由医生观察到或患者诉说有阿弗他溃疡。

（2）反复外阴溃疡：由医生观察到或患者诉说外阴部有阿弗他溃疡或瘢痕。

（3）眼病变：前和（或）后葡萄膜炎、裂隙灯检查时玻璃体内有细胞出现或由眼科医生观察到视网膜血管炎。

（4）皮肤病变：由医生观察到或患者诉说的结节性红斑、痤疮样皮疹或丘疹性脓疱；或未服用糖皮质激素的非青春期患者出现痤疮样结节。

（5）针刺试验阳性：试验后 24～48h 由医生看结果。有反复口腔溃疡并有其他 4 项中 2 项以上者，可诊断为本病，但需除外其他疾病。

该标准的灵敏度低，为 65.4%～83.7%；特异性高，可达 89.5%～99.2%。

2. 2014 年白塞病国际诊断标准（The International Criteria for Behcet's Disease，ICBD）

（1）口腔溃疡（1 分）

（2）生殖器溃疡（2 分）

（3）眼部损害（2 分）

（4）皮肤针刺试验阳性（1 分）

（5）血管炎表现（1分）

（6）皮肤损害（1分）

（7）神经系统表现（1分）

诊断标准：评分 ≥ 4 提示诊断白塞病。针刺试验是必需的，最初的评分系统未将其包括在内。但如果进行了针刺试验，且结果为阳性，则加上额外的 1 分。

ICBD（2014）标准的灵敏度为 93.9%，特异度为 92.1%。

（二）诊断要点

1. 临床特征（clinical features）　病程中有医生观察和记录到的复发性口腔溃疡、眼炎、生殖器溃疡以及特征性皮肤损害，另外出现大血管或神经系统损害高度提示白塞病的诊断。

2. 实验室检查（laboratory tests）　本病无特异性实验室异常。活动期可有红细胞沉降率增快、C-反应蛋白升高；部分患者冷球蛋白阳性，血小板凝集功能增强。HLA-B51 阳性率是 57% ～ 88%。

3. 针刺反应试验（pathergy test）　用 20 号无菌针头在前臂屈面中部斜行刺入约 0.5cm 沿纵向稍作捻转后退出，24 ～ 48h 后局部出现直径 >2mm 的毛囊炎样小红点或脓疱疹样改变为阳性。此试验特异性较高且与疾病活动性相关，阳性率为 60% ～ 78%。静脉穿刺或皮肤创伤后出现的类似皮损具有同等价值。

4. 其他检查（other examinations）　脑 CT 及磁共振（MRI）检查对脑、脑干及脊髓病变有一定帮助，MRI 可用于神经白塞病诊断及治疗效果随访观察。胃肠钡剂造影及内镜检查、血管造影、彩色多普勒有助诊断病变部位及范围。肺部 X 线检查以及高分辨的 CT 或肺血管造影、同位素肺通气 / 灌注扫描等均有助于肺部病变诊断。

【鉴别诊断】

1. 皮肤黏膜损害应与多形红斑、梅毒、Stevens-Johnson 综合征、维生素 B 族缺乏症、寻常性痤疮、单纯疱疹病毒感染、系统性红斑狼疮、周期性中性粒细胞减少症、艾滋病等相鉴别。

2. 以关节症状为主要表现者，应注意与类风湿关节炎、Reiter 综合征、强直性脊柱炎相鉴别。

3. 胃肠道受累应与克罗恩病和溃疡性结肠炎相鉴别。

4. 神经系统损害与感染性、变态反应性脑脊髓膜炎、脑脊髓肿瘤、多发性硬化、精神病相鉴别。

【治疗】

本病目前尚无公认的有效根治办法，可通过治疗缓解症状，控制病情发展。

黏膜皮肤受累的治疗应根据是否同时存在其他损害情况而定。当仅有口腔和外生殖溃疡时以局部激素类药物为一线治疗药物。痤疮样皮肤损害常仅因为影响美容而受到关注，对于寻常型痤疮一般采用局部治疗即可取得良好疗效。当出现明显的结节性红斑损害时，应使用秋水仙碱。白塞病的小腿溃疡可使用硫唑嘌呤、α- 干扰素、TNF-α 拮抗剂。

（一）一般治疗

急性活动期，应卧床休息。发作间歇期应注意预防复发，如控制口、咽部感染，避免进食刺激性食物。伴感染者可行相应的治疗。

（二）局部治疗

口腔溃疡可局部用糖皮质激素膏剂、冰硼散、锡类散等；生殖器溃疡用 1∶5000 高锰酸钾清洗后加用抗生素软膏；眼部的结膜炎、角膜炎可应用糖皮质激素眼膏或滴眼液，眼色素膜炎需用散瞳剂以防止炎症后粘连，重症眼炎者可在球结膜下注射糖皮质激素。

（三）全身治疗

1. 糖皮质激素　是本病的主要治疗药物，可以减轻各种症状，尤其能够改善黏膜溃疡和关节疼痛，对有眼部受损和中枢神经受损者宜及时应用较大剂量，可采用静脉应用大剂量甲基泼尼松龙冲击，或与其他免疫抑制剂联合应用。

2. 免疫抑制剂　与糖皮质激素有协同作用，并能减少糖皮质激素的用量。常用的有环磷酰胺、甲氨蝶呤、硫唑嘌呤等。此类药物副作用较大，用药时间应注意严密监测。

（1）硫唑嘌呤（azathioprine）：可抑制口腔、眼部病变和关节炎，但停药后容易复发。可与其他免疫抑制剂联用。应用期间应定期复查血常规和肝功能等。

（2）环磷酰胺（cyclophosphamide）：在急性中枢神经系统损害或肺血管炎、眼炎时，与泼尼松联合使用，可口服或大剂量静脉冲击治疗。使用时嘱患者大量饮水，以避免出血性膀胱炎的发生，此外可有消化道反应及白细胞减少等。

（3）甲氨蝶呤（methotrexate）：每周 7.5 ～ 15mg，口服或静注用药。用于治疗神经系统、皮肤黏膜等病变，可长期小剂量服用。不良反应有骨髓抑制、肝损害及消化道症状等，应定期检查血常规和肝功能等。

（4）环孢素 A（cyclosporine A）：对秋水仙碱或其他免疫抑制剂不敏感的眼白塞病，效果较好。环孢素 A 剂量为 3 ～ 5mg/(kg·d)。应用时注意监测血压和肝、肾功能，避免不良反应。

3. 沙利度胺（thalidomide）　用于治疗严重的口腔、生殖器溃疡。宜从小剂量开始，逐渐增加至 50mg，每天 3 次。妊娠妇女禁用，以免引起胎儿畸形。

4. 秋水仙碱（colchicine）　对关节病变、结节性红斑、口腔和生殖器溃疡、眼色素膜炎均有一定的治疗作用，常用剂量为每次 0.5mg，每天 2 ～ 3 次。应注意肝和肾损害、粒细胞减少等不良反应。

5. 非甾体消炎药（non-steroid anti-inflammatory drugs，NSAIDs）　具有消炎镇痛作用。对缓解发热、皮肤结节性红斑、生殖器溃疡、疼痛及关节炎症状有一定疗效，常用药物有布洛芬每次 0.4 ～ 0.6g，每天 3 次；萘普生，每次 0.2 ～ 0.4g，每天 2 次；双氯芬酸钠，每次 25mg，每天 3 次。

6. 其他

（1）α- 干扰素：治疗口腔损害、皮肤病损及关节症状有一定疗效，也可用于眼部病变的急性期治疗。

（2）雷公藤制剂：对口腔溃疡、皮下结节、关节病、眼炎有肯定疗效。对肠道症状疗效较差。

（3）抗血小板药物：阿司匹林、双嘧达莫可用于治疗血栓疾病，但不宜骤然停药，以免反跳。

（4）TNF-α 抑制剂：两种 TNF-α 抑制剂英利昔单抗（infliximab）和依那西普（etanercept）已用于治疗白塞病。多项研究证实，英利昔单抗可有效缓解和改善对抗风湿类药物不敏感的白塞病患者的临床症状，包括皮肤黏膜损伤、葡萄膜炎、视网膜炎、关节炎及胃肠道损伤等。

（三）中医治疗

中医认为 BD 与肝经湿热、脾胃湿热、肝阴虚、脾肾阳虚等有关，因此根据辨证可施以清肝利湿法（龙胆泻肝汤：龙胆草、黄芩、栀子、泽泻、柴胡、当归、车前子、生地、木通、甘草等）；清胃泄火法（清胃汤合五味消毒饮：生石膏、生地、丹皮、黄芩、黄连、升麻、蒲公英、紫地丁、银花、野菊花）；补肾养阴法（杞菊地黄汤：熟地、山药、玄参、山萸肉、茯苓、泽泻、丹皮、枸杞子、菊花、地骨皮、知母）；湿补脾肾法（金匮肾气丸：肉桂、黄芪、白术、熟地、山药、泽泻、茯苓、半夏）。

【预后】

白塞病一般预后良好，多数情况下不会危及生命。少数患者可能发生严重的并发症，如脑膜脑炎等中枢神经系统病变或主动脉瘤破裂等可致死，预后不佳。

Summary

Bechet's disease（BD）is an inflammatory，multiple systemic disease with spontaneous remissions and relapses similar to various autoimmune diseases. It is particularly prevalent in the 'Silk Route' populations. However，it has a global distribution. It seems to be strongly dependent on the geographical area of BD patients' residence，thus indicating the implication of environmental factors.

The etiopathogenesis of the disease remains unknown. The mechanism is still undetermined, however, studies have demonstrated excessive thrombin formation and the potential role of impaired fibrinolytic kinetics in the generation of the hypercoagulable/prothrombotic state in BD.

Although the disease rates and the clinical expression vary to some extent by ethnic origin, oral and genital mucous ulcers, uveitis and reactivity of the skin to needle prick or injection (pathergy test) constitute common clinical hallmarks of BD. It can affect other systems including the vascular, gastrointestinal and neurological systems as well as ocular involvement and arthritis. There is a lack of a universally recognized pathognomonic test. BD diagnosis is primarily based on clinical criteria.

The treatment of BD is to prevent irreversible damage that occurs primarily early in the course of disease, especially in the high risk groups. The goal is to prevent exacerbations of mucocutaneous and joint involvement, usually not causing damage but affecting quality of life. The multisystem involvement mandates collaboration between different specialties.

Definition and Terminology

白塞病（Behcet's disease, BD）is a chronic, relapsing, inflammatory vascular disease of unknown etiology characterized by oral and genital mucous ulcers, uveitis and dermic lesions. It can affect other systems including the vascular, gastrointestinal and neurological systems as well as ocular involvement and arthritis.

针刺反应试验（pathergy test）is the term used to describe hyper-reactivity of the skin that occurs in response to minimal trauma. A positive skin pathergy test（SPT）, characterized by erythematous induration at the site of the needle stick with a small pustule containing sterile pus at its center after injection（24 hours）, is among the criteria required for diagnosis of Behcet's disease（BD）and in certain populations has been shown to be highly specific.

（华　红）

第三节　创伤性血疱和创伤性溃疡
Traumatic Mucosal Homatoma and Traumatic Ulcer

创伤性血疱（traumatic mucosal homatoma）和创伤性溃疡（traumatic ulcer）是由物理性、机械性或化学性刺激引起的病因明确的黏膜病损。当刺激因素较强，机械反应较迅速时可引起血疱，长期慢性刺激可引起溃疡。黏膜血疱一旦破溃和继发感染，则发生糜烂或者溃疡。

一、创伤性血疱　Traumatic mucosal hematoma

【病因及发病机制】
因食用过烫、过硬或吞咽大块食物擦伤口腔黏膜而引起的黏膜血疱。

【临床表现】
因进食创伤引起的血疱易发生在咀嚼侧的软腭、舌腭弓、颊、舌等部位。血疱发生后可迅速扩大至直径 1～3cm，疼痛不明显，但异物感明显。初起时疱液鲜红，之后变为紫黑色，疱壁较薄，容易破溃，破溃后遗留鲜红色疱底创面，疼痛明显（图8-8）。一般愈合较快，若继发感染则形成溃疡或糜烂，表面伪膜覆盖。

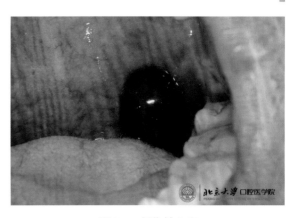

图 8-8　创伤性血疱
（北京大学口腔医院供图）

【组织病理】

毛细血管破裂，上皮下疱形成，周围有炎症细胞浸润和毛细血管扩张，血疱破裂后形成溃疡。

【诊断】

根据较明确的创伤史（如进食过硬过烫食物等）以及病损部位（易摩擦黏膜部位）发生的易破溃的血疱，不难作出诊断。

【鉴别诊断】

反复出现的口腔黏膜血疱应与血小板减少性紫癜（thrombocytopenic purpura）和其他凝血障碍性疾病相鉴别。血小板计数、凝血功能测定有助于鉴别。

【治疗】

口腔黏膜创伤性血疱多可自行破溃。未破溃的血疱可用无菌注射器抽取疱液，或刺破血疱。局部可用止痛、防腐、促进愈合的外用药，如口腔溃疡散、氯己定含漱液等。

【预防】

培养良好的进食习惯，细嚼慢咽，不吃过烫、过硬食物。

Summary

Traumatic mucosal hematoma（traumatic bulla）is caused by acute injury of the oral mucosa, usually caused by biting or chewing or a burn from hot food that may produce abrupt sub-epithelial hemorrhages that detach the epithelium and produce a hemorrhagic bulla formation. Differential diagnosis includes pemphigus and thrombocytopenic purpura. The lesion is asymptomatic and usually disappears within 2～3 days without treatment. Warning the patient to chew carefully and avoiding hot food may be a preventative approach.

Definition and Terminology

创伤性血疱（traumatic mucosal hematoma，traumatic bulla，traumatic erythema）is caused by mechanical or thermal injury of the oral mucosa，may produce a hemorrhagic bulla formation，resulting in blue to black lesions of the mucosa.

血小板减少性紫癜（thrombocytopenic purpura）is a bleeding disorder characterized by a marked decrease in the number of platelets，resulting in multiple bruises，petechiae，and hemorrhage into the tissues. Additional causes include infection，drug sensitivity and toxicity.

二、创伤性溃疡　Traumatic ulcer

【病因及发病机制】

1.机械性刺激　残根、残冠、尖锐的牙齿边缘对黏膜的长期慢性刺激会引起创伤性溃疡。溃疡的部位、大小、形状与刺激因素相吻合。因进食不慎咬伤，病损多发生在颊黏膜咬合线处、下唇、舌侧缘等部位。婴幼儿吮吸拇指、橡胶乳头、玩具等刺激翼突沟处黏膜也会引起相应部位的创伤性溃疡。此外，刚萌出的中切牙边缘过锐利或舌系带过短的婴儿也可因吸吮动作发生舌系带部位的创伤性溃疡。

临床上还可见于无意识咬唇、咬颊等不良习惯造成的自伤性溃疡，以儿童和青少年多见。

2. 化学性灼伤　因误服强酸、强碱等，或口腔科操作时应用腐蚀性药物（如三氧化二砷、酚醛树脂等）灼伤口腔黏膜而引起。临床也可见到患者自用阿司匹林、维生素 C 等外敷而造成口腔黏膜化学灼伤性溃疡。

3. 温度刺激伤　食用过烫或过冰的食物而伤及口腔黏膜造成创伤性病损。口腔科拔牙等操作局部麻醉后未遵医嘱食用过烫食物或冰激凌等也会造成创伤性溃疡。

【临床表现】

初期可表现为口腔黏膜的充血、水肿，疼痛不适。创伤因素的持续存在可形成溃疡，疼痛加重。

根据引起创伤性溃疡的原因不同而有不同临床类型：

1. 褥疮性溃疡（decubital ulcer）　由持久性机械刺激引起的一种口腔黏膜创伤性溃疡，多见于老年人。病损多发生在刺激物的临近或与刺激物接触的部位，病损与局部刺激的部位相吻合且外形与刺激物形状相一致。早期表现为黏膜充血、肿胀和疼痛，如及时去除刺激，黏膜可以恢复正常。若刺激持续存在，则形成溃疡。如残根残冠或不良修复体长期刺激黏膜。褥疮性溃疡可深及黏膜下层，中央凹陷，边缘轻度隆起水肿，被覆灰白色伪膜。疼痛常不明显（图 8-9）。

2. Bednar 溃疡（Bednar ulcer，Bednar's aphthae）　专指由于吮吸过硬的人工奶头或吸吮手指等创伤所致的婴儿硬腭、翼突沟部位的溃疡，病损多为双侧对称性分布。婴儿常哭闹不安。

3. Riga-Fede 溃疡（Riga-Fede ulcer）　专指因过短的舌系带和过锐的新萌出的下中切牙长期摩擦刺激引起的发生于婴幼儿舌系带部位的溃疡。久不治疗则转变为增殖性，触之较韧，影响舌部运动和进食等。患儿常哭闹不止。

4. 自伤性溃疡（factitial ulcer）　好发于性情好动的青少年或患多动症的儿童，患自闭症的儿童常也有发生。溃疡常与自伤的部位相吻合，如有咬唇、咬颊、咬舌等不良习惯者，溃疡发生于对应的唇、颊及舌等部位。长期慢性溃疡，基底略硬或有肉芽组织增生，疼痛可不明显（图8-10）。

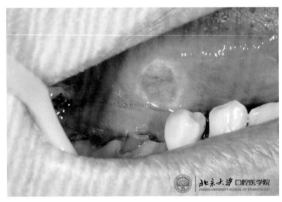

图 8-9　创伤性溃疡（褥疮性溃疡）
（北京大学口腔医院供图）

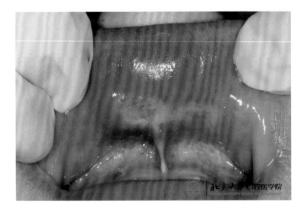

图 8-10　创伤性溃疡
自伤性溃疡，溃疡位置与自伤习惯（上中切牙咬唇）吻合
（北京大学口腔医院供图）

此外，患有癫痫、肌张力障碍等疾病患者也会出现口腔黏膜自伤性溃疡。

5. 化学灼伤性溃疡　为急性病程，与化学物质接触的口腔黏膜表面覆盖黄白色伪膜，溃疡多表浅，但疼痛明显（图 8-11）。

6. 冷、热灼伤性溃疡 有确切的冷、热刺激，溃疡表面覆盖黄白色伪膜，疼痛明显。

【组织病理】

表现为非特异性溃疡，上皮连续性破坏，表层脱落坏死形成凹陷，基底部结缔组织有淋巴细胞、多形核白细胞和浆细胞浸润。

【诊断】

诊断依据较明确的理化刺激因素或自伤性不良习惯等病史，结合典型的临床表现如溃疡部位往往与机械性刺激因子相吻合，去除刺激因素后，溃疡明显好转和较快愈合等特征易于做出诊断。若溃疡 2～4 周不愈者应考虑及时活检以明确诊断。

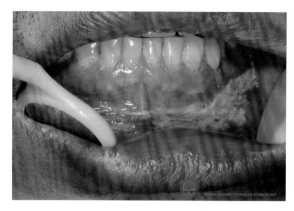

图 8-11 化学灼伤性溃疡
（北京大学口腔医院供图）

【鉴别诊断】

去除局部刺激因素后仍长期不愈的深溃疡应与以下特异性溃疡相鉴别：

1. 腺周口疮 溃疡有反复发作史，但无创伤因素和自伤性不良习惯。同时可伴有口腔黏膜多部位的溃疡。溃疡疼痛明显，往往可见溃疡愈合遗留的瘢痕。

2. 结核性溃疡 无明确的创伤因素。溃疡深大，边缘呈鼠噬状，基底可有肉芽组织增生。可伴有低热、盗汗、体重减轻等全身症状。活检、结核菌素试验、胸部 X 线、抗结核抗体等检查有助于诊断。

3. 癌性溃疡（cancerous ulcer） 持久不愈的深大溃疡，底部有菜花状或颗粒样突起，边缘隆起，触诊基底有硬结，如无继发感染疼痛不明显，应活检以明确诊断。

【治疗】

1. 去除刺激因素是首要措施，包括拔除残根残冠，调磨尖锐牙尖，修改不良修复体等。Bednar 溃疡应改变婴幼儿的喂养方式（奶瓶喂养改为汤匙喂食）。Riga-Fede 溃疡的治疗可调磨下前牙过锐的牙尖，待患儿稍大时酌情手术以矫正过短的舌系带。

2. 局部治疗以消炎、止痛、促进愈合和预防继发性感染为原则。

3. 自伤性溃疡的患者应在去除刺激因素和纠正不良习惯的同时给予必要的心理干预与治疗。

【预防】

避免造成口腔黏膜创伤的各种因素，如及时拔除残冠、残根，纠正不良习惯等。口腔科医生应避免口腔操作中造成的医源性损伤。

【预后】

创伤性溃疡在去除局部刺激因素可很快愈合，预后较好。长期存在的创伤性因素有诱发癌变的风险。

Summary

Traumatic causes of oral ulcerations may be physical or chemical in nature. Situations also occasionally arise where a patient with psychological problems may deliberately cause ulceration in their mouth（factitial ulcers）. Traumatic ulceration characteristically presents as a single localized deep ulcer as expected from physical injury, an irregular outline. In contrast, chemical irritation may present as a more widespread superficial area of erosion, often with a slough of fibrinous exudate. The cause of a traumatic lesion is often obvious from the history or clinical examination. If a traumatic ulceration is suspected and it is possible to eliminate the cause, such as smoothing of a tooth or repairing a denture or restoration, and if the mouth can be kept clean, healing will result within 7 ～ 10 days. The most important differentiation is to distinguish trauma from squamous cell carcinoma. At this point, a biopsy is required to rule out infection or neoplasia.

Definition and Terminology

创伤性溃疡 (traumatic ulcer) is an ulcer caused by trauma. It can be attributed to faulty oral hygiene, rough foods, oral habits, poor-fitting dentures or inadvertent mastication or biting of oral tissues. The offending cause may need to be removed by the patient or clinician. After treatment, healing occurs within 2 weeks, to rule out any oral cancer concerns.

Bednar 溃疡 (Bednar ulcer, Bednar aphthae) is a symmetric ulceration or excoriation of the posterior hard palate in infants caused by trauma.

Riga-Fede 溃疡 (Riga-Fede ulcer, Riga-Fede disease) is an ulceration of the lingual frenum in some infants, caused by abrasion of the frenum or neonatal teeth, also called Fede's disease.

自伤性溃疡 (factitial ulcer) is an artificial or self-induced ulcer.

(闫志敏)

第四节　放射性口腔黏膜炎
Radiation Oral Mucositis

放射性口腔黏膜炎 (radiation oral mucositis) 是放射线电离辐射引起的急、慢性口腔黏膜损伤。因临床常见于头颈部肿瘤接受放射治疗的患者，故又称为放射治疗诱发的口腔黏膜炎 (radiotherapy-induced oral mucositis, RTOM)，是肿瘤放射治疗最常见的严重并发症之一，头颈部恶性肿瘤放疗患者放射性口炎患病率达 90% ～ 100%。

【病因及发病机制】
病因明确，即与放射线电离辐射有关。各种电离辐射作用于人体，引起的组织细胞发生的一系列反应和损伤。例如蛋白质、酶、核酸等高分子有机化合物发生化学键断裂、破坏，分子变性，产生大量具有强氧化能力的超氧自由基，破坏细胞正常代谢，导致黏膜上皮正常组织代谢、细胞分布、上皮完整性障碍，使口腔黏膜上皮萎缩、变薄和溃疡，可继发感染，表现为口腔黏膜炎。

放射性口腔黏膜炎的发病机制主要包括以下几个方面：

1. 射线对 DNA 的直接损伤作用　射线对基底细胞及其下面组织的直接损伤。

2. 辐射产生的活性氧对细胞的损伤作用　放疗能使机体内的水分子被辐射分解产生活性氧如过氧化氢自由基、超氧阴离子自由基、羟自由基等，引起机体的氧化应激反应。

3. 辐射激活的转录因子和促炎细胞因子对细胞损伤的介导作用　辐射能激活抑癌基因 p53、核转录因子 NF-κB 等，其中 NF-κB 被认为是与肿瘤治疗的毒性和耐受性最显著相关的因子之一，不仅能引起促炎细胞因子释放，还能引起某些具有黏膜毒性效应的基因表达上调，最终导致组织损伤。

4. 放疗过程中病原微生物对口腔黏膜的损伤作用　口腔病原微生物对黏膜炎的发展具有推

动作用。口腔溃疡出现时，细菌很快在溃疡表面定植，由细菌合成的位于细胞壁上的脂多糖等产物刺激巨噬细胞产生更多促炎细胞因子，进而加重口腔黏膜的损伤。若不积极防治，可有菌血症和败血症出现。

【发病过程】

Sonis 等学者提出将放疗、化疗（本章第五节）诱发的口腔黏膜炎的发生过程分为 4 个阶段，并提出临床发生发展和转归模型。随着研究的进一步深入，该模型完善为 5 个阶段，这 5 个阶段并不是独立的，而是相互重叠、相互影响的连续过程。

1. 组织损伤始发期（0～2 天）　上皮层和黏膜下层细胞内 DNA 双链断裂，从而导致基底上皮细胞和黏膜下层细胞发生死亡；同时氧化应激和活性氧的产生直接损伤细胞和组织。在该阶段，虽然口腔黏膜看似正常，但是一系列能引起黏膜层破坏的级联事件已经在黏膜下层开始。

2. 初期损伤反应期（2～3 天）　DNA 断裂及脂类过氧化激发的转导通路能激活大量转录因子（如 NF-κB 等），导致了细胞的凋亡和组织的损伤。上述过程迅速发生，但在组织学上表现是正常的。

3. 信号放大期（2～10 天）　TNF-α 等炎症介质进一步释放，组织进一步损伤。在该阶段可能有部分黏膜水肿，黏膜开始变薄，可能出现红斑，但大部分黏膜组织还是完整的，患者的症状也较轻。

4. 溃疡形成期（10～15 天）　该阶段口腔黏膜的完整性受到破坏，口腔黏膜形成溃疡，口腔黏膜损伤从上皮层延伸到黏膜下层。同时细菌更容易在溃疡面定植。细菌产物可通过刺激巨噬细胞分泌更多促炎细胞因子，进一步放大炎症反应。这一阶段菌血症和败血症发生的概率增加，同时患者感到疼痛，进食也受到影响，严重者甚至需要鼻饲或肠外营养。

5. 愈合期（14～21 天）　在大部分病例中，口腔黏膜炎是放疗过程中的急性反应，当治疗结束时都能自我修复。如无全身并发症，新生上皮细胞开始增殖和分化，局部正常菌群重建，口腔黏膜的完整性逐渐恢复，口腔的微生物菌群开始重建，白细胞逐渐恢复至正常计数。然而黏膜相关的细胞和组织并不能恢复到最初的状态，若继续抗肿瘤治疗时，发生黏膜炎的危险性增加。

【临床表现】

放射性口腔损害的程度和过程取决于电离辐射的性质，辐射剂量、时间、面积，照射方法和总疗程等因素。根据病程和临床表现，放射线照射后短时间内的黏膜变化称为"急性损害"，照射后 2 年以上出现的症状及变化称为"慢性损害"。

1. 急性放射性口炎　一般在照射后第 2 周，当照射剂量达到 10Gy 左右时可出现黏膜反应。

根据辐射剂量不同可出现不同程度的黏膜表现。10Gy 照射时，口腔黏膜发红、水肿；20Gy 照射时，黏膜充血明显，出现糜烂、溃疡、伪膜、疼痛等，可出现唾液腺萎缩导致的口干等症状；30Gy 及以上照射时，口腔局部体征和症状加剧，可出现深大溃疡，并可出现出血、感染等全身损害等状况（图 8-12）。

2. 慢性放射性口炎　软腭、口唇、颊黏膜对放射线敏感，常常在口腔炎基础上并发溃疡。口腔黏膜损伤后，细菌、真菌等微生物的定植可进一步加重局部组织损伤。慢性放射性口炎的特征是唾液腺广泛破坏而引起的继发性损害。主要症状包括口腔干燥、味觉异常。主要体征是口腔黏膜广泛萎缩、变薄、充血等（图 8-13）。念珠菌感染为最常见的并发症。同时可见猖獗龋、张口受限等其他并发症。口腔干燥为主要症状，多为不可逆性损害，口干症状可长期存在。

急、慢性放射性口腔黏膜炎可表现为不同的口腔和全身症状（表 8-2）。

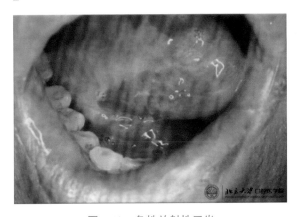

图 8-12　急性放射性口炎
舌腹黏膜广泛糜烂
（北京大学口腔医院供图）

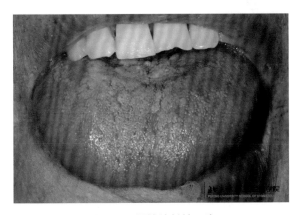

图 8-13　慢性放射性口炎
黏膜萎缩、充血、张口受限表现
（北京大学口腔医院供图）

表 8-2　急、慢性口腔黏膜炎的临床表现

	症状		体征	
	局部	全身	局部	全身
急性 RTOM	口腔黏膜不适感至持续难忍的疼痛、口干、口臭	进食困难、发热、头晕、失眠、厌食、脱发等	初始为口腔黏膜红肿，随后出现明显充血、糜烂、溃疡、伪膜覆盖，严重者可出现深溃疡	营养不良、体重减轻、继发感染
慢性 RTOM	口腔干燥、味觉异常	厌食、疲惫、头痛、记忆力下降、失眠等	口腔黏膜广泛萎缩、变薄、充血，萎缩性舌炎、口腔真菌感染等	皮肤干燥、脱发、色素沉着、纤维化等

【诊断】

诊断依据病史和临床表现，即有放射线暴露病史并出现急、慢性口腔损害，可明确诊断。

目前有关放射性口腔黏膜炎严重程度评估国际上有多个标准，其中世界卫生组织（World Health Organization，WHO）、美国卫生研究院癌症研究所（NIH—CI 3.0）及欧洲癌症治疗研究组织（EORTC）的评价标准较为常用。

WHO 将放射性口腔黏膜炎的严重程度依据黏膜反应分为 0 ～ 4 级（参照美国国家癌症研究所制定的通用毒性标准（common toxicity criteria，CTC），临床症状的严重程度通常与黏膜炎的严重程度平行（表 8-3）。

表 8-3　WHO 放射性口腔黏膜炎的分级

分级	黏膜反应	临床表现
I	黏膜充血	轻度疼痛
II	片状伪膜覆盖，直径 <1.5cm，不融合	中度疼痛
III	广泛伪膜覆盖，融合成片，直径 >1.5cm	疼痛严重并影响进食
IV	黏膜坏死或深溃疡，可自发出血	剧痛，不能进食

【组织病理】

急性放射性损伤表现为组织水肿，毛细血管扩张，黏膜上皮细胞坏死破裂、纤维素渗出。慢性放射线损伤可见黏膜上皮萎缩变薄、连续性破坏、炎细胞浸润、毛细血管扩张，黏膜下小唾液腺萎缩等改变。

【鉴别诊断】

急性放射性口炎应与复发性口腔溃疡、过敏性口炎等相鉴别，放射治疗后口干应与干燥综合征等相鉴别，放射线暴露史为主要鉴别依据。

【治疗】

治疗原则是减轻症状、促进愈合、防治合并感染。以对症治疗为主。

1.急性放射性损害的治疗　给予具有消炎、止痛、促进愈合的局部药物。苄达明（benzydamine）含漱液或喷雾剂可常规用于防治放射性口腔炎。口腔溃疡散、表皮生长因子、溃疡贴膜等可促进病损愈合。疼痛剧烈者可给予利多卡因凝胶等缓解症状，并酌情使用非甾体消炎药。

超声雾化吸入是治疗急性放射性黏膜炎的有效方法之一。当含漱给药不能使药液与咽、喉、气管直接接触时，可采用雾化吸入给药。该方法作用直接、起效快、用药少，不良反应少。同时雾化吸入还可借助热的物理作用，减轻口腔黏膜水肿，有效地消除炎症反应，解除疼痛，促进溃疡愈合。

有条件者，可预防性使用氧自由基清除剂氨磷汀（amifostine）和角质细胞生长因子（keratinocyte growth factor，KGF）、口含冰块等。近来发表的系统综述研究表明蜂蜜对放射性口炎有一定的保护作用，但仍需要大样本临床研究验证。

2.慢性放射性损害的治疗　口干症状明显者可用人工唾液或促进唾液分泌的药物，如胆碱受体激动剂毛果芸香碱（pilocarpine）或茴三硫（anethol trithione）等。合并口腔真菌感染的患者局部可给予碳酸氢钠含漱液、制霉菌素等，必要时可给予全身抗真菌治疗药物。

【预防】

并非所有接受放疗的患者都会出现严重的口腔黏膜炎，评估严重程度有助于预见口腔黏膜炎的发展并及时采取防治措施。口腔黏膜炎的危险因素主要包括治疗相关和个体相关两方面。

口腔黏膜炎发生及严重程度与放疗的剂量、类型、部位、是否化疗及化疗的剂量和方式等均有关。口腔黏膜炎的严重程度往往随着放射剂量和频率的增加而增加，肿瘤越靠近口腔，发生黏膜炎的危险性越高。血供丰富和更新周期短的组织对射线更敏感，因此口咽及软腭被照射时相对其他部位更容易发生炎症。照射后的口腔黏膜对化疗药物更加敏感，在接受化疗时更容易损伤。因此，放疗期间要采用改进投照技术、中线分割技术严格控制辐射剂量，加强非照射区的防护，减少对正常组织的照射剂量。嘱患者多饮水，保持口腔黏膜湿润。

个体相关危险因素包括口腔环境、肿瘤性质、心理因素、并发症等。放疗前应嘱患者先去口腔科做详细检查，治疗口腔病灶（如牙龈炎、牙周病、牙菌斑、龋齿）、将金属充填物改为非金属充填物、拆除不良修复体、拔除患牙、维护口腔卫生等，尽量避免对口腔黏膜的不良刺激。

此外，放疗期间密切注意口腔黏膜的变化，及时治疗口腔黏膜损害，预防和治疗继发感染。放疗后的患者应使用含氟牙膏，多饮水，保持口腔卫生等。

【预后】

如无全身并发症，急性放疗性口腔黏膜炎在放射治疗结束后可自行修复；但慢性放射性口腔黏膜炎的口干症状多为不可逆。

Summary

Radiation to the head and neck also affects the oral mucous membranes and produces radiation-induced mucositis. Clinically，it is presented with mucosal erythema，atrophy，necrosis，ulceration，pseudomembrane formation xerostomia，generalized pain and dysfunction. Diagnosis is based on history and clinical appearance. The differential diagnosis includes erythema multiforme，chemotherapy-induced stomatotoxicity and acute erythematous candidiasis. It improves slowly subsequent to proper topical treatment.

Definition and Terminology

放射性口腔黏膜炎（radiation-induced mucositis，radiation stomatitis）：Radiation to the head and neck also affects the oral mucous and produces erythema，ulceration，pain and xerostomia.

（闫志敏）

第五节　化学治疗诱发的口腔黏膜炎
Chemotherapy-induced Oral Mucositis

化学治疗诱发的口腔黏膜炎（chemotherapy-induced oral mucositis）又称化疗性口腔黏膜炎，是指与癌症化疗药物治疗相关的口腔黏膜炎，是化疗后最常见的不良反应。据统计，经过造血干细胞移植的患者有 75% ～ 100% 可发生化疗后口腔黏膜炎，对于实体瘤接受化疗的患者有 5% ～ 40% 可发生。严重者可发生败血症等全身并发症，约有 2/3 化疗患者的败血症是由口腔黏膜炎所致的。

【病因及发病机制】

研究表明化学治疗诱发的口腔黏膜炎的发生不仅直接损伤黏膜上皮的基底细胞，影响其再生能力，同时也是黏膜下层结缔组织和上皮细胞共同受损的结果。同时，化疗药物通过抑制骨髓造血功能，导致机体免疫力下降，从而继发口腔细菌、病毒或真菌感染。其发病机制主要包括以下几个方面：

1. 化疗毒性直接损伤口腔黏膜　口腔被覆黏膜上皮细胞增殖活跃，每 7 ～ 14 天更新再生 1 次。口腔黏膜因增殖活跃对化疗毒性极为敏感，化疗的细胞毒作用可直接导致口腔黏膜炎。一般认为化疗药物可抑制口腔黏膜细胞内 DNA 复制和细胞增生，导致基底细胞更新障碍，引起黏膜萎缩、胶原断裂，导致口腔黏膜炎的发生。

2. 氧自由基损伤　目前认为氧自由基（oxygen free radicals，OFRs）是导致口腔炎的重要致病环节。国内外学者的实验研究表明，OFRs 可能是通过攻击上皮细胞内的一些重要酶类以及使结缔组织中蛋白分解而造成组织损伤，引起口腔黏膜组织炎症性损害；损伤微血管内皮细胞、抑制微血管的运动功能而引起微循环障碍，导致黏膜损伤，引起炎症性病理损害或激活炎性介质的合成及释放。

3. 骨髓抑制和病原微生物感染　所有化疗药物在抑制和杀死肿瘤细胞的同时，也抑制正常骨髓的造血功能，白细胞尤其是中性粒细胞被大量杀伤，造成粒细胞减少和功能异常，使机体免疫功能受到抑制，细菌易于侵入，造成口腔感染。

化学治疗诱发的口腔黏膜炎的发生是一个复杂的生物学过程，基本同放射性口腔黏膜炎（参见本章第四节）。

【临床表现】

口腔黏膜炎症多发生在舌尖部、舌边缘、两侧颊黏膜、口唇内侧和咽部等处黏膜。舌、颊、唇为不角化或角化不全的上皮组织，无角化黏膜的保护易发生口腔炎，而咀嚼黏膜（如硬腭、牙龈）表面有角化黏膜保护，受累较少，但受损严重及感染时则可全部累及。

化学治疗诱发的口腔黏膜炎最初表现为口腔黏膜充血发红，疼痛；之后出现糜烂，有伪膜被覆，疼痛严重，影响进食和说话（图 8-14）。严重的病例出现口腔黏膜广泛糜烂，疼痛剧烈，不能进食，需要静脉补液、肠外营养或经肠营养支持。继发细菌和念珠菌感染会使原有症状加重，严重者可发生败血症等全身并发症。

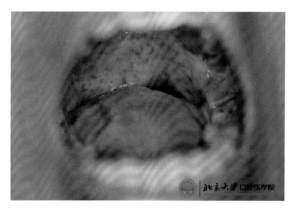

图 8-14　化学治疗诱发的口腔黏膜炎
软腭黏膜、舌背糜烂
（北京大学口腔医院供图）

【诊断】

诊断依据病史和临床表现可作出诊断。同时应根据临床症状和体征对口腔炎严重程度进行评估，评估内容包括黏膜炎分类、分级、发生时间、部位、微生物监测情况及白细胞、粒细胞数目等。国内外采用多种方法对口腔黏膜炎进行分级评估。最早有世界卫生组织（WHO）的分级标准将化疗后口腔黏膜炎分为 4 级（表 8-4）。

表 8-4　WHO 化疗后口腔黏膜炎的分级

分级	黏膜反应
I	无痛性糜烂、充血，或仅有轻度疼痛
II	充血、水肿或糜烂，疼痛，但可以进食
III	充血、水肿或糜烂，疼痛剧烈，疼痛影响进食，需要静脉补液
IV	大面积糜烂、剧烈疼痛，不能进食，需肠外营养或经肠营养支持

此外，头颈部肿瘤患者可能同时接受化疗和放疗，这些患者口腔黏膜的急性反应更严重，约 60% 患者会发生 III 级或 IV 级黏膜毒性反应。

【治疗】

早期对口腔黏膜炎进行正确的评估，及时发现口腔黏膜的细微变化，并给予及时的口腔护理，是促进口腔黏膜炎愈合，提高护理水平、提高患者生存率的关键。

根据口腔黏膜炎的严重程度，局部治疗以对症为主，以消炎、止痛、促进愈合和预防继发感染为原则，可给予漱口液、外用消炎止痛膏剂、散剂、凝胶等；对 III 级和 IV 级口腔黏膜炎如严重影响进食者，可给予静脉补液或肠外营养或经肠营养支持。近年来随着对化疗后口腔黏膜炎研究的深入，临床上陆续出现了一些新型治疗药物。

1. 活性氧簇（reactive oxygen species，ROS）抑制剂　氨磷定已经被美国食品药品监督管理局（Food and Drug Administration，FDA）确定为头颈部肿瘤放疗的口腔黏膜保护剂。它可以有效的清除 ROS，减少放疗后 DNA 的损伤，还可以保护内皮细胞层、唾液腺和结缔组织并降低肿瘤患者血液中 IL-6、TNF-α 的水平。其他的药物如盐酸苄达明对预防该病的发生也有明确的疗效。英利昔单抗以及环氧合酶（cyclooxygenase，COX)-2 抑制剂塞来昔布（celecoxib）也在动物试验中证实对放疗后口腔黏膜炎有保护作用。

2. 冷却治疗　有研究证实，冷却治疗对于短期化疗引起的化疗后口腔黏膜炎是有效的。在治疗前、治疗期间和治疗后 6 小时分别含冰棒或冰水 30 分钟，能促使口腔黏膜的血管收缩和减缓血液流速，从而达到预防化疗后口腔黏膜炎的效果，并且治疗费用低，患者易于接受。

3. 生长因子　巨噬细胞集落刺激因子（granulocyte macrophage colony-stimulating factor，GM-CSF）是最早用于治疗口腔黏膜炎的生长因子，它可以促进中性粒细胞的产生，还可以促进角质细胞、内皮细胞和成纤维细胞的增殖分化。但对其减少黏膜炎发生和缩短治疗时间尚缺乏充足的临床证据。2004 年，美国 FDA 批准的一种基因重组角质生长因子——帕立非明（palifermin，商品名为 Kepivance），成为第一个治疗口腔黏膜炎的药物。此外，纤维原细胞生长因子（fibroblast growth factor，FGF）超家族中的 Velafermin（FGF-20）也有临床应用的前景。

4.低强度激光治疗　低强度激光治疗（low-level laser therapy，LLLT）早在十余年前即被提出可以用于预防或减轻口腔黏膜炎，近年来研究发现低强度激光的运用能降低黏膜炎的严重程度，亦能减少严重黏膜炎的持续时间。治疗机制可能是激光对线粒体或活性氧簇的影响作用为黏膜提供了保护。

【预防】

1.化疗前治疗口腔基础疾病　化疗开始前应进行口腔检查和必要的口腔治疗，如牙周治疗，拔除不能保留的残根等，待创口愈合 7 ～ 10 天后开始化疗。

2.保持口腔卫生　经常用清水或盐水漱口，机械性清除口腔内的残渣，湿润并润滑口腔黏膜。使用碳酸氢钠溶液等漱口预防继发感染。

3.化疗期间使用冰块降低口腔黏膜的温度，造成短暂的血管收缩，从而使到达口腔黏膜的药物减少，降低口腔黏膜炎的发生率。

4.饮食指导　日常饮食应增加高蛋白食物的摄入量，多食多汁的饮食来促进口腔黏膜的新陈代谢。避免进食粗糙、坚硬、带骨刺、辛辣刺激食物。避免进食过热食物。

【预后】

若无全身并发症，化学治疗诱发的口腔黏膜炎随治疗结束多可自行修复。

Summary

Oral mucositis is a common complication of chemotherapy. It begins 5 ～ 10 days after the initiation of chemotherapy and lasts for 7 to 14 days. Chemotherapy-induced oral mucositis causes mucosal atrophy and ulcerations. Patients typically experience pain and difficulty in eating，drinking and speaking. The diagnosis of chemotherapy-induced oral mucositis is based on clinical findings and the chronology of the development of lesions. The approaches to manage oral mucositis include oral debridement，topical pain management and prophylaxis，such as ice-chip cryotherapy，palifermin（keratinocyte growth factor）and antiviral medications.

Definition and terminology

口腔黏膜炎（oral mucositis）is an inflammation and ulceration of the mouth mucosa with erythema and pseudomembrane formation. This condition is a frequent and painful debilitating effect as a result from radiotherapy and chemotherapy for cancer.

（闫志敏）

第六节　赖特尔综合征
Reiter's Syndrome

赖特尔综合征（Reiter's syndrome，RS）又称尿道、眼、滑膜综合征。属自身免疫性疾病。本病主要发生于 15 ～ 30 岁左右的男性，以突发严重的急性大关节炎和韧带肌腱附着点炎症为最突出特征。典型患者先有尿道炎，而后相继出现结膜炎、关节炎。除出现典型的关节炎、尿道炎和结膜炎三联征外，口腔溃疡、口腔炎、龟头炎、皮疹、宫颈炎等皮肤黏膜病变也是常见的临床表现。

【病因】

病因不明。流行病学调查发现，本病常发生于尿道或肠道感染之后，而且80%的患者白细胞抗原（HLA-B27）阳性，因此本病可能与微生物感染和遗传有关。

从病因学角度本病可以分为性病型和肠病型两个类型。所谓性病型是指发病前患者曾有尿道炎病史，主要由沙眼衣原体、解脲支原体（T株支原体）等非淋球菌性致病菌引起，该型患者占绝大多数。肠病型RS患者是指患者继肠炎之后发生的RS，导致肠炎发生的致病菌包括福氏志贺菌、沙门氏菌、耶尔森菌空肠衣原体、大肠埃希菌、难辨梭状芽孢杆菌等。1987年Winchester首先报告了人类免疫缺陷病毒（human immunodeficiency virus，HIV）感染的患者发生RS的情况，此后HIV与RS的关系得到重视。HIV感染者并发的风湿类疾病中，RS较为常见。

病原微生物感染引起RS的可能机制是：支原体、衣原体等细胞内病原体进入机体细胞进行繁殖，导致宿主细胞破裂死亡，释放更多病原体，从而引起机体的细胞免疫和体液免疫反应。其中CD8$^+$T细胞可能发挥了重要作用。

【临床表现】

本病初发多见于15～35岁男性，发病率是0.06%～1%。在HLA-B27阳性患者及晚期艾滋病患者中发病率分别达到20%和11.2%。一般在感染尿道炎或肠炎3～4周后突发急性关节炎，此后陆续出现皮肤黏膜症状，2周内达高峰，1/3患者2～4个月后自行缓解，1/4患者持续1年以上。50%以上患者可能复发。

1. 主要症状（major clinical features） 尿道炎、关节炎和结膜炎三联征。

（1）尿道炎：68%的患者以尿道炎为首发症状，以性病型为主。患者有尿频、尿痛等症状，晨起排尿前用手挤压阴茎根部向前至尿道口，可见黄白色尿道分泌物，偶见血性分泌物。尿道口可见黏膜充血、水肿、红斑、溃疡。

（2）结膜炎：43%的患者发生结膜炎，表现为结膜炎、虹膜炎、角膜溃疡等。有轻度灼热、发痒、沙砾感。

（3）关节炎：发病率最高，几乎100%患者发生关节炎。以关节软骨、关节间隙改变、关节积液为主。主要侵犯负重大关节，如膝关节，踝关节次之，仅5%的患者累及上肢，20%的患者同时受累。25%的患者累及颞下颌关节，出现反复发作的颞下颌关节疼痛、肿胀和（或）僵硬。

2. 其他症状（other clinical features）

（1）口腔黏膜溃疡：多为无痛性溃疡，发生于不同部位表现亦有差别。

1）硬腭：呈剥脱性红斑样改变，伴浅表溃疡，病损数毫米至数厘米大小。

2）颊、软腭、舌根：溃疡周界清楚，片状分布，亦可表现为广泛的口腔炎，症状轻微，有刺痛或不适感。

（2）龟头炎：可以是初始症状。表现为位于龟头、冠状沟、包皮的浅表性溃疡，呈漩涡状排列，称为环状龟头炎（balanitis circinata），对诊断有帮助。龟头炎也可表现为潮湿的红疹或干燥的结痂，无痛，愈后不留瘢痕。

（3）溢脓性皮肤角化病（keratodermia blennorrhagica）：好发于躯干、四肢、阴囊、头皮、手掌、臀部、关节伸侧或足趾部，表现为粟粒大小密集的小脓疱，表面有鳞屑，患者有痒感，搔抓破溃后有渗出液和糜烂，脓疱干涸后结痂。

（4）其他并发症：可并发心包炎、周围神经炎、神经根炎、偏瘫、脑膜炎、胸膜炎、肺炎、淋巴结病变、食管多发性溃疡、前列腺炎、宫颈炎、阴道炎等多脏器炎症，后果严重。

【组织病理】

关节滑膜切片可见衬里细胞轻到中度增厚，血管增生、充血，管周炎症细胞浸润，间质组织脂肪细胞被纤维组织和肉芽组织代替。关节液涂片可见到赖特尔细胞（Reiter's cell），表现为吞噬了中性粒细胞的单核细胞，被吞噬的细胞死亡，胞核退化浓缩成碎片，Wright 染色呈深蓝色，但以上病理变化均不具有特异性。

【诊断】

主要依靠病史及临床表现，缺乏特异性实验室诊断指标。

根据 1981 年美国风湿学会制定的 RS 诊断标准，关节炎、尿道炎、结膜炎三联征均出现的患者可以诊断为完全型 RS。如果上述症状不全，外周关节炎持续 1 个月以上，同时合并尿道炎或宫颈炎，可以诊断为不完全型 RS。

【鉴别诊断】

1.白塞病　白塞病生殖器表现为疼痛性溃疡，一般不发生尿道炎，此外，伴有口腔溃疡反复发作，可出现皮肤针刺反应阳性。RS 口腔溃疡小，疼痛不明显，溃疡常融合成片，无反复发作史。除口腔溃疡外，尚有先期发作的大关节炎症及环状龟头炎表现。

2.银屑病　溢脓性皮肤角化病是 RS 特征性皮肤表现，易与银屑病混淆。银屑病很少累及结膜。

【治疗】

缺乏特异性治疗方法，以对症治疗为主。

口腔溃疡、龟头炎等可选用局部抗感染药物以防止继发感染；眼部炎症可选用抗生素或糖皮质激素眼药水治疗。

【预后】

该病有自限性，但有复发倾向。

Summary

Reiter's syndrome（RS）is a form of arthritis that affects the eyes，urethra，skin and joints. The disease may be acute or chronic，with spontaneous remissions or recurrences. RS primarily affects males around the age of 30. The cause of RS is unknown，which were considered by a combination of genetic vulnerability and various disease agents.

The initial symptoms of RS are inflammation either of the urethra or the intestines，followed by acute arthritis. Arthritis usually affects the weight-bearing joints in the legs. Other symptoms include：inflammation of the urethra，oral ulcers，conjunctivitis，keratoderma blennorrhagica. There is no specific treatment for RS. Symptomatic treatment may be useful.

Definition and Terminology

赖特尔综合征（Reiter's syndrome）is a form of arthritis that affects the eyes，urethra，skin and joints.

（刘晓松）

第九章 口腔斑纹类疾病
Red and White Lesions of the Oral Mucosa

第一节　口腔扁平苔藓
Oral Lichen Planus

　　扁平苔藓（lichen planus）是一种细胞免疫介导的皮肤黏膜慢性炎症性疾病。皮肤及黏膜可单独或同时发病。长期糜烂的口腔扁平苔藓（oral lichen planus，OLP）有潜在恶变风险，因此WHO将其列为癌前状态。

【流行病学】

　　口腔扁平苔藓是继复发性阿弗他溃疡外最常见口腔黏膜病，患病率是 0.5% ～ 2.2%。男女均可发病，女性多于男性。年龄不限，但多发于 30 ～ 50 岁的中年人。

　　本病多呈慢性迁延、反复波动过程，可持续数月至数年以上。亦可间歇发作，并有较长缓解期。

【病因及发病机制】

　　口腔扁平苔藓病因及发病机制尚不明确，可能与多种因素有关。目前公认，T 细胞介导的免疫反应在疾病的发生发展中发挥重要作用。

（一）感染因素

　　自 20 世纪 60 年代以来，许多学者对本病与微生物的关系进行了研究。Thyreason 等在病损上皮细胞内发现类似病毒的核内小体，经电镜观察确定，这种核内小体是病损区细胞核膜的横切面，为上皮细胞内非特异性结构，并非病毒颗粒。随后，研究者在 OLP 病损处相继发现 HSV-1，EBV、CMV、人类疱疹病毒（human herpes virus，HHV）6、HHV-7、人乳头瘤病毒（human papilloma virus，HPV）等多种病原微生物，这些微生物的存在可能与 OLP 病损糜烂有关，推测是由糜烂引发的继发性感染所致。而 HPV-DNA 检测结果阳性认为可能与患者接受了免疫抑制治疗有关。1991 年丙型肝炎病毒（hepatitis C virus，HCV）在 OLP 发病机制中的作用被首次提出，并一直成为众人关注的焦点。在欧洲南部国家、日本、美国的流行病学调查结果对这一观点予以支持，而在英国、法国，尤其是埃及、尼日利亚等 HCV 高发国家展开的研究并未发现两者间存在显著相关性。

（二）精神神经因素

　　患者因环境、家庭、工作、个人生活等诸多方面原因使身心活动受到影响，精神受到创伤，由此产生的紧张、焦虑、忧郁等情绪诱导机体发生心理、病理、生化代谢等一系列变化，并最终致病。

（三）遗传因素

　　有人发现本病有家族聚集倾向。另有研究显示，OLP 患者携带 HLA-DR6 等位基因频率增高。此外，有报道，OLP 和皮肤 LP 的发生可能与 IFN-γ、TNF-α 等细胞因子的基因多态性有关。

（四）免疫学因素

口腔扁平苔藓上皮下固有层内出现以 T 细胞为主的淋巴细胞浸润带、基底细胞液化变性等组织病理学特征表明，LP 的发生与 T 淋巴细胞介导的免疫反应密切相关。研究发现，疾病的早期阶段 INF-γ 或 TNF-α 等 Th₁ 型细胞因子分泌增加。T 淋巴细胞在 ICAM-1 和 VCAM 等细胞间黏附分子、上调的基底膜细胞外基质蛋白成分（包括Ⅳ型和Ⅶ型胶原、层粘连蛋白、整合素等）以及 CXCR3 和 CCR5 等趋化因子受体的作用下，迁移至口腔黏膜并与角质细胞结合，并最终导致角质细胞凋亡破坏。

（五）其他

系统性疾病、内分泌失调、微量元素缺乏等因素也可能与扁平苔藓的发生有关。

【临床表现】

（一）口腔黏膜表现

1.临床表现　OLP 可发生于口腔黏膜任何部位，包括唇、颊、舌、上腭、牙龈、口底、前庭沟黏膜。病损多呈对称性分布，表现为针尖大小的灰白色丘疹，进而组成细的角化条纹，称 Wickham 纹。角化条纹互相交织形成树枝状、网状、环状、斑块状等多种形态。灰白色角化条纹周围可伴有充血、糜烂、萎缩和水疱等损害。口腔内可同时出现多种损害，互相重叠和互相转变，如网状病损在吸烟等刺激因素作用下可转变为斑块状病损，萎缩型转变为糜烂型，病程较长的环网状病损可变成不规则形状的棕褐色或暗紫色色素沉着。网纹状病损的患者可无自觉症状，或者感觉粗糙、木涩、烧灼、口干等不适。当黏膜有炎症充血时，遇辛、热、辣等食物刺激可发生敏感灼痛。而当黏膜糜烂时，则疼痛加剧。患者可出现病情反复、迁延，一般难以自愈。

2.不同部位病损特征　不同黏膜部位发生的 OLP 可以表现出不同临床特征。

（1）颊部：颊部是 OLP 最好发部位，病损多为双侧对称发生，单侧发生者较少。网纹状表现多见。

（2）唇部：发生于唇部的 OLP 最易累及下唇，呈网纹状，可以延伸至口角，伴有糠状鳞屑，白纹多模糊不清，舔湿或用水涂擦则透明度增加，线纹清晰度增高。因唇红黏膜乳头层接近上皮表浅部分，所以固有层炎症水肿时，可发生糜烂渗出形成结痂。发生于唇部的陈旧性损害可沿唇红-皮肤交界处形成带状色素沉着斑。

（3）舌：舌是继颊黏膜之后，OLP 第二好发部位。病变多发生在舌前2/3区域，包括舌背、舌尖、舌缘和舌腹部。损害多样而较局限，界限清楚。舌背早期损害多为丘疹斑点状，灰白透蓝。由白色丘疹组成环网状损害，从中央逐渐向周围及深层扩展，并形成圆形或椭圆形灰白色斑块样损害，触之稍粗糙。舌乳头萎缩，在此基础上可发生糜烂，糜烂面愈合后，舌乳头恢复则非常缓慢。舌背病损也可出现乳头角化增生和部分萎缩的混杂现象。病损可孤立存在，也可呈不规则形状散在分布。舌腹部病损多呈网状、树枝状或条纹状，单侧或左右对称发生。有时位于舌背的扁平苔藓角化增生明显，不易与白斑鉴别。舌腹舌缘的扁平苔藓若长期处于充血状态，或有增生突起、糜烂者，应注意观察或及时进行活体组织检查，警惕发生癌变。

（4）牙龈：牙龈扁平苔藓相对较少。在附着龈可见灰白色斑纹，因上皮萎缩而出现充血性红斑水肿，甚至糜烂，似剥脱性龈炎表现。患者可有灼热敏感等症状。如合并其他部位的扁平苔藓时，则比较容易诊断。而单独发生于牙龈的损害，则需借助组织病理学检查，与黏膜良性类天疱疮等疾病加以鉴别。

3.临床类型　根据病损表现分为以下类型：

（1）网纹型（reticular type）：可见稍高隆起的灰白色条纹，相互交织成树枝状、环形和网状，是 OLP 的基本病损，可发生于口腔黏膜各个部位（图 9-1）。患者多无自觉症状。

（2）斑块样（plaque-like type）：灰白色丘疹融合成斑块状，病损呈圆形或椭圆形，多不高于黏膜表面，常对称发生，亦可单侧发生。多见于舌背，舌乳头萎缩或消失，应与舌黏膜白斑鉴别（图9-2）。患者多有吸烟习惯，戒烟后斑块可消失或者转变为网纹状病损。有学者认为，OLP 在向口腔鳞状细胞癌转化进程中可出现斑块样 OLP 过度表达。患者多无自觉症状。

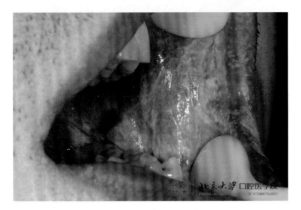

图 9-1　网纹型扁平苔藓
颊黏膜广泛白色网纹
（北京大学口腔医院供图）

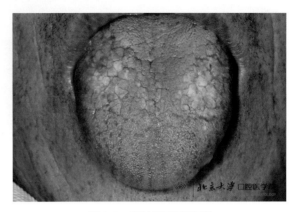

图 9-2　斑块型扁平苔藓
舌背白色斑块
（北京大学口腔医院供图）

（3）萎缩型（atrophic type）：此型损害多见于口腔黏膜，皮肤较少见，表现为上皮萎缩变薄，有充血性红斑，严重时破溃糜烂。常出现于灰白色角化网纹周围。多发生于牙龈、舌背、颊黏膜等部位。患者出现烧灼、刺激性疼痛等自觉症状。

（4）水疱型（bullous type）：上皮与下方的结缔组织分离，导致水疱形成。疱为透明或半透明，周围伴有斑纹或丘疹，疱破后形成糜烂面。可发生于颊、唇、前庭沟及翼下颌韧带等处黏膜。

（5）糜烂型（erosive type）：糜烂常与充血性红斑、角化斑纹同时发生，表现为形状不规则的淡黄色假膜，边缘充血发红，有轻度水肿，周

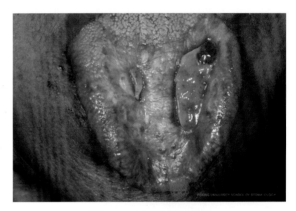

图 9-3　糜烂型扁平苔藓
舌背白色斑块伴糜烂
（北京大学口腔医院供图）

缘围绕灰白色网纹（图9-3）。可发生于颊、唇、舌背、舌腹、龈颊移行皱襞等部位。患者多有自发性疼痛。

陈旧性 OLP 病损呈暗褐色色素沉着，表面平滑，深浅不一，形状也不规则。有人认为该色素沉着是扁平苔藓的愈合型或静止型的表现。

（二）口腔黏膜以外病损

除最常见的口腔黏膜以外，扁平苔藓也可以发生于皮肤、生殖器黏膜、指（趾）甲、头皮，甚至有食管黏膜扁平苔藓的报道。

1.皮肤表现　约15%的 OLP 患者可发生皮肤损害。典型皮肤扁平苔藓为紫红色多角形扁平丘疹，绿豆到黄豆大小，散在或融合呈斑片，多对称分布于前臂、手腕、下肢、颈部等处，亦可发生于腰、腹、躯干。病损边界清楚，表面扁平微凹，上覆盖鳞屑或痂皮，表面有蜡样角质薄膜，周围伴灰白色细纹，即 Wickham 纹，触之稍硬韧。若将石蜡涂于丘疹表面可见清晰Wickham 纹。陈旧性皮损呈暗紫红色或呈褐色，中央萎缩稍凹，可高于皮肤表面，局部伴有剧烈瘙痒。皮损痊愈后可遗留褐色色素沉着（图9-4）。皮肤损害多于口腔病损出现后数月发生，其严重程度与皮肤受累范围无关，通常有自限性。

近20% OLP 男性患者可发生生殖器损害，表现为阴囊等处不规则的灰白色环状花纹，严重

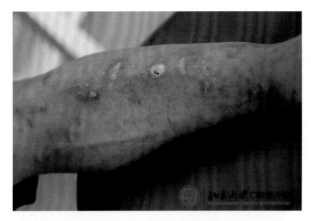

图 9-4　皮肤扁平苔藓

（北京大学口腔医院供图）

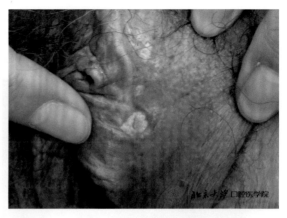

图 9-5　生殖器扁平苔藓

（北京大学口腔医院供图）

时可出现充血、糜烂（图 9-5）。患者出现烧灼、疼痛、外阴部不适等感觉，甚至性交障碍。病损累及头皮时，破坏毛囊形成毛囊周围红斑和毛囊角质栓，患者出现脱发甚至永久性脱发。

2. 指（趾）甲表现　扁平苔藓累及指（趾）甲时出现甲床变薄，甲板起皱呈纵嵴状，甲板末端游离边缘裂开。也可出现甲板纵裂，甲下过度角化甚至甲板消失。甲翼状胬肉是扁平苔藓指（趾）甲损害的特征性表现，即甲背皱向上生长，与邻近甲床融合（图 9-6，7）。指甲比趾甲更易受累。

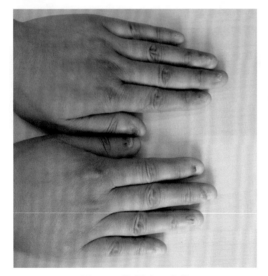

图 9-6　指甲扁平苔藓

指甲胬肉

（北京大学人民医院供图）

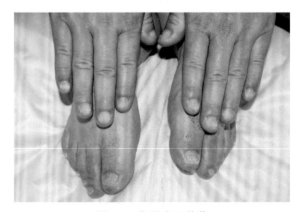

图 9-7　指甲扁平苔藓

指/趾甲板末端游离边缘裂开

（北京大学人民医院供图）

【组织病理】

上皮过度角化不全，基底细胞液化变性及基底膜下方固有层中大量淋巴细胞呈带状浸润是扁平苔藓的典型病理表现。上皮角化层增厚或变薄，颗粒层增生明显，棘层肥厚，少数萎缩变薄，上皮钉突伸长呈锯齿状，基底细胞排列紊乱，基底膜界限模糊不清，基底细胞明显者可形成上皮下疱。棘层、基底层或固有层内可见嗜酸染色的胶样小体（colloid body），可能是基底细胞变性而成，亦有学者认为是细胞凋亡的结果。炎症越明显，胶样小体越容易被发现。

电镜观察基底细胞内线粒体和粗面内质网肿胀，胞质内出现空泡。基底细胞间桥粒及与基底细胞间的半桥粒松解变性，基底膜增厚、变性、破坏。有人认为，变性的桥粒可能成为抗原而引起自身免疫反应。

免疫病理对于鉴别诊断具有重要意义。研究表明，OLP上皮基底膜区有免疫球蛋白沉积，主要为IgM，也可有IgG和C3的胶样小体沉积。直接免疫荧光法可见细小的颗粒状荧光，沿基底膜区呈带状分布。胶样小体对抗体、补体均呈阳性荧光反应。基底膜区及部分血管壁内可见纤维蛋白沉积，免疫荧光检查抗纤维蛋白抗体在基底膜区呈网状荧光，主要为IgM。

【诊断】

根据病史以及典型的口腔黏膜表现即可作出临床诊断。对于不典型病损可以进行活检，必要时辅助免疫病理学检查。组织病理学检查有助于与其他白色病损鉴别，同时排除上皮异常增生或恶性病变。

【鉴别诊断】

OLP应与口腔白斑病、慢性盘状红斑狼疮、口腔红斑病、寻常型天疱疮、黏膜良性类天疱疮、苔藓样反应、迷脂症等疾病鉴别。

1. 口腔白斑病 发生于颊黏膜咬合线及舌背处的斑块样扁平苔藓与白斑易混淆。舌背扁平苔藓病损局部为灰白而透蓝色，舌乳头萎缩、微凹、质地较软，弹性张力基本正常，平滑而润泽，有时病损如云雾状。在舌背病损中间，部分舌乳头颜色灰白呈小斑块状微突起。而白斑多为白色或白垩色斑块，有裂隙，周缘界限清楚，触之稍硬粗糙，无自觉不适，病程进展缓慢，变化小。病理学方面，白斑表现为上皮过度正角化，无基底细胞液化变性，基底膜清晰，炎症细胞散在于固有层和黏膜下层，有时可见上皮异常增生。

2. 盘状红斑狼疮 盘状红斑狼疮病损常向皮肤侧扩展，致使唇红黏膜皮肤界限不清。而扁平苔藓病损只在黏膜内扩展，不扩展至皮肤。两者组织病理学表现不同，盘状红斑狼疮可见上皮棘层萎缩变薄；固有层胶原纤维玻璃样变、水肿、断裂；毛细血管扩张，管腔内可见玻璃样血栓，血管周围见密集的淋巴细胞浸润。免疫病理学检查有助于鉴别诊断。

3. 口腔红斑病 间杂型红斑与OLP很难鉴别。间杂型红斑病损是指在红斑病损的基础上出现散在的白色斑点，主要依靠组织病理学检查确诊。组织病理学上，红斑病损表现为上皮萎缩，角化层消失，棘层萎缩，常有上皮异常增生或已进入原位癌阶段。对发生于舌腹舌缘、口底、口角区黏膜的病损应予以高度警惕。

4. 寻常型天疱疮、黏膜良性类天疱疮、副肿瘤性天疱疮伴有牙龈表现时，似剥脱性龈炎样表现，易与牙龈扁平苔藓相混淆。

寻常型天疱疮病损处脱落细胞经吉姆萨染色可见核大深染的天疱疮细胞，组织病理学检查可见棘层松解，上皮内疱形成。免疫荧光检查见上皮棘细胞间以IgG为主的免疫球蛋白沉积以及翠绿色网状荧光。血清ELISA法检查可见桥粒芯糖蛋白特异性抗体水平增高。

黏膜良性类天疱疮临床可见疱壁完整的水疱，好发于牙龈。组织病理学检查可见上皮下疱形成。免疫荧光检查见基底膜区翠绿色荧光带。

副肿瘤性天疱疮是少见的自身免疫性大疱性疾病。其口腔临床表现具有多形性，常出现类似糜烂型OLP的表现。皮肤病损亦具有多形性，可见红斑、水疱、丘疹、糜烂。因此与OLP极易混淆。直接免疫荧光检查可见单独的IgG或IgG联合C3在棘细胞间和基底膜区同时沉积。利用鼠膀胱上皮进行间接免疫荧光检查有助于明确诊断，患者的自身循环抗体能够与鼠膀胱上皮组织中的桥粒结合。

5. 苔藓样反应 苔藓样反应可分为接触性苔藓样反应、药物性苔藓样反应、移植物抗宿主反应性苔藓样反应。接触性苔藓样反应是指由于使用银汞合金修复牙齿缺损后，与金属接触的黏膜出现类似OLP样表现。而药物性苔藓样反应则是与患者服用某种药物有关，如非甾体消炎药、甲基多巴、奎宁丁、氯喹、青霉胺、卡托普利等血管紧张素转化酶抑制剂，用于治疗心绞痛的β受体阻断剂等。某些中药也可诱导苔藓样反应发生。骨髓移植后的患者口腔黏膜、皮肤可出现类似扁平苔藓的表现，被称为移植物抗宿主反应性苔藓样反应。组织病理学方面，苔藓样反应表现为固有层有更广泛的混合性炎症细胞浸润，除淋巴细胞外，尚有嗜酸性粒细胞和浆细胞，可累及固有层浅层和深层血管周围。以及数量更多的胶样小体。苔藓样反应倾向于单侧发生，易出现糜烂，停用可疑药物或者去除金属修复体后苔藓样病损可明显减轻或完全消失。

6. 迷脂症 又称异位皮脂腺。唇颊黏膜多见，表现为黏膜上散在或成簇的、粟粒状或团块状的淡黄色斑丘疹，质地柔软，表面光滑。患者无自觉症状。组织病理学可见上皮固有层内正常皮脂腺，腺小叶周围是自腺体中央一直延伸至黏膜表面的皮脂腺导管。

【治疗】

（一）治疗原则

本病病因不清，因此尚无特效治疗方法。临床上需根据病损的严重程度、临床类型、患者的症状选择治疗措施。对无症状的网纹状病损可以不予治疗，但需临床追踪随访，观察其病情变化情况。而对于有症状的病损可以选择局部或全身治疗，目的是消除充血，促进糜烂愈合，缓解疼痛等不适症状。

（二）局部治疗

1. 去除局部刺激因素，消除感染性炎症 首先应去除各种机械化学刺激，如去除牙垢牙石，以消除牙龈炎症和对口腔黏膜病损的刺激。其次调整咬合，修整不良修复体，减少锐利牙尖及边缘对病损黏膜的刺激。保持口腔卫生。

2. 局部药物治疗

（1）糖皮质激素：糖皮质激素可消除局部炎症，抑制免疫反应，国外将其作为一线药物用于 OLP 治疗。将其用于局部病损严重，长期糜烂不愈者，有助于消除糜烂、充血、炎症、促进愈合。可局部涂擦 0.1% 曲安奈德乳膏、0.1% 氟轻松乳膏，0.05% 氟氢酸酯乳膏、0.05% 氯倍他索乳膏。

0.05% 氯倍他索乳膏是强效糖皮质激素，建议连续治疗勿超过 2 周，避免药物吸收导致肾上腺抑制。对于广泛糜烂的 OLP 患者可选择糖皮质激素溶液，如倍他米松磷酸二钠溶液（100ml 生理盐水中加入 2.5mg 倍他米松磷酸二钠）、地塞米松溶液（100ml 生理盐水中加入 2mg 地塞米松）、0.05% 氯倍他索溶液等，有助于药物吸收，促进糜烂愈合。顽固的糜烂型扁平苔藓可以局部给予糖皮脂激素封闭治疗，如：曲安奈德注射液，每次 10 ～ 20mg，每 2 ～ 4 周封闭 1 次；地塞米松注射液，每次 5mg，每 1 ～ 2 周封闭 1 次。治疗中需注意治疗的频次，频繁的局部封闭对治疗效果无明显改善作用，相反易导致体内药物储存量增加，引发不良反应发生。

（2）免疫抑制剂：强效激素治疗无效者可局部使用免疫抑制剂，如环孢素、他克莫司、吡美莫司等钙依赖性磷酸酶抑制剂。

1）环孢菌素 A：是第二代免疫抑制剂，免疫抑制作用强，是目前器官移植后的免疫抑制和抗排斥反应的首选药物。它能选择性抑制 T 淋巴细胞活化和增殖，主要抑制辅助性 T 细胞和细胞毒性 T 细胞。能抑制核酸前体的掺入和 RNA 合成、干扰 IL-2 释放。对 B 淋巴细胞作用很小，不影响白细胞，对骨髓无毒性。环孢素溶液含漱，每天用量 50 ～ 1500mg；或者局部涂擦环孢素乳膏，每天用量 26 ～ 48mg。

局部环孢素制剂可用于治疗糜烂型 OLP，但其效果弱于氯倍他索或他克莫司，与曲安奈德相比无显著差别。其副作用是可引起高血压、有肾毒性。缺点是费用高、味道差、使用初期可引起暂时性烧灼感。

2）他克莫司：他克莫司是 1985 年 Tsukuaensis 从链霉菌发酵液中提取的大环内酯类化合物，具有较强的免疫抑制功能。其抑制 T 细胞活性的强度是环孢素的 10 ～ 100 倍，并且具有分子量小、易于穿透、易被吸收等特性。对于黏膜糜烂型和难治性扁平苔藓有良好的疗效。主要副作用是灼烧感，发生率是 20%。部分患者停用药物后在一定时期内皮损复发，而且随着停药时间的延长，复发率上升。在鼠动物模型中发现，局部应用他克莫司后有加速皮肤癌变可能，因此美国FDA推荐：短期、小剂量、间断使用。

3）吡美莫司：吡美莫司的免疫抑制作用低于环孢素和他克莫司，但其有轻微渗透性，优于其他药物。1% 吡美莫司治疗 OLP 的效果与 0.1% 曲安奈德等中效糖皮质激素类药物相当。

（3）维 A 酸类：可促进表皮细胞更新，调节表皮细胞增殖和分化，使角质层细胞疏松而容易脱落，并使溶酶体稳定而释放蛋白水解酶及抑制角蛋白合成。维 A 酸类药物治疗扁平苔藓可以消除其白色角化病损。

0.05% 维 A 酸洗剂，每天 1 次适量涂于病损局部；0.05% ~ 0.1% 维 A 酸软膏，适量涂于局部，每天 1 次。其不良反应是用药部位可能发生红斑、肿胀、脱屑、结痂、色素增加或减退。若发生不良反应则需停药，但停药 2 ~ 5 周后角化病损易复发。因其治疗效果较糖皮质激素差，所以只作为临床辅助用药。

（4）中药：中成药粉剂具有促进糜烂面愈合的作用。如养阴生机散。具有清热养阴、生肌止痛的功效。可将该粉剂涂于糜烂病损表面，每天 2 ~ 4 次。

（5）其他：0.1% 依沙吖啶溶液、0.05% 氯己定溶液、1% 聚维酮碘溶液等可起到局部消炎防腐作用。

（三）全身治疗

局部治疗无效者可以给予全身治疗。临床多采用免疫调节治疗。

1. 糖皮质激素　对于顽固性糜烂型 OLP 可给予短期、小剂量糖皮质激素治疗。成人每天口服 40 ~ 80mg 醋酸泼尼松，1 周后停药。停药方式有两种：①快速停药；②每天减量 5 ~ 10mg，2 ~ 4 周内减完。

2. 羟氯喹　羟氯喹是一种抗疟药，对长期不愈的糜烂型扁平苔藓治疗有效。主要通过稳定溶酶体膜、抑制免疫等机制发挥作用。具有消炎、减少免疫复合物形成、减轻组织和细胞损伤的作用。成人每天口服 100 ~ 200mg，每天 2 次。其副作用包括：兴奋、情绪改变等中枢神经系统反应；眼部出现管状视野、角膜、睫状体、视网膜水肿；皮肤出现荨麻疹、苔藓样反应；以及再生障碍性贫血、粒细胞减少、血小板减少等血液系统症状和胃肠道反应。

3. 雷公藤　雷公藤的主要成分是雷公藤总甙，具有类似糖皮质激素的作用，对机体的细胞免疫和体液免疫均有较强的抑制作用。据报道，雷公藤能明显抑制 Con A 诱导的 T 细胞增殖反应；抑制胸腺依赖性抗原诱发的抗体反应；抑制网状内皮系统吞噬功能；以及抑菌、活血化瘀等作用。成人每天每千克体重口服 0.5 ~ 1.0mg，分 3 次于餐后服用，2 个月为一个疗程。雷公藤的毒副作用广泛，以消化道反应最常见，主要有恶心、呕吐、腹痛等；其次为皮肤黏膜出现皮疹、出血性红斑、糜烂等；对生殖系统也有影响，长期服用可引起不育，其他不良反应还有降低白细胞，损伤心、肝、肾及中枢神经系统。

4. 昆明山海棠　其有效成分为山海棠碱 A，对胸腺功能有抑制作用，而胸腺是 T 细胞分化、成熟的场所，这必将使细胞免疫受到抑制。近年来大量研究发现昆明山海棠提取物能诱导 T 细胞凋亡，使大鼠外周血中 $CD4^+$ 细胞数量明显减少，CD4/CD8 比值降低，从而抑制机体细胞免疫。其副作用较小，停药后无反跳现象。每次 0.5g，每天 3 次口服，2 个月为一个疗程。

5. 硫唑嘌呤　硫唑嘌呤具有较强的免疫抑制作用，抑制免疫活性细胞 DNA 合成，抑制 T 淋巴细胞的作用强于抑制 B 淋巴细胞。可用于治疗糜烂型和泛发性 OLP。成人每天药量 75 ~ 150mg。其副作用是抑制骨髓造血功能，长期使用有增加内脏肿瘤发生的危险。有研究调查 214 例 OLP 患者发现，与全身单独使用糖皮质激素或者全身与局部联合使用糖皮质激素的治疗方法相比，硫唑嘌呤无明显优势。

6. 甘草酸　甘草酸可以降低转氨酶，具有抗炎、抗过敏和保护膜结构、调节免疫的作用。临床主要用于治疗肝病，有保肝作用。有报导，该药用于合并丙型肝炎的 OLP 患者治疗有效。每天

40mg，口服或静脉输注，66.7% 的 OLP 患者有效。可引起的副作用有水肿、胸闷、低血钾、血压轻度升高、头痛等。由于老年患者易出现低血钾，使用时需检测血钾、血压。禁止与含甘草的制剂合用，否则可能导致醛固酮增多症。

7. 氨苯砜　可用于糜烂型 OLP 的治疗，适用于糖皮质激素治疗不敏感的患者，但不作为常规治疗药物。成人每天口服 100 ～ 150mg。副作用是可出现溶血、头疼等不良反应。

8. 其他　吗替麦考酚酯、沙利度胺等也有报道用于治疗 OLP。吗替麦考酚酯的免疫抑制作用效率高，持续时间长。成人每天用量 2 ～ 4g。沙利度胺可以抑制 TNF-α，成人每天 100 ～ 150mg，其副作用是引起嗜睡、末梢神经炎，甚至导致海豹胎。育龄期妇女禁用。

9. 中药　由于本病病因尚不明确，临床尚缺少特效疗法。采用中西医结合方法治疗，病证结合内外兼治，收效较好。

本病可采用滋阴养血，益气健脾，疏肝解郁，理气活血，疏风润燥，滋补肝肾，滋阴清热，活血祛瘀等法治之。如单纯型可采用滋阴清热，养血益肾，疏风润燥等法治之。方药如苔藓饮等加减。药物如当归、白芍、生熟地、女贞子、枸杞子、黄芩、旱莲草、麦冬、白藓皮、香附等。如红斑充血显著，可用平肝清热，活血祛瘀，理气解郁等法治之。糜烂溃疡、渗出破溃者，宜清热降火、解毒凉血、健脾渗湿等法治之。方药如五味消毒饮、化斑解毒汤等加减。

【预后】

1910 年 Hallopean 首次报告了发生癌变的扁平苔藓病例。随后相继有研究报道 0.4% ～ 6.5% 的 OLP 患者发生癌变，因此 2005 年 WHO 将扁平苔藓列为癌前状态，然而有学者对此数据持怀疑态度。直至目前，有关扁平苔藓能否癌变的问题仍然是国际上争论的焦点。多数学者认为，大多数扁平苔藓处于良性过程，但需警惕长期处于溃疡糜烂的病损以及斑块样扁平苔藓。对迁延不愈者应予以追踪观察，必要时活检并进行病理学检查以确定有无异常增生表现，或者手术切除病损。长期刺激是诱导其癌变的重要危险因素，如烟、酒、辛辣、念珠菌等微生物感染等。

Summary

Oral lichen planus（OLP）is a common chronic immunologic inflammatory mucocutaneous disorder. Degeneration of the basal cell layer of the epithelium induced by a cell-mediated immunological reaction plays an important role in the development of lichen planus. OLP is classified as reticular（lacelike keratotic mucosal configurations）, atrophic （keratotic changes combined with mucosal erythema）, erosive （pseudomembrane-covered ulcerations combined with keratosis and erythema） and bullous （vesiculobullous presentation combined with reticular or erosive patterns）. The buccal mucosa is the most common affected site，followed by the tongue，lips and gingiva. The floor of the mouth and palate are less frequently involved. Papular，plaque like，atrophic and erosive lesions are very frequently accompanied by reticular lesions. Reticular papular lesions are generally asymptomatic，while atrophic, erosive and bullous forms are generally associated with pain.

About 15% of patients who have OLP also have skin lesions. The skin lesions are flat violaceous papules with a fine scaling on the surface. Unlike oral lesions，skin lesions are usually self-limiting, lasting only 1 year or less. Three features are considered essential for the histopathologic diagnosis of lichen planus：（1） areas of hyperparakeratosis or hyperorthokeratosis，often with a thickening of the granular cell layer and saw-toothed appearance of the rete pegs；（2） "liquefaction degeneration" or necrosis of the basal cell layer，which is often replaced by an eosinophilic band；and （3） a dense subepithelial band of lymphocytes.

There are currently no known cures for OLP，therefore，the management of symptoms guides the therapeutic approaches. Topical and/or systemic corticosteroids can be prescribed for patients to control the clinical signs and symptoms.

Definition and Terminology

扁平苔藓（oral lichen planus）is a common T cell-mediated chronic inflammatory disorder，characterized by symmetric white keratotic reticular or plaque like lesions on oral mucosa. The keratotic lesions can be accompanied by atrophy or/and erosion.

第二节 口腔白斑病
Oral Leukoplakia

口腔白斑病（oral leukoplakia，OLK）是发生于口腔黏膜以白色病损为主的损害，不能被擦去，临床和组织病理学上不能诊断为其他可定义的损害，属于癌前病变或口腔潜在恶性疾患（oral potential malignant disorders，PMD）。口腔白斑病不包括吸烟、局部摩擦等局部刺激因素去除后可以消退的单纯性过角化症。

临床上可将白斑的诊断分为以下几个阶段：发现白色的黏膜斑块，不能诊断为其他疾病时即可作出临床印象诊断，这种临时性诊断可能包括一部分白色角化症病例；如果去除局部刺激因素2～4周后病损无改善，则可作为临床观察诊断；结合组织病理学检查，未发现任何可定义病损，符合白斑病的损害特征，即可作出组织病理学诊断。

【流行病学】

口腔白斑病的流行病学数据差距较大，1978年至1996年WHO数次修改白斑病的定义导致不同时期的调查报告诊断和纳入标准不统一。如Mehta和Pindborg在印度调查5万多人，患病率为4%。按1978年WHO对白斑病的诊断标准，我国共普查134 492人，患病率为10.47%。而根据1983年WHO修订的白斑病定义及诊断标准调查北京市2018人，患病率则为4.7%。1976年瑞典学者的调查报告显示，30 118人中白斑病患病率为3.6%。

1995—1998年日本学者经过4年随访调查发现，男性和女性白斑病的发病率分别是4.1/1000和0.7/1000。而印度男性年发病率为4/1000，女性为1.9/1000。

【病因及发病机制】

口腔白斑病的发病原因及发病机制尚不清楚。可能与局部长期刺激以及某些全身因素有关。

1.烟、酒等理化刺激因素　烟草是口腔白斑病发生的重要因素。口腔白斑病的发生率与吸烟史的长短以及吸烟量的多少呈正比关系。烟草制品的种类也与白斑病发生率的高低有关，如发生率由高至低依次是：吸旱烟＞吸纸烟＞吸水烟。吸烟方式以及烟草质量也与发生率有关，如将燃烧的一端放入口中的倒吸烟方式导致口腔白斑病和口腔鳞状细胞癌的机会显著增高。劣质烟草诱发口腔白斑病和口腔癌的可能性增加。

烟草中有害物质（如二甲基苯丙芘）的刺激可能是白斑病发生的主要原因。烟雾中的丙烯醛和氰化物可降低口腔黏膜上皮细胞呼吸、抑制RNA生成，使黏膜的角化过程发生异常。此外，吸烟时温度刺激也与白斑形成有关。

酒精是发生口腔白斑病的另一危险因素，与酒的类型以及饮酒方式无关。过烫或酸辣食物、槟榔等局部理化刺激因素可能与口腔白斑病有关。

2.白念珠菌感染　有些研究报道白斑的发生和白念珠菌感染关系密切，认为白念珠菌感染是引起白斑的原因，而不仅是并发的感染。研究者将这种白斑称为念珠菌白斑。念珠菌白斑好发于口角内侧三角区，刮取黏膜组织或活检切片 PAS 染色可发现垂直伸入上皮层的菌丝，上皮呈过度角化或角化不全，有炎症细胞浸润及渗出物，棘层显著增生，有丝分裂较正常黏膜高。此型白斑癌变可能性大。也有持不同意见者认为，念珠菌白斑是白斑的继发感染。Cawson 报道 138 例白斑病中 16.8% 伴有白念珠菌感染。他还强调白念珠菌可以增加上皮异常增生，因此可能促使白斑癌变。这些现象在动物模型上亦得到证实。所以白念珠菌感染作为产生白斑的因素不可忽视。

3. 人乳头瘤病毒　近年由于人乳头瘤病毒（human papilloma virus，HPV）与口咽癌的关系，HPV 在白斑发生发展中的作用也备受关注。多数研究发现，口腔白斑组织中 HPV DNA 含量增高，提示 HPV 可能参与白斑的发生。但是仍有很多学者对上述观点持有异议。

4. 全身因素　包括微量元素、微循环改变、遗传易感因素、脂溶性维生素缺乏等。研究发现，机体中锰、锶、钙缺乏与白斑发生显著相关。其中与锰的关系最为密切。口腔白斑病患者使用活血化瘀药物改善微循环后，病变缓解，考虑本病可能与微循环障碍有关。上皮代谢与维生素紧密相关，维生素 A 缺乏时可使上皮过度角化，维生素 E 缺乏造成上皮氧化异常，使之对刺激敏感而易患白斑。

【临床表现】

白斑病好发于 50 岁以上男性，近年女性也有增多趋势，30 岁以下患者少见。可发生于口腔黏膜任何部位，以颊黏膜最多见，唇、舌（包括舌背、舌腹、舌缘）亦较多。上腭、牙龈及口底亦可发生白斑，但较上述部位少见。

白斑病临床表现为口腔黏膜上发生的白色斑块，质地紧密，界限清楚，并稍高于黏膜表面。与正常黏膜比较其弹性及张力降低。病损范围可以小而局限，也可以是大面积而广泛分布。颜色可以为乳白、灰白或微黄的白色。病损表面可为粗糙不平的皱纸状，或表面有颗粒增生，或呈疣状突起，或发生糜烂。也可在白色病变中掺杂一些发红的区域。发生于腭部的白斑表现为硬腭白色角化病变上可见红色脐状凹陷点，此乃腭腺导管口。发生于口底和舌侧缘的白斑易癌变。

患者多无明显的自觉症状。部分患者有粗涩不适感。白斑如果发生糜烂则引起疼痛。白斑的临床表现变化较大，且各种不同的表现其预后也不尽相同。因此参考 WHO 和我国两病协作组会议的分型标准，将白斑分为均质型和非均质型。非均质型包括疣状型、颗粒型和溃疡型。

1. 均质型白斑（homogeneous type）　病损特点表现为白色斑块，微高出黏膜面，表面略粗糙，呈皱纹纸状。有时出现细小裂纹。一般无自觉症状，或有发涩感（图 9-8）。

2. 疣状型白斑（verrucous type）　病损表现为白色斑块，厚而高起，表面呈刺状或结节状突起。质较硬，有粗糙感（图 9-9）。增殖性疣状白斑（proliferative verrucous leukoplakia，PVL）是

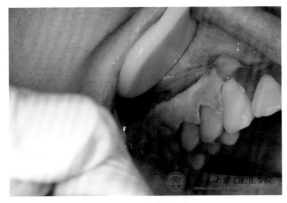

图 9-8　均质型白斑
（北京大学口腔医院供图）

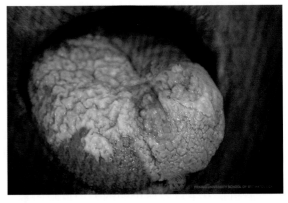

图 9-9　疣状型白斑
（北京大学口腔医院供图）

疣状白斑的亚型，易复发，具有侵袭性增殖特征。PVL 可能起源于均质型白斑，进一步发展为不同程度的异常增生性疣状表现，具有高癌变风险，可能发现时即已进入疣状癌或鳞状细胞癌阶段。PVL 好发于老年女性，下颌牙龈好发。尽管尚未被证实，但是多数学者怀疑其与病毒感染有关。

3. 颗粒型白斑（granular type）　病损特点为在发红的黏膜面上有细小颗粒样白色角化病损，高出黏膜面，表面不平似绒毛样（图 9-10）。多有刺激痛。本型多数可查到念珠菌感染。

4. 溃疡型白斑（ulcerous type）　病损特点为在白色斑块基础上有溃疡形成（图 9-11）。常有明显的疼痛。

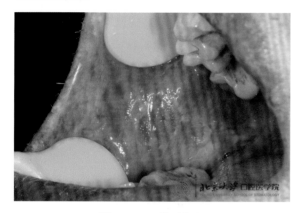

图 9-10　颗粒型白斑
细小颗粒样白色角化病损
（北京大学口腔医院供图）

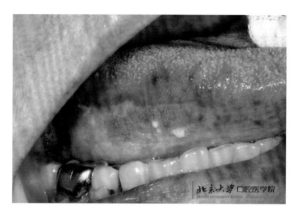

图 9-11　溃疡型白斑
（北京大学口腔医院供图）

以上各型中，均质型患病率最高，其他各型患病率较低。均质型、疣状型或颗粒型可以演变发展成溃疡型。

【组织病理】

白斑病的组织病理学表现为上皮过度正角化或过度不全角化。颗粒层明显，棘层增厚，上皮钉突较大。结缔组织中有数量不等的炎症细胞浸润。疣状白斑特征为上皮增厚，表面高度过角化，有角质栓塞使表面呈刺状突起。溃疡型白斑的上皮则有破坏形成溃疡。但根据上皮增殖和紊乱的程度可以将白斑病的病理变化分为两种情况。

1. 上皮单纯性增生　上皮单纯性增生时没有异常的上皮细胞。表面的过度角化可为过度正角化及 / 或过度不全角化。固有层中有炎症细胞浸润。均质型白斑多属此种病理变化。

2. 上皮异常增生　如果白斑在组织学上的变化具有上皮异常增生，则有较大的恶变倾向。WHO 口腔癌前病变协作中心公布的上皮异常增生的诊断标准有 12 项：①基底细胞极性改变；②上皮分层不规则，排列紊乱；③基底层增生，出现多层基底细胞；④上皮钉突呈滴状；⑤核分裂增加，有丝分裂增加，有时有异常有丝分裂；⑥核浆比例增加；⑦核染色质增加；⑧核浓染；⑨核仁增大；⑩细胞多形性，异形性；⑪棘层内出现单个细胞或细胞团角化；⑫细胞间黏合性丧失。具备以上改变中的 2 项者为轻度异常增生，2 ～ 4 项为中度异常增生，5 项或 5 项以上为重度异常增生。

WHO 建议在口腔白斑病的病理诊断报告中必须注明是否伴有上皮异常增生，以便于临床采取相应的治疗措施。

【诊断】

口腔白斑病的诊断需根据临床表现和病理表现作出综合判断才能完成。脱落细胞检查和甲苯胺蓝染色等可辅助判断口腔白斑的癌变情况。

脱落细胞检查是刮取病变区表面细胞，经巴氏染色，可见早期癌变的脱落细胞，其特点是细胞核增大 1 ～ 5 倍，核浆比例增加，核浓染，细胞异型性，胞质空泡形成，核膜模糊等。

甲苯胺蓝染色法：将 1% 甲苯胺蓝液涂于擦干的病损表面，20 秒后用 1% 醋酸洗去。深蓝色着色部位为可疑癌变部位，此处可作为组织活检部位。

口腔白斑病的分类及病程分期有助于判断病情，见表 9-1。

表 9-1　口腔白斑病分类及病程分期系统

L（病损面积）	
L1	单个或多个病损总面积<2cm
L2	单个或多个病损总面积 2 ～ 4cm
L3	单个或多个病损总面积>4cm
P（病理改变）	
P0	无上皮异常增生
P1	轻度或中度异常增生
P2	重度异常增生
分级系统	
Ⅰ级	L1P0
Ⅱ级	L2P0
Ⅲ级	L3P0 或 L1/L2P1（即病损面积为 L1 或 L2）
Ⅳ级	L3P1 或 L1/L2/L3P2（即任何大小的病损面积）

【鉴别诊断】

1. 白色角化症　白色角化症是由于黏膜长期受明显的机械或化学因素刺激而引起的白色角化斑块。如口腔内的残根、残冠、不良修复体或吸烟产生的烟碱等均为常见的刺激因素。白色角化症的白色斑块呈淡白色或乳白色（角化层较厚时）。表面较平滑无结节。基底柔软，黏膜弹性及张力无明显变化。一般情况下长期处于稳定状态。如除去上述刺激后病损会逐渐变薄，最后完全消退。组织学变化主要表现为上皮表层过角化及棘层增厚，无上皮异常增生。固有层有少量炎症细胞浸润。这种病变和白斑病不同，基本上是良性病变。

2. 白色水肿　白色水肿多见于颊黏膜。表现为黏膜增厚发白，但很柔软，弹性正常。口镜牵拉后，白色病损可以减轻或消失。吸烟者往往开始有白色水肿，久之可形成白色角化斑。组织病理变化为上皮增厚，上皮细胞内水肿，表层往往无角化。

3. 白色海绵状斑痣　为一种家族遗传性疾病，有时可见父子两人同时患病。病损表现为黏膜增厚发白，但较柔软，有轻微的皱褶。不像白斑发硬粗糙。病变以颊黏膜最常见，面积较大。也可见于口腔黏膜其他部位。鼻腔、外阴、肛门等处黏膜亦可发生同样病变。病理变化为上皮增厚，上皮细胞内水肿。棘细胞胞浆内有嗜伊红物质在细胞核周围聚集。

4. 迷脂症　为皮脂腺异位。临床表现为黏膜上出现高于黏膜面的黄白色小斑点或小颗粒，可丛集成斑块样。以两颊黏膜及唇部黏膜多见。

5. 念珠菌病　伪膜型口腔白念珠菌病可以表现为白色凝乳状绒膜，可以剥离而留下充血的黏膜面。本病多见于婴幼儿、长期患病年老体弱者以及免疫功能低下的患者。

慢性增殖型念珠菌病因真菌能穿破上皮细胞的细胞膜进入细胞内寄生，进而引起上皮细胞的增殖，形成白斑样的病损。活检用过碘酸雪夫染色法染色可在上皮内发现念珠菌菌丝，上皮浅层有微小脓肿。病损涂片亦可发现菌丝。

6. 扁平苔藓　本病临床特征为黏膜上出现白色丘疹组成的白色条纹。这些条纹相互交织形成网状、环状、树枝状等。除舌背病变可呈白色斑块及条纹外，其他部位口腔黏膜很少形成斑块。病变基底黏膜多数表现充血发红。并可有糜烂，糜烂可反复发作。病变部位也可变换。随全身情况好转口腔病情亦可好转。部分患者可伴有皮肤病损。典型的皮损为多角形丘疹，自觉症状主要为瘙痒。

病理变化特点主要为上皮基底层有液化变性。固有层有大量淋巴细胞浸润，形成致密的淋巴细胞浸润带。而白斑病变无此特点。

7. 口腔黏膜下纤维化　本病为一种慢性进行性疾病。主要与咀嚼槟榔有关。病损表现为黏膜淡白色，似云雾状，并可触及黏膜下纤维性条索。以颊部多见。舌背亦可见黏膜发白，舌乳头萎缩。上腭可呈灰白色，悬雍垂缩小。后期，舌运动及张口受限，吞咽困难。自觉症状有烧灼感、口干及刺激性痛。

病理变化为上皮增生或上皮萎缩，有时增生及萎缩同时存在。有些可见上皮异常增生。上皮下可见胶原纤维呈束状或片状增生，并有玻璃样变性。

【防治】

目前口腔白斑病尚无根治方法。其治疗原则是：卫生宣教、消除局部刺激因素、监测并预防癌变。主要治疗药物是去角化药物，监测和预防癌变的重要手段是组织病理活检和定期随访。

1. 卫生宣教（oral hygiene instruction）　加强口腔健康卫生宣教是口腔白斑病早期预防的重点。

2. 去除刺激因素（eliminating possible causes）　提倡健康生活方式，如戒烟，戒酒，戒除咀嚼槟榔习惯，少食酸、辣、烫、麻等刺激食物；去除残根、残冠、不良修复体等口腔内一切机械刺激因素。

3. 药物治疗（medical treatment）

（1）维生素 A 及维生素 A 酸：维生素 A 可维持上皮组织结构的完整及健全，缺乏时会出现上皮干燥、增生和角化。成人每次 2.5 万单位，每天 1 ～ 2 次口服。

维生素 A 酸是维生素 A 的中间代谢产物，可促进上皮细胞增生分化，溶解角质，从而防止上皮过度角化。仅用于角化程度较高的白斑。口服时，初始剂量宜小，每次 5mg，每天 2 ～ 3 次，若能耐受可逐步加大剂量至每天 20 ～ 30mg。不良反应包括：唇炎、口干、结膜炎、甲沟炎、脱发、光敏感、皮肤色素改变等。患者还可出现头痛、头晕、轻度腹泻、鼻出血、肝损伤、高脂血症。因其可致畸胎，孕妇禁用。因全身使用副作用大，所以推荐局部用药。0.1% ～ 0.3% 维生素 A 酸软膏或 1% 维胺酸局部涂擦，每天 1 ～ 2 次，病损减轻后减量使用。治疗一至数周后白斑可逐渐消退，但是部分患者停药后复发。充血、糜烂的病损不推荐使用。

（2）维生素 E：维生素 E 属于抗氧化剂，在体内能保护其他物质不被氧化，减少过氧化物质生成。维生素 E 是某些辅酶系统的辅助分子，可增加多功能氧化酶活性，改善细胞功能，促进细胞修复。

维生素 E 可防止维生素 A 在消化道内被氧化，有利于吸收并延长其肝内储存时间。故可单独或与维生素 A 联合使用。每次 50mg，每天 3 次口服。

（3）其他：番茄红素、β 胡萝卜素等也可用于白斑病治疗。

4. 外科治疗（surgical treatment）　外科手术切除白斑仍是目前不可缺少的治疗方法。虽然少数病例手术后仍有复发，但对于上皮重度异常增生病损、发生于癌变危险区的白斑，以及疣状型、颗粒型、溃疡型等非均质型白斑需及时采取手术方法治疗。轻至中度异常增生病损可以暂缓外科治疗，但必须密切追踪，如有恶变倾向或发生于危险区则考虑手术切除。

5. 随访（follow up）　目前，对于白斑病的随访频率尚未达成国际共识。多数学者认为，无论病损是否完全切除均应于术后第 1 年内每 3 个月复查 1 次，若无复发可延长至每 6 个月复查 1

次，5 年未复发者可以采取患者自我检查的方式。如果出现临床变化可再次活检。

【预后】

口腔白斑病属于癌前病变，据 WHO 公布的资料显示，口腔白斑病癌变率为 3% ～ 5%。病理检查有无异常增生及异常增生程度是目前预测癌变风险最重要的指标。白斑病患者伴有以下情况时癌变倾向较大，应严密随访观察，必要时可多次活检。

有诸多因素可导致白斑发生癌变，如：

1. 病理　伴有上皮异常增生者，程度越重越易癌变。

2. 临床类型　疣状型、颗粒型、溃疡型及伴有念珠菌感染、HPV 感染者。

3. 病损部位　舌缘、舌腹、口底及口角等部位是恶变危险部位。

4. 时间　病程长者。

5. 吸烟　不吸烟者。

6. 性别　女性，尤其是不吸烟的年轻女性。

7. 面积　白斑病损面积大于 200mm^2 的患者。

Summary

Oral leukoplakia（OLK）is currently defined as "a white patch or plaque that cannot be characterized clinically or pathologically as any other disease"（WHO，1978）. Leukoplakia is the most common oral lesion that may become malignant. The cause of OLK is unclear, but associated with several factors including tobacco, alcohol, candidiasis, electrogalvanic reactions, and（possibly）herpes simplex and papillomaviruses.

OLK is more frequently found in men and adults older than 50 years of age. Approximately 70% of OLK lesions are found on the buccal mucosa, vermilion border of the lower lip and gingiva. OLK is classified into four types: homogeneous leukoplakia, nodular（speckled）leukoplakia, verrucous leukoplakia and ulcerative leukoplakia.

Histologically, OLK is characterized by variable patterns of hyperkeratosis and chronic inflammation. Definitive treatment involves surgical excision although cryosurgery and laser ablation are often preferred because of their precision and rate of healing. Antioxidant nutrients and vitamins may be recommended to patients. Programs have included single and combination dosages of vitamins A, C, and E, beta carotene, analogues of vitamin A, and diets that are high in antioxidants and cell growth suppressor proteins（fruits and vegetables）.

After surgical removal, long-term monitoring is important since recurrences are frequent and additional leukoplakias may develop.

Definition and Terminology

口腔白斑病（oral leukoplakia）is currently defined as "a white patch or plaque that cannot be characterized clinically or pathologically as any other disease"（WHO，1978）. Leukoplakia is the most common oral potentially malignant disorder.

第三节 口腔红斑病
Oral Erythroplakia

口腔红斑病（oral erythroplakia）又称凯拉增生性红斑（erythroplasia of Queyrat）、红色增殖性病损（erythroplastic lesion），是一种癌前病变。1978 年 WHO 将其定义为"口腔黏膜上出现的鲜红色斑片，呈天鹅绒样。临床及病理学上不能诊断为其他疾病者"。口腔红斑病少见，有限的流行病学资料来自对南亚和东南亚地区的调查，报告显示该病的患病率是 0.02% ～ 0.83%。

本病由凯拉（Queyrat）于 1911 年首先提出，故又名凯拉增生性红斑。1912 年 Bowen 报道发生于皮肤以及龟头、阴道、口腔等黏膜部位的一种原位癌，称为 Bowen 病。有人认为，红斑病是 Bowen 病的亚型，有时难以鉴别。红斑病只发生于黏膜或黏膜皮肤交界处，而 Bowen 病除黏膜外可发生于各处皮肤。

【病因】

口腔红斑病病因不明。目前认为口腔红斑病的发生与烟、酒摄入以及在此过程中发生的遗传学改变有关。红斑发生过程中包含了原癌基因的激活以及抑癌基因及 DNA 损伤修复基因的受损或缺失。这些突变的发生削弱了基因组对细胞正常分裂的监控能力。随着突变的逐渐发生，上皮细胞最终发生癌变。

【临床表现】

口腔红斑病好发于中老年患者，无性别差异。临床表现为大小不等的鲜红色斑块或斑片，边界清楚，表面或光滑，或在红斑基础上有颗粒增生。病变可发生于口腔和口咽部黏膜的任何部位。多为单独发生。患者多无明显自觉症状，有些有轻微刺痛，很容易被忽视而贻误治疗。尚未发生癌变的红斑病比较少见，而一旦发现，则往往表现为组织病理学上的异常增生甚至原位癌。

口腔红斑病分以下三个类型：

1. 均质型红斑（homogeneous erythroplakia） 红斑表面光滑，柔软，似"上皮缺失"。病损边界清楚，直径为 0.5 ～ 2cm。红斑区内有时可见外观正常的黏膜。本型多见于颊、腭等处黏膜。

2. 间杂型红斑（interspersed erythroplakia） 红斑中间间杂白色颗粒样角化病变，红白相间，易与扁平苔藓混淆。以舌腹、口底等部位多见。

3. 颗粒型红斑（granular erythroplakia） 红斑表面有红色颗粒，稍高出黏膜表面，可发生于口腔黏膜各个部位。此型往往是原位癌或早期浸润癌。

以上三型中，间杂型红斑特点为红斑基础上有白色角化病变，其表现与颗粒型白斑相同。虽然将其归入红斑病中，实际上与颗粒型白斑含义相同。红斑病更易恶变，需高度警惕。

【病理】

病变表层主要为角化不全或混合角化，单纯正角化较少见。上皮增生，上皮钉突增大伸长，而钉突之间的上皮萎缩变薄，使结缔组织更接近表面。又因结缔组织中血管扩张、充血及血管增生，故在临床上表现为红斑。颗粒形成的原因是上皮钉突增大处的表面形成凹陷，而高突的结缔组织乳头即形成临床所见的颗粒。结缔组织中有炎症细胞浸润。多数红斑的病理学检查可见上皮异常增生，或者已经进展为原位癌或浸润癌。

【诊断】

红斑病的诊断需要依靠临床和组织病理学表现，最终诊断必须有组织病理学支持。红斑病有以下临床特点：

1. 病损表现为无明确原因引起的红斑。例如无创伤因素，无局部或全身感染引起的炎症，亦无其他任何可引起黏膜发红的疾病等。

2. 红斑界限较清楚。自觉症状不明显，或无自觉症状。

3. 常规抗感染治疗无效。

甲苯胺蓝染色是一种简便、快速的检查口腔黏膜早期癌变的方法。甲苯胺蓝染料能与核酸结合而显色。当细胞代谢活跃，核酸大量增加时，黏膜呈深蓝色。利用该方法可判断上皮细胞状态及指导临床确定组织活检部位。取染色阳性区域活检准确性高。

【鉴别诊断】

1. 糜烂型扁平苔藓　中年女性多见，病损多对称分布。充血黏膜病损周围可见白色网纹或斑块。白色病损稍高出黏膜表面，边界不清。充血、糜烂病损经常发生变化。病理检查见上皮角化不全，基底细胞液化变性，固有层淋巴细胞带状浸润。而红斑病损边界清楚，表面呈天鹅绒样柔软而平整或伴有颗粒或结节。红斑病损相对稳定，不易愈合。病理表现为上皮异常增生，可能已是原位癌或早期浸润癌。

2. 义齿性口炎　均质型红斑病要与义齿性口炎引起的红斑鉴别。后者为念珠菌感染而引起的黏膜病变，义齿的组织面可找到念珠菌菌丝，抗真菌治疗有效。

3. 口腔结核　颗粒型红斑病要与口腔结核的颗粒增生病变相鉴别，组织病理学变化以及结核相关的辅助检查有助于鉴别，如 X 线检查以及结核菌素实验、病损区分泌物的抗酸染色、结核分枝杆菌分离培养等病原学检查。

【治疗】

1. 对临床上出现的红斑首先给予抗感染治疗，如经治疗 1～2 周后仍无好转则应取活检明确诊断。

2. 应除去口腔内一切刺激因素。

3. 如已确诊为尚未发生癌变的红斑病，应给予手术、激光、冷冻或放疗等措施以除去病变，不宜保守治疗，因红斑病恶变倾向大，且有些可能已经发生癌变。

Summary

Erythroplakia has been defined as a "bright red velvety plaque or patch that cannot be characterized clinically or pathologically as a result to any other condition." Although the etiology of erythroplakia is uncertain, most cases of erythroplakia are associated with heavy smoking, with or without concomitant alcohol abuse.

Erythroplakia occurs predominantly in older men, in the sixth and seventh decades of life. Erythroplakias are more commonly seen on the floor of the mouth, the ventral tongue, the soft palate and the tonsillar fauces, all prime areas for carcinoma development. These lesions are commonly described as erythematous plaques with a soft velvety texture that are asymptomatic.

Histologically, 80% to 90% of cases of erythroplakia have severe epithelial dysplasia, carcinoma in situ or invasive carcinoma. A biopsy is mandatory for lesions persistent over 1 week of observation following the elimination of suspected irritants. Long-term follow-up is mandatory.

Definition and Terminology

红斑病（erythroplakia）has been defined as a "bright red velvety plaque or patch which cannot be characterized clinically or pathologically as a result to any other condition".

第四节 口腔白色角化症
Oral Leukokeratosis

口腔白色角化症（oral leukokeratosis）又称口腔白色角化病、良性角化病（benign hyperkeratosis），是长期机械或化学刺激造成的口腔黏膜局部白色角化斑块或斑片。

【病因】

长期机械或化学刺激是白色角化症发生的主要原因。牙齿的残根、残冠，不良修复体或烟草等刺激最为常见。刺激去除后病损可逐渐变薄或消退。

【临床表现】

白色角化症可发生于口腔黏膜的任何部位，以颊、唇、舌部最常见。表现为灰白色、浅白色或乳白色边界不清的斑块或斑片，不高或略高出黏膜表面，表面平滑基底柔软。与周围正常黏膜相比，病损黏膜质地及弹性无明显变化。

发生于硬腭白色角化症表现为弥漫的灰白色或浅白色角化斑片，中央散在分布红色点状区域，是腭腺的开口。这主要由于长期烟草刺激造成的，因而又称烟碱性（尼古丁性）白色角化病（leukokeratosis nicotina palati stomatitis）或烟碱性（尼古丁性）口炎（nicotinic stomatitis）。患者可有干涩、粗糙等自觉症状（图 9-12，13）。

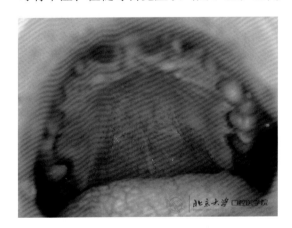

图 9-12 吸烟者腭
上腭黏膜广泛白色角化
（北京大学口腔医院供图）

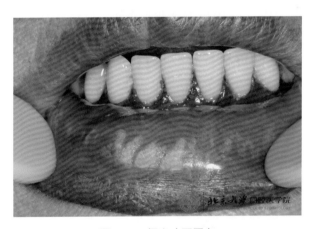

图 9-13 烟斑（下唇）
（北京大学口腔医院供图）

【组织病理】

上皮过度角化或部分角化不全，上皮轻度增厚，棘层增厚或不增厚，上皮钉突伸长，基底细胞正常，基底膜清晰完整，固有层无炎症细胞浸润或少量浆细胞和淋巴细胞浸润。

【诊断】

根据临床表现，即口腔黏膜局部白色或灰白色斑块、斑片，结合不良修复体、残根、残冠等与病损对应的局部刺激因素以及长期吸烟史即可诊断。通常去除刺激 2～4 周后，白色病损颜色变浅，范围明显缩小，甚至消失。

【鉴别诊断】

1. 白色水肿 白色水肿多见于双颊黏膜咬合线处，表现为灰白色或乳白色半透明的斑膜，柔软。有时出现皱褶，牵拉后病损颜色变浅或消失。患者无自觉症状。本病为良性损害，原因不明，可能与吸烟、进食刺激性食物等局部因素有关。组织病理学表现为上皮增厚，上皮细胞内水肿，空泡性变，细胞核固缩或消失，基底层无变化。

2.颊白线　位于双颊或双侧后牙咬合线对应黏膜，呈连续的白色或灰白色线条，与牙列外形吻合，水平向延伸，多由于咀嚼时牙齿持续性刺激所致。成年人常见，患者无自觉症状。组织病理学表现为上皮细胞内水肿。

3.口腔白斑病　白色角化症易与白斑病混淆。白斑病病损周围无明显刺激因素，或者采取戒烟、调磨牙尖等措施去除可疑因素后，白色斑块样病损仍然不消失。

【治疗】

去除刺激因素，观察；角化严重者可局部使用维A酸类药物治疗。

第五节　白色海绵状斑痣
White Sponge Nevus

白色海绵状斑痣（white sponge nevus，WSN）又称白皱褶病（white folded disease）、软性白斑（soft leukoplakia）、家族性白色皱襞黏膜增生（familial white folded hyperplasia of mucous membrane），是一种少见的常染色体显性遗传性疾病。

【病因】

1909年Hyde首先报道本病，1935年Cannon将该病正式命名。目前认为，白色海绵状斑痣是家族遗传性疾病，主要与位于12q13染色体上编码角蛋白4（keratin 4）和17q21染色体上编码角蛋白13（keratin 13）的基因变异有关。近年有研究报告，少数散发病例缺乏明显的家族遗传性。

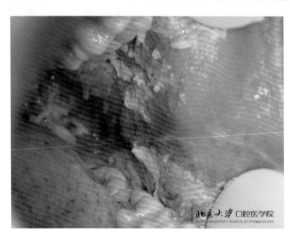

图9-14　白色海绵状斑痣
灰白色水波样皱褶
（北京大学口腔医院供图）

【临床表现】

白色海绵状斑痣发生无明显性别差异。婴幼儿期即可发病，青春期发展迅速，成年后趋于静止状态，因此年轻患者的病损比中老年患者更明显。本病主要影响颊黏膜、口底、舌腹黏膜，偶可见于鼻腔、阴道、肛门等处。病损表现为灰白色水波样皱褶，似海绵，柔软有弹性。有时皱褶可被无痛性剥离，露出正常组织面（图9-14）。病损对称性分布，多无自觉症状。

【组织病理】

上皮明显增厚和角化不全。棘细胞增大，层次增多，有时可达40～50层。上皮细胞呈不同程度的水肿和空泡性变，通常在基底层上区域并延伸至接近表层，以棘细胞浅层和角化层最明显。白色海绵状斑痣的特征性表现是棘细胞质内可见细胞核周围聚集的嗜伊红染色物质，该物质是断裂并聚集的角蛋白丝，它有助于与白色水肿鉴别。

【诊断】

根据家族史和临床表现可作出初步诊断，进一步确诊必须依靠组织病理学检查。

【鉴别诊断】

1.白色水肿　多见于双颊黏膜咬合线处，表现为灰白色或乳白色半透明的斑膜，柔软。有时出现皱褶，牵拉后病损颜色变浅或消失。可发生于任何年龄，无家族遗传性。组织病理学表现为上皮增厚，上皮细胞内水肿，空泡性变，细胞核固缩或消失，基底层无变化。而白色海绵状斑痣有家族遗传特征，青少年时期最明显，病理学检查可见棘细胞质内细胞核周围聚集的嗜伊红染色物质。

2. 口腔白斑病　表现为白色斑块，表面粗糙、稍硬，不能被揭去。部分白斑可癌变。本病好发于成年人，无家族遗传特征。组织病理学表现为上皮过度正角化或过度不全角化。

3. 扁平苔藓　好发于中年女性，病损为白色网纹或条纹等，不能被刮除或揭下，病损多对称分布。病理学显示基底细胞液化变性，固有层内淋巴细胞浸润带。而白色海绵状斑痣发病年龄早，损害表面散布小滤泡，状似海绵，无角化条纹。

【治疗】

本病无症状时无需治疗。治疗时可选择四环素族类药物局部含漱，或者局部涂擦维 A 酸制剂，但停药后可复发。本病无恶变风险。

Summary

White sponge nevus（WSN）is a rare autosomal dominant disorder. It predominantly affects noncornified stratified squamous epithelium that is characterized by bilateral, white, soft and "spongy" plaques in the mucosa. The surface of the plaque is thick and folded, and can be peeled away from the underlying tissues. The buccal mucosa is most commonly affected, followed by the mucosa of the lip, lingual margin, ventral tongue and floor of the mouth. Extraoral involvement in nasal, esophageal, rectal or anogenital mucosa is occasionally reported.

WSN is putatively attributed to mutations of keratin 4 and/or keratin 13 that are specifically composed of keratin intermediate filaments in the spinous layer of nonkeratinizing stratified epithelium.

Histologically, the affected lesions displayed different degrees of epithelial edema or vacuolization extending from the parabasal region to near the surface, especially in both the shallow spinous and keratinized layers. In addition, there are dispersed keratohyalin granules in the shallow spinous layer, and, more importantly, conspicuous perinuclear eosinophilic condensation of the cytoplasm of the prickle cells.

No treatment is indicated for this benign and asymptomatic condition. Patients may require palliative treatment if the condition is symptomatic. One study has reported partial relief of symptoms with a tetracycline rinse.

Definition and Terminology

白色海绵状斑痣（white sponge nevus）is a rare autosomal dominant disorder that is characterized by a bilateral, white, soft and "spongy" plaques in the mucosa.

第六节　盘状红斑狼疮
Discoid Lupus Erythematosus

盘状红斑狼疮（discoid lupus erythematosus, DLE）是累及皮肤黏膜的一种慢性自身免疫性疾病，是红斑狼疮（lupus erythematosus, LE）中最轻的类型，以皮肤黏膜损害为主，一般无全身器官、系统受累情况。病损以持久性红斑，中央萎缩凹下呈盘状为典型特征。DLE 发病率为 0.4%～0.5%，20～40 岁女性多见，女性患者是男性的 2 倍。DLE 属于癌前状态。

红斑狼疮的分类一直以来存在较大争议。Gilliam 分类法将红斑狼疮分为慢性皮肤红斑狼疮（chronic skin lupus erythematosus，CCLE）、亚急性皮肤型红斑狼疮（subacute cutaneous lupus erythematosus，SCLE）、急性皮肤红斑狼疮（acute skin lupus erythematosus，ACLE）。目前国内外常用的方法将其分为盘状红斑狼疮、系统性红斑狼疮（systemic lupus erythematosus，SLE）、亚急性皮肤型红斑狼疮和特殊型红斑狼疮（包括深在型、肥厚型、不全型、急性局限性水肿型和冻疮型）。

【病因】

本病病因不清，是机体发生自身免疫病理过程的结果。B 淋巴细胞多克隆活化，产生各种自身抗体，自身抗原与自身抗体间的免疫反应是疾病发生的免疫病理学基础。大量研究结果显示，其发病可能与遗传、感染、性激素和环境因素有关。

1. 遗传因素　部分患者有家族史，且通过人类白细胞抗原（HLA）研究获得初步证实。DLE 的发生常依赖多个易感基因的共同参与并受环境因素的影响。

2. 感染因素　有人认为，红斑狼疮的发病与某些病毒感染有关。患者真皮层的血管内皮细胞、血管周围成纤维细胞中，发现类似副黏病毒结构，但其意义尚不清楚。经氯喹治疗后这些结构出现的频率减少。此外，有的患者于 DLE 发病前曾有结核分枝杆菌、链球菌等感染或其体内存在某种感染病灶。

3. 物理因素　紫外线能够诱发 DLE 病损或使原有病损加剧。紫外线主要通过直接损伤角质形成细胞，导致"隐蔽抗原"释放或者诱导"新抗原"表达等机制诱发 DLE。

4. 内分泌因素　本病女性显著多于男性且多发于生育期，提示本病可能与雌激素水平相关。有研究发现，50% 男性 SLE 患者血清雌二醇水平升高，而 65% 患者睾酮水平降低，雌二醇 / 睾酮比值较健康对照组高。

5. 药物因素　某些药物（如氯丙嗪、肼苯达嗪、异烟肼、青霉胺、保泰松等）可诱发红斑狼疮。

DLE 的发病机制可能是：具有红斑狼疮遗传易感性的人，在上述各种诱因作用下，机体正常自身免疫耐受机制被破坏，发生多种免疫异常。有学者认为，DLE 可能是由 Ⅳ 型超敏反应引起，其特异性黏膜皮肤病损可由 T 淋巴细胞介导的自身免疫性损伤来解释。同时，也可合并体液免疫反应异常，导致免疫复合物沉积后引起组织损伤。直接免疫荧光检查，在病损基底膜处有自身免疫球蛋白和补体等呈连续、粗细不均的带状沉积，称为"狼疮带"。

【临床表现】

DLE 是皮肤黏膜红斑狼疮中最常见的类型。根据病损分布特点 DLE 又被分为局限型和播散型。病损超出头面部范围时称为播散型，相反则称为局限型，多数发生于口腔黏膜的损害属于局限型 DLE，无全身症状和体征。

口腔黏膜是 DLE 的好发黏膜部位，25%～30% DLE 患者有口腔损害。口腔黏膜病损可以单独发生，也可以与皮肤损害合并出现。

1. 口腔损害　口腔损害特征为圆形或椭圆形红斑，糜烂凹下似盘状，边缘稍隆起，界限清楚，周边有放射状排列的白色细短条纹。

口腔损害可发生于口腔任何部位，以下唇唇红部多见，可能与下唇易受日光照射有关。病变区可向唇红缘延伸累及皮肤，使唇红与皮肤界限模糊，破坏了正常的唇缘线外形导致唇红与皮肤界限消失，这是 DLE 的特征性表现之一。

唇红部病损常出现糜烂，病发初起为暗红色丘疹或斑块，随后形成红斑样病损或片状糜烂。由于唇红黏膜乳头层接近上皮表面，而乳头层内血管丰富，糜烂后血液渗出形成黑色血痂，继发感染时则出现灰褐色脓痂。长期慢性病损可导致唇红及唇周皮肤色素沉着或有状似"白癜风"的脱色斑。病损发生于唇红部时，患者自觉症状少，有时有微痒、刺痛或烧灼感。病损也可发生于口内黏膜，其中以颊黏膜较多见。病损多不对称，边界较清晰，表现为形状不规则、大小不等的红斑，可伴有糜烂，四周有排列整齐的放射状白色短条纹，略高出黏膜表面。有时也可累及舌背、舌腹（缘）、牙龈及软硬腭黏膜（图9-15，16，17）。

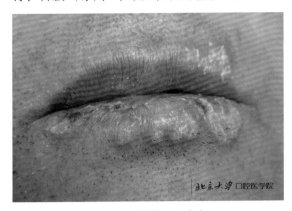

图 9-15 盘状红斑狼疮
病损越过唇红缘
（北京大学口腔医院供图）

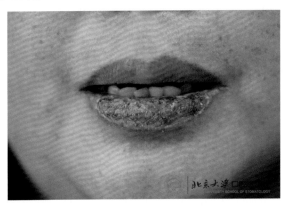

图 9-16 盘状红斑狼疮（唇部）
（北京大学口腔医院供图）

2. 皮肤损害 80%的DLE病损发生于面部、头皮和颈部等光暴露部位，以头面部最常见。表现为界限清楚的紫红色丘疹或斑块，表面有黏着性鳞屑。去除鳞屑可见扩张的毛囊孔，而取下的鳞屑状似"图钉"，即"角质栓"。陈旧性皮损中央萎缩、毛细血管扩张和色素减退。头皮损害可导致永久性秃发，耳廓病损酷似冻疮（图9-18）。

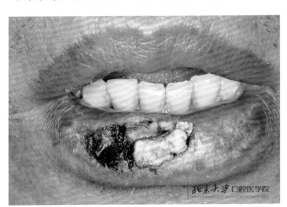

图 9-17 盘状红斑狼疮
唇部糜烂、出血，周围伴有白色放射状短条纹
（北京大学口腔医院供图）

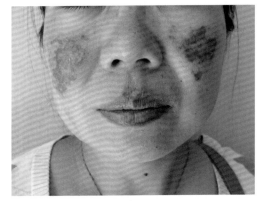

图 9-18 盘状红斑狼疮（颧部皮肤）
（北京大学人民医院供图）

患者对日光敏感，当受到强烈阳光照射，会引起盘状红斑狼疮急性发作、糜烂加重。

3. 全身症状 DLE患者局部可伴有瘙痒、刺痛、灼热等不适。一般无全身症状，少数可伴胃肠道症状、不规则发热，乏力，关节酸痛或关节炎、淋巴结肿大、心脏病变、肾病变、肝脾大等。但出现全身症状者本身有可能就是早期SLE，因此有必要对这些患者进一步做免疫学检查，以排除系统性红斑狼疮。

【病理】

1. 组织病理（histopathology） 上皮过度角化或不全角化，角化层可有剥脱，颗粒层明显。皮肤病损有时可见角质栓。棘层萎缩变薄，有时可见上皮钉突增生伸长，基底细胞液化变性。上皮与固有层间形成裂隙和小水疱，基底膜模糊不清。

固有层毛细血管扩张，血管内见玻璃样血栓。血管周围密集淋巴细胞和少量浆细胞浸润，血管周围可见类纤维蛋白沉积，苏木素伊红染色呈粉红色，过碘酸雪夫反应（PAS）红色。结缔组织内胶原纤维玻璃样变，纤维水肿、断裂。

2. 免疫病理（immunopathology）　直接免疫荧光检查，上皮基底层区有粗细不匀的翠绿色荧光带，称为"狼疮带"，由免疫球蛋白（IgG、IgM）及补体 C3 沉积。狼疮带是否存在对该病的诊断、治疗效果及预后判定具有重要意义。DLE 和 SLE 皮损处，其狼疮带阳性率均为 90%；而正常皮肤处，SLE 患者出现狼疮带的概率是 50%～60%，DLE 患者为阴性。如果 DLE 患者正常皮肤狼疮带阳性，提示可能向 SLE 转变。

【实验室检查】

1. 常规检查　多数患者无明显异常，少数播散性 DLE 患者可表现为白细胞减少、红细胞沉降率加快、球蛋白增高等实验室检查异常。据统计，9% DLE 患者出现白细胞减少，36% 出现红细胞沉降率加快。

白细胞减少、淋巴细胞降低以及红细胞沉降率加快等异常实验室指标可能是 DLE 向 SLE 转化的危险信号，应予以警惕。据统计，伴发 DLE 表现的 SLE 患者中，出现白细胞和淋巴细胞减少的概率分别是 94% 和 90%，而贫血的发生率为 53%，红细胞沉降率加快为 88%。

2. 免疫学检查　血清中抗核抗体（antinuclear antibodies，ANA）滴度增加是 DLE 患者出现全身系统受累的一个重要实验室标记。单纯 DLE 患者只有 4% 能够被检出血清 ANA 滴度升高，而已经进展为 SLE 的 DLE 患者，其血清阳性检出率可达到 93%。其他抗体如抗双链 DNA 抗体（anti-dsDNA antibodies）、抗 Sm 抗体可能与 SLE 有关。抗 dsDNA 抗体对于诊断 SLE 具有高度特异性，其特异度为 95%～96%。Callen 等调查 56 例单纯 DLE 患者，其血清抗 dsDNA 抗体检查均显示阴性。

【诊断】

本病主要根据临床表现和组织病理学检查作出诊断。口腔损害好发于下唇，表现为圆形或椭圆形红斑，中央稍凹陷，四周有白色放射状花纹围绕。唇红部病损可向外蔓延累及皮肤，使黏膜皮肤界限不清。

皮肤损害好发于头面部，表现为界限清楚的紫红色丘疹或斑块，表面有黏着性鳞屑，鳞屑下方有角质栓。陈旧性皮损中央萎缩微凹、毛细血管扩张和色素减退。

组织病理学检查对于诊断具有重要意义。取病变组织应选择糜烂愈合后 2 周左右的时间较为合适。免疫荧光检查虽不是 100% 阳性，但是有助于诊断和鉴别诊断。

【鉴别诊断】

DLE 应与以下疾病相鉴别：

1. 慢性唇炎　慢性唇炎尤其是慢性糜烂型唇炎好发于下唇，与唇红部 DLE 易混淆。DLE 发生于唇红部时，病损可超过唇红缘，周围伴有白色放射状短条纹。慢性唇炎有时也可出现白纹但不超过唇红缘。DLE 可伴有皮肤损害，常位于头面部、上肢、胸部、颈部等，表现为红斑、毛囊角质栓、鳞屑、色素沉着或色素脱失、毛细血管扩张、萎缩等，而慢性唇炎无皮肤损害。

DLE 病理表现为棘层萎缩、基底层液化变性、深层及血管周围炎症细胞浸润。直接免疫荧光检查 DLE 在基底层有荧光。

2. 扁平苔藓　临床上 DLE 与扁平苔藓最易混淆。发生于口腔黏膜的扁平苔藓表现为不规则形状的白色网纹或斑块，中央可有充血、糜烂，口内病损常对称分布。发生于唇红部的病损不越过唇红缘。而 DLE 位于口腔黏膜时表现为圆形或椭圆形的红斑或糜烂，中央萎缩变薄，四周有放射状短条纹，唇红部病损可越过唇红缘。

扁平苔藓皮肤损害好发于四肢伸侧或躯干，表现为暗紫色多角形扁平丘疹，对称分布。患者自觉瘙痒。而 DLE 皮肤损害好发于头面部、耳廓等部位。病损呈圆形或椭圆形红斑，中央凹下，毛囊扩张，鳞屑覆盖，有角质栓。

病理检查有助于鉴别（表 9-2）。

表 9-2 比较盘状红斑狼疮与扁平苔藓病理学改变

病理变化	盘状红斑狼疮	扁平苔藓
角化层	过角化、不全角化、角质栓	过角化/不全角化
棘层	上皮变薄、棘层萎缩明显	棘层可萎缩,以增生为主
炎症细胞分布	散在浸润	淋巴细胞浸润带
胶原纤维	水肿、断裂、玻璃样变	—
黏膜下层	血管周围炎症细胞浸润	血管周围少有炎症细胞浸润
免疫荧光检查	基底膜区荧光带	基底膜上下胶样小体荧光颗粒

3.良性淋巴组织增生性唇炎　好发于下唇,以淡黄色痂皮覆盖的局限性损害为特征,其典型症状为阵发性剧烈瘙痒。组织病理学表现为黏膜固有层淋巴细胞浸润,并形成淋巴滤泡样结构。

4.多形红斑　多形红斑发生于唇红部可形成厚厚的血痂,需要与糜烂的 DLE 鉴别(表 9-3)。

表 9-3　盘状红斑狼疮与多形红斑鉴别

	盘状红斑狼疮	多形红斑
病因	不明	不明,可能是一种变态反应
年龄	20～40岁女性	青壮年,与性别无关
发病情况	发病缓慢,慢性病程	发病急骤,病程为2～6周
前驱症状	无	头痛、发热、倦怠等
光敏感性	有	无
好发部位	口腔:下唇唇红好发 皮肤:颜面部好发,以两颊、颧部、鼻部等暴露部位为主,其次是头皮和耳廓	口腔:下唇唇红好发 皮肤:上肢、面颈部
口腔病损	充血红斑,周围伴有白色放射状短条纹,易糜烂	大面积糜烂,有灰色假膜无白色条纹,发生于唇部见厚厚血痂
皮肤病损	红斑覆有鳞屑,可有角质栓,毛细血管扩张	虹膜状红斑或靶形红斑
组织病理	上皮萎缩为主	上皮内疱或上皮下疱
预后	一般良好,但少数可转成 SLE	良好,但可复发,重症者可伴有多窍性损害
癌变情况	是癌前状态,极少数可癌变	不会癌变

【防治】

目前,对于 DLE 尚无根治性治疗方法,治疗应以局部治疗为重点,同时配合全身药物治疗以控制病情发展。

尽量避免或减少直接日光照射,外出或户外工作时戴遮阳帽并于面唇及鼻颧部等高起部位涂以遮光剂等。唇红部非糜烂型损害可涂抹 5% 二氧化钛软膏、5% 对氨基苯甲酸、氧化锌乳膏等起遮光作用。避免寒冷刺激,积极治疗感染病灶,调整身心健康,饮食清淡。

(一)局部治疗

1.糖皮质激素　可单独或联合用药,目的是消炎、促进愈合。

下唇唇红部有血痂/脓痂时,首先用 0.1% 乳酸依沙吖啶溶液湿敷,去除痂皮后外涂糖皮质激素类膏剂,如氟轻松软膏、地塞米松乳膏、氯倍他索乳膏、倍他米松乳膏、氢化可的松乳膏等。

唇红部及口内黏膜的糜烂病损,除可以涂抹糖皮质激素类乳膏外,也可以选择糖皮质激素类注射液局部封闭治疗，如地塞米松等注射液与 2% 利多卡因注射液 1∶1 体积混合，每周于病损局部注射 1～2 次，1～3 次为一个疗程。如果选择倍他米松注射液可以每月注射 1 次。

2. 免疫抑制剂　他克莫司、吡美莫司、环孢素等免疫抑制剂可用于治疗 DLE，具有一定疗效。每天涂抹 2～3 次。

（二）全身治疗

1. 羟氯喹　羟氯喹属于一种抗疟药，是治疗 DLE 的一线药物。主要通过稳定溶酶体膜、抑制免疫等机制发挥抗炎、减少免疫复合物沉积、减轻组织和细胞损伤等作用。羟氯喹还具有增强皮肤黏膜耐受紫外线的能力。推荐用量为 0.2～0.4g/d，分 2 次口服。较常见的副作用有头晕、恶心、呕吐、视野缩小、视网膜病变、耳鸣、白细胞减少等。治疗期间，应定期检查血象，白细胞低于 $4×10^9$/L 时应予停药。用药 1 个月以上，需每 3～6 个月进行一次眼科检查。

2. 雷公藤多甙和昆明山海棠　均具有抗炎和调节免疫作用。雷公藤多甙片的推荐用量为每千克体重每天 0.5～1mg，分 3 次服用，其副作用是可能引起性功能障碍。昆明山海棠副作用较小，可长期服用，每次 0.5g，每天服用 3 次。

3. 糖皮质激素　若服用羟氯喹、雷公藤效果不明显时，如无糖皮质激素类药物禁忌证，可以服用或联合使用泼尼松。每天口服 10mg。

4. 反应停　可用于羟氯喹、糖皮质激素等常规治疗无效的难治性或复发加重的 DLE。每天 100mg，最大剂量可加至每天 400mg。其有效率达 90%～95%。每隔 4 周计量减半或间断服用。其主要副作用是致畸胎，因此孕妇禁用。其次是神经损害，当总量达到 40～50g 时患者可能出现感觉异常或丧失，有些患者停药后不能恢复。

5. 免疫抑制剂　常用药物有环磷酰胺、硫唑嘌呤、甲氨蝶呤等，适用于常规治疗无效患者。由于该类药物毒副作用大，不建议作为常规药物使用。

6. 中医中药　中医中药在控制 DLE 病情方面有其独到之处。可选用三黄片、橘红丸等中成药。

【预后】

DLE 通常预后较好，全身系统受累者较少。

1. 转型　DLE 转化为 SLE 的概率为 0～28%。其中播散型 DLE 患者发展为 SLE 的风险更大，约为 22%，而局限型 DLE 只有 1.2%。40 岁之前罹患 DLE 的 HLA-B8 型女性患者发展为 SLE 的危险性增高。DLE 向 SLE 转化的病程范围较广，最短为 4 个月，最长可至 34 年，其中 70% 的转化发生于 5 年内。播散型 DLE 病损以及不明原因的关节痛 / 关节炎、指 / 趾甲周围毛细血管扩张、贫血、白细胞降低、红细胞沉降率加快、ANA 滴度≥1∶320 等是 DLE 向 SLE 转化的危险因素，需予以高度警惕。

2. 癌变　有报道 DLE 可能发生癌变，其癌变比率为 0.5%～4.83%，因此 WHO 将其归入癌前状态。癌变部位好发于下唇，男性多于女性。可能与该部位易受日光照射、烟草等理化刺激有关。若怀疑有恶变倾向时应及时取活检进行病理学检查，如发现异常增生应及时手术切除并予以长期随访，追踪病情的进展情况。

Summary

Discoid lupus erythematosus（DLE）is a relatively common autoimmune disease and occurs predominantly in females in the third or fourth decade of life and known to be limited to the skin and oral mucous membranes. There are two forms of DLE, localized and disseminated.

The oral mucosal lesions of DLE frequently resemble reticular or erosive lichen planus, but the distribution of the disease is usually asymmetric and the peripheral striae is subtle. The lip is the most commonly affected site and the vermilion border of the lip is also likely to be involved. The lesions may be atrophic，erythematous and/or ulcerated and often painful.

Typical cutaneous lesions of DLE appear as a red scaly patches that favor sun-exposed areas such as the face，chest，back and extremities. These lesions characteristically expand by peripheral extension and are usually disk-shaped，but can also occur in the absence of skin lesions.

The histopathologic changes of DLE consist of hyperorthokeratosis with keratotic plugs，atrophy of the rete ridges and most especially，liquefactive degeneration of the basal cell layer. Edema of the superficial lamina propria is also quite prominent. Most of the time，DLE patients lack the band-like leukocytic inflammatory infiltrate seen in patients with lichen planus. Frequently，there is a pronounced vasculitis in both the superficial and deep connective tissue. There is a direct immunofluorescence of the lesional tissue showing the deposition of various immunoglobulins and C3 in a granular band involving the basement membrane zone.

Topical steroids and immunosuppressive agents and systemic hydroxychloroquine are successful in controlling the disorder.

The development of squamous cell carcinoma has also been described in lesions of DLE involving the vermilion border of the lip，and actinic radiation has shown to be an important adjunct role.

Definition and Terminology

盘状红斑狼疮（discoid lupus erythematosus）is a relatively common autoimmune disease confined to the skin and oral mucous membranes. Oral DLE is characterized by atrophic erythema in the center and peripheral radiated white striae.

第七节 口腔黏膜下纤维化
Oral Submucous Fibrosis

口腔黏膜下纤维化（oral submucous fibrosis，OSF）是一种慢性进行性，具有癌变倾向的口腔黏膜疾病。WHO 将其列为癌前状态。

【流行病学】

口腔黏膜下纤维化主要发生于印度和巴基斯坦、越南等东南亚国家和地区，以及这些国家移民至世界各地的人群。我国主要见于湖南、海南、台湾等省份。1993 年我国湖南湘潭地区流行病学调查显示，OSF 的患病率为 0.96%。该病好发于中年人，最常见于 20 ～ 50 岁。在我国，自 20 世纪 80 年代以后咀嚼槟榔的年轻人越来越多，他们成为 OSF 发生的潜在人群。OSF 发生有性别差异，国外报道女性多于男性，而我国则是男性大于女性，这与不同地域的风俗习惯有关。

【病因】

OSF 病因不明，可能与以下因素紧密相关。

1. 咀嚼槟榔 槟榔是 OSF 的主要致病因素，OSF 患者都有咀嚼槟榔习惯。研究表明，体外条件下槟榔提取物可刺激口腔黏膜角质形成细胞产生并分泌纤维化相关细胞因子，如：转化生长因子 -β1（transforming growth factor-β1，TGF-β1）、内皮素 -1、血小板衍生生长因子、TNF-α 等，这些因子能明显促进成纤维细胞增殖，促进成纤维细胞合成 Ⅰ 型、Ⅲ 型胶原以及糖胺多糖。槟榔中的槟榔碱可通过上调基质金属蛋白酶抑制剂 -1、下调基质金属蛋白酶 -2 表达而降低胶原的降解。

2.刺激性食物　进食辣椒、吸烟、饮酒等因素可以加重黏膜下纤维化进程。

3.营养因素　维生素 A、B、C 缺乏；低血清铁、硒；血清锌、铜水平升高等是 OSF 发生的易感因素。

4.免疫因素　有学者认为，口腔黏膜下纤维化可能与槟榔碱等外源性抗原刺激所致的变态反应有关。研究发现，OSF 患者血清中 TNF-α 和 TGF-β1 增加，而 INF-γ 降低，导致胶原生成增加，降解减少。部分 OSF 患者出现某种自身抗体水平升高，如免疫球蛋白、抗核抗体、抗平滑肌抗体、抗壁细胞抗体等。

5.遗传因素　研究发现，OSF 患者中 HLA-A10、DR3、DR7、B7 表型频率较高。另外，OSF 发生可能与细胞因子 TNF-α 的基因多态性有关。

6.其他　微循环障碍及血液流变学异常也可能与 OSF 发生有关。

【临床表现】

口腔、咽部及食管上 2/3 部位均可出现黏膜下纤维化。口腔受累部位包括颊、软腭、唇、舌、翼下颌韧带、牙龈等处黏膜。发生于颊部的病损常对称发生，表现为颊黏膜苍白，似云雾状，可扪及垂直走向的纤维条索。发生部位与咀嚼时槟榔接触的部位有关，双侧咀嚼者双颊均可受累，而单侧咀嚼时咀嚼侧发生。发生于腭部者主要累及的是软腭，严重者软腭缩短、悬雍垂缩小，组织弹性降低，舌腭弓、咽腭弓出现瘢痕条索。发生于舌背舌腹时表现为黏膜苍白、舌乳头萎缩。唇部的 OSF 可沿口裂周围扪及环形纤维条索。若累及咽鼓管则导致耳鸣、耳聋，咽部和食管受累时出现声音嘶哑、吞咽困难。

萎缩的上皮导致患者口腔黏膜敏感，患者自觉口腔黏膜灼痛，不能进食热、辣椒等刺激性食物。也可出现口干、味觉减退、唇舌麻木等自觉症状。部分患者进食过硬食物时软腭出现水疱、溃疡（图 9-19，20）。口腔黏膜下纤维化过程是渐进性改变，随着病情进展，患者逐渐感到口腔黏膜僵硬、进行性开口受限、舌体运动障碍甚至牙关紧闭、吞咽困难。

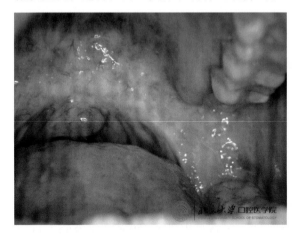

图 9-19　黏膜下纤维化
软腭黏膜苍白
（北京大学口腔医院供图）

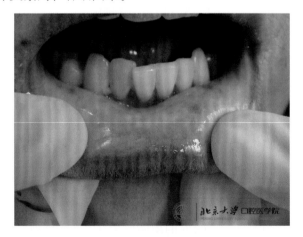

图 9-20　黏膜下纤维化
下唇黏膜苍白
（北京大学口腔医院供图）

部分患者口腔黏膜可同时发生扁平苔藓、白斑、黏膜良性过角化、癌性溃疡等。

【组织病理】

结缔组织胶原纤维变性是本病主要的病理学改变。疾病的早期阶段，出现一些细小的胶原纤维伴明显水肿，血管扩张充血，中性粒细胞浸润。继而上皮下方出现一条胶原纤维玻璃样变性带，其下方出现胶原纤维间水肿，淋巴细胞浸润。进入中期阶段，胶原纤维玻璃样变逐渐加重，淋巴细胞、浆细胞浸润。而到达晚期，胶原纤维全部发生玻璃样变性，结构完全消失，折光性强，血管狭窄甚至闭塞。

同时出现上皮增生或萎缩，有时两者同时存在。上皮各层内出现细胞空泡变性，以棘层明显。严重张口受限患者可见大量肌纤维坏死。有些患者可见上皮异常增生。据研究，OSF 病变组织发生异常增生的概率达 7% ～ 26%。

电镜下，上皮细胞间隙增宽，可见大量游离桥粒或细胞碎片。线粒体数量减少，部分线粒体肿胀，伴有玻璃样变的胶原纤维呈束状分布。

【诊断】

根据患者有咀嚼槟榔习惯以及临床表现即可作出初步临床诊断。确切诊断需要结合组织病理学检查。

【鉴别诊断】

1. 白斑病 口腔黏膜为白色或灰白色斑块，边界清楚，高出黏膜表面，触诊无条索。白斑病不会造成张口受限、牙关紧闭、吞咽困难等严重后果。患者多无症状或感粗糙等轻微不适。组织病理学检查有助于鉴别。

2. 扁平苔藓 斑块型扁平苔藓可能与 OSF 混淆，前者触诊柔软，无条索，其他部位黏膜可见白色网纹，可伴有充血、糜烂。组织病理学检查有助于鉴别。

3. 白色角化病 为白色、灰白色斑块，平滑柔软，无纤维条索。患者多不会出现张口受限或吞咽困难。病损局部存在明显的机械或理化刺激因素，去除刺激后病损减轻或完全消失。

【防治】

OSF 的治疗尚缺乏特效方法，根据疾病严重程度选择治疗措施。

1. 去除致病危险因素 槟榔是 OSF 主要的致病危险因素，因此必须普及并加强"咀嚼槟榔危害口腔健康"相关知识的卫生宣传和教育，远离槟榔的威胁。首先需要戒除咀嚼槟榔习惯，戒烟，戒酒，避免辛、辣、刺激食物。病情较轻者，戒除不良刺激后症状可明显缓解。

2. 糖皮质激素 糖皮质激素具有抑制炎症反应和促进炎症细胞凋亡的作用，从而抑制成纤维细胞增殖和胶原沉积，发挥抗纤维化作用。但糖皮质激素不能逆转纤维组织异常沉积和恢复口腔黏膜的弹性。可选择糖皮质激素联合透明质酸酶、胰凝乳蛋白酶（chymotrypsin）局部注射。也可以利用我国得天独厚的中药资源，采用糖皮质激素联合丹参局部注射。丹参具有扩张血管，改善局部缺血状态，诱导病变区毛细血管增生，抑制成纤维细胞增殖及胶原合成作用，促进成纤维细胞凋亡和胶原降解。糖皮质激素联合丹参注射液黏膜下注射，每周 1 次，可以连续注射 8 周。

3. 酶类 包括透明质酸酶和胰凝乳蛋白酶。

（1）透明质酸酶：可以通过降解透明质酸基质来溶解纤维团块，降低胶原形成，软化和减少纤维组织，从而减轻张口受限。可以改善疼痛和烧灼感，但是效果短暂，如果将透明质酸酶与曲安奈德、地塞米松等糖皮质激素联合使用效果更好。每周局部注射 1 次，每次 1500IU。

（2）胰凝乳蛋白酶：可以水解酯和肽链，可以作为蛋白水解和抗炎制剂用于治疗 OSF。

4. 血管扩张药 血管扩张药可以扩张血管，将血液和营养成分输送至 OSF 病损部位，改善缺氧状态，包括己酮可可碱（pentoxifylline）、盐酸卞丙酚胺（nylidrin hydrochloride）、盐酸丁咯地尔（buflomedil hydrochloride）等。

己酮可可碱不仅能够扩张血管，而且具有抗炎和免疫调节活性。它能够促进纤维蛋白溶解、促进中性粒细胞脱颗粒和释放过氧化物质、抑制 TNF 生成以及 T、B 淋巴细胞活性。OSF 患者可口服己酮可可碱每次 400mg，每天 3 次。其副作用是引起胃部刺激症状、轻度胃炎和皮肤潮红。

5. 干扰素 INF-γ 具有抗纤维化作用，抑制成纤维细胞生成以及胶原合成。局部注射，每次 50μg（150 万单位），每周 2 次，可注射 8 周。

6. 手术治疗 手术切除纤维条索可以改善严重张口受限。

7. 中药治疗 可选择活血化瘀药物辅助治疗，如丹参、当归、玄参、生地、黄芪、红花等。

8. 其他 可以补充维生素 A、B、C、E、铁剂、叶酸等。

【预后】

OSF 是癌前状态，容易转化为口腔鳞状细胞癌。印度、巴基斯坦等国家由于咀嚼槟榔的习惯广泛流行，致使口腔鳞状细胞癌成为第一位肿瘤性疾病。在印度进行的一项长达 15 年的追踪调查发现，OSF 恶性转化率为 4.5%。

Summary

Oral submucous fibrosis (OSF) is a slow progressive chronic fibrotic disease of the oral cavity and oropharynx. It is characterized by a fibroelastic change and inflammation of the mucosa leading to a progressive inability to open the mouth, swallow or speak.

Even though the etiopathology is not understood, several factors are believed to contribute to the development of OSF. This includes the general nutritional and vitamin deficiencies and hypersensitivity of certain dietary constituents such as chili peppers, chewing tobacco and the like. The primary factor is the habitual use of betel and its constituents, which includes the nut of the areca palm (Areca catechu), the leaf of the betel pepper (Piper betel) and lime (calcium hydroxide).

The disease first presents with a burning sensation of the mouth, particularly during consumption of spicy foods, that is often accompanied by the formation of vesicles or ulcerations. Eventually, there is a stiffening of the mucosa, with a dramatic limitation in the opening of the mouth opening with swallowing difficulty and speaking. The mucosa appears blanched and opaque with the appearance of fibrotic bands that can easily be palpated.

Histologic examination reveals severely atrophic epithelium with complete loss of the rete ridges and varying degrees of epithelial atypia may be present. The underlying lamina propria exhibits severe hyalinization, with homogenization of collagen and the cellular elements and blood vessels are greatly reduced.

OSF is very resistant to treatment. Many treatment regimens have been proposed to alleviate the signs and symptoms, without much success.

Definition and Terminology

黏膜下纤维化 (oral submucous fibrosis) is a slow progressive chronic fibrotic disease of the oral cavity and oropharynx characterized by fibroelastic change and inflammation of the mucosa, leading to a progressive inability to open the mouth, swallow or speak.

（胡碧琼 刘宏伟 刘晓松）

第十章　口腔黏膜大疱性疾病

Bullous Diseases of Oral Mucosa

第一节　天疱疮
Pemphigus

天疱疮（pemphigus）是一种累及皮肤及黏膜的严重的慢性自身免疫性大疱性疾病。之所以谓之严重，是因为它是一种潜在的可威胁生命的疾病。而谓之慢性则是由于其病损具有反复、迁延、不易治愈的特点。流行病学的研究显示，天疱疮发病率为每年每 100 000 人口发生 0.1 ~ 0.2 个，但在犹太人群中，其发病率明显升高。该病的发病年龄分布在 25 ~ 60 岁，高峰为 40 ~ 60 岁，且无明显的性别差异。在临床上，根据病损的特点，我们将天疱疮分为寻常型、增殖型、落叶型和红斑型。

【病因】

天疱疮的病因至今不明，但根据临床实践和基础研究的证据，医学上公认天疱疮是一种自身免疫性疾病，其可能的病因如下：

1. 药物　含有巯基的药物（如青霉胺及卡托普利）可能与此病有一定相关性。另外，含有活化的酰胺基团的药物（如酚类药物、利福平等）也偶尔与此病相关。

2. 病毒　通过酶联免疫实验在天疱疮患者的外周血单核细胞内以及皮肤病损区检测到肝炎病毒的 DNA，因此有学者认为天疱疮的发生与肝炎病毒有关。

3. 其他因素　除上述因素外，细菌感染、微量元素缺乏、代谢的障碍以及内分泌的变化等都被认为与天疱疮的发生有一定的关系。

【发病机制】

虽然天疱疮病因不明，但其自身免疫学说的确立基于以下几方面：

1. 采用免疫荧光等技术在患者皮肤和黏膜的损害部位发现了抗棘层间黏合物质的自身抗体。

2. 发现抗棘层间黏合物质沉积的部位是相应病理变化的主要部位。

3. 电镜下可见到细胞间黏合物质的溶解和桥粒的破坏。

4. 采用糖皮质激素和细胞毒类药物治疗天疱疮患者取得了显著疗效。

5. 已基本认为桥粒糖蛋白是天疱疮抗原，而且很有可能是位于棘层的黏合物质。

6. 天疱疮是首先被证实存在抗上皮成分循环抗体的皮肤黏膜疾病，循环抗体中，有 80% ~ 90% 属 IgG 类抗体，所有四个 IgG 亚类抗体均可出现，但以 IgG 第 4 亚类的出现更具有病原学意义。

7. 在天疱疮疱液中补体成分含量减少，在其损害的局部存在补体成分，但补体的消耗并非棘层松解的始动环节，而仅是在某些条件下，补体成分通过自身的细胞毒作用或免疫趋化作用放大了由天疱疮抗体所引起的病理损害。

天疱疮发病机制的核心在于各种病因导致的棘层松解的出现，以及由此而导致的上皮内疱的形成。虽然目前在基础研究领域关于棘层松解的机制尚未明确，但根据临床分析、组织病理证据以及分子生物学的研究，临床学家们认为天疱疮的发病机制如下图所示：

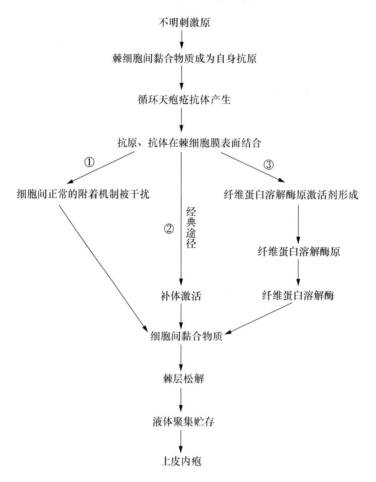

在图示的三条途径中，人们认为途径①是原发性途径，而其他两条途径属于继发性途径。

【病理】

各型天疱疮组织病理学改变的共同特征为棘层松解和上皮内疱的形成。病损的早期，在棘层深部上皮细胞间水肿，细胞间桥消失，从而形成裂隙或水疱。寻常型与增殖型的水疱位于上皮基底层以上。落叶型与红斑型的水疱形成于上皮颗粒层。镜下可见松解的棘细胞，细胞肿胀呈圆形，核染色深，常有胞质晕环绕着核周围，这种游离为单个或数个成团的细胞，称为天疱疮细胞（Tzanck cell）。病损晚期如疱顶破裂脱落，依然可见到上皮的基底细胞附着于结缔组织的上方，在疱底往往可见不规则的乳头向上突起呈绒毛状，这些乳头表面均排列着单层的基底细胞。在上皮下的黏膜固有层中可见中等程度的炎性细胞浸润，主要为淋巴细胞及少量嗜酸性粒细胞。

采用直接免疫荧光（direct immunofluorescence，DIF）染色，可见病变部位及其相邻部位的棘层或棘层以上细胞间呈翠绿色的网状或环状荧光染色，多数患者为 IgG、C3 在上皮细胞间的沉积，少数患者为 IgM 或 IgA 沉积。松解的棘细胞膜周围亦可见翠绿色的荧光环。

间接免疫荧光（indirect immunofluorescence，IIF）染色，可见底物的棘层或棘层以上细胞间呈翠绿色的网环状荧光染色，主要为 IgG 在上皮细胞间的沉积。本法除用于诊断外，尚可用于疗效评估和病情监测。

【临床表现】

（一）寻常型天疱疮

寻常型天疱疮（pemphigus vulgaris）好发于中老年人，是天疱疮中最常见，也是最严重的一型。该型与口腔黏膜关系密切。据统计，约有 70% 的患者其初发损害位于口腔；约有 90% 的患者在疾病进程中可出现口腔损害；而有 50% 的患者病损终身只累及口腔。因此，在临床上大多数患者的病损首先发生在口腔黏膜。早期病损局限并有缓解期，糜烂面部分愈合。晚期病损迁延，反复难愈，口腔与皮肤同时受累，急性发作后可转为慢性发作，也有开始即呈慢性发作过程。

1. 口腔表现　口腔是早期出现病损的部位，常早于皮肤损害。唇、舌、腭、颊和牙龈为病损的好发部位，且在咽旁、翼颌韧带等易受摩擦处也较易发生损害。起疱前，患者常有口干、咽干或吞咽时的刺痛感。发疱常由局部创伤引起，表现为 1～2 个或是广泛发生的直径从几毫米到 1cm 以上的大小不等的水疱。疱壁薄而透明，松弛易破。疱破后留下不规则的糜烂面以及残留的疱壁。疱壁向周缘退缩，使溃疡面扩大，这种现象称为"周缘扩展现象"。此时，若在糜烂面的边缘处将探针轻轻置入黏膜下方，可见探针无痛性伸入，这是棘层松解的缘故。若进一步将疱壁撕去或提取，常连同邻近外观正常的黏膜一并无痛性地撕去一大片，留下鲜红的创面，在临床上这种现象被称为揭皮试验（sliding off the epithelium test）阳性。在口内，若让患者用舌舔及黏膜，可使外观正常的黏膜表层脱落或撕去，这种对外观正常的黏膜（或皮肤）加压刺激或摩擦后，易形成疱或脱皮，轻压疱顶可使疱向四周扩展的现象称为尼氏征（Nikolsky sign）阳性。疱破后遗留新鲜的糜烂面，无炎症，假膜少，不出血或少许出血。创面可因继发感染而发生疼痛并影响吞咽。糜烂面不易愈合，长期存在可影响患者的咀嚼、吞咽甚至说话，且伴有非特异性口臭，淋巴结肿大，唾液增多并带有血迹。值得注意的是，口内各病损可同时处于发生、消退和愈合的不同阶段，使病损呈现多样性，表现出疾病的更迭性（图 10-1）。

2. 皮肤表现　开始即出现皮肤损害者较少。部位多见于躯干以及头皮、颈、腋窝、腹股沟等易受摩擦处。发病早期，全身症状不明显，仅在前胸或躯干处有 1～2 个水疱。随着病程的进展，在外观正常的皮肤上出现大小不等的水疱，疱不融合，疱壁薄而松弛，内为透明淡黄色稍黏稠液体。若在疱顶加力，疱液可向四周扩散。疱易破，破后遗留鲜红色的糜烂面，继发感染后形成脓血痂，有臭味。病损愈合后皮肤上可留下褐色的色素沉着。若疱不破，则疱液逐渐变浑浊后干瘪。

皮肤损害的自觉症状为轻度瘙痒，有糜烂面时则伴有疼痛。亦可出现发热、无力、食欲缺乏等全身症状。随着病情的发展，不断有新的水疱出现。由于大量的水、电解质以及蛋白质随着疱液丧失，患者可出现衰弱，甚至恶病质，最终可因反复感染而导致死亡（图 10-2）。

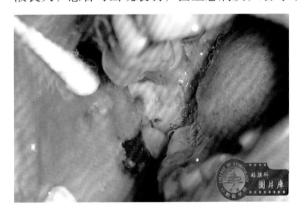

图 10-1　寻常型天疱疮
颊黏膜糜烂基底充血，周围黏膜呈云雾状水肿
（四川大学华西口腔医学院供图）

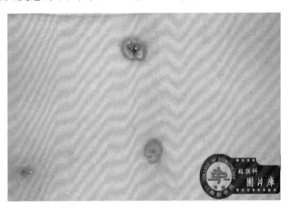

图 10-2　寻常型天疱疮
皮肤水疱结痂
（四川大学华西口腔医学院供图）

3. 其他部位　除口腔外鼻腔、眼、外生殖器、肛门等处的黏膜均可发生与口腔黏膜相同的疱性病损，且往往不易恢复正常。

（二）增殖型天疱疮

1. 口腔表现　增殖型天疱疮（pemphigus vegetans）的口腔表现与寻常型基本相同，通常认为

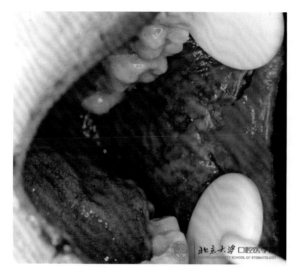

图 10-3 增殖型天疱疮
颊黏膜糜烂形成乳头状增生样病损
（北京大学口腔医院供图）

是寻常型天疱疮的亚型，其抗原成分与寻常型一致。临床表现为在糜烂面上形成乳头状或疣状增生性病损（图 10-3）。在唇红缘常有显著的增殖。

2.皮肤表现　皮肤病损可在口腔黏膜损害之前或之后发生，可发生于任何部位，以腋窝、脐部、肛门、眼角、眼睑、会阴以及腹股沟等皮肤皱褶部位和黏膜皮肤交界处最为明显。病损仍为大疱，尼氏征阳性，疱破后基底发生乳头状增生，其上覆黄痂及渗出物，有腥臭味，周围有窄的红晕，自觉疼痛。病程缓慢，预后较好。

3.其他部位黏膜　鼻腔、阴唇、龟头等处皮肤黏膜也可发生同样的损害。

（三）落叶型天疱疮

1.口腔表现　落叶型天疱疮（pemphigus foliaceous）的黏膜损害少且轻。口腔黏膜完全正常或有轻微的红肿，即使发生糜烂也较表浅，尼氏征阳性。

2.皮肤表现　病损常首先出现在胸背的上方，头、颜面等部位，继而扩展至全身。表现为松弛的大疱。大疱干瘪成鳞屑状的痂皮，其下渗出黏稠的黄色液体，有臭味；或疱破后有黄褐色的鳞屑痂，这些痂皮易剥落如落叶，故又称为剥脱性天疱疮。

3.其他部位　眼结膜及外阴黏膜也常受累。

该型的全身症状轻，病程缓慢，预后较寻常型天疱疮为好。

（四）红斑型天疱疮

1.口腔表现　红斑型天疱疮（pemphigus erythematosus）的黏膜损害较少见。

2.皮肤表现　在躯干、四肢、头、面、颧、鼻等处皮肤可见对称性红斑，红斑基础上可形成小疱，尼氏征阳性。疱破结痂呈鳞屑状，似脂溢性皮炎，而在鼻部的损害则似红斑狼疮。

患者全身症状轻，病程缓慢，可自然缓解，预后好。

本型可能是落叶型天疱疮的一种局限型，可转变为落叶型天疱疮，是四型天疱疮中的良性型。

【诊断】

1.临床表现　天疱疮患者的临床表现是诊断天疱疮的重要依据。在临床应用中，尚需注意如下问题：首先，早期单独发生在口内的糜烂性损害常常难以诊断。临床上往往仅见一红色创面或糜烂面，若能用探针无阻力地伸入到上皮下方或邻近的黏膜表层下方，或揭皮试验阳性则有助于诊断。需要注意的是不要轻易或是大范围地采用揭皮试验，以免增加患者的痛苦。而尼氏征阳性多出现在活动期，若为阴性也不能完全排除天疱疮的诊断。其次，患者的全身情况也是辅助诊断的依据，不应忽视。

2.细胞学检查　局部消毒后，将早期的新鲜大疱剪去疱顶，用钝刀片或白金耳或竹片轻刮疱底组织，将刮取物涂于玻片上，干燥后用吉姆萨或苏木精 - 伊红染色，可见典型的松解棘细胞，该类细胞的多少与病情轻重有一定的相关性。脱落细胞检查诊断天疱疮的阳性率在 72% 左右。

3.活体组织检查　在病损附近，看似正常的口腔黏膜处取组织用做病理检查。在手术过程中应注意手术刀应锋利，以免在切取组织时将上皮与其下方组织分离而难以诊断。若在棘层或棘层以上出现棘层松解、上皮内疱或裂隙改变，对天疱疮具有诊断价值。有报道组织病理学诊断天疱疮的特异度达 100%。

4.免疫荧光学检查　天疱疮的免疫荧光学检查包括直接免疫荧光（direct immunofluorescence,

DIF）和间接免疫荧光（indirectimmunofluorescence，IIF）检查。免疫荧光技术曾作为天疱疮诊断的金标准。DIF 和 IIF 在本病诊断中均具有很高的特异性和灵敏度。当临床表现、病理以及细胞学诊断均有困难时，免疫荧光检查具有重要的诊断价值。

（1）直接免疫荧光检查（DIF）：有研究表明取黏膜组织与分离上皮组织直接免疫荧光检查对天疱疮诊断的准确率可达 100%，取脱落细胞的 DIF 检查灵敏度也可达 85.7%。

一般来说在损害的较早期即可检测到沉积于上皮细胞间的抗体，称为天疱疮抗体，主要是 IgG。亦有报道称在患者皮肤的任何看似"正常"部位而不一定在皮损的边缘做直接免疫荧光检测均可出现阳性结果，皮损边缘的效价较其他部位明显增高。

（2）间接免疫荧光检查（IIF）：IIF 法检测天疱疮患者血清中抗体，是临床诊断天疱疮常用而重要的检测手段，一般抗体效价为 1∶40 即有诊断意义。

该检测技术的灵敏度为 40%～90%。往往因选择底物不同，灵敏度、特异性有较大的差异，目前报道以猴食管和舌上皮为底物，灵敏度较高。此外，血清抗体效价与病情的严重性相平行。但在疾病的早期，体内尚不能提供足够的抗体，往往结果呈阴性。因此，间接法不适合用于早期诊断。而当临床和（或）病理学检查均不典型时，抗体效价在 1∶40 以上时，则有确诊意义；若低于 1∶40 则意义不大。血清抗体效价也能用于监测患者的病情活动情况。

5. 酶联免疫法（enzyme-linked immunosorbent assay，ELISA）检测抗体　Dsg1、Dsg3 ELISA 法是近 10 年来出现的天疱疮特异性抗体的检测技术，具有高度的灵敏度和特异性，灵敏度为 81%～100%，特异度为 92.3%～100%，被认为可以作为诊断天疱疮的一种重要的血清学手段。此外，Dsg1、Dsg3 ELISA 法亦可用于病情监测及指导临床治疗。

【鉴别诊断】

在临床上，天疱疮应注意与家族性良性类天疱疮、多形红斑、大疱性表皮松解症、剥脱性龈炎等疾病相鉴别。

1. 家族性良性类天疱疮（familial benign pemphigoid）　本病是常染色体显性遗传性疾病。发病率低，病程缓慢，病情较轻。患者口腔病损少，损害轻；皮肤易受摩擦的部位可反复出现红斑水疱和皮疹，剧痒。组织病理可见棘层松解，免疫荧光呈阳性。本病好发于青壮年，预后良好。

2. 多形红斑（erythema multiforme）　多形红斑又名多形渗出性红斑，是一种急性炎症性疾病。该病起病急，口内黏膜呈大小不等的红斑、糜烂，其上覆以灰黄色假膜，但在糜烂面的边缘，用探针不能伸入表皮下方，尼氏征阴性。皮肤表现为红斑，其上或有水疱，而天疱疮则是在正常皮肤上起疱。

3. 大疱性表皮松解症（epidermolysis bullosa）　本病较少见，多为先天性家族遗传性皮肤病，亦可无遗传史。该病是由于先天性弹性纤维不全而导致皮肤脆弱引起的。外伤等原因易造成水疱，疱大小不等，数目不多，一般数日后可愈合，尼氏征阴性。口腔黏膜尤其是软腭，在进食时可因摩擦而发生大疱。疱大而丰满，内为浆液或血液，破溃后可痊愈。皮肤则在关节的伸侧（如膝、肘、腕等）易受摩擦处因刺激而发生大疱，愈合后遗留色素沉着。

4. 剥脱性龈炎（exfoliative gingivitis）　该病是一种牙龈非特异性炎症。牙龈缘及附着龈呈弥散性红斑，鲜红色，剥脱状。在扁平苔藓（lichen planus）、类天疱疮（pemphigoid）也可出现，应注意鉴别。严重者全口牙龈疼痛，脱皮，表面覆以坏死的假膜，易出血。

【治疗】

基于现代医学对天疱疮的认识——天疱疮是一种由于自身免疫异常所产生的针对上皮细胞间黏接物质的自身抗体所介导的自身免疫反应，临床上采用以糖皮质激素为主，辅以免疫抑制剂、血浆置换法、大剂量免疫球蛋白静脉滴注以及体外光化学法等的综合治疗方法，其机制均在于抑制自身抗体的产生、清除循环抗体以及阻断抗体与靶细胞的反应，从而起到防止新病损发生、减轻症状、加快旧病损愈合的作用。

1.支持疗法 大疱和大面积的糜烂可使血浆白蛋白及其他营养物质大量丢失，故应给予高蛋白、高维生素饮食，进食困难者可由静脉补充营养，全身衰竭者须少量多次输血。防止继发感染。

2.糖皮质激素 糖皮质激素被用于天疱疮的治疗后，天疱疮的死亡率从75%下降至10%以下。作为治疗天疱疮的首选药物，其作用的主要机制在于抗炎和抑制免疫。根据用药途径的不同，糖皮质激素的应用方法可分为全身应用和局部应用两种。

（1）全身应用：糖皮质激素的全身应用强调严格的用药原则，使用时应遵循"早期应用，足量控制，合理减量，小量维持"的原则。即起始控制阶段——量大从速，减量维持阶段——递减忌躁。临床上常用于治疗天疱疮的口服糖皮质激素主要包括泼尼松、泼尼松龙和地塞米松。目前，关于天疱疮治疗的激素用量（初始剂量，控制剂量，维持剂量）由于不同学者观察的人群不同，其剂量尚存在一定差异。国内皮肤病学家则认为，首先根据患者的皮损范围将其病情分为轻、中、重症，即皮损面积＜体表面积的10%为轻症，30%左右为中症，＞50%为重症。并提出轻症、中症分别以泼尼松40mg/d和60mg/d为初始剂量的治疗模式，且建议口服泼尼松的用量一般不超过120mg/d。单纯性仅累及口腔黏膜的损害患者，一般采用初始剂量60～80mg/d，多数情况下能在较短的时间内控制损害。用药后如有新疱发生或糜烂有明显渗出，应及时酌情增加糖皮质激素的用量，增加的量为原量的1/3～1/2。病情控制后可再维持1～2周，然后逐渐减量。在口腔或皮损完全控制、原有糜烂面基本上为新生上皮覆盖后可以减药。开始减药的速度可快些，如最初3～4周，一般初次减药不超过原剂量的1/6～1/5，每7～10天减1次，以后再缓慢递减，可每2～4周减1次。减药过程中一旦有新病损出现，则应暂停减药。若因减药速度太快或骤然停药，导致病损大面积复发，则需果断地增加用量或重新给药。激素维持剂量可为隔天晨起顿服15～20mg，常需服用数年，一般平均需要4～5年的服药时间。通常通过规范化治疗，多数患者可逐渐停药达到痊愈。

除口服外，大剂量糖皮质激素冲击疗法也是一种有效的疗法。通常选用甲泼尼龙500～1000mg或地塞米松每天100～200mg，连续3天静脉输注。

（2）局部使用：对于轻型天疱疮的患者，可考虑局部使用强效糖皮质激素。可用0.05%丙酸氯倍他索软膏涂于患处，每天2次，也可采用病损内注射（如复方倍他米松注射液）的方法。

虽然应用糖皮质激素为有效治疗天疱疮奠定了良好的基础，但长期使用的副作用将导致严重的并发症，甚至因并发症而导致患者死亡。在临床上，糖皮质激素的副作用包括糖尿病、类固醇性高血压、库欣综合征、感染（肺、皮肤）、消化道溃疡、泌尿道感染、增加凝血趋势、骨质疏松症、口腔真菌感染、痤疮及伤口愈合延迟等。长期全身使用糖皮质激素还可能导致垂体-肾上腺轴抑制，以及无血管性骨坏死。因此，欲降低糖皮质激素所致副作用的发生率及其严重程度需要慎重地减量、正确运用免疫抑制剂和抗感染药物等辅助用药以及采用全身预防措施。

3.免疫抑制剂 为了减少糖皮质激素的用量，从而降低副作用，增强临床疗效，提高患者的生存质量，临床学家不断寻求各种安全有效的非皮质激素治疗方法，企图单独或与糖皮质激素的联合应用。免疫抑制剂能抑制细胞免疫和（或）体液免疫，从而达到减少和缓解病损的目的。常用的免疫抑制剂包括硫唑嘌呤、环磷酰胺、苯丁酸氮芥、甲氨蝶呤、麦考酚酯和环孢素A等。目前也有文献报道利妥昔单抗单一疗法或与其他治疗方法相结合亦对天疱疮有良好的治疗效果。

4.其他药物 四环素对中性粒细胞及嗜酸性粒细胞的趋化性有抑制作用，除此以外，四环素可能会增加表皮层的承受力。烟酰胺可能通过增加3，5-环磷酸腺苷的方式对白细胞和巨噬细胞起稳定作用。在临床应用中学者们发现用四环素和烟酰胺联合治疗疱性疾病有一定效果而安全，可长期控制病情，并可作为老年患者的首选疗法。对于轻度口腔受累的患者，可使用四环素悬液漱口，一天4次。

除了四环素和烟酰胺，临床上用于治疗天疱疮的药物还包括金制剂、氨苯砜、羟氯喹以及蛋白酶抑制剂等。

5.大剂量免疫球蛋白静脉滴注　近来研究显示大剂量免疫球蛋白静脉滴注（high-dose intravenous immunoglobulins，hdIVIG）可增加免疫球蛋白的分解，从而实现细胞间抗体血浆浓度的下降。用法为hdIVIG 400mg/（kg·d），共5天，辅以环磷酰胺100～150mg/d。该疗法对传统糖皮质激素治疗反应差且疾病活跃的寻常型天疱疮患者有较好疗效。

6.血浆置换法　血浆置换法或血浆交换是直接清除引起天疱疮的循环自身抗体，血浆被置换成等渗白蛋白溶液的疗法。其有效性取决于抗体产生和清除之间的平衡。对于常规治疗抵抗以及需要大剂量糖皮质激素或免疫抑制剂的患者，血浆置换不失为一种有效的疗法。其用法为每个月1～2次，每次换血浆1.5～3.0L，代之以5%人血浆白蛋白、等渗枸橼酸盐和氯化钠，并口服补钙。

除上述疗法外，免疫置换法和体外光化学法也被用于天疱疮的治疗并取得一定疗效，而其远期疗效及不良反应尚不确定。

有关天疱疮治疗药物循证医学推荐等级见表10-1。

表10-1　天疱疮治疗药物推荐等级

治疗方法	推荐等级
口腔糖皮质激素	A
糖皮质激素静脉冲击	C
硫唑嘌呤	B
环磷酰胺	B
吗替麦考酚酯	B
静脉大剂量丙种球蛋白	B
甲氨蝶呤	C
环孢素	C
四环素 + 烟酰胺	C
氨苯砜	C
血浆置换术	C

A：足够证据推荐应用；B：相当证据推荐应用；C：少数证据推荐应用

第二节　黏膜类天疱疮
Mucous Membrane Pemphigoid

黏膜类天疱疮（mucous membrane pemphigoid，MMP）是一种比较少见的，主要累及黏膜的以IgG、IgA或C3线性沉积于上皮基底膜带区（basement membrane zone，BMZ）为特征的自身免疫性大疱性疾病。本病好发于口腔黏膜、眼结膜等黏膜，病损愈合后常有瘢痕形成以及由此而导致的功能丧失是这组疾病的主要后遗症。因此，该疾病又曾被称为良性黏膜类天疱疮（benign mucous pemphigoid）或瘢痕性类天疱疮（cicatricial pemphigoid）。

鉴于"良性"一词不适合被用于描述发生瘢痕病变（例如危及视力的眼部疾病，危及生命的喉部或食管的狭窄）的患者；而"瘢痕"一词将没有瘢痕的患者排除在外。因而，1999年芝加哥召开的国际会议上，学者们一致通过将这组疾病命名为黏膜类天疱疮。

该病好发于中老年患者，女性患者约为男性的 2 倍，且无明显种族差异。有报道称该病的发生与脏器的恶性疾病（如直肠癌、子宫癌等）有关。

【病因】

现代医学认为该病属自身免疫性疾病。采用直接免疫荧光技术检测，发现有 20% ~ 40% 的病例存在抗基底膜区的抗体，主要是 IgG。但用间接免疫荧光法常测不到血清中抗基底膜的循环抗体，即使出现阳性反应，其效价也较低。虽然关于黏膜类天疱疮的靶抗原尚无定论，但研究显示它与大疱性类天疱疮的靶抗原相似，因而认为黏膜类天疱疮的形成机制与大疱性类天疱疮相似。

【病理】

镜下可见病损区上皮下疱形成，基底细胞变性，病损部位的上皮全层剥脱，结缔组织表面光滑，胶原纤维水肿，其中有大量的淋巴细胞浸润。病变晚期黏膜固有层纤维结缔组织增生。直接免疫荧光技术可见病损组织的上皮基底膜区域有免疫球蛋白及补体沉积，主要是 IgG 和 C3，呈翠绿色的荧光带。此种现象即为抗基底膜抗体阳性，是本病的特异性诊断依据。而用间接免疫荧光技术检测，仅有 20% ~ 40% 的患者血清中出现抗基底膜带的自身抗体，主要为 IgG、IgA，且滴度较低。

【临床表现】

（一）口腔表现

发病过程中，口腔黏膜多先受累，且可发生于口腔黏膜的任何部位。牙龈是最先出现、也是最常出现损害的部位。其典型表现是剥脱性龈炎样损害。损害的早期，在龈缘及附着龈处局部充血发红，其上形成直径为 2 ~ 6mm 的水疱。与寻常型天疱疮不同的是，其疱壁较厚，色灰白，触之有韧性，不易破裂。疱液清亮或呈血疱，破溃后可见白色或灰白色的疱膜，无周缘扩展现象，疱壁不易被揭起，尼氏征阴性。疱壁被去除后可见一光滑的红色溃疡面，若继发感染则形成溃疡基底有黄色假膜的化脓性炎症。

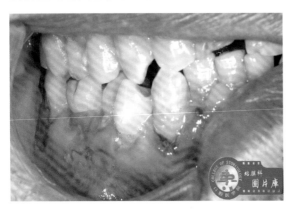

图 10-4　黏膜良性类天疱疮
牙龈糜烂
（四川大学华西口腔医学院供图）

除牙龈外，硬腭和颊部的咀嚼黏膜也常受累。而出现于口腔非咀嚼黏膜的损害也可表现为因进食等原因出现水疱，且反复出现于同一部位，疱破溃后形成一溃疡面。无牙区也常受累。若戴有义齿，则基托的边缘为好发区，基托的下方牙龈则不易出现损害。唇红较少受累。若损害发生在悬雍垂、软腭、扁桃体、腭舌弓以及腭咽弓等处，患者常出现咽喉疼痛、咽下困难等症状。病损愈合后常出现瘢痕，易与邻近组织粘连，导致组织畸形。若发生在口角区则可因瘢痕粘连而导致张口受限或小口畸形（图 10-4）。

（二）眼部表现

眼部病变可与口腔黏膜损害一同出现。有 50% ~ 85% 的黏膜类天疱疮患者可伴发眼部损害。起病初期在出现损害以前患者已有眼部症状。早期损害呈持续性的单纯性结膜炎，而后可有水疱发生，局部痒感、剧痛。反复发作后睑结膜、球结膜间出现纤维粘连，即睑球粘连。也可出现眼睑边缘间的相互粘连，以致睑裂狭窄或消失，继而导致睑内翻、倒睫以及角膜受损、角膜翳斑而影响视力，甚而造成失明。除此以外，也可并发泪腺分泌减少或泪管阻塞。

（三）其他部位黏膜

其他部位（如咽、气管、尿道、阴部以及肛门等处）黏膜偶有受累，形成局部的纤维粘连。

发生在食管和气管的损害可导致食管和呼吸道狭窄，造成吞咽困难，呼吸不畅。

（四）皮肤表现

有 20% ～ 50% 的患者会出现皮肤损害。好发于面部和头皮，亦可见于胸、腹、腋下以及四肢屈侧。皮肤上可见红斑，或是在正常的皮肤上出现张力性水疱，疱壁厚而不易破裂，尼氏征阴性。疱破后呈溃疡面，结痂愈合后可遗留瘢痕和色素沉着。

该病病程缓慢，但预后较好。

【诊断】

对于黏膜类天疱疮的诊断，可根据临床表现、组织病理和直接免疫荧光检查确诊。

根据临床诊断标准，黏膜类天疱疮是一组主要累及任何黏膜，伴或不伴有临床可见瘢痕的慢性大疱性疾病。口腔几乎是受累频率最高的部位，其次依次为眼、鼻、鼻咽、肛门及生殖器、喉，最后是食管。口腔病损的典型表现是红斑、发疱、糜烂以及假膜覆盖的糜烂面，最常累及的部位是附着龈、腭黏膜，较少累及唇、舌及颊黏膜。眼部病损的典型表现是结膜的炎症与糜烂，穹窿缩短，睑球粘连，睑缘粘连，睑内翻，倒睫，角膜血管翳以及瘢痕。水疱很少见于眼部病损。肛门及生殖器的病损可表现为水疱、糜烂和瘢痕。如果出现皮肤的病损，则通常累及上肢及头部。

在临床应用中需注意的是：当发现牙龈呈剥脱状或红斑时尤其要考虑是否有本病的可能；发现口内其他部位的水疱或溃疡面时，应详细询问病史，并检查是否有尼氏征的表现；若在软腭、悬雍垂、腭舌弓和腭咽弓等处发现瘢痕粘连，以及出现口内的畸形，眼部病损，尤其是睑球粘连均有助于诊断。组织病理检查显示为上皮下疱，无棘层松解。直接免疫荧光检查病损组织可见基底膜区有荧光带。

【鉴别诊断】

1. 寻常型天疱疮　早期常在口腔黏膜出现疱性损害，病损广泛，疱壁薄而易破，疱液清亮，疱破后遗留红色糜烂面，有周缘扩展现象，揭皮试验阳性，尼氏征阳性。亦可见皮损发生于皮肤易受摩擦处，表现为正常皮肤上发生松弛性的大疱。组织病理学检查可见棘层松解和上皮内疱。DIF 可见抗棘细胞间黏合物质的抗体（IgG）在上皮细胞间沉积，呈翠绿色鱼网状荧光带。IIF 血清中可查见抗棘细胞间抗体。

2. 大疱性类天疱疮　该病是一种少见的慢性皮肤黏膜疱性疾病，以皮肤损害为主，多见于易受摩擦的部位。临床表现为在外观正常或红斑的皮肤上发生的张力性大疱，不易破溃，尼氏征阴性。口内发疱少，症状轻，多不影响进食。组织病理学检查可见上皮下疱，无棘层松解。DIF 可见 IgG 和 C3 沿基底膜呈线状沉积。本病预后良好，可自行缓解。

3. 多形红斑　本病为急性炎症性病损，也可发生水疱，疱破后糜烂，以唇部最为突出。皮肤多表现为虹膜状红斑，多见于四肢、手掌、足底及躯干。

4. 扁平苔藓　在临床上应注意有疱性损害的或是糜烂型扁平苔藓，特别是发生于牙龈部位的扁平苔藓与黏膜类天疱疮的鉴别。糜烂型扁平苔藓主要表现为牙龈的剥脱性损害，颜色鲜红，触之出血，其邻近黏膜或口腔其他部位的黏膜可见灰白色的珠光条纹，而黏膜类天疱疮无白色条纹，且皮肤往往有水疱发生。除此以外，组织病理学检查也有助于鉴别。

5. 白塞综合征　白塞综合征又称口 - 眼 - 生殖器综合征。主要表现为同时或先后发生的口腔黏膜反复溃疡；眼部的前房积脓，虹膜睫状体炎；反复发作的外生殖器溃疡；皮肤反复发作的结节性红斑以及发生在关节、心血管、神经、消化、呼吸、泌尿等多系统的病变。

6. 斯约综合征　斯约综合征，又称 Stevens-Johnson 综合征。主要表现为一种自限性、突发性皮肤炎性损害。它以发热、全身不适、头痛、咽喉疼痛、鼻炎、咳嗽以及关节疼痛为前驱症状。其皮肤病损主要表现为首先出现在面部、颈部、躯干中央，并随后扩散到四肢的斑疹。黏膜病损与皮肤病损平行或先于皮肤病损，口腔和唇红缘易受累，而球结膜和生殖器黏膜则较少受损。在黏膜病损中，首先出现水肿和红斑，随后出现水疱、糜烂和浅溃疡。

【治疗】

目前临床上对本病尚缺乏特效疗法，主要采用以支持治疗和免疫调节为主并辅以局部清洁防腐，防止继发感染和并发症的综合疗法。在临床上，医生所采用的药物治疗方法需要考虑患者疾病的一些基本因素，这些因素包括部位、严重性以及进展速度。

1. 局部用药　对于口腔和眼等部位应注意保持清洁，防止继发感染、瘢痕粘连以及并发症的发生。用糖皮质激素滴眼可防止纤维粘连。口腔因剧痛而妨碍进食时，可用具有消炎止痛功效的含漱剂漱口。该病宜局部用药，或病变区用糖皮质激素（如泼尼松、曲安奈德、倍他米松等）局部注射，一般每周 1 次为宜，因该病病程迁延，反复长期注射易引起组织萎缩。

2. 全身用药

（1）"高危"患者的药物治疗：临床上将病损发生在眼、生殖器、鼻咽、食管，以及喉黏膜中任何部位的患者定义为"高危"患者，其首选的治疗方法是泼尼松 1 ～ 1.5mg/(kg·d) 和环磷酰胺 1 ～ 2mg/(kg·d)。对于症状较轻的患者，应首选氨苯砜 50 ～ 200mg/d 进行为期 12 周的治疗。

（2）"低危"患者的药物治疗：临床上将疾病仅累及口腔黏膜或累及口腔黏膜和皮肤的患者定义为"低危"患者。可采用中到大剂量的糖皮质激素可用作最初治疗，如采用泼尼松每天晨剂量 0.5mg/(kg·d)，疗效不理想时可加用硫唑嘌呤 100 ～ 150mg/d。此外，有研究显示盐酸四环素 1 ～ 2g/d 和烟酰胺 2 ～ 2.5g/d 对该病有一定作用。

【预防】

黏膜类天疱疮的预后主要与以下因素有关：

1. 部位　潜在预后较差的受累部位包括眼、生殖器、鼻咽、食管和喉。累及这些部位的病变易形成瘢痕，导致功能丧失。气道阻塞可危及生命，是最为严重的并发症。眼部瘢痕形成（如睑球粘连以及睑缘粘连）往往不可逆转，且呈进行性，可导致严重的功能障碍，甚至致盲。治疗只能控制病情，不能使瘢痕消除。预后较好的受累部位包括仅累及口腔或同时累及口腔和皮肤的病变。累及口腔的病损形成瘢痕的可能性较小，且对药物治疗有较高的敏感性。皮肤所形成的瘢痕一般不会导致严重的功能障碍。

2. 双重同种型抗基底膜带区自身抗体和自身抗体滴度测定　有现象表明，在基底膜区出现 IgG 和 IgA 自身抗体的黏膜类天疱疮患者其疾病程度更重，持续时间也更长。也有迹象表明，在最初表达时抗基底膜区自身抗体 IgG 的浓度和疾病的活跃程度以及对疾病严重程度的预测均有一定程度的相关性。

第三节　大疱性类天疱疮
Bullous Pemphigoid

大疱性类天疱疮（bullous pemphigoid，BP）是一种慢性自身免疫性大疱性皮肤病，它是类天疱疮中的另一种类型。该病多见于 60 岁以上的老年人，女性略多于男性。

【病因及发病机制】

目前认为大疱性类天疱疮是侵犯基底膜带的一种自身免疫性疾病。直接免疫荧光显示基底膜带区免疫球蛋白及补体沉着，其中抗基底膜带的自身抗体主要是 IgG；亦有报道称约有 25% 的患者 IgM、IgA 共同出现或单独出现。间接免疫荧光显示基底膜带有抗基底膜抗体，约 70% IgG 阳性。由于嗜酸性粒细胞在病损的早期即已出现，有观点认为嗜酸性粒细胞在基底膜区的损伤、局部水疱的形成，以及在上皮 - 结缔组织界面的分离中发挥着重要的作用。

【临床表现】

本病发病缓慢，病程较长，主要累及皮肤，其次为口腔，其他黏膜少有受累。一般全身症状不明显，严重时可出现发热、乏力及食欲缺乏等症状。

1. 口腔损害　据报道，约有不足20%的患者会发生口腔黏膜损害。表现为口腔黏膜粟粒样小疱。疱小，数量少，疱壁坚实不易破裂。疱破后无周缘扩展现象，尼氏征阴性。溃疡面易愈合。除水疱和糜烂外，牙龈也常受累，表现为非特异性剥脱性龈炎，牙龈缘及附着龈充血，表皮剥脱，严重时可并发出血。口腔内病损疼痛较轻，病程迁延达数月甚至数年之久，缓解后再次复发则病情较轻。

2. 皮肤损害　皮损常发生在腋窝、腹股沟、前臂内侧等易受摩擦处。损害开始时可有瘙痒，继而在外观正常或有红斑的皮肤上发生张力性大疱，疱大小不等，大的直径可达 1～2cm。疱液饱满，疱壁较厚，不易破裂，因此糜烂面少，疼痛轻微，易于愈合，愈合后可遗留色素沉着。尼氏征阴性。

【病理】

组织病理学检查可见上皮完整，上皮与结缔组织之间存在裂隙或水疱，即上皮下疱。无棘层松解现象。上皮下方结缔组织表面平滑，有大量的嗜酸性粒细胞、淋巴细胞和浆细胞浸润，亦可见血管扩张。

直接免疫荧光检查可见基底膜处有免疫荧光抗体沉积，主要是IgG、C3。间接法也可以测出抗基底膜区抗体，并且有70%～80%患者血清中抗体效价升高（见表10-2）。

表 10-2　三种大疱性疾病自身抗原与自身抗体免疫荧光法检测特点

疾病	直接法	荧光定位	荧光特点	间接法	主要抗体
天疱疮	+（100%）	上皮细胞间	细胞间荧光	+（超过95%）	IgG
黏膜类天疱疮	+（40%～80%）	基底膜区	连续的细而窄的荧光带	多数血清抗体为（-）	IgG
大疱性类天疱疮	+（100%）	基底膜区	连续的细而窄的荧光带	+（80%）	IgG

【诊断】

本病根据临床表现及病理特征不难作出诊断。在临床上，皮肤以大疱为主，而口腔以小疱为主，且数量较少。直接免疫荧光法（DIF）对诊断有重要价值，当临床表现和普通病理检查均不典型时尤其如此。间接法（IIF）检查有70%～80%的患者血清中抗基底膜抗体阳性，有助于明确诊断。

【鉴别诊断】

1. 与寻常型天疱疮和黏膜类天疱疮的鉴别（表10-3）

表 10-3　大疱性类天疱疮与寻常型天疱疮及黏膜类天疱疮的鉴别要点

鉴别要点	寻常型天疱疮	大疱性类天疱疮	黏膜类天疱疮
患病年龄	40～70岁	60～70岁老年人多见	60～70岁老年人多见
性别	无明显倾向或女性较多	女性多	女性多
患病部位	皮损可见于皮肤的任何部位，但先躯干后四肢；口腔黏膜任何部位均可累及	皮肤损害多见于易受摩擦的部位，口腔黏膜少见	皮肤少见，多见于眼、鼻、咽、外生殖器等处，口腔内多为剥脱性龈炎
皮肤损害	正常皮肤上发生的松弛性大疱，壁薄，尼氏征阳性	外观正常或红斑皮肤上发生的张力性大疱，尼氏征阴性	同大疱性类天疱疮

（续表）

鉴别要点	寻常型天疱疮	大疱性类天疱疮	黏膜类天疱疮
组织病理	棘层松解及上皮内疱	无棘层松解，上皮下疱形成	无棘层松解，上皮下疱形成
免疫病理	DIF 示抗棘细胞间黏合物质抗体（IgG）在上皮细胞间沉积；IIF 检查血清中可见抗棘细胞间抗体	DIF 示可见 IgG 和 C_3 沿基底膜呈线性沉积；IIF 检查约有 70% 查见抗基底细胞膜带的抗体	DIF 示 30% 可见 IgG 和 C_3 沿基底细胞膜带呈线状沉积，IIF 示有抗基底膜带抗体
病程预后	经疗程足够的有效治疗可能痊愈，否则可能致死	良好，虽可复发，但能自我缓解，疗程不超过 5 年	慢性迁延，缓解不明显，眼部形成瘢痕可致失明

DIF，直接免疫荧光法，IIF，间接免疫荧光法

2.大疱性表皮松解症　该病为先天性遗传性疾病，水疱多发生于皮肤、黏膜等易受摩擦的部位。一些学者认为本病是类天疱疮的一种特殊类型。现已明确该病是一种独立的疾病，创伤是引发该病的主要因素。有研究确认大疱性类天疱疮的自身抗原与大疱性表皮松解症的抗原不同，且免疫电镜亦显示大疱性类天疱疮的免疫沉积物位于基底膜的上方，而大疱性表皮松解症的 IgG 沉积物位于基底膜的下方。盐裂皮肤实验（salt-split skin test，SSST）可使上皮在基底膜区的透明板处裂开，形成人工性大疱。在此基础上再行免疫荧光检查，大疱性类天疱疮的免疫沉积物位于疱顶，即上皮的表皮侧；而大疱性表皮松解症的免疫沉积物位于疱底，即上皮的真皮侧。

3.多形红斑　本病主要累及口腔黏膜及皮肤，多呈急性发作，以中青年患者为多。主要表现为水疱或大疱。唇部较常受累，但牙龈病损较少。组织病理可见上皮表层多有变性改变，棘层可见细胞液化、坏死。但无棘层松解发生。

【治疗】

除病情严重者外，应尽量减少或避免全身使用糖皮质激素，尤其是仅有口腔病损者。因类天疱疮不似天疱疮能危及生命，若需用泼尼松，每天 3 次，每次 10mg，即可控制病情，疗程视病情恢复情况，可长可短。病损局部可用 2.5% 泼尼松龙混悬液加 1% 普鲁卡因局部注射。含漱剂则以消炎、防腐、止痛为主。

也有用硫唑嘌呤、环磷酰胺、吗替麦考酚酯、甲氨蝶呤、苯丁酸氮芥、氨苯砜、四环素 - 烟酰胺联合应用治疗本病有效的报道。

第四节　其他疱性疾病
Other Bullous Diseases

一、类天疱疮样扁平苔藓　Lichen planus pemphigoid

类天疱疮样扁平苔藓（lichen planus pemphigoid，LPP）是指一种虽然在临床表现、组织病理、免疫荧光等检查中呈现典型的扁平苔藓和大疱性类天疱疮的特征，但其循环抗体却是针对一种独特抗原分子的，一种独立的自身免疫性大疱性皮肤黏膜疾病。

【发病机制】

类天疱疮样扁平苔藓的发病机制目前尚不完全清楚。临床学家们推测其免疫反应物的沉积可能是继发于淋巴细胞介导的上皮细胞损伤。自身抗体的产生，多认为是由基底细胞的严重损伤，使原来隐蔽的抗原暴露或产生新的抗原引发的。目前争论的关键在于类天疱疮样扁平苔藓是真

正的大疱性类天疱疮还是大疱性类天疱疮样损害。有学者认为这里存在一个疾病的演变过程，即从临床没有水疱的扁平苔藓到伴有大疱性类天疱疮的临床、组织学及免疫学特征的扁平苔藓。也有学者认为类天疱疮样扁平苔藓是一个单独的疾病，水疱的出现是继发现象，而不是扁平苔藓与大疱性类天疱疮的偶然重叠。虽然类天疱疮样扁平苔藓与大疱性类天疱疮在临床、组织病理、免疫病理等表现上具有重叠性，但二者又各有特点，主要表现在：①类天疱疮样扁平苔藓患者的血清不能与移行上皮（猪膀胱）反应，而大疱性类天疱疮患者的血清可与其发生反应。②大疱性类天疱疮的基底膜带抗原分子量多是230kD，少数是180kD，而类天疱疮样扁平苔藓除了分子量为180kD的抗原分子外，尚有一种分子量为200kD的抗原。有学者认为分子量为200kD的抗原可能是类天疱疮样扁平苔藓的独特抗原。③类天疱疮样扁平苔藓血清循环抗体与大疱性类天疱疮抗原混合不发生免疫沉淀反应，提示该抗体不是针对大疱性类天疱疮基底膜带抗原而产生的。

【临床表现】

1. 皮肤表现　以水疱为主要损害。可为小疱，也可有大疱；可发生在扁平苔藓的损害之上，也可发生在正常皮肤上；可先于典型的扁平苔藓皮损之前发生，也可在其后发生，但多在急性泛发性扁平苔藓之后突然出现。水疱透明，疱壁紧张，尼氏征常呈阴性。全身任何部位均可受累，但以四肢最为常见，常伴有瘙痒。

2. 口腔表现　可出现黏膜损害，表现为紧张性大疱的同时伴有网状细小白色条纹损害。水疱散在分布，破溃形成溃疡面。常见的损害是紧张性小水疱围绕于扁平苔藓样白色条纹和斑块周围。有些损害表现为色素沉着。

【病理】

类天疱疮样扁平苔藓的丘疹、斑块损害区组织病理特点为典型的扁平苔藓样损害，即上皮角化过度，颗粒层增厚，棘层不规则增厚或萎缩，基底细胞空泡变性或液化变性，结缔组织浅层淋巴细胞带状浸润，可见胶样小体。类天疱疮样扁平苔藓的水疱损害区组织病理显示：上皮下疱，疱内可见单核细胞及嗜酸性粒细胞，结缔组织浅层血管周围可见中度致密淋巴细胞、组织细胞和嗜酸性粒细胞浸润，其上方基底细胞因无液化变性而多完整无损。若用直接免疫荧光法检查疱性与非疱性损害区，均可发现基底膜带有 IgG、C_3 呈线状沉积。不仅如此，在外观正常的黏膜皮肤的基底膜带也可见 IgG 和 C_3 呈线状沉积。间接免疫荧光法检查发现，约50%患者血清中可测到自身循环抗体。

【诊断】

关于类天疱疮样扁平苔藓的诊断，目前尚无公认的诊断标准，但从以下几方面有助提示类天疱疮样扁平苔藓的诊断：①原诊断为扁平苔藓的患者出现水疱或大疱，尤其水疱发生在远离苔藓样损害的正常黏膜皮肤上。②非疱性损害区具有典型的扁平苔藓组织学特征，水疱损害区为上皮下疱且不伴有扁平苔藓的组织学特征。③基底膜带有 IgG、C_3 线状沉积，间接免疫荧光见血清中的抗体与基底膜带抗原结合发生沉淀反应。除此以外，免疫电镜、免疫印迹技术均可协助诊断。

【鉴别诊断】

1. 疱性扁平苔藓　疱性扁平苔藓（bullous lichen planus）有典型的条纹损害特征，并在此基础上出现水疱或大疱，一般水疱多发生于原有损害区之上。无抗基底膜带的自身抗体。组织病理显示：水疱是由于基底细胞严重液化变性引起的上皮与结缔组织分离产生的裂隙，而类天疱疮样扁平苔藓因无液化变性，疱腔顶部基底细胞完整，此为重要的鉴别要点。

2. 大疱性类天疱疮　大疱性类天疱疮多见于老年人，儿童少见。水疱发生在正常皮肤或红斑处，无扁平苔藓样损害。组织病理显示上皮下水疱，无扁平苔藓样组织学特征。免疫电镜检查其免疫球蛋白沉积的部位、基底膜带抗原分子量、免疫沉淀反应等均显示与类天疱疮样扁平苔藓有不同。

此外，尚须与类天疱疮样扁平苔藓鉴别的有大疱性表皮松解症、大疱性红斑狼疮等。

【治疗和预防】

在临床上，糖皮质激素对类天疱疮样扁平苔藓的治疗效果显著，采用中等剂量的泼尼松或泼尼松龙即可获显著疗效。一般剂量为 10～40mg/d。亦有以泼尼松与硫唑嘌呤联合用药治疗类天疱疮样扁平苔藓获得成功的报道。还有用灰黄霉素 500mg/d 治疗，损害于 4 周内开始消退，最终痊愈的报道。此外红霉素（150mg，每天 2 次）、氨苯砜（100mg/d）、羟氯喹（200mg/d）、四环素 - 烟酰胺也可用于该病的治疗。

该病全身症状相对较轻，预后较好。

二、副肿瘤性天疱疮　Paraneoplastic pemphigus

副肿瘤性天疱疮（paraneoplastic pemphigus，PNP）是一种与肿瘤相关的致死性自身免疫性疱性疾病。临床表现为严重多形性黏膜（特别是口腔黏膜）及皮肤损害。该病种最初由 Anhalt 等人于 1990 年首先报道，该病的发生无种族和性别差异，发病年龄范围为 7～76 岁，平均 51 岁。其致死率高达 90%。该病可累及多个组织器官，如肺、甲状腺、肾、平滑肌和胃肠道，因此近年来研究者更倾向于将其归于副肿瘤性自身免疫性多器官综合征（paraneoplastic autoimmune multiple organ syndrome，PAMS）。该综合征可表现为天疱疮样、类天疱疮样、多形红斑样、移植物抗宿主病样和扁平苔藓样等至少 5 种异质性皮肤黏膜疾病。当肿瘤患者出现天疱疮样损害时，即称之为副肿瘤性天疱疮。但副肿瘤性天疱疮并不是指天疱疮和肿瘤单纯并发存在，而是一类血清中有特殊自身抗体的自身免疫性疾病。

【发病机制】

副肿瘤性天疱疮是一种自身免疫性疾病，但发病机制尚不清楚，目前发现其发生与肿瘤密切相关，尤其是具有淋巴组织增生的肿瘤，如非霍奇金淋巴瘤（Non-Hodgkin lymphoma，NHL）、慢性淋巴细胞白血病、Castleman 病（Castleman's disease）、胸腺瘤等，其他肿瘤（如胰腺癌、结肠癌、肺癌、乳腺癌、前列腺癌、皮肤鳞状细胞癌、转移性黑色素瘤等）也有报道。

副肿瘤性天疱疮患者血清内含有一组针对桥粒黏附斑蛋白家族（plakins family）多种成分的自身抗体。最常见的是包斑蛋白（envoplakin）和周斑蛋白（periplakin），其次是桥粒黏附斑的主要成分桥粒蛋白 I（desmoplakin，DP I）和 II（DP II），这些靶抗原的分子量分别为 210kD、190kD、250kD、210kD。这类抗体的靶抗原存在于细胞桥粒和半桥粒处，在调节细胞附着方面起重要作用。多项研究表明这些循环自身抗体在副肿瘤性天疱疮的发病中发挥重要作用，是由共存的肿瘤直接产生的。具体机制不明，相关的假说可大致分为五类。①表位扩散（epitope spreading）假说：肿瘤诱导发生细胞介导的苔藓样界面皮炎，从而使之前的一些"隐蔽"抗原，即不为 T 或 B 淋巴细胞识别的蛋白组织成分暴露于免疫系统。②抗原模拟（antigen mimicry）假说，即机体产生的抗肿瘤组织抗体和体内正常上皮或表皮组织中的某些抗原成分有交叉反应，它们结合后干扰破坏了靶组织的正常结构和功能从而导致发病。③细胞毒性假说：由 CD8$^+$ 细胞毒性 T 淋巴细胞、CD56$^+$ 自然杀伤细胞和 CD68$^+$ 巨噬细胞介导的自身反应性细胞毒性，被认为与该病的发病密切相关。④自身抗体假说：肿瘤细胞产生自身抗体，自身抗体与上皮或表皮蛋白发生反应。⑤白细胞介素-6 假说：肿瘤细胞产生大量白细胞介素-6，出现细胞因子产生的调控异常。

【临床表现】

1. 伴发肿瘤　副肿瘤性天疱疮患者多伴随潜在的良性或恶性肿瘤，约有 2/3 的患者皮损发生时肿瘤已存在，1/3 的患者皮损发生后肿瘤才被检测到。因此，对怀疑副肿瘤性天疱疮的患者检测其是否存在潜伏肿瘤至关重要，特别是对胸腹部、骨盆部位的检查。临床资料显示，伴随副肿瘤性天疱疮的各种肿瘤的发生频率从高到低依次为：非霍奇金淋巴瘤、慢性淋巴细胞白血病、Castleman 病、胸腺瘤、低分化肉瘤、Waldenstrom 巨球蛋白血症、炎性纤维肉瘤、支气管源性鳞状细胞癌、圆形细胞脂肪瘤和 T 细胞淋巴瘤。

2. 黏膜表现 副肿瘤性天疱疮患者最常见的临床表现是口腔持续性水疱、大疱和糜烂性病损，有时为唯一的临床表现。45%的患者最早表现为单独的大面积的难治性口腔糜烂，疼痛糜烂性病损不仅出现在口腔，其他如鼻咽、口咽、食管和生殖道黏膜亦可受累。临床表现类似天疱疮样或糜烂性扁平苔藓样改变，如大面积糜烂，揭皮试验阳性，探针试验阳性，尼氏征阳性等（图10-5）。

3. 皮肤表现 副肿瘤性天疱疮患者皮肤受累面积较广，表现为红斑、水疱、血疱、糜烂、结痂、表皮剥脱，并伴有明显疼痛或瘙痒。患者皮肤上可见多处炎症性丘疹、斑疹和斑块，这些

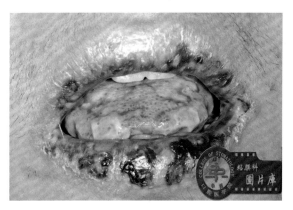

图 10-5 副肿瘤天疱疮
唇舌黏膜广泛糜烂形成苔藓样改变
（四川大学华西口腔医学院供图）

红斑性皮损形态多样，且不同患者间差异较大，形态上很像多形红斑或类天疱疮样扁平苔藓的皮损。水疱和大疱相对较少见，且出现在红斑皮损之上，而非正常皮肤上。

4. 系统侵犯 经典天疱疮从未累及支气管和肺泡。但在副肿瘤性天疱疮几乎所有患者都会出现肺部受累，且病情较重时多导致患者死亡。有报道表明网蛋白基因家族的自身抗体可能导致呼吸道上皮棘层松解，因细支气管和肺泡瘢痕形成，从而导致不可逆的致命性呼吸衰竭。不仅如此，近期研究发现自身抗体不仅沉积于呼吸道上皮而且沉积于其他器官上皮，如平滑肌、横纹肌、膀胱和肾小球上皮，而腺上皮和消化道上皮未见自身抗体沉积。

副肿瘤性天疱疮患者吞咽困难，疲倦无力，肌痛，全身情况差。颈、锁骨上、腋窝、腹股沟等处的表浅淋巴结肿大。有时容易与重症多形红斑（Stevens-Johnson syndrome）或中毒性表皮坏死松解症相混淆。

【病理】

对副肿瘤性天疱疮患者的口腔黏膜标本观察发现，其病理特点主要有：①上皮内发生棘层松解（口腔黏膜明显），裂隙或水疱均在紧靠基底细胞层的上方，疱底绒毛形成。②上皮各层和皮肤附件均可出现坏死的角质形成细胞，若在棘层松解区出现则是对PNP的重要提示。③界面皮炎（interface dermatitis）是副肿瘤性天疱疮的常见表现，界面空泡改变及真皮浅层血管周围有不同程度的淋巴细胞浸润。伴有或不伴有棘层松解，不同程度的炎症细胞移入上皮层（与角质细胞坏死有关）。可出现坏死的卫星细胞（位于坏死角化细胞旁的淋巴细胞）。上皮乳头有明显的空泡变。④出现基底细胞层液化变性（口腔黏膜易见），可和棘层松解并存或单独发生。⑤固有层血管周围淋巴细胞浸润，有时呈苔藓样改变，早期水肿，晚期可能表现轻微的纤维化。

直接免疫荧光（DIF）的标本应选自损害周围完整的黏膜或皮肤。直接免疫荧光可见IgG伴有或不伴有补体C3在棘细胞间沉积，部分患者出现基底膜区域的IgG、C3和IgM沉积。但较寻常型天疱疮色淡或呈灶状。标本同时存在棘细胞间和上皮下免疫沉积反应是对PNP的重要提示。

间接免疫荧光检查（IIF），可查见针对复层鳞状上皮和移行上皮的循环抗体。和寻常型天疱疮不同的是，副肿瘤性天疱疮的IgG自身抗体还能和其他移行上皮组织中的桥粒结合，尤其是鼠膀胱上皮，阳性率为76%。而寻常型天疱疮患者血清中的自身抗体却不能和膀胱、小肠等移行上皮中的桥粒结合。单纯肿瘤者的血清结合也为阴性。因此，以鼠膀胱为底物的间接免疫荧光检查是目前诊断副肿瘤性天疱疮的简单有效的方法，可代替免疫沉淀在临床上用于副肿瘤性天疱疮的诊断。

【诊断】

1990年，Anhalt提出副肿瘤性天疱疮的诊断标准如下：①有广泛发生于躯干、四肢、掌跖

的红斑、丘疹、水疱、糜烂等多形性皮肤损害，特别是严重的难治性的糜烂。并发现隐性或已查见的肿瘤。②病理改变为上皮内疱、棘层松解和角质细胞坏死。③直接免疫荧光（DIF）检查为表皮细胞间 IgG、补体沉积和（或）补体颗粒状或线状沉积于基底膜带区。④血清中自身抗体不仅能和皮肤黏膜复层鳞状上皮的细胞表面成分结合，还能与单一、柱状和移行上皮的细胞表面结合。⑤免疫沉淀法检测时，血清中的抗体能和角质细胞提取物中分子量分别为 250kD、230kD、210kD、190kD 的蛋白抗原结合。在以后的临床实践中学者们发现以下 3 项特点在 PNP 的诊断上具有高特异性和高灵敏度：①伴发淋巴增生性疾病；②间接免疫荧光检查示血清中有可以与鼠膀胱上皮中的桥粒相结合的自身循环抗体；③免疫印迹检测有抗周斑蛋白（periplakin，PER）、包斑蛋白（envoplakin，ENV）的自身抗体。

总之，对天疱疮及其他免疫性疾病并发者，或有高滴度棘细胞间抗体者，或对糖皮质激素治疗效果差者，应做详细检查以排除可能并发的肿瘤。

【鉴别诊断】

单从临床表现和组织病理学特征来看，副肿瘤性天疱疮不易和天疱疮、多形红斑等疾病区别，但副肿瘤性天疱疮结缔组织浅层无明显的嗜酸性粒细胞、中性粒细胞浸润，而有明显的角化不良细胞，是其区别于以上疾病的重要特征。而副肿瘤性天疱疮与多形红斑、中毒性表皮坏死松解症则可通过直接免疫荧光（DIF）和间接免疫荧光（IIF）来鉴别。

【治疗和预防】

临床上，副肿瘤性天疱疮的治疗常使用糖皮质激素及细胞毒类药物。一般用泼尼松或甲基泼尼松龙、环磷酰胺、硫唑嘌呤、长春新碱等，也可采用血浆置换疗法和静脉内免疫球蛋白疗法。由于药物可能导致多种不良反应，患者应定期做相关指标的检测和专科会诊。外用药物类似于天疱疮的治疗。患者若出现脓毒血症、重度营养不良、呼吸衰竭等严重并发症应积极进行对症治疗。目前有个案报道副肿瘤性天疱疮对利妥昔单抗有良好的治疗反应。

皮肤黏膜病损的治疗效果和预后与肿瘤的性质有一定关系。良性肿瘤患者经手术切除肿瘤后，皮肤黏膜病损可得到缓解、改善甚至完全消退。而对于并发恶性肿瘤的副肿瘤性天疱疮患者，原发灶的治疗对病情好转不一定有效。有时虽然采取了积极的治疗，患者的预后仍较差。死亡原因多为并发细菌或真菌感染。目前能长期缓解并存活者仅见于个别报告。

Summary

Bullous diseases of oral mucosa are regarded as a kind of autoimmune disease，which represents a heterogeneous group of disorders of skin and mucosa including pemphigus，mucous membrane pemphigoid，bullous pemphigoid，lichen planus pemphigoides and paraneoplastic pemphigus. They may run a severe and potentially life-threatening course.

Bullous diseases of oral mucosa are commonly associated with IgG or IgA autoantibodies against distinct adhesion molecules，autoantigens of the skin and mucosa. The autoantibody induces the loss of adhesion between the epidermis and dermis that results in blister formation and extensive erosions. Autoantigen-autoantibody combination causes the autoimmune response and depending on the location of the autoantigens，either intraepidermal or subepidermal loss of adhesion will result，which often but not always explains the clinical findings.

Pemphigus is a disorder with an intraepidermal loss of adhesion and is characterized by fragile blisters and erosions. Pemphigus vulgaris often shows extensive lesions of the oral mucosa，while pemphigus foliaceus is commonly restricted to cutaneous layer. Paraneoplastic pemphigus is obligatorily associated with malignancies and often presents as pemphigus vulgaris. Pemphigoid diseases are associated with the disorder with an subepidermal loss of adhesion. The clinical spectrum of the mucous membrane pemphigoid and bullous pemphigoid are tense blisters.

The diagnosis of bullous diseases of oral mucosa should be combined with clinical manifestation, histological examination and immunofluorescence. Histological examination provides the orientation as well as the level of loss of adhesion and inflammatory infiltrate. Immunofluorescence microscopy has been established to identify tissue-bound and circulating autoantibodies. Direct immunofluorescence microscopy is considered as the gold standard in the diagnosis of bullous diseases of oral mucosa.

Evidence-based therapies associated with bullous diseases of oral mucosa are not available. General therapy measures include elimination of trigger factors, protection from cold and administration of sufficient calories and fluids. The avoidance of spicy and hot food is highly recommended and hard texture food should be replaced by soft or liquid meals. Initially, systemic corticosteroids are employed for therapy of bullous diseases of oral mucosa, which can be supplemented with other immunosuppressant agents, plasmapheresis, high-dose intravenous immunoglobulins, immunoapheresis and extracorporeal photochemotherapy when needed. The mechanism is to suppress the production of autoantibodies and to remove circulating autoantibodies to control of disease activity and long-lasting remissions. Corticosteroids can provide rapid remission and ongoing control of symptoms of bullous diseases of oral mucosa, however this may present an increased risk of opportunistic infections. To avoid superinfections, antiseptic or antibiotic topical measures, perhaps even systemic prophylaxis is recommended. Systemic corticosteroids play a central role in the therapy of pemphigus vulgaris due to their rapid effects and as a result decreasing the mortality rate. The initial dose is usually equivalent to 0.5 ～ 1.5 mg of prednisolone per kilograms daily. Systemic corticosteroids are usually combined with other immunosuppressive agents to allow for rapid reduction of the corticosteroid dose. Adjuvant immunosuppressive agents include azathioprine, mycophenolate mofetil, cyclophosphamide and methotrexate as well as cyclosporine and chlorambucil. In paraneoplastic pemphigus, the prognosis depends primarily on the underlying malignancy. In therapy refractory courses of bullous pemphigoid systemic corticosteroids are initiated, often in combination with adjuvant immunosuppressive agents. Therapy of mucous membrane pemphigoid is initially performed usually in combination with systemic corticosteroids and adjuvant immunosuppressive agents, followed by cyclophosphamide and dapsone.

Definition and Terminology

天疱疮（pemphigus）：Pemphigus is a severe chronic autoimmune bullous disease involving both skin and mucosa.

棘层松解（acantholysis）：Acantholysis is the degeneration and breakdown of the tonofibrils and adhesive material, dissolution of intercellular bridges, making the connection between stratum spinosum cell flabby and disassociated, resulting in the formation of a fissure or blister in the stratum spinosum.

尼氏征（Nikolsky's sign）：Nikolsky's sign is elicited by applying tangential pressure with a finger to the normal skin or mucosa. It is termed positive if there is extension of the blister and/or removal of epidermis in the applied pressure area. Licking of the mucosa can make normal mucosa of normal appearance slough off.

揭皮试验阳性（sliding off of the epithelium test）：Sliding off of the epithelium test is considered positive when the epithelium is rubbed off including the blister wall and adjacent mucosa with normal appearance will be rubbed off as well, leaving a bright red wound.

黏膜类天疱疮（mucous membrane pemphigoid）：Mucous membrane pemphigoid（MMP）is a rare autoimmune disorder that presents as inflammation and subepithelial blistering of the mucocutaneous layer. It is characterized by linear deposition of IgG，IgA or C3 on the basement of membrane zone.

类天疱疮样扁平苔藓（lichen planus pemphigoides）：Lichen planus pemphigoides（LPP）appears to be a combination of lichen planus and bullous pemphigoid in its clinical presentation，histopathology，immunofluorescent assay and other tests. It is a rare autoimmune disease involving blistering of the mucocutaneous layer.

副肿瘤性皮肤黏膜病（paraneoplastic mucocutaneous disease）：Paraneoplastic mucocutaneous disease is a disorder involving the skin and oral mucosa that is induced by circulating factors of the tumor or its metabolic product.

（陈谦明　曾　昕）

第十一章　唇部疾病
Labial Disorders

唇炎（cheilitis）是发生于唇部的炎症性疾病的总称。唇是口腔的门户，唇红是黏膜与皮肤的移行部分，独特的生理环境决定了唇部是口腔最易受到伤害的部位，也是皮肤和黏膜最易出现病损的部位。其临床表现多种多样。除了某些全身性疾病和其他口腔黏膜病在唇部的表现外，唇炎是特发于唇部的疾病中发病率最高的疾病。目前对唇炎的分类尚不统一，根据病程分为急性唇炎和慢性唇炎；根据临床症状特征分为糜烂性唇炎、湿疹性唇炎、脱屑性唇炎；根据病因病理分为慢性非特异性唇炎、腺性唇炎、肉芽肿性唇炎、光化性唇炎和变态反应性唇炎等。

第一节　慢性唇炎
Chronic Cheilitis

慢性唇炎（chronic cheilitis）又称慢性非特异性唇炎，是不能被归入后述各种有特殊病理变化或病因的唇炎，病程迁延，反复发作。

【病因】

病因不明。多与温度、化学、机械性因素等长期持续性刺激有关，如寒冷、气候干燥、风吹等因素，或嗜好烟、酒、辣食和烫食，有舔唇、咬唇等不良习惯。也可能与烦躁、焦虑等精神因素有关。患者一般不伴有全身疾病。

【临床表现】

病情特点是时轻时重，反复发作。以干燥、脱屑、渗出、结痂为主要特征。下唇唇红部好发，表面可有淡黄色干痂，伴有灰白色鳞屑，周围轻度充血。患者局部有明显的痒感和灼痛感，常不自觉咬唇、舔唇或用手揉搓唇部、撕扯干燥的鳞屑，导致病损区破溃渗血、肿胀明显。继发感染后则出现脓痂，伴有皲裂，疼痛明显，肿胀持久不退，严重时甚至影响唇部活动（图 11-1）。

【组织病理】

表现为非特异性炎症，上皮内细胞排列正常或有水肿，固有层淋巴细胞、浆细胞浸润，血管扩张充血。黏膜上皮角化不全或呈过角化，也可有剥脱缺损。

【诊断】

根据病情反复，时轻时重，寒冷干燥季节好发，唇红干燥、脱屑、肿胀、渗出、结痂等特点可作出诊断。

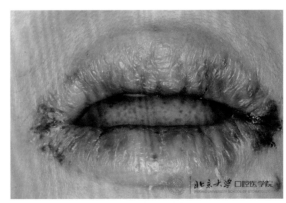

图 11-1　慢性唇炎伴口角炎
唇及口角区黏膜干燥皲裂
（北京大学口腔医院供图）

【鉴别诊断】

慢性唇炎需要与干燥综合征、光化性唇炎、念珠菌性唇炎以及慢性盘状红斑狼疮、扁平苔藓、多形红斑等疾病相鉴别。

1. 干燥综合征　干燥综合征患者可以出现唇红干燥、皲裂及不同程度的脱屑等症状。但同时伴有口干、眼干、唾液流量减少等其他干燥综合征的典型症状。此外，干燥综合征的患者可出现红细胞沉降率加快、抗 SSA 和（或）SSB 抗体阳性等血清免疫学异常的表现。

2. 光化性唇炎　与日光照射有关，好发于下唇，分为急性和慢性两种类型。慢性光化性唇炎虽然无明显的季节性，但是好发生于长期接受紫外线照射的户外工作者。病损迁延可出现唇红部色素脱失、唇红缘界限消失，甚至出现白色斑块，患者多无痒感。

3. 念珠菌性唇炎　唇红黏膜干燥、脱屑，黏膜充血发红明显，此时常伴有念珠菌性口炎和口角炎，实验室检查有助于明确诊断或采用诊断性治疗的方法。

4. 扁平苔藓　发生于唇部的扁平苔藓表现为白色网纹状损害，易出现充血、糜烂，同时口内黏膜可以见到相同的网纹状损害。

5. 盘状红斑狼疮　好发于唇部，表现为中央萎缩凹陷的红斑样病损，周围呈放射状排列的白色短条纹。病损可超出唇红缘累及皮肤，唇红与皮肤界限不清或消失。

6. 多形红斑　该病起病急骤，有自限性。发生于唇部的多形红斑易形成厚的血痂，轻触易出血，同时伴有口内黏膜的水疱、糜烂、渗出。皮肤典型表现为靶形红斑。

【治疗】

（一）治疗原则

首先需要避免各种刺激因素，如改变舔唇、咬唇、撕皮等不良习惯，戒烟酒、忌食辛辣食物，避免风吹和寒冷刺激，保持唇部湿润。

（二）治疗方法

1. 局部治疗

（1）湿敷上药：局部湿敷上药是治疗慢性唇炎的有效手段。用浸渍 0.1% 依沙吖啶溶液、3% 硼酸溶液、5% 生理盐水等液体或有清热解毒功效的中药药液（如双花液等）的消毒脱脂棉片贴敷于患处，每天 1～2 次，每次 15～20 分钟，轻轻擦拭浸软的鳞屑或痂皮后，患处涂擦抗生素类或糖皮质激素类软膏，如金霉素眼膏、复方金霉素软膏、醋酸曲安奈德（确炎舒松）、氟轻松乳膏等。病情轻者，可仅用医用甘油或金霉素甘油局部涂擦。

（2）封闭治疗：糜烂严重者，可以局部注射醋酸曲安奈德、醋酸泼尼松等糖皮质激素类药物，以减少渗出，促进愈合。每周 1 次，每次 0.5ml，一旦病情好转应即刻停药，反复频繁治疗可致唇部硬结。

（3）微波治疗：局部湿敷联合微波治疗适于慢性糜烂的患者。利用微波能够使固体物质内部分子极性排列并由此产生的"内在"热量促进局部的血液循环、加快药物吸收，从而提高治疗效果。但需注意操作细节，以免误伤正常组织。

2. 中药治疗　本病与中医之唇风、唇肿、唇疮近似，系风寒湿邪相搏于唇聚而发之，也可脾胃湿热伏结于唇，故应疏风健脾、清热祛湿、养血润燥。可选择防风通圣丸、除湿胃苓汤等加减。

Summary

Chronic cheilitis is a chronic inflammation on the vermillion portion of the lip. Although the cause is unclear，it is thought to be associated with various prolonged irritations，such as cold，dryness，spicy food，lip biting and even stress.

Patients with this disorder usually presents with dryness，exfoliation and rhagades of vermillion lip mucosa. Patients complain about itchiness and slight swelling of the lip.

Topical treatments are recommended to the patients，such as corticosteroids，moisture ointments and the avoidance of various irritations.

Definition and Terminology

慢性唇炎（chronic cheilitis）is a chronic inflammation of the vermillion portion of the lip，characterized by dryness，exfoliation，itch and rhagades of labial mucosa.

（刘晓松）

第二节　光化性唇炎
Actinic Cheilitis

光化性唇炎（actinic cheilitis）又称日光性唇炎（solar cheilitis），日光性角化症（solar keratosis），光化性唇角化症（actinic keratosis of the lips）。1923 年首次被报告。该病分急性和慢性两种。慢性光化性唇炎是一种具有潜在恶性潜能的疾病。

【病因】

该病是由于日光中紫外线照射所致，长期过度的日光照射后可致慢性不可逆性损伤。正常人体经日晒后会产生黑色素沉积反应，出现的皮肤变黑能自行消退，而超过一定剂量的日光照射后，除黑色素生成外还会发生细胞内和细胞外水肿、胶原纤维变性、细胞增生活跃等变化。长期紫外线照射可以诱导皮肤黏膜组织发生 DNA 和蛋白质变异，启动并促进上皮异常增生。

【临床表现】

由于易受到阳光的直射，下唇唇红部为好发部位。其他阳光暴露的部位也容易受累及，如前额、颊部、耳部和前臂等处皮肤。肤色较白的患者以及农民、渔民等户外工作者好发。

1. 急性光化性唇炎（acute actinic cheilitis）　起病急，发病前有明显的日光曝晒史，好发于夏季。表现为唇红黏膜广泛水肿、充血、红斑、脱屑、水疱和糜烂。病损部位灼热明显，伴有剧烈瘙痒。往往累及整个下唇，影响进食、说话，如有继发感染可出现脓性分泌物，结成脓痂，疼痛加重。全身症状较轻，2～4 周可自愈。

2. 慢性光化性唇炎（chronic actinic cheilitis）该型病损好发于 40 岁以上成年人，无明显季节性。由于日光中的紫外线长期照射而引起的一种持续性慢性病损。初期患者无自觉症状，表现为下唇红黏膜干燥、脱屑。病程迁延可致唇部失去弹性，形成皱褶或皲裂，唇红部色素脱失，唇红缘界限消失。唇红黏膜可出现白色斑块，表面粗糙，触诊如细砂纸感。该型病损是癌前状态，需要密切注意其鳞状细胞癌转化倾向，一旦发生癌变则较皮肤鳞状细胞癌有更高风险的侵袭性和扩散性（图 11-2）。

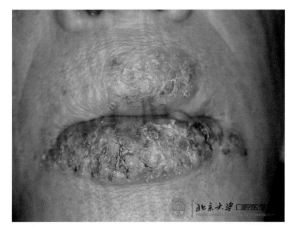

图 11-2　光化性唇炎
唇黏膜糜烂、结痂
（北京大学口腔医院供图）

【组织病理】

黏膜上皮角化层增厚、过度角化，棘层增厚，固有层血管扩张，伴少量淋巴细胞浸润。慢性光化性唇炎病损，固有层内胶原纤维嗜碱性改变（称为日光性弹性变），同时伴不同程度的上皮异常增生。

【诊断】

依据明确的光照史，结合干燥、脱屑、充血、糜烂以及增厚的白色病损等临床表现可以作出临床诊断。病损反复溃疡、结痂、或者出现增厚的白色病损时，需及时活检，以明确诊断。

【鉴别诊断】

1. 盘状红斑狼疮　该病有糜烂样病损时应与盘状红斑狼疮、扁平苔藓等疾病相鉴别。盘状红斑狼疮典型病损，除糜烂、结痂外，周围尚能见到白色放射状条纹。

2. 唇疱疹　光化性唇炎糜烂时还需与唇疱疹鉴别。唇疱疹患者可有复发史及前驱症状，临床表现为成簇的水疱，易破，有自愈倾向。

3. 慢性非特异性唇炎　干燥脱屑样病损应与慢性非特异性唇炎鉴别，后者无日光曝晒史，好发于寒冷季节，或有不良习惯。临床以唇干燥、脱屑、皲裂、结痂为主要特征。

【治疗】

（一）治疗原则

本病与长期日光照射有关，因此应注意避光，同时警惕癌变风险，尽早诊断并采取治疗措施。

（二）治疗方法

1. 局部治疗

（1）避光治疗：可用具有吸收、反射和遮蔽光线作用的防晒剂，如3%氯喹软膏、5%二氧化钛软膏等，减少紫外线对唇部黏膜皮肤的损伤。

（2）湿敷上药治疗：唇部有渗出、糜烂、结痂时用消炎防腐类漱口水湿敷，去除痂膜，保持干燥清洁。干燥脱屑型可局部涂擦糖皮质激素类或抗菌药物类软膏。

（3）5%氟尿嘧啶（fluorouracil）：是传统的治疗光化性唇炎的局部用药，是具有抗代谢作用的化疗药物。通过抑制胸苷酸合成酶抑制DNA和RNA的合成。每天1～2次涂擦，可连续使用数周。其副作用是诱导黏膜皮肤红斑、水肿、糜烂或溃疡，整个用药过程可能持续存在。经氟尿嘧啶治疗的慢性光化性唇炎患者，当黏膜皮肤恢复正常后，再次组织病理学检查可见上皮异形性依然存在。

（4）咪喹莫德（imiquimod）：一种免疫调节剂，具有抗病毒和抗肿瘤作用。能够增加INF-α、TNF-α、白细胞介素-1α（interleukin-1α，IL-1α）、IL-6、IL-8、IL-10、IL-12、前列腺素E$_2$等Th1型细胞因子释放，促进抗肿瘤作用。5%咪喹莫德乳膏的常见副作用包括红斑、水肿、渗出、结痂和糜烂。

2. 物理疗法　可使用液氮冷冻疗法、二氧化碳激光照射、光动力疗法等。

3. 手术治疗　对怀疑癌变或已经癌变患者应尽快手术，但应注意对唇红切除缘的修补。

【预后】

慢性光化性唇炎属于癌前状态，发生恶性转变的概率约为10%，患者需长期随访。

【预防】

尽可能避免日晒，尤其在上午10点至下午4点之间紫外线较强的时间段。户外活动时，需采取防晒措施，如遮盖暴露的皮肤、戴宽边帽子遮盖面颈部及耳部皮肤、戴太阳镜、使用防晒系数（SPF）15以上的遮光剂。

Summary

Actinic cheilitis（AC）is a premalignant epithelial lesion that is directly related to long-term sun exposure. It occurs more commonly in fair-skinned individuals，in outdoor workers. Clinically，AC lesions manifest as areas of dryness，scaliness and color variation on the lips. There can be associated with atrophy，swelling，erythema，ulceration and diminished demarcation between the true and the cutaneous lip. It also can appear as a white plaque andoval to linear in shape. The surface may be crusted and rough to touch. A small percentage of these lesions will transform into squamous cell carcinoma.

Classic histological feature of AC consists of hyperkeratosis，epithelial thickening and variable degrees of epithelial dysplasia.

Sun protection is most important remedy to the patients. Other therapeutic approaches includes topical Fluorouracil and Imiquimod，cryosurgery，photodynamic therapy，carbon dioxide laser ablation，electrodessication and vermilionectomy.

Definition and Terminology

光化性唇炎（actinic cheilitis）is an inflammatory condition of the lips，which is highly related to the sun exposure that has a high potential in developing into squamous cell carcinoma.

（刘晓松）

第三节　腺性唇炎
Cheilitis Glandularis

腺性唇炎（cheilitis glandularis）是一种少见的，主要累及小唾液腺的慢性炎症性疾病。下唇多见，以多发性唇腺肿胀，下唇肿胀肥厚为特征。

【病因和发病机制】

病因尚不明了，过去曾认为它是一种原发于唇腺的疾病，与诸多因素有关：先天性遗传因素；牙龈炎、牙周炎、梅毒等口腔感染病灶；含有致敏物质的牙膏、漱口水；外伤、吸烟、口腔卫生不良、情绪、紫外线照射等后天因素。目前研究认为，腺性唇炎起源于上皮组织，是唇部组织对日光照射、变应原或人为因素刺激的一种反应。

【临床表现】

该病可发生于任何年龄，以成年人多见。主要累及下唇，少数出现于上唇或者上、下唇同时受累，偶尔也有报告发生于颊部或硬腭黏膜。

临床表现为唇部不同程度的肿胀肥厚，患者有明显肿胀感。可见多发性唇腺导管口扩张，如针尖大小呈筛孔样排列，中央凹陷，触诊可扪及大小不等的小结节。导管口处有透明的露珠状黏液排出。黏液黏附在唇红部，患者有不适感。睡眠时因唾液分泌减少和黏稠度增加而至上、下唇红粘连，清醒时又因干燥而黏结成浅白色薄痂。当有继发感染时，唇部出现表浅溃疡、结痂，痂皮下积聚脓性分泌物，去除痂皮后露出红色潮湿的基底部，挤压可见脓性分泌物自导管口排出（图 11-3）。

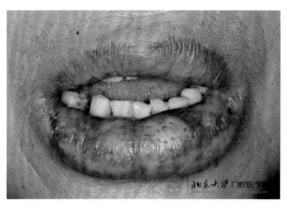

图 11-3 腺性唇炎
唇腺肿胀，导管口扩张、充血，表面有黏液珠
（北京大学口腔医院供图）

有报道腺性唇炎可以与光化性唇炎同时出现。

【组织病理】

组织病理学上表现为唾液腺导管扩张、导管黏液性或嗜酸性化生、管腔内黏液聚集或有嗜酸性物质、慢性炎症细胞浸润以及腺体纤维化。

【诊断】

本病根据唇部腺体肿大硬韧，唇部黏膜面可见针头大小、红色、中央凹陷的导管开口，有黏液性或脓性分泌物溢出，触诊有粟粒样结节，黏膜表面常有痂皮附着等临床表现便可以诊断。唇部腺体活检有助于作出病理诊断。

【鉴别诊断】

本病应与以下几种疾病鉴别，如鉴别困难需借助组织病理学检查以明确诊断。

1. 唇部黏液囊肿　腺性唇炎结节状损害较大且数目较少时应与唇部黏液腺囊肿鉴别。黏液囊肿常单发，肿胀呈淡蓝色、柔软、周界清楚，有时突出于黏膜表面呈疱状，直径可达 0.5 ～ 1cm，时大时小，进食后肿胀明显增加，自行破裂后肿胀消失，易复发。

2. 肉芽肿性唇炎　肉芽肿性唇炎引起的唇部肿胀多从唇的一侧发病后向另一侧进展，早期唇肿可以时轻时重，但难以恢复正常，可形成巨唇。触诊时可以触及结节，有褥垫感，因继发感染出现渗出结痂，但缺乏唇腺导管口扩张以及黏液珠等典型表现。

【治疗】

1. 治疗原则　本病目前尚无满意的治疗方法。治疗中首先应去除可疑诱因，避免不良刺激，如戒烟、戒酒、避免较强日光照射等。疑有癌变患者应及早切除活检。

2. 治疗方法

（1）局部治疗：可以局部涂擦曲安奈德、地塞米松、氟轻松等糖皮质激素类乳膏，或者局部注射醋酸泼尼松、地塞米松、曲安奈德等糖皮质激素类药物，每周 1 次，可连续注射 4 ～ 6 次。

（2）抗感染治疗：有继发感染化脓时，应根据细菌培养及药物敏感试验结果选用口服抗生素类药物以消除感染。

（3）外科治疗：对于顽固性病损，上述治疗无效者可以考虑外科整形手术治疗。

【预后】

20 世纪中叶由 Touraine 和 Michalowski 所进行的临床观察显示腺性唇炎有癌变风险。后期有研究者提出，这可能是腺性唇炎与发生于唇部的鳞状细胞癌的偶然巧合。尽管腺性唇炎本身不是导致口腔上皮鳞状细胞癌发生的直接原因，但是长期的日光暴露可以加重上皮损伤，从而导致癌变发生。

Summary

Cheilitis glandularis（CG）is a rare chronic inflammatory disease affecting minor salivary glands. The most common affected site is the lower lip.

The clinical signs consists of macrocheilia, accompanied by multiple swellings of the minor salivary glands and mucous and/or purulent discharge through an enlarged ductal orifice.

Histopathological features include sialectasia, chronic inflammation, mucous or oncocytic metaplasia of the ducts and/or acini and mucin in the ducts.

Treatment of CG includes avoiding sun-light and minimize both tobacco and alcohol consumptions. Oral antibiotics is recommended if a secondary infection is present，other treatment options include topical corticosteroids and vermilionectomy. Some reports indicate that prolonged exposure to sun-light in patients with CG may increase the risk for malignancy.

Definition and Terminology

腺性唇炎（cheilitis glandularis）is a rare chronic inflammatory disease affecting the minor salivary glands. Its clinical signs include macrocheilia caused by swelling of the minor salivary glands and mucous and/or purulent discharge through an enlarged ductal orifice. The most common affected site is the lower lip.

（刘晓松）

第四节　口角炎
Angular Cheilitis

口角炎（angular cheilitis）是发生于上下唇两侧联合处口角区的感染性炎症的总称，以皲裂、红斑、口角糜烂和结痂为主要特征，故又称为口角唇炎、口角糜烂（perleche）。

【病因】

本病由细菌、真菌等微生物感染引起，多数情况下与念珠菌和细菌（如链球菌、金黄色葡萄球菌、溶血性链球菌等）联合感染有关。以下诱因可以导致感染发生：

1. 颌面部垂直距离降低（reduced vertical dimension）　在牙齿缺失过多或因全口牙重度磨耗所造成的颌间垂直距离缩短、口角区皱褶加深的情况下，唾液浸渍口角，给细菌、真菌等微生物感染提供有利条件。

2. 营养缺乏（nutritional deficiency）　缺铁性贫血、叶酸或维生素 B_{12} 缺乏影响口腔黏膜上皮细胞的生长代谢，黏膜变薄，容易发生微生物感染。

3. 免疫因素（immunological factors）　中性粒细胞缺乏、艾滋病等免疫功能降低的患者以及糖尿病患者容易继发细菌、真菌等微生物感染。

4. 特发性（idiopathy）　无明显诱因，患者亦可以发生口角炎。皮肤干燥容易导致口角区黏膜干裂，表面破损不完整的黏膜为微生物的入侵提供便利条件。

【临床表现】

可单侧或双侧同时发生。急性期口角区充血、红肿、血性或脓性分泌物渗出，形成血痂或脓痂，疼痛明显。慢性期有口角区皮肤黏膜增厚呈灰白色，伴细小横纹或放射状裂纹，唇红干裂，但疼痛不明显。严重时病损可以累及整个唇红黏膜，导致更广泛的剥脱，有时甚至扩展至邻近皮肤，此时常与吮唇等不良习惯以及慢性念珠菌感染有关（图 11-4）。

多数患者可同时患有义齿性口炎。30% 的义

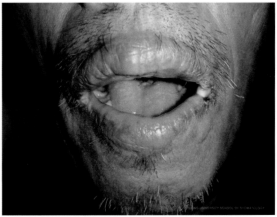

图 11-4　口角炎
（北京大学口腔医院供图）

齿性口炎患者合并口角炎，而戴义齿却未患义齿性口炎的患者只有 10% 发生口角炎。

【诊断】

根据口角区炎症表现结合细菌培养、念珠菌直接镜检或唾液培养等微生物学检查结果可以明确诊断。念珠菌性口角炎常同时发生念珠菌性唇炎。

【治疗】

1. 局部治疗（topical treatment）　0.1% 依沙吖啶溶液或 0.02% 醋酸氯己定溶液湿敷 15～20min，去除痂皮后，给以抗菌药物类软膏。

（1）抗感染治疗：对于细菌感染的患者给予金霉素眼膏、红霉素眼膏等抗生素软膏，或者给予复方盐酸金霉素软膏、曲安奈德乳膏等糖皮质激素治疗。

（2）抗真菌治疗：对于真菌感染引起的口角炎需要给予克霉唑乳膏、咪康唑霜、制霉菌素甘油等抗真菌药物涂擦。合并义齿性口炎的患者，需要同时配合口含制霉菌素片，每次 50 万 U，每天 3 次，以及 2%～4% 碳酸氢钠溶液含漱，每次 10ml，每天 3 次漱口，临睡前将义齿浸泡于2%～4% 碳酸氢钠溶液中。

2. 全身治疗（systemic treatment）　对患有全身系统性疾病的患者需要在局部治疗的同时配合全身治疗，从根本上解除患者的病痛。全身治疗以纠正病因为主要措施。如伴有贫血，可根据患者的具体情况，补充叶酸、维生素 B_{12} 等维生素类药物，或者琥珀酸亚铁等铁剂治疗贫血。

3. 调整颌面部垂直距离　因缺失牙或义齿修复不当而造成的颌面部垂直距离降低的患者，需要恢复正常的咬合关系，纠正过短的颌间距离，修改不良修复体，减少口角区皱褶，保持口角区干燥等。

Summary

Angular cheilitis is the term used for an infection involving the lip commissures. *Candida*, *Staphylococcus* and beta-hemolytic *Streptococcus* are major pathogens involved in angular cheilitis. Other contributing factors may agitate the infections, include reduced vertical dimension, nutritional deficiency （iron and vitamin B12 or folic acid deficiency）, and diabetes （rare）, neutropenia and AIDS.

Patients present with dryness, scaliness, rhagades, crust and erythema on the lip commissures. In 30% of the cases, there is coexistence with denture stomatitis.

Based on the pathogens causing the infection, topical antibiotics and anti-fungal agents are both effective.

Definition and Terminology

口角炎（angular cheilitis）is the term used for an infection involving the lip commissures.

（刘晓松）

第五节　变态反应性唇炎
Allergic Cheilitis

变态反应性唇炎（allergic cheilitis）是因接触变应原后引起的唇炎，包括血管性水肿（angioedema）和接触性唇炎（contact cheilitis）等。其病因、病理、临床表现以及诊断和治疗均可参见第十三章"口腔黏膜变态反应性疾病"。

第六节　肉芽肿性唇炎
Cheilitis Granulomatosa

肉芽肿性唇炎（cheilitis granulomatosa），是一种以唇部肿胀肥厚为特点的慢性炎症性疾病。1945 年由 Miescher 首先描述并因此称之为 cheilitis granulomatosa Miescher。有人认为它是梅 - 罗综合征（Melkersson-Rosenthal syndrome）的单症状型。目前，多数认为肉芽肿性唇炎和梅 - 罗综合征均归属于口面部肉芽肿（orofacial granulomatosis）。口面部肉芽肿的概念于 1985 年由 Wiesenfeld 首先提出，泛指所有局限于口腔及面部组织的肉芽肿性病变，不包括已经确定的某些系统性疾病（如结核、结节病、克罗恩病等）在口腔的表现。

【病因】

病因不明，可能与食物或食品添加剂、牙科材料过敏，微生物感染以及免疫因素有关。

1. 食物和（或）食品添加剂过敏（hypersensitive reaction to certain foods and/or additives）　小麦、乳制品、巧克力、鸡蛋、花生、肉桂醛、薄荷酮、可可、香芹酮、红色酸性染料、钛镍黄染料、味精、苯甲酸等可能与该病发生有关。部分患者避免食用上述食物或食物添加剂后，肿胀消退。

2. 牙科材料过敏（hypersensitive reaction to dental materials）　牙科材料中钴、银汞等金属材料与肉芽肿性唇炎的关系尚有争论，因为一些患者经斑贴试验被证实对上述材料过敏，但是并未发现其患有口腔肉芽肿性病变。另外有研究发现，有些患者停止使用含有月桂醛、薄荷酮的牙膏后肿胀消失，推测其可能与该病的发生有关。

3. 微生物感染（microorganism infection）　早期研究中发现，患有口面部肉芽肿可能与某些致病微生物感染有关，其中包括结核分枝杆菌、类结核分枝杆菌、酿酒酵母菌、螺旋体等。

（1）结核分枝杆菌感染：随着结核分枝杆菌和类结核分枝杆菌 DNA 在克罗恩病、结节病、结核等肉芽肿性疾病患者病变组织中被提取，其在口面部肉芽肿中的作用也受到关注，然而尚缺乏足够实验证据证实两者的关系。

（2）酿酒酵母菌：近期研究发现，40% ～ 60% 克罗恩病患者血清中抗酿酒酵母抗体水平明显升高，那么血清抗酿酒酵母抗体的出现则预示着单纯局限于口面部的肉芽肿性病变可能向克罗恩病转化。

（3）螺旋体：早期研究发现口面部肉芽肿患者组织中存在包柔氏螺旋体（Borrelia burgdorferi），然而随着分子生物学技术的出现，采用 PCR 技术和血清标志物检测技术并未证实包柔氏螺旋体与本病的关系。

4，免疫因素（immunological factors）　肉芽肿性唇炎是 Th1 型细胞介导的迟发型超敏反应。

【临床表现】

20 ～ 30 岁青壮年好发，无性别差异。病变累及上、下唇，可单独或同时发生。起初表现为间歇性发作的非凹陷性肿胀，可能完全消退，但多次反复发作后发展成为持续性的、无法消退的肿胀。肿胀多先从一侧开始逐渐向另一侧延伸呈弥漫状。肿胀的唇组织无痛、无痒，触诊柔韧有垫褥感。唇红黏膜干燥、颜色呈紫红色，出现对称性纵行裂沟、口角皲裂。病变累及唇周皮肤时则呈暗红色、干燥、脱屑表现。颊、鼻、颌、眶周组织也可出现肿胀（图 11-5）。

如果患者先后出现口面部肿胀、单侧间歇性面瘫、舌裂，则称为梅 - 罗综合征（Melkersson-Rosenthal syndrome）。该综合征最早由瑞士 Melkersson 和德国 Rosenthal 两位学者报告并由

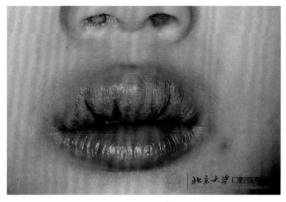

图 11-5　肉芽肿性唇炎
唇弥漫性肿胀，出现对称性纵行裂沟，唇红黏膜干燥、皲裂
（北京大学口腔医院供图）

此得名。

【组织病理】

以固有层非干酪样上皮样细胞肉芽肿为典型病理表现。上皮样细胞周围围绕淋巴细胞，再围以成纤维细胞和胶原，形成肉芽肿。也可以表现为固有层血管周围非特异性炎症细胞或多核巨细胞浸润。核在多核巨细胞中随意或呈马蹄形分布。

【诊断】

依据口唇弥漫性反复肿胀，触诊有垫褥感，反复发作的病史和肿胀病损不能恢复正常等典型症状和体征，并结合组织病理学明确诊断。

【鉴别诊断】

该病需要与牙源性感染引起的唇部肿胀、唇血管性水肿、克罗恩病、结节病、结核等疾病鉴别。

1. 牙源性感染　有明确的病灶牙以及明显的感染史。

2. 唇部血管性水肿　属于 I 型变态反应，发病迅速，肿胀在十几分钟内形成，唇红黏膜颜色正常或微红，肿胀在数小时或 1～2 天内消退，不留痕迹。

3. 克罗恩病　是以末端回肠及邻近结肠节段性肉芽肿性炎症为主要临床表现的疾病。0.5% 的克罗恩病患者可发生肉芽肿性唇炎，消化道表现有腹痛、腹泻、腹部包块、肛周脓肿、肛瘘等症状。皮肤出现结节性红斑等非特异性皮损。口腔表现多样，好发于龈颊沟的线性溃疡具有诊断价值。口面部肉芽肿患者出现肠道症状应考虑克罗恩病。

4. 结节病　全身各系统均可受累，最常侵犯肺部，出现肺门淋巴结肿大，广泛肺实质纤维化。口腔表现是非特异性黏膜下结节或肿胀，典型牙龈表现是弥漫性肿胀，累及颌骨表现为进行性骨缺失、牙齿松动。可累及唾液腺呈对称性肿胀，扪及硬结，无痛伴口干。颈部淋巴结肿大是该病最常见症状。患者红细胞沉降率加快、血小板减少、白细胞减少、嗜酸性粒细胞增加、血钙升高、血清碱性磷酸酶升高、血管紧张素转化酶活性增加。本病需依靠组织病理学检查明确诊断。

5. 结核　多有口腔以外部位的结核病史或结核接触史，口腔以深大溃疡多见。病理表现为有干酪样坏死的结核性肉芽肿。肺部最易受累，X 线检查可见肺结核表现。结核菌素试验呈强阳性、抗结核分枝杆菌抗体阳性。

【治疗】

（一）治疗原则

本病的治疗尚缺乏成功的治疗模式。主要以对症、抗炎、抗增生为主。

（二）治疗方法

1. 糖皮质激素类　可选择局部注射或全身治疗，或者联合其他药物或外科手术治疗。局部注射曲安奈德，每次 10～20mg，数周至数月 1 次；或口服醋酸泼尼松龙，均有一定效果，但停药后复发，缺乏长期随访研究。

2. 氯法齐明（clofazimine）　糖皮质激素治疗无效时可以选择氯法齐明，它是一种吩嗪染料的中间衍生物，最早用于治疗结核。1986 年 Podmore 和 Burrows 首先报告其治疗肉芽肿性唇炎取得良好治疗效果。每天口服剂量 100～300mg 或隔天给药。

3. 抗生素　早期研究发现磺胺类药物、四环素、异烟肼等抗生素治疗本病无效。而近期报导，每天口服 100mg 盐酸米诺环素（minocycline）或 150～300mg 罗红霉素（roxithromycin）治疗有效。目前尚无证据表明肉芽肿性唇炎与微生物感染相关，推测其治疗效果可能与抗炎活性、免疫调节作用有关。有报道，采用甲硝唑治疗肉芽肿性唇炎有效。

4. 其他免疫调节剂

（1）沙利度胺（thalidomide）：是 TNF-α 抑制剂，推荐剂量每天口服 100mg。该药治疗的有效性需要长期观察，并观察其使用的安全性。

（2）英利昔单抗（infliximab）：能够抑制肿瘤坏死因子 -α（TNF-α），推荐剂量 3 ～ 5mg/kg 体重，静脉给药。

5. 免疫抑制剂 少数研究报导，免疫抑制剂可用于治疗肉芽肿性唇炎。

（1）甲胺蝶呤（methotrexate）：推荐剂量每周口服 5 ～ 10mg。

（2）富马酸酯（fumaric acid ester）：推荐剂量每天口服 120 ～ 720mg。

（3）曲尼司特（tranilast）：可以抑制肥大细胞释放化学产物，通常用于治疗结节病、过敏性疾病，也可用于治疗肉芽肿性唇炎，推荐剂量每天 200 ～ 400mg 曲尼司特联合 2mg 抗组胺类药酮替芬用于长期治疗。

6. 外科治疗 对重症或有严重畸形而导致功能障碍的肉芽肿性唇炎患者可考虑通过唇整形术或者氦氖激光治疗恢复外观。然而治疗前需权衡利弊，因其术后可出现感觉异常、肿胀复发的风险。

Summary

Granulomatous cheilitis（GC）is a poorly understood disease that also belongs to the larger group of orofacial granulomatosis（OFG）. It is characterized by a persistent diffuse swelling of either or both lips. Although the underlying mechanisms remain unclear, it has been suggested that it probably consists of a poly-etiological interplay of environmental exposures and genetic predisposition.

Histologically, the condition is characterized by non-caseating granulomas, edema, lymphangiectasia and a perivascular lymphocytic infiltrate.

Clinically, GC should be distinguished from other OFG disorders, such as sarcoidosis, tuberculosis, Crohn's disease and Melkersson–Rosenthal syndrome. A triad of symptoms include swelling of the lip, facial nerve paralysis and fissured or furrowed tongue.

While various treatments can be applied to GC, corticosteroids（local injection or systemic usage）are the frequent choice of treatment. Other treatment regimens include clofazimine, minocycline, roxithromycin and immunomodulatory agents（infliximab, thalidomide and tranilast）. Surgical management is the last resort for GC patients.

Definition and Terminology

肉芽肿性唇炎（granulomatous cheilitis）is a poorly understood disease process belonging to the larger group of orofacial granulomatosis（OFG）, characterized by a persistent diffuse swelling of single or both lips.

梅 - 罗综合征（Melkersson–Rosenthal syndrome）is a triad of symptoms including swelling of the lip, facial nerve paralysis and fissured or furrowed tongue.

（刘晓松）

第七节　浆细胞唇炎
Plasma Cell Cheilitis

浆细胞唇炎（plasma cell cheilitis）是发生于唇部的以浆细胞浸润为主要特征的慢性炎症性疾病。临床少见。该病除累及唇黏膜外，还可以侵犯牙龈、舌、颊、口咽部等口腔和上呼吸道黏膜，因此统称为浆细胞口炎（plasma cell stomatitis）。

【病因】

病因不明。早期研究认为，本病的发生可能是机体对某些致敏物质产生的超敏反应，如口香糖、牙膏、薄荷糖、家用清洁剂中的某些成分，但是多数患者找不到明确的变应原。近十年发现，部分患者出现本病的同时患有类风湿关节炎、银屑病等免疫性疾病，于是有研究者提出，免疫相关性疾病可以引起患者的免疫系统发生改变，而这种改变可能是诱使其易感浆细胞口炎的重要原因，但是目前尚不能锁定与本病直接相关的某种免疫性疾病。

【临床表现】

浆细胞唇炎主要累及下唇，亦可侵犯上唇，多见于中老年人。表现为下唇唇红黏膜弥漫性红斑、边界清楚，颜色鲜红呈天鹅绒样，表面有涂漆样光泽，病损区轻度肿胀，稍高出黏膜，有时表面呈疣状、鹅卵石样或分叶状表现。红斑病损表面可以出现糜烂。除累及唇黏膜外，还可以侵犯牙龈、舌、颊、口咽部等口腔和上呼吸道黏膜。发生于牙龈的病损主要侵犯游离龈、附着龈和牙槽嵴。

根据发生部位的不同，患者主诉症状也有所差别。当病损发生于唇部和牙龈时，患者主诉以疼痛、肿胀、刷牙出血为主要特点。若病损位于咽喉、气管、颊黏膜等其他部位时，则出现疼痛、发声困难、语言障碍、呼吸困难等症状。

【病理】

1. 组织病理（histopathology）　黏膜上皮轻度增生，棘层水肿，上皮钉突狭长。固有层内有密集的成熟浆细胞浸润。同时可见少量多形核白细胞和淋巴细胞浸润。浸润的浆细胞缺乏异形性，偶有拉塞尔小体（Russell body）。有时可见溃疡以及非特异性炎症导致的微脓肿。

2. 免疫病理（immunopathology）　免疫组化染色可见免疫球蛋白 IgG 的 λ 和 κ 轻链呈双重染色，同时可见多种重链，表明本病具有多克隆性，是良性病变。

【诊断】

因缺乏特征性临床表现，仅凭临床表现很容易与其他唇部疾病混淆，因此本病必须通过组织病理学和免疫病理学检查才能明确诊断。

【鉴别诊断】

本病需要与以下疾病鉴别：

1. 浆细胞瘤　为少见病，但口腔、咽部是常见的好发部位。本病临床表现为范围明确的肿胀或形成乳头状结节，直径约 1cm 至数厘米大小。血清蛋白电泳可见丙种球蛋白升高。组织病理学上亦可见大量浆细胞浸润，但浸润的浆细胞有明显的异形性。免疫组化检查可见免疫球蛋白 κ 或 λ 轻链呈单克隆增生。

2. 扁平苔藓　常见于颊黏膜，虽然组织病理学上可以出现浆细胞浸润，但是以固有层大量淋巴细胞浸润为主，同时出现基底细胞液化变性和胶样小体。

3. 萎缩型念珠菌病　萎缩型念珠菌感染也可发生于牙龈、唇、颊黏膜等处，患者多配戴义齿，或者近期有抗生素、糖皮质激素治疗史。此时需要刮取病损区黏膜直接涂片，显微镜下检查，或者采取唾液培养法确定念珠菌感染情况。

【治疗】

1. 治疗原则　首先需要详细询问病史，并结合斑贴试验确定可疑变应原，并避开变应原。

2. 治疗方法　没有明确致病原因的患者可以采取以下治疗措施，但是效果不稳定，容易复发。

（1）糖皮质激素类药物：局部涂擦或于病损组织内注射醋酸泼尼松、曲安奈德、地塞米松等糖皮质激素类药物，或者口服此类药物。本方法是使用较多的方法，但是治疗效果不一致。停药后易复发。

（2）免疫抑制剂：局部可以涂擦他克莫司（tacrolimus）、吡美莫司（pimecrolimus）乳膏等免疫抑制剂。上述两种药物是钙依赖性磷酸酶抑制剂，具有调节 T 淋巴细胞亚群的活性，但其治疗本病的作用机制尚不清楚。

（3）抗生素类药物：少数患者使用灰黄霉素或夫西地酸（fusidic acid）治疗有效。

（4）其他方法：对于重症患者也可以采用液氮冷冻、CO_2 激光照射、电凝、外科手术、放射治疗等方法。

【预后】

若病损长期暴露于较强日光照射和烟草刺激之下，也可能发生癌变。

Summary

Plasma cell cheilitis is a rare chronic inflammatory disorder on labial mucosa, presenting with well-circumscribed, flat to slightly elevated, bright red and velvety plaque.

The cause of this disorder is unknown. Certain antigens are partially responsible for the disorder.

Histologically, it is characterized by mature plasma cell infiltrates, which do not show atypia. Immunohistochemistry shows a polyclonal plasma cell infiltrate with no kappa or lambda light-chain restrictions.

Several treatments can be used, including corticosteroids (topical, intralesional and systemic), antibiotics, cryotherapy, CO_2 laser, electrocoagulationand radiation therapy, but these treatments vary in their effectiveness.

Definition and Terminology

浆细胞唇炎（plasma cell cheilitis）is a rare chronic inflammatory disorder on the labial mucosa, characterized by amounts of mature plasma cell infiltrates.

（刘晓松）

第十二章 舌部疾病
Lingual Diseases

第一节 地图舌
Geographic Tongue

　　地图舌（geographic tongue，benign migratory glossitis），是一种浅表性非感染性的舌部炎症。因其表现类似地图标示的国界，故名地图舌。其病损的形态和位置多变，又被称为游走性舌炎（migratory glossitis，erythema migrans）。该病多见于学龄前儿童，成人常伴沟纹舌。

　　【临床流行病学】

　　据不同国家和地区调查，地图舌的患病率在 1.05% ～ 12.78%。

　　【病因 / 发病机制】

　　尚不清楚。可能的因素有：

　　1.遗传因素　近年来有研究表明地图舌与沟纹舌有明显的相关性，两者都具有家族遗传倾向。有调查显示，患者父母和兄弟姐妹中患地图舌概率高于一般人群。地图舌在不同人种中发病率不同，可能也与遗传有关。

　　2.免疫及变态反应性因素　有研究发现地图舌患者患哮喘等过敏性疾病的概率高于一般人群。国内李宝昌等调查结果，地图舌患者中有过敏史的占 65.4%，与 Mars 报告的 100 例小儿地图舌过敏疾患达 66% 相接近。

　　3.全身疾病　有研究发现银屑病和地图舌患者 HLA-Cw6 均增多，7.2% ～ 17% 的银屑病患者患有地图舌，地图舌可能是银屑病的表现，但其关联性仍待进一步研究证实。此外，感染性肠道疾病患者地图舌患病率有高于对照组的趋势。这些结果提示临床诊治工作中不能忽视对全身系统性疾病病史的采集。

　　4.其他因素　有学者调查发现地图舌儿童的血清锌含量显著低于健康儿童。还有学者认为地图舌与吸烟、精神心理因素等相关。

　　中医认为，舌为脾之外候，苔为胃气所上，地图舌多与机体的脾胃功能关系密切，又因小儿具有"脾常不足"的生理特点，故地图舌多见于小儿。

　　【临床表现】

　　地图舌好发于舌背、舌缘等部位。病损呈片状乳头萎缩，呈不规则的红斑区域，边缘表现为丝状乳头增厚呈微隆起的边缘，与周围正常黏膜形成清晰的分界，状似地图（图 12-1）。病损的位置和形态不断变化，似在"游走"。斑块亦可

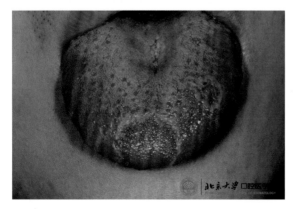

图 12-1　地图舌

舌背乳头片状萎缩，边界清楚，周围伴发白色水肿

（北京大学口腔医院供图）

出现在舌侧缘或舌腹，极少情况下可见于口腔内其他位置。约 3/4 的患者无自觉不适症状，可于自检时偶然发现，偶有烧灼感或食用酸辣等刺激性食物有不适感。可自愈，常复发，一部分患者产生恐癌心理。

【组织病理】

地图舌的组织病理变化为非特异性炎症表现。萎缩区乳头消失，上皮细胞水肿，棘层变薄，有微脓肿形成。周缘呈上皮过度角化或角化不全，棘层增厚。固有层有炎症细胞浸润。

【诊断】

依据临床检查、病史和具有特征意义的"游走"特征不难诊断。一般不需要进行病理检查。

【鉴别诊断】

需要与口腔扁平苔藓、口腔念珠菌病等相鉴别（表 12-1）。

1. 口腔扁平苔藓　舌乳头萎缩区有珠光色白色角化斑纹，病损不具有游走性，同时多伴有口腔黏膜其他部位的病损。地图舌舌乳头萎缩区边缘有白色隆起，具有游走性特征。

2. 口腔念珠菌病　舌乳头萎缩区多在舌背中央区，严重者可累及整个舌背，基底黏膜充血明显，周边无明显隆起。多伴有口干、烧灼感、口角炎等症状。有时口腔念珠菌感染可与地图舌伴发。

【治疗】

地图舌患者多无明显不适感，一般无需治疗。应向患者解释，以缓解其焦虑情绪和消除可能存在的恐癌心理。若进食辛辣、酸咸食物时有不适，应嘱尽量避免，局部可应用漱口水等缓解症状。伴有沟纹舌或念珠菌感染者，应辅以局部抗真菌治疗。其他治疗包括口服维生素类药物、硫酸锌和中医辨证论治等。

【预后】

地图舌预后良好。

Summary

Geographic tongue（erythema migrans，benign migratory glossitis and erythema areata migrans）is a common benign condition affecting primarily the dorsal surface of the tongue. The typical presentation comprises of a white，yellow or gray slightly elevated peripheral zone. The clinical features of this mucosal disorder are based on either characteristic and/or histologic confirmation. As the etiology is unknown and symptoms are rarely present，no treatment strategy is available.

Definition and Terminology

地图舌（geographic tongue，erythema migrans）is an annular lesion affecting the dorsum and margin of the tongue.

第二节　沟纹舌
Fissured Tongue

沟纹舌（fissured tongue）又称阴囊舌（scrotal tongue）、脑回舌（cerebriform tongue）、裂纹舌或皱褶舌（rugae tongue，lingua plicata），常伴地图舌。

【临床流行病学】

据调查人群患病率约为 5%。

【病因及发病机制】

病因不明，多认为是先天性发育异常。也可能与遗传因素、地理环境、食物种类、B 族维生素缺乏以及银屑病、梅 - 罗综合征等全身系统疾病因素有关。

【组织病理】

裂纹可深及黏膜下层或肌层。裂纹底部上皮变薄，无角化层。丝状乳头变大钉突增长，上皮内微脓肿形成。上皮下结缔组织增厚，淋巴细胞和浆细胞浸润。

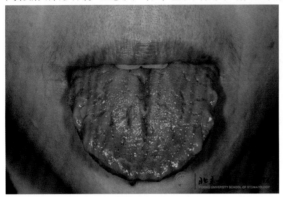

图 12-2　沟纹舌
（北京大学口腔医院供图）

【临床表现】

舌背纵横裂沟，根据形态可分为脑回型、叶脉型、树枝型等（图 12-2）。患者多无自觉症状，由于沟内残存食物残渣，继发感染而产生炎症时则有疼痛不适。沟纹舌舌体较肥大，沟纹可随年龄增长而加重。可与地图舌伴发。

【组织病理】

沟纹底部上皮变薄，无角化层。丝状乳头变大上皮钉突增长。上皮内微脓肿形成。上皮下结缔组织增厚，淋巴细胞、浆细胞浸润。沟纹可深及黏膜下层或肌层。

【诊断】

根据临床典型的沟纹特征即可诊断。沟纹舌伴有肉芽肿性唇炎、面瘫者称为梅 - 罗综合征。

【治疗】

无症状者一般无需治疗。应做好解释，消除患者的恐惧心理。

应注意口腔卫生，以防止食物残渣和细菌在沟内积聚而继发感染。炎症时用消炎防腐止痛的含漱液（如氯己定、碳酸氢钠液等）漱口。

Summary

Fissured tongue or scrotal tongue is a common developmental malformation of unknown cause and pathogenesis. However, recent evidence supports the concept that fissured tongue is an inherited disorder. Clinically, fissured tongue is characterized by multiple fissures or grooves on the dorsal surface of the tongue resulting in a scrotal appearance. The condition is asymptomatic, although food debris, microorganisms and fungi may be retained in the deeper fissures and may cause mild localized irritation.

Fissured tongue may coexist with geographic tongue and is one of the clinical diagnostic criteria for Melkersson-Rosenthal syndrome.

Definition and Terminology

沟纹舌（fissured tongue）, also known as scrotal tongue, lingua plicata and plicated tongue is a benign condition characterized by deep fissures in the dorsum of the tongue.

第三节 正中菱形舌
Median Rhomboid Glossitis

正中菱形舌（median rhomboid glossitis）是发生在舌背人字沟前方成菱形状的炎症样病损。患者多无不适症状。

【临床流行病学】

患病率约为 1%，好发于 30～50 岁中青年，男女均可发生。

【病因及发病机制】

病因尚未完全明确。以往该病曾被认为是发育过程中奇结节未能陷入侧突而导致的发育畸形，但这一假说缺乏足够的证据。目前多项研究显示菱形舌乳头萎缩区念珠菌检出率高，所以较为公认的观点是该病是舌背病损区慢性红斑型念珠菌病的表现。吸烟、戴用义齿、糖尿病、吸入糖皮质激素药物等均增加了患病风险。

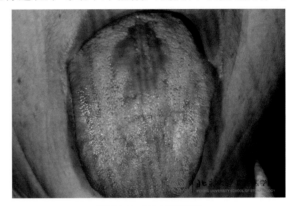

图 12-3 正中菱形舌
舌背人字沟前方乳头萎缩充血
（北京大学口腔医院供图）

【临床表现】

舌背正中后 1/3 菱形病损，色红，舌乳头萎缩，表面光滑（图 12-3）。偶可见到与舌背后部对应的腭部发生类似病损，称之为接吻病损（kissing lesion）。

患者通常无自觉症状，也可表现为烧灼样或进食食物时不适或有刺激痛。

【组织病理】

表现为上皮萎缩，固有层少量炎症细胞浸润。也可表现为上皮增生和角化不全，棘层增厚，上皮钉突延长。过碘酸雪夫染色（periodic acid-schiff stain，PAS 染色）等特殊染色可显示念珠菌丝侵入上皮。

【诊断】

根据病损的特定部位和表现可作出诊断。

【鉴别诊断】

应与其他原因造成的舌乳头萎缩相鉴别（表 12-1）。

【治疗】

1. 应先除外口腔念珠菌感染，做相应的检查和治疗。抗真菌治疗通常有效。
2. 无确切病因或抗真菌治疗无效者，必要时需活检明确诊断。

Summary

Median rhomboid glossitis is characterized by an ovoid-shaped erythematous lesion in the posterior part of the dorsum of the tongue. The area of erythema is a result from atrophy of the filiform papillae. The condition can be asymptomatic，however，some patients may experience a burning sensation when eating certain foods. Median rhomboid glossitis is currently thought to represent a chronic fungal（candidiasis）infection in this area of the tongue. For those with symptoms（pain or burning sensation），an antifungal medication may be prescribed for the yeast，and thereby reduce the symptoms.

Definition and terminology

正中菱形舌（median rhomboid glossitis）is a smooth，red，flat or raised nodular area on dorsum of the middle or back of the tongue. The affected area of the tongue is missing its normal coating of filiform papilla，which is a manifestation of chronic infection by *Candida*.

接吻病损（kissing lesion）is an erythematous lesion in the area of the hard and soft palate where the tongue generally rests against the palate.

第四节 毛 舌
Hairy Tongue

毛舌（hairy tongue，coated tongue）是舌背丝状乳头过度伸长和延缓脱落形成的毛发状损害。舌可呈黑、褐、白、黄、绿等不同颜色，而分别称为黑毛舌、白毛舌、黄毛舌、绿毛舌等。

【病因及发病机制】
一般认为毛舌的发生与多种因素相关，如口腔卫生不良、菌群失调、抗生素和免疫抑制剂的使用、口腔念珠菌感染、吸烟和酗酒、进食含色素的食物或中药等。医源性因素如长期使用氯己定漱口液等。

正常情况下食物与舌腭黏膜的摩擦时丝状乳头角化层不断脱落。当菌群变化或缺乏舌运动时，丝状乳头延迟脱落并有微生物滋生。

糖尿病、贫血、头颈部放疗后、慢性炎症等均可能与毛舌的发生相关。

【临床流行病学】
不同地区报道的发病率有所不同，在美国毛舌的患病率约为1%。

【临床表现】
好发于舌背中后部，也可累及整个舌背。丝状乳头过度伸长多大于3mm，呈毛发状（图12-4）。根据诱发因素和食物色素等的不同，毛舌可着不同颜色，临床以黑毛舌最为常见。过长的乳头可刺激软腭引起反射性恶心。口臭明显，无疼痛等不适。

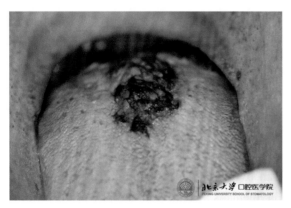

图 12-4 毛舌
（北京大学口腔医院供图）

【组织病理】
舌丝状乳头角化细胞显著增生，乳头间有细菌、食物残渣、脱落的角质块等间杂。上皮钉突明显伸长。固有层淋巴细胞和浆细胞浸润，表现为非特异性炎症。

【诊断】
根据临床表现不难作出诊断，可辅助唾液真菌培养等除外口腔真菌感染。

【治疗】

1. 去除可能的诱发因素 注意口腔卫生，改善口腔环境，停用影响口腔菌群的药物，积极治疗相关系统性疾患等。

2. 对症治疗 局部可用碱性漱口液（如碳酸氢钠液）。伴发真菌感染者可用制霉菌素舌背含化。

【预防】

保持口腔卫生，戒烟、酒，正确使用抗生素，积极治疗系统性疾患等。

Summary

Hairy tongue usually involves the posterior one-third of the dorsum of the tongue. The patient presents with elongated filiform papillae and lack of desquamation of the papillae，therefore the tongue appears thickened and coated. The lesions may appear to range from yellow to brown to black or tan and white that is a result of the diet and the type of organisms present on the tongue. Although the lesions are usually asymptomatic，the papillae may cause a gag reflex or a tickle in the throat if they become especially elongated.

Definition and Terminology

毛舌（hairy tongue）is a clinical term describing an abnormal coating on the dorsal surface of the tongue.

第五节 舌乳头炎
Lingual Papillitis

舌乳头炎（lingual papillitis）包括丝状乳头炎、菌状乳头炎、轮廓乳头炎、叶状乳头炎四种。除丝状乳头炎以萎缩性损害为主外，其他乳头炎均以充血、红肿、疼痛为主。

【病因及发病机制】

与全身或局部因素相关。贫血、念珠菌感染、维生素缺乏等全身因素可能与舌乳头炎相关。局部因素包括牙尖过锐、不良修复体等。叶状乳头炎除与局部刺激相关外，还与咽部的炎症相关。有临床研究表明过敏患者更易发生菌状乳头炎。患者因恐癌而频繁伸舌自检，从而加重症状。

【临床表现】

1. 丝状乳头炎 主要表现为萎缩性舌炎（atrophic glossitis），黏膜表面的舌乳头萎缩消失，全舌色绛红，光滑如镜面，也可呈现苍白色，故又称光滑舌或镜面舌。萎缩性舌炎并非一种独立的疾病，可以是贫血、念珠菌感染等多种全身或局部疾病的共同表现（鉴别诊断见表12-1），应根据不同的病因给予针对性治疗。

2. 菌状乳头炎 菌状乳头主要分布于舌前部和舌尖部，炎症时肿胀、充血、灼热、疼痛不适等。

3. 轮廓乳头炎 轮廓乳头位于舌后1/3，呈"人"字形排列，炎症时乳头红肿突起，疼痛不明显。也有患者无意间发现而恐惧。

4. 叶状乳头炎（foliate papillitis） 叶状乳头位于舌缘后部，靠近咽部，为5～8条纵行皱襞，富含舌扁桃体（lingual tonsil）等淋巴样组织。炎症时红肿，患者常有明显的刺激痛或不适感，产生恐癌心理。

【组织病理】

表现为非特异性炎症。丝状乳头炎伴有上皮萎缩、变薄。

【诊断】

根据临床表现不难诊断。部分患者因恐癌而频繁伸舌自检，从而引起舌根部不适。

【鉴别诊断】

轮廓乳头易被误认为肿瘤，应予鉴别。叶状乳头处于舌部肿瘤好发区，也许与肿瘤相鉴别。肿瘤伴有溃疡，长期不愈，触诊质地硬，有浸润感，病理有典型的肿瘤表现。

【治疗】

1. 去除局部刺激，调磨锐利牙尖，避免频繁伸舌自检等。

2. 积极治疗系统性疾患，如有贫血、营养不良等明确病因者应给予纠正。

3. 局部可给予含漱液等对症治疗。伴有真菌感染者应给予抗真菌治疗。

4. 对恐癌患者应解释以缓解紧张。

Summary

Transient lingual papillitis is a common painful inflammatory condition affecting one or several fungiform papillae on the tongue. It is also known as "lie bumps" and may be related to or the same as eruptive (familial) lingual papillitis and fungiform papillary glossitis. The most common cause of transient lingual papillitis is local irritation or trauma to a fungiform papilla, however many other possible triggers have been suggested including stress, hormone fluctuations, gastrointestinal upset and specific foods. The classic form of transient lingual papillitis presents as a single painful raised red or white bump near the tip of the tonguethat lasts 1 ～ 2 days and disappears though often recurring. Transient lingual papillitis and eruptive lingual papillitis are usually diagnosed clinically based on examination. Mucosal biopsy shows inflammation and swelling of a fungiform papilla, but biopsy is not usually necessary.

Definition and Terminology

萎缩性舌炎（atrophic glossitis, bald tongue, smooth tongue）is an atrophy of the glossal papillae, resulting in a smooth tongue. The tongue may be pallid or erythematous and may appear small or enlarged. It may be associated with anemia, pellagra, vitamin B complex deficiencies, sprue or other systemic diseases or maybe local in origin. Because atrophy may be one aspect, and circumscribed, painful, glossal excoriations may be another aspect representing one or more of the same systemic disease. Due to the clinical presentation, there has been confusion in the nomenclature and description (e.g., Moeller's glossitis；Hunter's glossitis；slick, glazed, varnished, glossy, or bald tongue；chronic superficial erythematous glossitis；glossodynia exfoliativa；beefy tongue；and pellagrous glossitis).

舌扁桃体（lingual tonsil）：Lingual tonsillar tissue is mainly located on the posterior part of the lateral aspect of the tongue and sometimes associated with vertical folds of mucosa, sometimes referred to as foliate papillae.

表 12-1 萎缩性舌炎的鉴别诊断

疾病	病因	部位	临床特征	其他部位病损	全身症状	实验室检查	诊断	治疗
正中菱形舌	念珠菌感染	舌背正中后 1/3	菱形病损，色红，表面光滑	偶可见腭部类似病损	无	念珠菌涂片／培养多为（+）	临床表现＋病原学检查	抗真菌治疗
地图舌	不明	舌背、舌缘等片状病损	边界清楚的片状乳头萎缩，周缘略隆起，病损呈游走性，可无症状	可伴发沟纹舌	无	无异常	临床表现	无特异性治疗
口腔念珠菌病	念珠菌感染	始于舌背前部，可累及全舌	广泛舌乳头萎缩伴充血；有烧灼感、刺激痛、口干等	可累及颊、腭、口角区等	无，但糖尿病、应用免疫抑制剂者多发	念珠菌涂片／培养（+）	临床表现＋病原学检查	抗真菌治疗
贫血性口炎	铁、维生素 B_{12}、叶酸缺乏或免疫因素等	全舌	舌面光滑、舌质红、充血发红，可伴有味觉减退或刺激缺乏	口角炎、其他口腔黏膜受累	皮肤黏膜苍白、指甲扁平、心悸乏力、头晕、耳鸣、食欲缺乏	血清铁、维生素 B_{12}、叶酸水平低	临床表现＋血清学检查	对因治疗
维生素 B_2 缺乏症	维生素 B_2（核黄素）缺乏	全舌	舌面光滑、发亮，舌面可出现沟纹和发生溃疡	口角炎、唇炎	阴囊炎	尿核黄素／肌酐比值等	营养史＋临床特征＋治疗性诊断	对因治疗，调整饮食
烟酸缺乏症	烟酸、烟酰胺等缺乏	全舌	慢性者舌面发红光亮呈牛肉色，可发生浅表溃疡	可出现口角炎和唇炎	食欲缺乏、倦怠、腹痛、消化不良等	烟酸尿代谢产物含量低	营养史＋临床特征	对因治疗，调整饮食
干燥综合征	自身免疫性疾病	全舌	广泛乳头萎缩呈"镜面舌"，伴绛红色充血，严重者表现为"牛肉舌"	全口黏膜干燥伴充血	口干、眼干、关节痛和结缔组织病	腮腺造影、自身抗体谱等免疫相关检查异常	临床表现＋实验室检查＋唇腺活检	免疫抑制剂、催涎剂、中医中药等

（续表）

疾病	病因	部位	临床特征	其他部位病损	全身症状	实验室检查	诊断	治疗
扁平苔藓	免疫相关	舌背片状病损	舌乳头萎缩伴白色或珠光样角化条纹或（和）斑块样病损	双颊、舌腹、唇红，牙龈等部位类似病损	皮肤丘疹	无	临床表现+病理检查	免疫调节剂 中医中药 局部对症
口腔黏膜下纤维化	咀嚼槟榔等	舌背	舌乳头萎缩，代之以纤维条索，可伴溃疡，味觉减退，刺激性不适	口腔黏膜广泛纤维条索，张口受限	无	无	咀嚼槟榔史+临床表现+病理检查	戒嚼槟榔习惯 辅助药物治疗
三期梅毒	梅毒螺旋体感染	舌背	舌乳头萎缩，光滑发红，可发生白斑	腭、舌黏膜树胶肿	皮肤梅毒疹，树胶肿，骨损害，内脏损伤可危及生命	梅毒血清学试验（+）	病史+临床表现+实验室检查	抗梅毒治疗（青霉素等）

第六节 灼口综合征
Burning Mouth Syndrome

灼口综合征（burning mouth syndrome，BMS）是指发生于口腔黏膜、以烧灼样疼痛感觉为主的症候群，不伴有明显临床病变体征，不能诊断为其他疾病，也无组织病理学特征的变化。有的学者将其称为舌痛症（glossodynia）、舌灼痛、舌感觉异常、口腔感觉异常等。在临床上常有症状与体征不协调、症状变化具有一定的节律性和规律性、伴随症状复杂性等特征。

【临床流行病学】

1.年龄 38 ～ 78 岁，随年龄增长患病率有增长趋势。也有研究表明 50 岁左右为好发年龄。

2.性别 男女均可发生，女性远多于男性，女性与男性之比为 7∶1 ～ 16∶1。

3.发病率 国内外研究表明发病率为 0.7% ～ 15%，以围绝经期或绝经后女性为多。

4.病程 平均病程为 2 ～ 7 年。

【病因及发病机制】

尚未完全明了。该病曾经被认为由机体雌激素水平、精神心理因素等导致。现今大多数学者认为 BMS 是一种神经源性疾病，该病患者疼痛可能源于中枢神经和（或）外周神经损害。对 BMS 患者进行感觉和化学感受器的定量评价发现 BMS 感觉阈值显著低于对照组。BMS 患者常伴有味觉改变，提示在伤害感受器和味觉机制间有某种内在联系。也有研究认为中枢神经系统在味觉和口腔疼痛之间有某种联系。

该病患者常伴有焦虑和抑郁等精神心理疾患，但精神心理因素为该病的发病因素还是继发症状并不清楚，多数学者倾向于后者。

【临床表现】

该病以口腔黏膜灼痛为主，也可伴随味觉改变、口干症状，称为灼口综合征的三联征，病程持续 3 ～ 6 个月以上。

1.口腔黏膜灼痛 为该病的主要表现。以舌部为主，也可发生在腭部、牙龈等部位。患者自诉疼痛为烧灼样，或似喝开水烫感，但不影响进食及睡眠，多在进食时灼痛症状减轻或消失，可为持续性灼痛，也可有晨轻晚重的趋势。

2.味觉改变 BMS 患者常伴有味觉改变如口腔出现异常的金属味、咸味、苦味。

3.口干 可伴有口干症状，但临床检查并无口干体征，唾液流量正常。

【组织病理】

无明显异常改变。

【诊断】

1.半年及以上的口腔黏膜灼痛病史。应特别注意询问症状的部位、性质、程度、频率、症状加重的原因，症状减轻的原因，是否有味觉改变和伴随口干症状等。

2.临床检查未发现明显的临床病变体征。

3.经全面检查除外可能伴随的局部或全身疾患。

【鉴别诊断】

灼口综合征（或称原发性灼口综合征，primary burning mouth syndrome）是一种发生于口腔黏膜的慢性、特发性疼痛性疾病，不伴有相关的局部因素或全身疾病，为排他性诊断。该病需要与局部因素或全身因素造成的灼口症状（burning mouth symptom）或称继发性灼口综合征（secondary burning mouth syndrome）相鉴别，鉴别要点如下：

1.局部因素造成的灼口症状

（1）局部刺激因素：如牙结石、残根、残冠、不良修复体等。

（2）口腔不良习惯：如咬颊、唇，吮唇，口呼吸，吐舌习惯等。

（3）真菌和细菌感染有关，尤其是念珠菌感染会造成灼痛症状。

（4）过敏反应：某些过敏原［例如口腔填充材料成分（如甲基丙烯酸甲酯、4-甲基苯二醇胺、过氧化苯甲酰、氯化金、铂、钯等）］和某些药物引起的过敏反应可以诱发灼口症状。

（5）唾液流量减少：干燥综合征，药物或其他原因导致的口干可伴有灼口症状。

2.全身因素造成的灼口症状

（1）代谢性疾病：如糖尿病、甲状腺功能障碍等。

（2）消化系统疾病：如慢性胃炎、反流性食管炎等。

（3）造血系统疾病：如血清铁、叶酸、维生素 B_{12} 缺乏均可引起灼口类似的症状，同时可有萎缩性舌炎等表现。

（4）神经系统疾患：如脑血管病变等亦可导致类似症状。

【治疗】

对于确诊为原发性灼口综合征的患者，应向其解释以消除恐癌疑虑。目前尚缺乏特异性治疗。治疗包括以抗抑郁药物为主的局部和全身药物治疗（表 12-1）以及行为疗法。

1.全身用药　氯硝西泮（clonazepam）为治疗 BMS 的一线药物，三环类抗抑郁药［如阿米替林（amitriptyline）］，抗惊厥药［如卡马西平（carbamazepine）］等也可酌情选用。除此之外，α-硫辛酸（alpha-lipoic acid）、选择性 5-羟色胺再摄取抑制剂［如帕罗西汀（paroxetine）和舍曲林（sertraline）等］也可用于该病的治疗。

2.局部用药　有研究表明氯硝西泮外用剂型涂擦于疼痛部位可缓解 BMS 的不适症状。关于局部应用辣椒素（capsaicine）治疗 BMS 尚存争议。

3.认知疗法（cognitive therapy）　认知疗法是 20 世纪 70 年代提出以矫正不良认知为目的的一种心理治疗技术。认知疗法的理论认为，人的情绪及行为改变与其认知密切相关。认知疗法应用于慢性疼痛的治疗，指应用心理学原理改变慢性疼痛患者的行为、思维方式或知觉，以减轻其精神痛苦。使用行为疗法和认知行为疗法有助于减轻疼痛、恢复功能并减少对医院的依赖。有结果表明认知疗法在 BMS 的治疗上疗效较好，在防止复发方面也较为有效。

4.中医中药　孙晓平等学者对穴位注射治疗灼口综合征进行了临床研究，结果表明该法可缓解症状且副作用小。此外，加味逍遥丸等中成药制剂也可用于该病的治疗。

Summary

Burning mouth syndrome（BMS）is a benign condition that presents as a burning sensation in the absence of any obvious findings in the mouth and in the absence of abnormal blood tests. BMS mostly affects women predominately post-menopausal, although men and pre/peri-menopausal women may also be affected. For most patients, burning is experienced on the tip and sides of the tongue, top of the tongue, roof of the mouth, and the inside surface of the lips, although the pattern is highly variable and burning may occur anywhere in the mouth. A patient may feel he/she has burnt the mouth with hot food and there may be a sour, bitter or metallic taste in the mouth. The mouth may also feel dry. The onset of BMS is usually gradual with no known precipitating factor or event.

Definition and Terminology

灼口综合征（burning mouth syndrome）：A common dysesthesia described as a burning sensation in the oral mucosa，occurring in the absence of clinically apparent mucosal abnormalities or laboratory findings and often perceived as painful. Primary burning mouth syndrome is a chronic，idiopathic intraoral mucosal pain condition that is not accompanied by clinical lesions or systemic disease. Secondary burning mouth syndrome，which would be the variant that resulted from local or systemic pathological conditions susceptible to etiology-directed therapy.

感觉异常（dysesthesia）：An unpleasant abnormal sensation produced by normal stimuli.

认知疗法（cognitive therapy）：A variety of techniques in psychotherapy that utilize guided self-discovery，imaging，self-instruction and related forms of elicited cognitions as the principal mode of treatment. It is a form of short-term psychotherapy that focuses on changing people's patterns of emotional reaction by correcting distorted patterns of thinking and perception.

第七节　味觉异常
Parageusia

味觉异常（parageusia，abnormalities of taste）是指人在饮食时感觉的味道（主管味觉）异于正常人，也可表现为感觉无味、味觉减退或味觉完全丧失。味觉异常是一种常见的口腔病症，与局部和全身因素密切相关。

【定义】

味觉障碍（dysgeusia，taste disorder）是指有味觉刺激物作用于舌体而感知到的味觉异常（如减低、丧失或失真等）症状。

味觉缺失（ageusia）指分辨咸、甜、酸和苦物质的能力丧失，对酸、甜、苦、咸味中至少一种感觉不到。

味觉倒错（dysgeusia）指口腔内有异味甚至让人讨厌的味道。如正常食物味道变酸、变苦、乏味等，对具体味道难以判断，甚至有金属味或其他怪味等。

味觉减退（hypogeusia）则指由于味觉阈值升高，致使对味觉的分辨能力降低，如菜咸而自己感觉淡，又如菜苦而自己觉得不苦等。

【病理生理】

味觉是一个很复杂的过程。已经证实第Ⅴ、Ⅶ、Ⅸ、Ⅺ对脑神经均参与了味觉的产生过程。分布于舌黏膜层的味觉传入纤维几乎完全来自舌神经和舌咽神经。迷走神经的喉上支参与了会厌和舌后部小部分区域的味觉。舌神经纤维几乎布满了舌前2/3的区域，即轮廓乳头之前区域。舌咽神经分支分布于舌后1/3区域，包括轮廓乳头。这两种神经均包含了一般感觉纤维（触觉、痛觉、温度觉）和味觉纤维。膝状神经节发出味觉纤维通过鼓索神经加入舌神经，而舌咽神经的味觉纤维来自位于脑干的舌咽神经核下神经节细胞。三叉神经的一部分纤维加入舌神经，组成舌神经的一般感觉纤维。

成千上万个细小的味蕾分布在大部分舌面。进入口中的食物刺激味蕾，味蕾则发出神经冲动传到颅内嗅觉和味觉中枢，使人尝到味道。舌尖部的味蕾辨别甜味，舌的两侧辨别咸味和酸味，舌的后份则辨别苦味。这四种基本的味觉结合起来能产生一个广泛的味谱。

【病因及发病机制】

味觉形成的任何环节均可引起味觉障碍，可见于多种疾病或并发症。口腔疾病、药物不良反应，如进行放疗、化疗的患者，肝病，锌缺乏，中耳炎，脑外伤，应用精神药物，糖尿病等均可导致味觉障碍。

1.创伤　局部温度或机械创伤（如烫伤）可损伤味蕾而影响味觉的感知。去除创伤因素后多可恢复。

2.念珠菌感染或口腔菌群失调　可引起口干，味觉异常等。临床上发现口腔卫生状况也会影响口气和味觉。

3.唾液减少　正常的唾液量可以使味觉物质分子与味蕾保持接触，并可保护黏膜，防止味蕾萎缩，当唾液量不足时，味觉物质不能到达味蕾感受器，因此不能正常感觉味觉。这种情况常见于口干症、干燥综合征的患者。

4.神经损伤　中枢或外周神经损伤可影响味觉。如小脑桥或颞骨岩部病变，或由于手术等原因造成的神经损伤可导致味觉异常或丧失。损伤的部位与味觉缺失的区域对应，例如鼓索神经损伤仅引起该侧舌前2/3局部味觉的丧失。此外，面瘫、听神经瘤、腔隙性脑梗死等均可引起味觉传导通路从而影响味觉的感知。

5.嗅觉异常　嗅觉和味觉是紧密联系的，舌的味蕾辨别味觉，鼻的神经辨别嗅觉，颅内嗅觉和味觉中枢能综合从舌和鼻传来的两种感觉信息而综合识别和评价。味觉和嗅觉感觉功能往往同时作用，一些简单的味道，如咸味、苦味、甜味和酸味，没有嗅觉时也能被识别；但复杂的气味则同时需要嗅觉及味觉才能被识别。由于嗅觉的障碍在一定程度上影响了味觉的辨别，有些主诉味觉消失的患者，实际上是丧失嗅觉而不能鉴别"气味"。严重的鼻窦感染、外伤、肿瘤或放疗损害等是嗅觉损伤的常见原因。

6.药源性味觉障碍（drug induced taste disorders）　是指由于药物的使用导致味觉功能丧失、味觉异常和味觉减退。目前有上百种药物可引起味觉障碍。抗感染药物、心血管药物、神经精神疾病用药、抗肿瘤药物是最常见的致味觉障碍药物。药物可以通过多种机制引起味觉障碍。有些药物与体内的锌结合形成不溶性螯合物从体内排出，导致体内锌离子浓度降低，这可能是药源性味觉障碍的主要机制之一（引起味觉障碍的常见药物见表12-2）。对味觉的影响，多数药物在停药后可以很快恢复正常，仅有少数药物在停药后要持续数周甚至数月。极个别药物（如血管紧张素转化酶抑制剂类药物）对味觉的影响可能是永久性的。

7.精神疾患　抑郁症、精神分裂症、脑血管病所致精神障碍、脑动脉硬化、酒精依赖、神经性厌食、创伤性应激障碍、心境恶劣等患者可以出现原发疾病造成的味觉性质改变，如口中有苦味、金属味、辣味、酸味、咸味、淡味、甜味、蒜味等，严重者可有味觉缺失，并常伴有麻木、烧灼感、舌部不适等。精神分裂症患者可见到幻味，并由此而衍生出被害妄想，其味觉状态不明。此外，一些具有抗胆碱能作用的抗抑郁药、抗精神病药等精神科药物（如阿米替林、丙米嗪、氯丙米嗪、多虑平等）也可引起味觉改变。

8.全身系统性疾病　有报道铁、锌等微量元素和维生素缺乏患者可有味觉障碍。此外，内分泌疾患［如糖尿病、库欣综合征（Cushing's syndrome）、甲状腺功能减退等］均可导致味觉障碍。

9.灼口综合征的患者也会表现为味觉异常，如出现金属味道等。

表 12-2　引起味觉障碍的常见药物

种类	药物
镇静催眠药	氯硝西泮、氟西泮
消炎镇痛药	布洛芬、双氯芬酸、吲哚美辛
抗震颤麻痹药	丙炔苯丙胺（赛利吉林）、左旋多巴

(续表)

种类	药物
抗抑郁药	三环类抗抑郁药中的阿米替林、丙米嗪；5- 羟色胺再摄取抑制剂氟伏沙明
抗心律失常药	胺碘酮、美西律等
利尿药	呋塞米
抗高血压药	血管紧张素转化酶抑制剂，如卡托普利、依那普利等；血管紧张素Ⅱ受体拮抗药，如氯沙坦等；各种钙拮抗药，如硝苯地平等
降血脂药	他汀类，如辛伐他汀
抗溃疡药	奥美拉唑
抗甲状腺药	甲巯咪唑、丙硫氧嘧啶
抗类风湿药	D- 青霉胺
降血糖药	阿卡波糖
抗生素	阿莫西林、克林霉素、阿奇霉素、诺氟沙星、环丙沙星等
抗真菌药	伊曲康唑、氟康唑等
抗病毒药	阿昔洛韦
其他类	抗癌药、抗艾滋病药、抗高尿酸血症药

【诊断】

味觉异常通常依靠患者主诉不适症状，此外，味觉测试等一些检查可辅助诊断。

味觉测试：用一些有甜味（糖）、酸味（柠檬汁）、盐味（盐）和苦味（阿司匹林、奎宁、芦荟）的物质来测试味觉。同时可以通过感知味道时的最低阈值定量评价味觉的感知阈。也可采用电味觉计、溶液点滴法等测试方法测试味觉。

【治疗】

味觉异常的病因复杂，治疗的关键在于尽量找出病因。

临床检查应排查创伤、口腔念珠菌感染、菌群失调、口腔干燥等局部病因，并相应治疗。如口干患者可给予人工唾液、催涎剂等。

一些情况下需要实验室检查除外铁、锌等微量元素和维生素缺乏，脑部 CT 或 MRI 检查排查神经系统疾患。如怀疑药物诱发的味觉异常，应停用可疑导致味觉异常的药物。怀疑有精神疾患应到专科医院就诊等。

Summary

Taste is established based on the sensitivity to chemicals by specific taste cells（taste buds）in the mouth. Each taste bud has its own set of receptor cells. Afferent nerves（nerves which carry impulses to the brain or spinal cord）connects with the receptor cells at the base of the taste bud. The salivary glands keep the taste buds moist with saliva. An accurate assessment of taste loss will include，among other things，a physical examination of your ears，nose and throat；a dental examination and assessment of oral hygiene；a review of your health history；and a taste test supervised by a health care professional.

It is important to identify and treat the underlying cause of the disorder. If a certain medication is the cause，stopping or changing your medication may help eliminate the problem. Some with respiratory infections or allergies，regain their sense of taste when these conditions are resolved. Often，the correction of a general medical problem also can correct the loss of taste. Occasionally，a person may recover his or her sense of taste spontaneously. Proper oral hygiene is important to regaining and maintaining a well-functional sense of taste.

Definition and Terminology

味觉倒错（dysgeusia）is an unpleasant alteration of taste sensation，e.g. a metallic taste. An unpleasant perception may occur when a normally pleasant taste is present or the perception may occur when no tastant is present（gustatory hallucination）.

味觉丧失（ageusia）is a loss of taste. A person cannot differentiate sweet，bitter，sour，salty or umami（meaning "pleasant/savory taste"）.

味觉减退（hypogeusia）is a reduced ability to taste（sweet，sour，bitter，or salty substances）. The complete lack of taste is referred to as ageusia.

（闫志敏）

第十三章　口腔黏膜变态反应性疾病
Oral Hypersensitivity Disorders

第一节　概　述
Conspectus

变态反应（allergic reaction）又称超敏反应（hypersensitivity），是机体受到抗原（antigen）或半抗原（hapten）刺激后，出现生理功能紊乱或组织细胞损伤的异常适应性免疫应答，常表现为免疫反应性增强，多于机体受同一种抗原物质再次刺激后发生。变态反应的发生由抗原物质的刺激和机体免疫应答两个方面因素共同决定，缺一不可。对抗原产生异常免疫应答的个体即为超敏体质者。

引起变态反应的抗原物质称为变应原。变应原多为大分子物质，称为完全抗原（complete antigen），如微生物、寄生虫、花粉、毛皮、鱼虾、异体组织细胞、异体血清蛋白等，完全抗原具有免疫原性，进入机体即可引起变态反应。某些小分子物质不具有免疫原性，不能直接引起机体免疫应答，但进入机体后与人体组织蛋白结合后成为大分子物质，具有抗原性，能够诱发机体的变态反应，这种小分子物质成为半抗原，大多是合成的药物。

1963 年 Gell 和 Combs 根据不同的发病机制以及临床特点，将变态反应分为 I、II、III 和 IV 4 个类型。I～III 型均由抗体介导，可经血清被动转移；IV 型由 T 细胞介导，可经淋巴细胞被动转移。口腔黏膜发生的变态反应涉及 I～IV 型。

（一）I 型变态反应

I 型变态反应即速发型变态反应，是最常见的一个类型，主要由 IgE 抗体介导，肥大细胞和嗜碱性粒细胞是关键的效应细胞，其释放的生物活性介质是引起各种临床表现的重要分子基础。

I 型变态反应的特点是：①发作快，消退亦快，故称为速发型变态反应；②常引起机体生理功能紊乱，但无严重的组织细胞损伤；③有明显的个体差异和遗传倾向。根据机体反应的速度又分为速发相和迟发相。速发相：机体再次接触相同抗原后数秒至数十分钟内发作，一般于数小时后消退；迟发相：机体再次接触相同抗原数小时后发作，持续 24h 后逐渐消退。

I 型变态反应的发生分两个阶段，即致敏阶段和发敏阶段。致敏阶段，变应原与机体接触后刺激淋巴细胞和单核 - 巨噬细胞产生 IgE 抗体，也可产生 IgG 抗体。IgE 分子的 Fc 段与肥大细胞和嗜碱性粒细胞表面受体相结合后使机体处于致敏状态。致敏使机体具备了发生变态反应的可能性，但机体尚不表现任何症状。在发敏阶段，致敏的机体再次接触同一变应原，该变应原即与结合在肥大细胞和嗜碱性粒细胞表面的 IgE 发生特异性结合。首先使肥大细胞提高了钙离子通透性，钙离子进入细胞内发挥催化作用；进一步激活细胞，引起脱颗粒反应，释放组胺、缓激肽、5-羟色胺等作用于相应的效应器官，引起各种临床症状。口腔黏膜病中，药物变态反应性口炎、血管性水肿等属于 I 型变态反应。

（二）Ⅱ型变态反应

Ⅱ型变态反应又称为细胞溶解型或细胞毒型变态反应，其特点是发作较快，抗体（IgG 或 IgM）直接与靶细胞表面抗原结合，在补体、吞噬细胞和自然杀伤（NK）细胞参与下，导致靶细胞溶解。

引起Ⅱ型变态反应的抗原有如下几类：

1. 同种异型抗原　例如：ABO 血型抗原，在血型不符的输血时，红细胞表面血型抗原可与受者体内的天然抗体结合，引起溶血反应；或由于母子 Rh 血型不符而引起的新生儿溶血等。

2. 异嗜性抗原　某些外来抗原与自身成分间存在异嗜性抗原，例如：溶血性链球菌的某些成分与人心肌、心瓣膜、肾小球基底膜间的异嗜性抗原等。抗异嗜性抗原 - 抗体与机体自身成分发生交叉反应。

3. 自身抗原　自身组织受外伤、感染、药物等影响可发生抗原性改变，称为改变的自身抗原。外伤和感染后，某些隐蔽的自身抗原进入血流。自身抗原诱导机体产生自身抗体。

4. 外来抗原或半抗原　外来抗原以及药物等小分子半抗原进入机体后，可非特异性黏附或结合于细胞表面，诱导针对该抗原的免疫应答，产生相应抗体。

抗原刺激机体产生 IgG 或 IgM 抗体，在补体参与下与吸附在靶细胞表面的抗原结合而导致细胞溶解。反应也可以没有补体参与，IgG 或 IgM 抗体直接与带有抗原的靶细胞结合后被吞噬细胞吞噬。

（三）Ⅲ型变态反应

Ⅲ型变态反应又称免疫复合物型或血管炎型变态反应。抗原与相应抗体结合形成中等分子可溶性免疫复合物（immune complex，IC），在一定条件下 IC 易沉积于全身或局部血管基底膜，引起炎症性病理改变。

本型的抗体多为 IgG，也有 IgM 和 IgA。沉积的 IC 激活补体，趋化中性粒细胞到局部，进而被中性粒细胞吞噬。中性粒细胞在吞噬 IC 过程中释放溶酶体酶，破坏血管壁及血管周围组织，引起血管及血管周围组织炎症。病变以水肿、炎症细胞浸润、出血、坏死为主，从而引起脉管炎、类风湿关节炎等多种疾病。

（四）Ⅳ型变态反应

Ⅳ型变态反应又称迟发型变态反应（delayed type hypersensitivity），是由致敏淋巴细胞再次接触相同抗原所致以单个核细胞（单核细胞、淋巴细胞）浸润为主的炎症损伤。该反应发生迟缓，通常在接触抗原 18～24h 后出现，48～72h 达到高峰。

本型参与免疫应答的不是抗体，而是致敏的淋巴细胞。机体接触抗原后，T 淋巴细胞即被致敏。致敏的淋巴细胞大量分裂繁殖，使机体处于高度致敏状态，当再次接触同一特异抗原时，即可导致变态反应发生。抗原与致敏的 T 淋巴细胞直接作用后，淋巴细胞释放各种淋巴因子，引起以淋巴细胞为主的单个核细胞浸润，导致血管炎症，形成结节性病变，并使组织损伤坏死。抗原可以是细菌、真菌、病毒、原虫等，也可以是某些化学物质。

各型变态反应性疾病的表现形式可以有所不同，但是这组疾病具有共同临床特征：

1. 突发性　机体接触变应原后突然发生，来势凶猛，如药物变态反应性口炎。

2. 复发性　可反复发作，每次出现的临床表现与以前相似，如多形红斑。

3. 可逆性　发作后可自行缓解，或出现相当时间的静止期，如肉芽肿性唇炎。

4. 间歇性　两次发作期间有一段病情相对稳定期，间歇期的长短取决于脱离变应原接触的时间。

5. 特异性　即具有变态反应体质的患者才发生变态反应。

（刘晓松）

第二节 药物变态反应性口炎
Allergic Medicamentosus Stomatitis

药物变态反应性口炎（allergic medicamentosus stomatitis）是指某种药物通过口服、注射、吸入、敷贴或局部涂擦、含漱等不同途径进入机体内，使超敏体质者发生变态反应而引起的黏膜及皮肤的变态反应性疾病。

【病因及发病机制】

引起变态反应的药物以解热镇痛药、磺胺类药、抗生素类药最为常见。血清、生物制剂、维生素类和中药等也有致敏的可能。

药物为半抗原物质，与机体内的蛋白载体结合才能成为全抗原，引起变态反应。诱发变态反应的有时不是药物本身，而是药物在体内的降解产物或代谢产物。第一次用药后一般不发病，在抗原的作用下，机体处于致敏状态，当机体再次接触相同的抗原时，则发生变态反应。变态反应的严重程度与药物性质有关。此外，药物变态反应的发生与个体因素、药物结构、用药方式、药物的杂质等因素相关，多为Ⅰ型变态反应。

【临床表现】

药物引起的变态反应有一定的潜伏期，特点是初次发作潜伏期长，随着反复发作则潜伏期缩短。初次用药导致的发病一般需经过 4～20 天（平均为 7～8 天）的潜伏期后，才发生变态反应。若过去用药已产生变态反应，再次用该药时可在数分钟到 24 小时，一般 10 小时左右发生药物变态反应。

口腔黏膜损害好发于唇、舌、颊、腭等部位。初起时，口腔黏膜有烧灼感，表现为充血发红、水肿、出现大小不等的水疱，但疱很快破溃形成不规则糜烂面。口内不易见到完整的水疱，但可以见到疱破后残余疱壁和糜烂病损。病损面积通常较大，外形不规则，表面有较多渗出物，形成灰黄色或灰白色伪膜。唇部病变易出血常形成血痂，相互融合，动则出血，张口受限，可影响口腔内检查（图 13-1）。

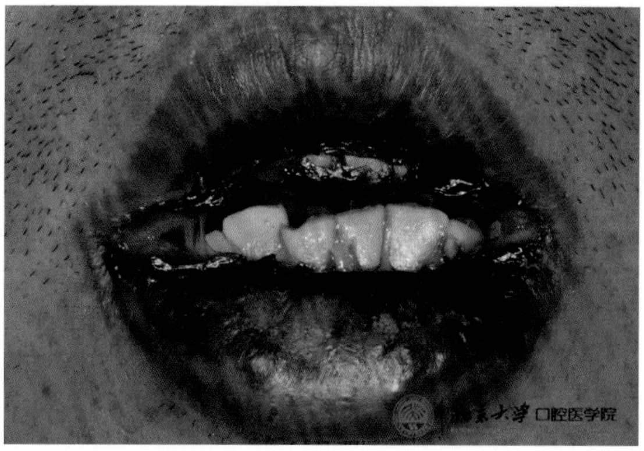

药物变态反应性口炎可单发于口腔黏膜，也可伴有全身其他部位皮肤或黏膜的病损，严重的病例可出现皮肤损害，眼部和外阴病损，表现为水肿、充血、红斑、糜烂、大量渗出等。口腔病损可先于皮肤病损出现。

图 13-1 药物变态反应性口炎
唇红黏膜广泛糜烂出血，炎症渗出明显
（北京大学口腔医院供图）

严重的病例可出现皮肤损害，眼部和外阴病损。

全身反应一般较轻，但有的病例可出现严重的全身症状，如发热、头痛等。

药物变态反应所致的病损，若在同一部位，以同一形式反复发生，则称为固定性药疹（fixed drug eruption）。局部可有灼热、发痒，出现暗红色斑，经停用变态反应性药物及治疗后，病损常于 10 天左右消退，会遗留色素沉着。口唇及口周皮肤是固定性药疹的好发部位。

【组织病理】

组织病理变化表现为急性炎症。上皮细胞内或细胞间水肿，或有水疱形成。结缔组织水肿，有炎症细胞浸润。早期嗜酸性粒细胞增多，以后中性粒细胞增多。血管扩张明显。

【诊断】

诊断依靠病史及临床损害、发病部位等。血细胞分析嗜酸性粒细胞计数升高。

1. 发病前有较明确的用药史，用药和发病时间有时间关联和因果关系。

2. 口腔黏膜出现红肿、红斑、起疱及大面积糜烂等病损。若有固定药疹有助于诊断。

3. 停用可疑致敏药物后病损愈合。

【鉴别诊断】

1. 与天疱疮鉴别

（1）前者多可追溯到用药史，后者发病因素不明。

（2）前者为急性发病，后者为慢性病程。

（3）前者皮肤损害多为红斑或在红斑基础上的水疱，后者在外观正常的皮肤上出现薄壁水疱。

2. 与疱疹性口炎鉴别

（1）前者多有用药史，后者多有感冒、发热史。

（2）前者较少累及牙龈，后者可伴牙龈炎症。

（3）前者皮损多累及手足及躯干，后者仅累及口周皮肤。

（4）前者不传染，后者有一定的传染性。

（5）前者复发与药物相关，后者复发多于机体抵抗力低下有关。

鉴别诊断要点见表 13-1。

表 13-1 药物变态反应性口炎与天疱疮和疱疹性口炎的鉴别要点

鉴别要点		药物变态反应性口炎	天疱疮	疱疹性口炎
年龄		任何年龄	中年多见	儿童及青年多见
发病机制		变态反应	自身免疫性疾病	单纯疱疹病毒感染
病程		急性起病，病程短	慢性迁延，反复不愈	急性起病，2周左右
诱因		用药史	不详	劳累、抵抗力低下等
临床表现	唇黏膜	充血糜烂　覆厚血痂	一般无损害	成簇水疱　可破溃结痂
	牙龈	少有损害	可有，牙龈糜烂，充血	广泛充血、红肿　可散在糜烂面
	颊、舌等口腔黏膜	广泛充血、水疱、糜烂、渗出，上覆假膜	松弛性大疱，壁薄易破形成糜烂面，尼氏征（+）	可散在糜烂面
	皮肤	固定性药疹、荨麻疹等多种病损，累及四肢、躯干等部位	松弛性大疱，壁薄，尼氏征（+）	仅口周皮肤可有成簇水疱或破溃结痂
辅助检查	病理检查	急性炎症，上皮细胞内及细胞间水肿，或有水疱形成；结缔组织水肿，炎症细胞浸润	棘层松解，上皮内疱形成，可见天疱疮细胞，免疫荧光可查见棘细胞周围有荧光带	不需要
	其他检查	斑贴试验等	间接免疫荧光检查，自身抗体滴度测定	血细胞分析，病原学检查

【治疗】

查清致敏物质，避免再次接触或使用，同时给予抗过敏药物、全身支持疗法和局部对症处理。

1. 寻找并立刻停用可疑致敏药物为治疗的要点。对可疑的致敏药物或物质也应停止使用或接触。

2.抗过敏治疗　给予抗组胺药［如氯雷他定（开瑞坦）、氯苯那敏（扑尔敏）］以抑制炎症介质的释放。病情严重者可给予肾上腺皮质激素口服、注射或静脉滴注。

3.支持治疗　输液或多饮水加速致敏药物的排出。10%葡萄糖酸钙注射加维生素C静脉给药或口服有拮抗缓激肽和组胺作用，减少毛细血管通透性，可减少渗出和炎症反应。适当补充体液，维持水、电解质平衡。

4.局部对症治疗　以消炎、止痛、预防继发感染及促进愈合。可用0.05%氯己定溶液，0.1%依沙吖啶溶液含漱或唇部湿敷，病损局部涂抹外用软膏或口腔溃疡散等。

【预防】

避免再次接触可疑的致敏药物。

Summary

Stomatitis medicamentosa (drug-induced stomatitis) is an uncommon disease presented with allergic inflammatory changes in the oral soft tissues associated with the use of drugs or medications, usually those taken systemically. Clinically, painful, erythematous, erosive or ulcerative lesions are important manifestations. The fixed form of drug-associated eruptions are relatively uncommon, even though it could happen. Pseudomembranous necrotic surface may be noted. Diagnosis is based on history and clinical appearance. Essential differential diagnosis includes chemical or thermal burn, erosive lichen planus, pemphigus vulgaris, mucous membrane (cicatricial) pemphigoid, erythema multiforme and acute herpetic gingivostomatitis. Treatment starts with identification and withdrawal of the offending drug, together with symptomatic management including topicals.

Definition and Terminology

药物过敏性口炎（stomatitis medicamentosa）is an allergic response of the oral mucosa to a systemically administered drug. Possible manifestations include asthma, skin rashes, urticaria, pruritus, leukopenia, lymph-adenopathy, thrombocytopenic purpura and oral lesions (erythema, ulcerative lesions, vesicles, bullae, and angioneurotic edema).

固定性药疹（fixed drug eruption）are well-defined red to purple lesions that appears at the same sites on the skin and mucous membranes each time a particular drug is used. The reaction occurs most commonly in patients who are using tetracycline, phenolphthalein and non-steroidal anti-inflammatory drugs (NSAIDs).

非甾体消炎药（NSAIDs）：This abbreviation stands for non-steroidal anti-inflammatory drugs, which are medications such as ibuprofen that are used to control pain and inflammation. One major side effect is that they decrease the effect of the normal blood clotting factors in blood. In patients undergoing surgical or endoscopic procedures, this can lead to an increased risk of bleeding.

（闫志敏）

第三节　血管性水肿
Angioedema

血管性水肿（angioedema），以往称为血管神经性水肿（angioneurotic edema），是一种急性局部反应性黏膜皮肤水肿，又称巨型荨麻疹，亦称奎英克水肿（Quinck's edema）。其特点是突然发作的局限性水肿，消退亦较迅速。

【病因及发病机制】

血管性水肿是由 IgE 介导的 I 型变态反应。抗原物质与 IgE 结合并诱导肥大细胞释放组胺、缓激肽、5-羟色胺等血管活性物质，引起毛细血管扩张及通透性增加，大量液体和白细胞从血管渗出聚集至疏松组织，形成局部组织水肿。血管性水肿与多种因素有关。

1. 血管紧张素转化酶抑制剂（angiotensin-converting enzyme inhibitors，ACEI）　服用卡托普利、伊那普利等血管紧张素转化酶抑制剂的患者中 0.1% ～ 2.2% 发生血管性水肿。主要由于该类药物引起的血浆缓激肽水平升高所致。多于服药 1 个月内发生，少数患者可于服药数年后发生。85% 的患者停药后症状减轻或完全消失。

2. C1 酯酶抑制剂（C1INH）缺陷（C1INH deficiency）　C1INH 是一种 α 球蛋白，负责控制补体的级联反应。C1INH 缺陷时，缓激肽、激肽释放酶、纤维蛋白溶酶等血管活性物质的释放失去控制。当 C1INH 水平降低到正常水平 50% 以下时，临床上容易出现血管性水肿症状。C1INH 缺陷可以是家族遗传性也可以是后天获得性缺陷。家族遗传性缺陷是由于编码 C1INH 蛋白的基因变异所致，属于常染色体显性遗传。而获得性缺陷则是由于后天原因机体产生 IgG、IgM 等 C1INH 抗体，导致 C1INH 水平降低。

3. 其他因素（other factors）　食物、药物、物理和化学因素、精神因素等均可引起血管性水肿。常见的可疑食物有巧克力、坚果、海鲜、西红柿、蛋类等。青霉素、非甾体消炎药（如阿司匹林）、抗惊厥药物等是常见的可疑药物。此外，寒冷刺激、紫外线照射、创伤以及情绪紧张都可能与血管性水肿的发生有关。牙科治疗中常用的印模材料、显色剂、防腐剂、漱口水等也有致敏活性。

此外，临床上约有 38% 的患者找不到确切的变应原因，被称为特发性血管性水肿。

【临床表现】

患者表现为突然发作的黏膜皮肤肿胀。肿胀常于数分钟至一小时内发生，发病数小时后肿胀达到高峰，随后逐渐消退，从发病到全部消退持续 8 ～ 72h。病变好发部位是头面部疏松结缔组织处，如唇、舌、颊、眼睑、耳垂和咽喉等部位。上唇较下唇好发，下眼睑较上眼睑好发。外阴部及胃肠道黏膜也能被侵犯，有时也发生于手足背面皮肤。

唇部损害可单独累及上唇或下唇，也可同时发生。起初患处皮肤或黏膜可有轻微瘙痒、灼热感，随即发生肿胀。当肿胀迅速发展时，患者自觉患处发紧膨胀感。肿胀区域界限不明显，触之较韧有弹性。肿胀部位颜色发白，表面光亮，有时呈淡红色（图 13-2，3）。如果肿胀发生于舌、咽喉、气管等处易导致气道阻塞甚至窒息，此时需立即施行气管切开术。多数水肿伴发皮肤风疹。该病可复发，反复发作的病损易出现于同一部位。

家族遗传性血管性水肿少见。好发于儿童或青少年时期，女性多于男性。牙科治疗可能诱发肿胀。肿胀持续 1 ～ 2h，可自行消退，但该类患者最易复发。

获得性血管性水肿发病较晚，多见于 40 岁左右成年人，无家族史。由于 C1INH 缺陷所导致的血管性水肿通常不出现风疹，但常累及肠道（表 13-2）。

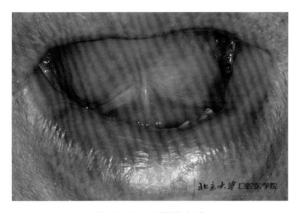

图 13-2 血管性水肿
口底、舌腹肿胀
（北京大学口腔医院供图）

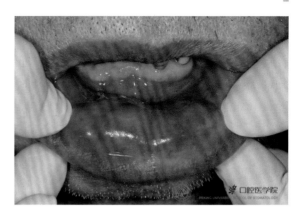

图 13-3 血管性水肿（下唇）
（北京大学口腔医院供图）

表 13-2 血管性水肿分型（根据病因）

类型及所占比例	临床特征	流行情况
家族遗传性血管性水肿（1%～2%）	常染色体显性遗传，编码 C1INH 蛋白或凝集因子Ⅻ的基因变异	少见
血管紧张素转化酶诱导的血管性水肿（30%）	延迟发作（首次用药数天或数月后发作）	常见
特发性血管性水肿（38%）	病因不明，通常复发并伴有风疹	常见
急性过敏性血管性水肿（30%）	变应原诱导所致（如食物、药物、造影剂、乳胶手套等）	常见

【组织病理】

深层结缔组织内可见毛细血管扩张充血，有少量的炎症细胞浸润。

【诊断】

根据以下临床特点可以作出诊断：

1. 发病突然而迅速。

2. 病变为局限性水肿，界限不清，触之韧有弹性。

3. 好发于皮下结缔组织疏松处。

4. 病损消失迅速且不留痕迹。

5. 可反复发作。

【鉴别诊断】

颌面部蜂窝织炎 病因多为牙源性细菌感染，可找出病灶牙。伴有全身症状，发热可达 38℃以上，血常规检查白细胞计数增高。肿胀发生缓慢，病损区红肿、发热、触痛、肿胀有压凹性水肿，不经治疗不能自行消退。若病变发展可形成脓肿，炎症后期溢脓。抗生素治疗有效。根据上述特点可与血管性水肿鉴别。

【治疗】

1. 治疗原则（principles of treatment） 首先明确变应原，远离变应原可消除症状并防止复发。对症状轻者，可不予药物治疗。如果无法找到变应原，需脱敏治疗。如患者发生窒息需立即施行气管切开术以抢救生命。

2. 治疗方法（therapeutic approach）

（1）抗组胺类药物：可以给予氯苯那敏、苯海拉明、氯雷他定、西替利嗪、左旋西替利嗪等治疗。

（2）糖皮质激素类药物：糖皮质激素可以稳定溶酶体膜，通过抑制组氨酸脱羧酶阻止组氨酸向组胺转化。轻者可给予醋酸泼尼松每天 15 ～ 30mg 口服；重者可给予氢化可的松 100 ～ 200mg 加入 1000 ～ 2000ml 5% ～ 10% 葡萄糖溶液中立即静脉输液，病情改善后可停药。

（3）肾上腺素：肾上腺素可以收缩血管,阻止血管活性物质释放,减少渗出,抑制水肿。对于舌、咽喉部位水肿而出现呼吸困难的患者应立即皮下或肌内注射肾上腺素。成年患者给予 0.1% 肾上腺素 0.5ml，儿童根据体重大小给予 0.1 ～ 0.3ml。因肾上腺素可在体内迅速降解，需每 10min 注射 1 次直至患者开始恢复。但需注意对心血管疾病患者慎用。

（4）由于 C1INH 缺陷所致的血管性水肿患者对肾上腺素治疗无效，此时可选择达那唑（danazol）治疗。达那唑是促性腺激素抑制剂,能够增加血清 C1INH 水平,增加血清 C4 补体水平。

Summary

Angioedema is an acute mucocutaneous edema，restricted to the periorbital area，lips，tongue，extremities and intestinal wall. It is often caused by the use of angiotensin-converting enzyme inhibitors（ACEI），allergies to certain allergens（such as bee sting，medications and certain foods）and C1 inhibitor deficiency and others are idiopathic（the cause is unknown）.

The swelling usually lasts several hours，but it may relapse. It is dangerous if the swelling involves the tongue，larynx and trachea，which can lead to airway obstruction and death in the worst cases. Tracheotomy is sometimes needed in rare cases. The treatment of patients with angioedema includes administration of antihistamines and glucocorticoids，while epinephrine is given if laryngeal edema is presented.

Definition and Terminology

血管性水肿（angioedema）is an acute mucocutaneous edema，restricted to the periorbital area，lips，tongue，extremities and intestinal wall. The swelling usually lasts several hours，but may relapse.

（刘晓松）

第四节　多形红斑
Erythema Multiforme

多形红斑（erythema multiforme，EM）是一种急性发作的黏膜皮肤炎症性疾病，有自限性和复发倾向。因糜烂表面常有大量纤维素性炎性渗出物，故又称为多形渗出性红斑（erythema exudative multiforme）。黏膜和皮肤可以同时或先后发病，亦可单发于皮肤或黏膜。病损可以表现为红斑、水疱、糜烂、丘疹、结节等多种形式。

【病因】

多形红斑是一种超敏反应，单纯疱疹病毒（herpes simplex virus，HSV）感染是其最常见的致敏原因，少数情况下可由于非甾体消炎药或抗惊厥药物等引起的药物反应所致。

65% ～ 70% 复发性多形红斑与 HSV 感染有关，患者 1 ～ 3 周前有 HSV 感染病史，血清可以检测到 HSV 抗体以及病毒抗原。由于导致病损发生的主要原因是机体的超敏反应，所以病损部位无法检测到 HSV 的存在。约 87% 的患者同时出现复发性唇疱疹。由此推测：HSV 抗原激活 T

细胞介导的迟发型超敏反应，产生干扰素 - γ（interferon- γ，IFN- γ），随着免疫系统的放大作用，更多的 T 细胞被募集到病损部位，细胞毒性 T 细胞、自然杀伤细胞（NK）及细胞因子的作用导致上皮细胞的破坏。

【临床表现】

任何年龄均可发生，以 20 ～ 40 岁青壮年为主，儿童患者占 20%。该病起病急骤，常在春、秋季节发病，有自限性。受累部位不超过体表面积的 10%。多形红斑一般分为轻型和重型两个类型。

1.轻型多形红斑（minor erythema multiforme） 患者一般无全身症状，偶有轻度头疼、低热、乏力、关节疼痛等全身不适。该型患者以皮肤病损为主，或者只有黏膜损伤，少数同时波及皮肤和黏膜。

（1）口腔表现：25% ～ 60% 多形红斑患者出现黏膜病损，其中口腔黏膜是最好发生的黏膜部位，约占黏膜病损的 70%，主要累及唇、颊、舌等部位。黏膜病损通常与皮肤病损同时出现，也可提前或滞后几天发生。口腔内黏膜病损可以单独发生，或者伴随唇部及皮肤病损出现，表现为不规则的水疱、糜烂或溃疡。糜烂表面有大量渗出物形成厚厚的假膜，周围伴有广泛的炎症性充血（图 13-4）。患者疼痛明显、进食困难。唇部病损常见厚厚的血痂及出血。

少数患者出现眼、外阴黏膜病损。发生于眼部时可出现眼结膜毛细血管广泛充血发红，有炎症。亦可出现小丘疹或疱疹。严重时可引起角膜溃疡，脉络膜炎、虹膜睫状体炎、全眼球炎等。个别病例处理不当可致视力减退，甚至失明。

（2）皮肤表现：皮肤表现形态多样。早期出现圆形红斑、丘疹，以后出现水疱、糜烂。靶形红斑（target lesion）或虹膜样红斑（iris lesion）是典型的皮肤表现。病损中央上皮坏死或形成水疱，颜色较暗，向外以同心圆状依次排列的是暗红色炎症区、苍白水肿区以及最外层的红色区域（图 13-5）。起初发生于四肢末端伸侧皮肤，对称分布，以后向躯干向心性转移。上肢、面部、颈部好发，可以累及掌趾皮肤。皮损处有痒、灼热感。肤色较黑的患者常于皮损消退后出现炎症后色素沉着，持续数月，日光照射加重。

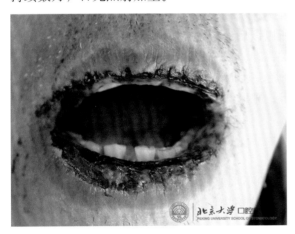

图 13-4 多形红斑
唇黏膜广泛糜烂、出血，伴血痂
（北京大学口腔医院供图）

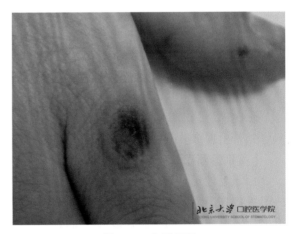

图 13-5 多形红斑
皮肤靶形红斑
（北京大学口腔医院供图）

2.重型多形红斑（major erythema multiforme） 重型多形红斑范围较广泛，在皮肤病损基础上伴有口腔黏膜或其他黏膜病损。患者于发病前 1 周可出现全身不适、高热（39 ～ 40℃）、肌肉酸痛等前驱症状。当患者同时出现口腔黏膜、皮肤、眼（图 13-6）和生殖器黏膜（图 13-7）等多个腔隙受累时，称为 Steven-Johnson 综合征（Steven-Johnson syndrome）。近年倾向认为，Steven-Johnson 综合征是中毒性表皮坏死松解症（toxic epidermal necrolysis，TEN）较轻的变异型，多与药物过敏及肺炎支原体感染有关。与典型多形红斑相比，Steven-Johnson 综合征和中毒性表皮坏死松解症皮损较重，初始好发于胸部皮肤，呈红色或紫色斑块。常见的致敏药物包括磺胺类药

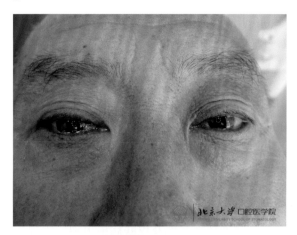

图 13-6　多形红斑
眼部黏膜充血、炎性渗出
（北京大学口腔医院供图）

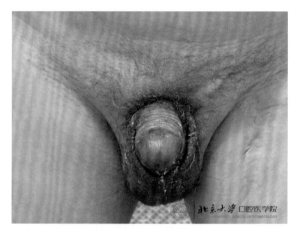

图 13-7　多形红斑
生殖器黏膜充血
（北京大学口腔医院供图）

物、抗惊厥药、非甾体消炎药以及别嘌呤醇。儿童发生的 Steven-Johnson 综合征多与肺炎支原体感染有关，而非药物过敏所致。

本病有自限性，4～6 周可痊愈，但有复发倾向，少数患者甚至持续发作。

【组织病理】

皮肤的表皮和真皮，黏膜的上皮及结缔组织中均有细胞间和细胞内水肿。上皮层基底细胞液化变性、个别角质细胞坏死，形成上皮下疱。上皮下可见炎症细胞浸润。早期嗜酸性粒细胞数量增多，以后中性粒细胞及淋巴细胞增多。血管呈明显扩张状态，周围有炎症细胞浸润，以淋巴细胞为主，有时可见渗出的红细胞。

【诊断】

1. 由于缺乏有助于诊断的客观的实验室指标，所以该病诊断主要依靠病史和临床表现。

2. 该病是突然发作的急性炎症，发病与季节有关，春、秋季多见。

3. 口腔黏膜广泛充血、发红、水肿、大面积糜烂，表面有大量渗出，形成厚的伪膜，易出血，疼痛明显。皮肤可见多种病损，如红斑、丘疹等，靶形红斑有诊断意义。

4. 病程短，本病有自限性和复发性。

5. 若出现多腔隙损害，则不难诊断。

【鉴别诊断】

1. 原发性单纯疱疹　临床表现为口腔黏膜上成簇的小水疱，水疱可以融合。除口周皮肤外，一般无皮损。病理变化表现为上皮内疱，上皮内有气球样细胞。细胞核内有嗜酸性病毒包涵体。以上与多形红斑不同，而且多形红斑极少见于牙龈。

2. 寻常型天疱疮　临床表现为黏膜、皮肤的疱疹逐渐发生，此起彼伏。而多形红斑为急性发作，有自限性，病程相对短暂。天疱疮病理变化为上皮内疱，有棘层松解。而多形红斑为上皮下疱，无棘层松解，可同时有斑疹、丘疹等其他病变。

【治疗】

1. 治疗原则

（1）详细询问病史、用药史，如发现可疑致敏物质，应立即停止使用。

（2）轻度多形红斑患者可以给予局部治疗，进食软食或流食，给予高营养、高蛋白食物、大量维生素等支持治疗，以利于渡过有自限性的病程。严重的患者需要全身治疗。

2. 治疗方法

（1）局部治疗：病损局限可选择局部使用糖皮质激素类药物，如地塞米松、曲安奈德乳膏等。

（2）全身治疗：对于黏膜病损广泛、疼痛剧烈影响进食的患者可以给予全身治疗。

1）糖皮质激素类药物：醋酸泼尼松每天口服 30～60mg，待口腔糜烂和渗出症状控制后逐渐减量，每 3 天减 5mg，2～4 周内减完。

2）免疫抑制剂：重症反复发作的 EM 患者，其他治疗无效时可以给予氨苯砜、硫唑嘌呤、沙利度胺等免疫抑制剂治疗。

3）反复发作的 EM 患者，在复发性单纯疱疹病毒感染初期可口服阿昔洛韦每天 2 次，每次 400mg；伐昔洛韦每天 2 次，每次 500mg；泛昔洛韦每天 2 次，每次 250mg 等抗病毒药物，可以起到良好的预防作用。

Summary

Erythema multiforme（EM）is an acute inflammatory mucocutaneous disease, caused by HSV infection and the use of certain medications, such as nonsteroidal anti-inflammatory drugs（NSAIDs）, sulfonamides, penicillin, anticonvulsants and allopurinol. Children with EM are often associated with *Mycoplasma pneumonia* infections.

EM is generally classified as mild and severe forms. Different from mild EM, severe EM is more extensive. Cases of severe EM are commonly accompanied by prodromal symptoms of malaise, fever and myalgias. Steven-Johnson syndrome represents the mucosal involvement exceeds one orificial site, but less than 10% of body skin.

The oral mucosa is the most common mucosa site affected, including labial and buccal mucosa and vermillion border of the lip. Lesions manifest with rapidly rupturing vesicles and bullae, erosions with pseudomembrane formation and inflammatory erythema. EM may occur once or many times. The targetoid lesion, with concentric zones of color change, represents the primary cutaneous characteristics of this disorder.

Symptomatic treatment may be sufficient in managing mild EM with topical analgesics and corticosteroids. Systemic corticosteroids are recommended for severe EM and Steven-Johnson syndrome patients. Therapy-resistant cases of recurrent EM may require immunosuppressive medication, such as dapsone, azathioprine and thalidomide. HSV-associated recurrent EM and idiopathic recurrent EM require preventive treatment with antivirus, such as acyclovir, valacyclovir and famcyclovir.

Definition and Terminology

多形红斑（erythema multiforme）is an acute inflammatory mucocutaneous disease caused by HSV infection and the use of certain medications. Children with EM are often associated with *Mycoplasma pneumonia* infection.

靶形红斑（target lesionor iris lesion）is a typical lesion of EM on skin, consisting of a central bulla or pale clearing area surrounded by edema and bands of erythema.

Steven-Johnson 综合征（Steven-Johnson syndrome）represents the mucosal involvement of EM exceeding one orificial site, but less than 10% of body skin. It is usually associated with the use of certain medications.

（刘晓松）

第五节 接触性过敏性口炎
Contact Allergic Stomatitis

接触性过敏性口炎（contact allergic stomatitis）是超敏体质者的口腔黏膜与一些通常无毒害物质接触后，发生变态反应而引发的一种口腔黏膜炎症性疾病。

【病因及发病机制】

变态反应的发生与个体因素相关，仅超敏体质者发生。

引起接触性过敏性口炎的物质本身不具有刺激性，包括义齿修复材料、银汞合金、唇膏、某些药物、食物、牙膏等。一般为迟发型变态反应。

因接触强酸、强碱、高温等刺激性物质导致的口腔黏膜炎症见创伤性血疱和创伤性溃疡（本篇第八章第三节）。

【临床表现】

接触性过敏性口炎表现为与致敏物质直接接触的部位及其临近组织的局部黏膜红肿、水疱

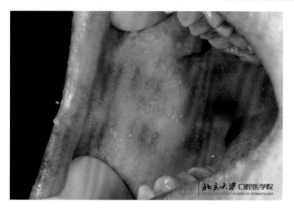

图 13-8 接触性过敏性口炎
颊黏膜充血
（北京大学口腔医院供图）

及糜烂，表面渗出形成伪膜覆盖，灼痛较明显（图 13-8）。病损除在接触的部位外，也可向邻近部位扩展。

口腔科临床检查可以见到病损相应的部位有义齿基托、充填材料等。

口腔黏膜局部用软膏、含漱剂、唇膏或女性文唇等亦可发生变态反应，表现为局部瘙痒、红肿、大疱、糜烂等。

停止接触致敏物质病损可好转。若再次接触可复发。

常见可诱发接触性过敏性口炎的主要物质见表 13-3。

表 13-3 诱发接触性过敏性口炎的主要物质

分类	举例
口腔局部用药	局部麻醉或表面麻醉药（如止痛剂）
	漱口水（如氯己定、西吡氯铵、聚维酮碘等）
	局部用抗生素（如制霉菌素等）
	蜂胶制剂（如蜂胶贴膜）
口腔清洁用具	牙刷、牙线、等
食品或添加剂	口香糖、甜味剂、肉桂醛、薄荷油等
口腔修复体	正畸托槽和弓丝、义齿、水门汀、银汞合金、复合树脂等
橡胶 / 乳胶制品	医用手套、橡皮障等
金属材料	镍、钯、金、汞、锌等

【组织病理】

组织病理表现为急性炎症变化。可见组织水肿、血管扩张、有炎症细胞浸润。

【诊断】

1. 有较为明确的局部接触史或特殊食物、药物接触史。

2. 除去引起变态反应的因素后病损较快消退。

3. 口腔黏膜的损害范围与致敏物接触的范围相近或略向周围延伸。

4. 斑贴实验（patch tests）可有助于诊断。

【鉴别诊断】

义齿所致的接触性过敏性口炎应与义齿性口炎相鉴别：前者急性发作，病程短，损害为红肿、糜烂为主；后者呈慢性病程，损害以黏膜萎缩、发红为主。

【治疗】

1. 寻找并及时去除可疑致敏因素，避免再次接触。

2. 药物治疗以局部用药为主，严重者辅以全身用药（参见"药物变态反应性口炎"）。

【预防】

避免再次接触可疑的致敏物质。

Summary

Contact allergic stomatitis is an allergic reaction affecting the oral mucosa. Denture base materials, restorative materials, mouthwashes, dentifrices, chewing gums, foods and other substances may be responsible for the allergic reaction. Clinically, in the acute form, the affected mucosa presents with diffuse erythema and edema, and occasionally small vesicles and erosions. A burning sensation is a common symptom. Mucosal and skin patch tests might be helpful for the diagnosis. Denture stomatitis, erythematous candidiasis, erythroplakia, leukoplakia, drug reactions should be differentiated from contact allergic stomatitis. Removal of suspected allergens is essential for the treatment.

Definition and Terminology

接触性过敏性口炎（contact allergic stomatitis）is an uncommon allergic reaction affecting the inside of the mouth caused by contact with an allergen, usually artificial flavorings, metals or other components in oral hygiene products, foods, dental restorations and medications.

斑贴试验（patch test）is a skin test for identifying allergens, especially those causing contact dermatitis. The suspected substance（food, pollen or animal fur）is applied to an adhesive patch that is placed on the patient's skin and another patch, with nothing on it, serves as a control. After a certain period（usually 24 to 48 hours）both patches are removed. If the skin under the suspect patch is red and swollen and the skin under the control area is not, the test result is said to be positive, and the person is probably allergic to that particular substance.

（闫志敏）

第十四章　口腔黏膜肉芽肿性疾病

Granulomatous Diseases of Oral Mucosa

口腔黏膜的肉芽肿性疾病是指发生于口腔黏膜固有层及黏膜下层的肉芽肿性病变，它们或为突出于黏膜表面的结节或肿胀，或为黏膜下的浸润块，其表面的黏膜发生坏死脱落则形成溃疡。在这些肉芽肿性病变中，有的局限于口腔，如口腔黏膜的异物性肉芽肿、化脓性肉芽肿等病损多局限于口腔，疗效和预后均好。大部分病因不明确，而多数原因不明的肉芽肿性疾病不仅发生在口腔，有些病损还涉及面部和全身其他系统，病程长，治疗困难，疗效和预后都比较差。

第一节　化脓性肉芽肿
Granuloma Pyogenicum

化脓性肉芽肿（granuloma pyogenicum）又称毛细血管扩张性肉芽肿、分叶状毛细血管瘤，是一种皮肤黏膜毛细血管和小静脉分叶状增生而形成的息肉状损害。

【流行病学】

本病由 Hartzell 于 1904 年提出，是组织对创伤及感染的一种反应性病变，为口腔黏膜的一种良性病变，也非真正的肉芽肿。任何年龄均可发病，但以 11～40 岁者多见，男女均可发病。

【病因及发病机制】

由于长期慢性刺激，如大块牙石、充填物悬突、折断的牙冠、经常咬伤等反复的机械刺激，可使组织发生反应，形成炎症性肉芽肿。口腔中一般细菌的感染，亦可引发本病。另外，当机体内分泌发生变化，如妊娠期及青春期时，局部刺激因素的作用可以增强，使组织的增殖反应更明显，而发生牙龈妊娠瘤等。

【临床表现】

病变好发于牙龈，尤以前牙牙龈多见。其次为唇、颊、舌、腭以及前庭部分。多数为单发病损，但亦能见多发病损。当妊娠期及青春期内分泌变化时常能增强组织的增殖反应，使病变加重增大。

病损开始时表现为高出黏膜面的深红色小丘疹或肿块，边界清楚，缓慢或迅速增大，形成有蒂或无蒂结节。表面光滑或稍有分叶，或呈颗粒状。一般直径为 0.5～1cm。触之中等硬度，易出血，无压痛。如已有纤维增生，则呈粉色，并较硬。肿块表面黏膜较脆，破溃后则形成较深的溃疡。如有继发感染，常引起急性炎症反应，损害及其基底红肿、疼痛、触痛。溃疡表面常有灰白假膜覆盖，亦可有棕黄色或黑色痂。一般脓肿不多见（图 14-1）。

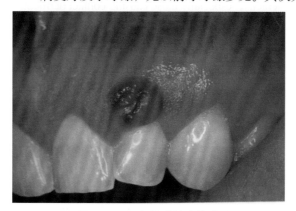

图 14-1　牙龈化脓性肉芽肿

（首都医科大学附属北京口腔医院供图）

【组织病理】

病理表现主要是血管增生性肉芽肿组织，可见血管内皮增殖，形成无数毛细血管。血管之间见结缔组织水肿。有较多的中性粒细胞、浆细胞和淋巴细胞浸润。如形成溃疡，则见病变表面有纤维素性渗出物覆盖。病变趋向痊愈时，则血管减少，细胞成分也减少，而纤维增多以利于病变愈合。

【诊断】

1. 根据局部有刺激因素或外伤史，或有感染因素。

2. 临床表现以瘤样增生病变为特点。病变表面光滑或呈分叶状，有或无蒂。颜色呈深红色或带黄白色小点。触诊时不会变白，但易出血。有时病变表面形成溃疡。

3. 病理变化特征为血管增生性肉芽肿，有时形成溃疡。

【鉴别诊断】

1. 周缘性巨细胞肉芽肿　为反应性增生病变。病变好发于牙龈或牙槽黏膜上，表现为暗紫色肿块。触诊时发硬，肉芽肿下方可侵及骨面。病理变化见肉芽组织有大量多核巨细胞，毛细血管多，常见出血灶。X线检查经常可见骨表面呈套叠状破坏。

2. 周缘性骨化纤维瘤　亦为反应性增生病变。颜色发白，触诊发硬。无疼痛，不化脓。X线检查可见骨组织表面被侵蚀破坏。

【治疗】

1. 首先要去除刺激因素，如牙石、充填物悬突或其他刺激物。如有咬唇、咬颊等不良习惯要及时纠正。

2. 如病变尚发红且小时，及时去除刺激因素，给予抗炎对症治疗。一般病变可逐渐消退，不一定需要手术。

3. 较小的化脓性肉芽肿用 CO_2 激光治疗，功率 15～20W。较大的化脓性乳头状瘤，CO_2 激光切割困难且较费时者，改用 Nd：YAG 激光切割。

4. 对于形成了溃疡性病损的患者，应局部给予消炎、止痛、促愈合的治疗。

5. 对病变较大的病损或增殖性溃疡，可手术切除。

Summary

Pyogenic granuloma is an inflammatory vascular hyperplasia often occurring in the oral cavity. Pyogenic granuloma is a benign lesion that mainly affects the gingival mucosa, but also other mucosa and skin maybe affected. It affects men and women equally. It can be seen at any age, but more commonly seen during the age of 11 to 40 years of age.

It appears in response to various stimuli such as localized low-grade irritation, trauma, or female steroid hormones in females. It is generally associated with periodontal disease, inflammation and hormonal factors such as pregnancy.

The lesion is characterized by localized polypoid growth that is exophytic, sessile or pedicled, erythematous or brownish and usually ulcerated in addition to spontaneous bleeding.

Histologically, an ulcerative nodule consisting of a delicate connective tissue stroma containing numerous blood vessels with plump endothelial cells, intermingled with abundant polymorphonuclear lymphocytes is noted.

The diagnosis of pyogenic granuloma is based on its clinical features. It appears in response to various stimuli such as localized low-grade irritation, trauma or female steroid hormones. The highly vascularized tissue with a dense inflammatory infiltrate indicates the diagnosis of a pyogenic granuloma.

To treat pyogenic granuloma，immediately remove stimulus factors，such as plaque，fillings，suspension or other irritants. The goal of treatment is to control inflammation. Small pyogenic granulomas can be treated with CO_2 laser whereas larger lesions or hyperplastic ulcers are removed surgically.

Definition and Terminology

化脓性肉芽肿（pyogenic granuloma）is an inflammatory vascular hyperplasia often occurring in the oral cavity.

第二节　克罗恩病
Crohn's Disease

克罗恩病（Crohn's disease，CD）是一种慢性肉芽肿性炎症，是炎症性肠病（inflammatory bowel disease，IBD）的一种。病变可累及胃肠道各部位，而以末段回肠及其邻近结肠为主，病变呈节段性、非对称性分布；临床主要表现为腹痛、腹泻、肛门病变等，可伴有局部或全身并发症。Crohn 于 1932 年首先报告。

【流行病学】

此病于 1932 年由 Crohn 首先发现，1973 年才被正式命名为"克罗恩病"。本病可发生于任何人种，有报道欧美人中该病的发病率为 0.7 ～ 11.6/10 万，日本人的发病率为每年 0.08/10 万。我国 CD 的患病率有逐年上升趋势。该病最常发生于青春期后期和成人期早期，无性别差异。

【病因及发病机制】

病因尚不明确，目前认为本病可能是多种因素综合作用的结果。

1. 遗传易感性　有资料显示克罗恩病的发生与遗传因素有关，研究发现单卵发育的孪生子之间患克罗恩病的比率明显升高，为 67%，而双合子的孪生子其一致性比率仅为 8%。也有报道克罗恩病患者多与 HLA-DR4 型血清抗原有关。近年来，较多的研究证实，NOD2/CARD15 基因突变与 CD 易感性及某些特殊表型明确相关。

2. 感染因素　由于 CD 病理学表现类似结核病，过去有人认为本病可能由结核分枝杆菌引起，但用各种方法均未能分离出此病菌。尚不能肯定结核分枝杆菌是本病的确切致病因素。

3. 环境因素　城区居民较农村人群的发病率高，这种差异在乡村保健水平很高的瑞典也存在，因而有人认为该病发生可能与社会经济地位有关。

4. 其他　一些研究表明口服避孕药使炎症性肠病的发病危险增加，尚未能证实。此外，有研究发现吸烟者患克罗恩病的危险性增加，而且吸烟可以增加克罗恩病复发的可能性，其机制尚不清楚。

【临床表现】

CD 的临床表现各异，症状出现取决于病变的部位、范围、严重程度、肠外表现等。

1. 有发热、贫血、乏力及体重减轻等全身表现。

2. 消化道表现　可累及从口腔到肛门整个消化道的一段或可同时侵犯若干段。病变部位分布中小肠、回肠末段约占 90%。主要表现有慢性腹泻、腹痛和肛周病变等，最常见的并发症为肠梗阻和肠瘘。

慢性腹泻是最常见的临床表现，一般定义为持续6周以上的稀便。小肠 CD 患者腹泻的特点为粪便量较多，但血便、黏液便的发生率较溃疡性结肠炎（ulcerative colitis，UC）低，为 40% ～ 50%。

腹痛开始为不定性隐痛，随病变进展，疼痛可逐渐加重。腹痛部位和性质与病变范围及累及的部位有关，回盲部及末端回肠最常累及，因此常表现为右下腹疼挛性腹痛，与肠腔狭窄引起间歇性不完全梗阻有关。

3. 口腔表现　口腔病变占 CD 的 8% ～ 9%，表现为面部或唇肿胀、或口腔黏膜呈鹅卵石样改变。口腔黏膜出现线状或阿弗他样溃疡，溃疡通常可累及龈颊沟，在溃疡周围可出现肉芽肿样团块（图 14-2）。此外，由于中性粒细胞功能缺陷可导致牙周病变的发生或出现颈部淋巴结肿大。

4. 肠外表现　表现为游走性大关节炎症，与肠道病变的活动性相平行，且当肠道炎症控制后，关节炎症状可缓解。

5. 其他　包括坏疽性脓皮病、结节性红斑、胆石症、虹膜睫状体炎和葡萄膜炎等。

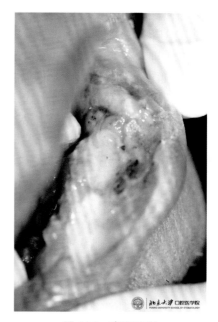

图 14-2　克罗恩病
下唇肉芽肿性溃疡
（北京大学口腔医院供图）

【病理表现】

克罗恩病临床确诊比较困难，往往需结合肠镜或手术后明确诊断。

术后病理确诊标准：必须具备显微镜下 5 项特点中的 4 项方可确诊。①节段性全壁炎；②裂隙状溃疡；③黏膜下层高度增宽（水肿、淋巴管、血管扩张等所致）；④淋巴细胞聚集；⑤结节病样肉芽肿（非干酪性上皮样肉芽肿），并且肠壁及肠系膜淋巴结无干酪样坏死。

【影像学检查】

1. 钡剂小肠造影　钡剂小肠造影作为诊断 CD 的主要手段之一，当疾病处于进展期或有并发症时，其灵敏度较高。早期可表现为小肠黏膜皱襞增粗，随着病变发展，出现节段性肠道炎症改变，如裂隙状溃疡、鹅卵石症、假息肉、多发性狭窄、瘘管形成等。

2. CT 检查　较难显示 CD 早期改变。CD 急性期时，CT 可显示由水肿引起的小肠壁增厚，病变在小肠中跳跃式出现是本病的特征性表现之一。CT 还可直接显示 CD 的肠外改变及其并发症，如肠系膜纤维脂肪增生、腹内脓肿、蜂窝织炎、瘘管、窦道及邻近脏器受累等。

3. MRI 检查　小肠 CD 的 MRI 表现主要包括节段性肠壁增厚，严重者可见肠管狭窄，周围炎性浸润（蜂窝织炎），肠系膜脂肪纤维增生和淋巴结肿大，同时 MRI 可以显示 CD 的肠外并发的炎性肿块、脓肿、瘘管、骶髂关节炎、胆石、肾结石。因此，MRI 对评估活动性 CD 具有很重要的价值。

4. 超声检查　可以通过观察肠壁厚度、瘘管和腹腔脓肿等，从而判断 CD 患者是否处于活动期并进行分级。

5. 内镜检查　迄今为止，内镜检查在 CD 的诊断中仍然具有不可替代的价值，是小肠 CD 检查的重要手段。内镜下 CD 多表现为小肠黏膜充血、水肿，绒毛糜烂，伴有形态不规则的深大、纵行溃疡；肠腔局部狭窄，有卵石样或炎性息肉样表现；多节段肠段的跳跃性病变，可涉及小肠和结肠，病变肠段间的黏膜正常。

【诊断】

目前尚无金标准，诊断需结合临床表现、X 线、内镜和病理学检查结果进行综合判断，并评估其活动性及预后。

根据 2007 年《对我国炎症性肠病诊断治疗规范的共识意见》中 CD 诊断标准为：

1. 具备典型临床表现者为临床疑诊。

2. 同时具备临床表现和影像学依据或内镜特征者，可拟诊为本病。

3. 如再加上黏膜组织学依据或手术切除标本病理检查依据，发现非干酪性肉芽肿和其他 1 项典型表现或无肉芽肿而具备上述 3 项典型组织学改变者即可确诊。

【治疗】

尚无彻底治愈方法，治疗目的是缓解患者的症状及控制黏膜炎症。具体治疗方案与用药选择取决于病变部位与范围，以及病变严重程度。对具体病例则十分强调个体化的处理原则。

1. 药物治疗（systemic treatment） CD 的治疗药物包括传统的氨基水杨酸、糖皮质激素及免疫或生物疗法等。

（1）水杨酸制剂：包括柳氮磺胺吡啶（SASP）、美沙拉嗪（5-ASA）和奥沙拉嗪等。柳氮磺胺吡啶主要用于结肠病变。

（2）抗生素：甲硝唑和环丙沙星等仅适用于并发感染、细菌过度滋生引起症状或肛周病变的活动期患者。在使用时，需关注抗生素的不良反应。

（3）糖皮质激素：美国 CD 协作研究组（NCCD）和欧洲 CD 协作研究组（ECCDS）的两项前瞻性研究结果表明，糖皮质激素是药物诱导缓解的有效措施。激素的使用方案在不同治疗中心有所不同，一般推荐采用标准的逐渐撤减方案。应用激素时需注意其不良反应。

（4）免疫抑制药：包括硫唑嘌呤（azathioprine）、巯嘌呤（6- 巯基嘌呤）和甲氨蝶呤（又称氨甲蝶呤），主要用于经糖皮质激素等治疗无效者或长期依赖此类药物或出现严重不良反应者。

（5）生物治疗药物：包括英利昔单抗、依那西普、奥那西普等。用于常规治疗无效的中、重度活动期 CD 患者，有研究显示英利昔单抗（infliximab，IFX）治疗 CD 的有效率可达 81%。

2. 手术治疗（surgical treatment） 其他治疗失败时，可选择手术治疗。小肠或回结肠病变局限于回盲部病变并有梗阻症状时，应首选手术治疗。

3. 口腔治疗（dental settings） 多以局部对症治疗为主。口腔局部可用 0.1% 依沙吖啶或 0.05% 氯己定含漱液，局部涂布养阴生肌散或溃疡膏等促进溃疡愈合的药物。严重者，可局部注射地塞米松或泼尼松龙以改善和缓解症状。

【预后】

克罗恩病为一慢性反复发作的疾病。由于病因不明，尚无根治的方法。许多患者在其病程中都会出现一次以上的并发症需要手术治疗，而手术治疗的复发率甚高，有报道可达 90%。本病的复发率与病损范围和病症侵袭的强弱等因素有关。本病随病程的延长和年龄的增长，复发率逐渐降低。近年来采用各种治疗措施对多数患者是有效的，可帮助患者度过病情活动期。

【预防】

克罗恩病的发病原因不明确，可能与病毒感染、免疫、遗传因素有密切关系。可从生活起居、饮食、增强体质等几个方面进行预防。生活起居要有规律，禁食生、冷、不洁食物，适当进行体育锻炼。

Summary

Crohn's disease is a disease that causes inflammation, swelling or irritation of any part of the gastrointestinal (GI) tract and is a type of inflammatory bowel disease. Crohn's disease can affect any area from the mouth to the anus, causing a wide variety of symptoms. It often affects the lower part of the small intestine and effects men and women equally, between the ages of 13 and 30.

The cause of Crohn's disease is unknown. It is suggested that it is caused by interactions between environmental，immunological and bacterial factors in genetically susceptible individuals.

The most common symptoms of Crohn's disease are abdominal pain，often in the lower right area and diarrhea. Rectal bleeding，weight loss and fever may also occur. Some people with Crohn's disease can also have joint pain and cutaneous or dental issues.

The diagnosis of Crohn's disease is based on a combination of clinical features，lab tests，imaging tests and a colonoscopy.

There is no cure for Crohn's disease and treatment depends on its location，severity and complications. The goals of treatment are to control inflammation，correct nutritional deficiencies and relieve symptoms. Treatment may include medications，surgery，nutrition supplementation or any combinations of these options.

Definition and Terminology

克罗恩病（Crohn's disease）is a type of inflammatory bowel disease that may affect any part of the gastrointestinal tract from mouth to anus，causing a wide variety of symptoms.

第三节 结节病
Sarcoidosis

结节病（sarcoidosis）是一种多系统多器官受累的肉芽肿性疾病，可累及全身所有器官。肺和胸内淋巴结受累最为常见，其次是皮肤和眼的病变。其病理特征是一种非干酪性、类上皮细胞性肉芽肿。部分病例有自限性，大多预后良好。总体死亡率为 1%～5%，死亡原因多为呼吸衰竭。

【流行病学】

任何年龄均可发病。中青年多发，40 岁以下多见。女性发病略高于男性。有研究显示美国年发病率为 10～40/10 万人。北欧地区为 17.6～20/10 万。日本为 20/10 万。我国尚无该病临床流行病学资料。

【病因及发病机制】

病因不明，可能与下列因素有关：

1. 遗传因素 白细胞组织相容性抗原（HLA）中的 HLA-A1、HLA-B8、HLA-DR3 与结节病的发病密切相关。另外，结节病患者中约 10% 有家族遗传史。

2. 环境与职业因素 有报告显示结节病易于在冬春季节发病。金属铝、锆、铍、滑石粉、松树花粉、黏土等也可能与本病的发生有关。

3. 感染因素 某些病毒、螺旋体、痤疮丙酸杆菌、结核分枝杆菌、非结核分枝杆菌和支原体属等均有可能诱发本病。目前尚无法确认感染因素和结节病之间的因果关系。

4. 免疫学因素

（1）本病与免疫反应有关，属于细胞介导的Ⅳ型变态反应。特别是 T 细胞介导的免疫反应在本病发生中起着重要的作用。

在某些致病抗原的刺激下，激活了病变部位的 T 细胞和巨噬细胞。被激活的 T 细胞释放大量的单核细胞趋化因子和巨噬细胞游走抑制因子，使单核细胞发生聚集；被激活的巨噬细胞释放白细胞介素 -1，使 T 细胞分裂增生，因此病变早期以 T 细胞、单核细胞、巨噬细胞浸润为主。随着疾病的发展，上皮样细胞大量产生，形成典型的结节性肉芽肿。疾病后期，成纤维细胞增生，最后出现广泛的纤维化。

（2）Th1/Th2 失衡可能与结节病的发病有关。在大多数病例，病变局部的辅助 T 细胞以 Th1（CD4⁺）细胞为主；只有极少数病例以 Th2（CD8⁺）细胞为主。

【临床表现】

结节病是一种全身性肉芽肿性疾病，慢性病程。可累及肺、纵隔及周围淋巴结、皮肤、指骨、趾骨、心肌、中枢神经系统、肝、脾、肾、眼及腮腺。

1. 约 1/3 的患者有低热、体重减轻、无力、盗汗。

2. 器官受累表现

（1）肺：主要表现为两侧肺门淋巴结无症状性增大，并可有广泛的肺实质纤维化。主要症状有干咳、气促、胸闷、胸痛等。

（2）肝：主要表现肝结节，肝大，血清碱性磷酸酶增高，胆汁性肝硬化，门静脉高压等。肝 B 超或 CT 可见结节影。B 超引导下或腹腔镜下肝活检有助于本病的诊断。

（3）皮肤：表现为多种形态，丘疹、结节、斑块、红皮病、银屑病样、色素减退等损害。

（4）淋巴系统：约 1/3 患者可在颈部、腋窝或腹股沟等处触及肿大的淋巴结。部分患者出现脾大。

（5）眼：常见有角膜结膜炎、虹膜睫状体炎、泪腺肿大等。

（6）肌肉与关节　25%～39% 的患者有关节痛。受累关节多为膝、踝、肘、腕及手足小关节，但罕见变形性关节炎。女性患者常见慢性肌痛。

（7）神经：近 10% 的结节病患者有神经损害。常见为面神经麻痹、下丘脑及垂体损伤。

（8）血液：4%～20% 的结节病患者有贫血，约 40% 患者有轻度白细胞减少。

（9）心脏：心脏常有心动过速、心律不齐、房室传导阻滞、肺动脉高压和心力衰竭。

（10）内分泌系统：2%～10% 的患者有高钙血症，少数患者可有垂体及下丘脑浸润引起的尿崩症、甲状腺功能减退或亢进、肾上腺功能减退等。

（11）口腔：口颌面部病变好发于唇颊部，表现为唇颊组织肥厚，形成"巨唇症"。亦可累及颏部，表现为局部组织肥厚，有时可扪及结节，或在黏膜上出现突起的小丘疹，常伴颈淋巴结肿大。有 6% 的患者有单侧或双侧腮腺肿大、疼痛。牙槽骨可发生多囊性破坏，出现牙齿松动的现象（图 14-3，4）。

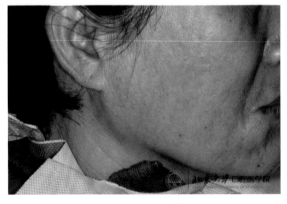

图 14-3　结节病
腮腺肿胀
（北京大学口腔医院供图）

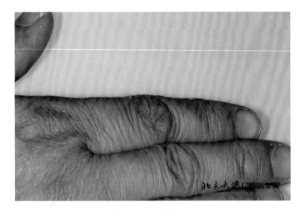

图 14-4　结节病
示指关节部皮肤红色结节样病损
（北京大学口腔医院供图）

【组织病理】

主要变化是上皮样细胞浸润。上皮样细胞聚集成群，内含少数的或没有多核巨细胞，周围有少数淋巴细胞，但不发生干酪样坏死。当结节病肉芽肿消退时，上皮样细胞逐渐消失，而导致纤维化形成。

【实验室检查】

1. 结核菌素试验大多数为阴性或弱阳性。

2. 血管紧张素转化酶（angiotensin converting enzyme，ACE） 是一种存在于肺毛细血管内皮细胞的膜结合糖蛋白，能使血管紧张素Ⅰ转化为有升压作用的血管紧张素Ⅱ，使血压升高。血中ACE增加，对结节病的诊断尤其是病变活动状态的判断有一定的帮助。

3. X线检查 常常以肺门淋巴结肿大为肺部特征性的改变。肺纹理增粗，点状及结节状阴影。远端指（趾）骨可见海绵状空洞损害。

4. Kveim试验 取活动性结节病患者的淋巴结或脾作抗原制成盐水混悬液，以0.1～0.2ml前臂皮内注射，4～8周后切除该部皮肤，行病理活检，如示非干酪性上皮样细胞结节即为阳性。阳性率为65%～92%。多数人认为本试验原理与细胞免疫有关，可能为迟发型超敏反应的一种类型。

5. 支气管肺泡灌洗液（BAL）细胞学检查 有人认为BAL细胞学检查对结节病早期肺泡炎的诊断和活动性的评估较ACE更为敏感。其表现为：细胞总数增加；淋巴细胞增加（正常人占细胞总数的7%，结节病患者可达50%）；T淋巴细胞增加，可占细胞总数的28%以上；辅助T淋巴细胞/抑制T淋巴细胞比率增加，可从1.8/1增加到10.5/1。

6. 67镓（67Ga）扫描 67Ga多聚集于炎性肉芽肿代谢活跃和增殖性强的区域，同时亦是结节病活动性判定的指标之一。

7. 金属内肽酶活性测定 结节病患者该酶的活性高出对照组3倍。结节病活动期该酶的活性是非活动期的2倍。测定该酶对结节病的诊断及判断活动期有一定的帮助。

8. 其他 血清免疫球蛋白增高、高血钙症、高尿钙症、碱性磷酸酶增高等对诊断亦有一定的意义。

【诊断】

结节病的诊断除依靠病史、X线表现外，主要根据组织病理学检查或Kveim试验。

1. 诊断标准（diagnostic criteria）

目前仍采用1985年中国结节病科研组提出的诊断标准，标准如下：

（1）结节病临床诊断

1）结节病是一种多种器官及组织受损害的疾病，其临床表现多种多样，但应排除结核病及淋巴系统肿瘤或其他肉芽肿性疾病。

2）X线检查：可见肺门及纵隔淋巴结肿大，并呈对称性，伴有或不伴有肺内网状、片状或结节状阴影。

3）Kveim试验呈阳性反应。

4）组织活检病理证实或符合结节病。

5）高血钙、高尿钙、碱性磷酸酶升高、血浆免疫球蛋白增高。

6）血清血管紧张素转化酶活性增高。

上述标准中的2、3、4条为诊断的主要依据，而1、5、6条为重要的参考依据。

（2）病理诊断依据

1）主要为上皮样细胞形成的肉芽肿。结节均匀分布，形态、大小一致。

2）结节内不发生干酪样坏死，偶见小灶性纤维素性坏死。

3）结节内常见多核巨细胞（朗格汉斯细胞和异物巨细胞常同时存在），结节内少量淋巴细胞散在。

4）巨细胞内偶见舒曼小体或星状小体。

5）抗酸染色阴性。

6）嗜银染色结节内及四周有较多的网状纤维，而结节灶中网状纤维多被破坏。

7）结节内有时可见薄壁小血管。

【鉴别诊断】

应与结核、晚期梅毒、面部肉芽肿、韦格纳肉芽肿病、朗格汉斯细胞组织细胞增多症等其他肉芽肿性疾病相鉴别。

1. 肺结核　结节病与肺结核的鉴别诊断最为困难，尤其是不典型的结核病（病理活检未发现干酪性坏死，抗酸染色阴性时）与结节病的鉴别尤为困难。可从临床、影像学检查、病理及实验室检查等多个方面进行综合分析。

2. 其他肉芽肿性疾病　如韦格纳肉芽肿病、朗格汉斯组织细胞增多症等，临床表现和影像学改变可能相似。主要依靠组织病理学检查进行鉴别。C-ANCA 阳性有助于韦格肉芽肿的诊断。朗格汉斯细胞组织细胞增多症的影像学特点为小结节影和薄壁的囊；病理活检发现特征性朗格汉斯细胞可确诊。

【治疗】

尚无统一规范的治疗方案。应根据每个病例的病情制订个体化的治疗方案。

1. 糖皮质激素　糖皮质激素目前仍是治疗结节病的首选药物。泼尼松起始剂量 40mg/d，见效后逐步减量。对于病情较重的患者，可采用较大剂量的激素静脉用药 1 ～ 2 周，后改为口服，逐渐减量，至少用药 2 年以上。并定期随访，一旦发现复发迹象，及时加量或重新使用激素治疗。

2. 羟氯喹　适用于皮肤黏膜结节病患者。一般剂量为 200 ～ 400mg/d。不良反应易引起视网膜病变，应定期进行眼部检查。

3. 细胞毒药物　用于激素疗效不佳的患者，可单独应用，也可与激素联合应用。如氨甲蝶呤、硫唑嘌呤、环磷酰胺等。此类药物副作用较大，应严格掌握适应证。

4. 沙利度胺　一般剂量为 50 ～ 200mg/d。应注意此药有致畸作用，对于育龄期患者禁用。

5. 苯乙酸氮芥　一般剂量为 4 ～ 6mg/d。有报道，本品与低剂量激素联合应用对复发性难治性结节病有一定疗效。

6. 己酮可可碱　为扩血管药，通过抑制 TNF 的产生，减少肉芽肿结节的形成。一般剂量为 25mg/（kg·d），疗程为 6 个月。可改善临床症状和肺功能。

7. 生物制剂　如肿瘤坏死因子受体拮抗剂，用于难治性结节病，疗效好，但价格昂贵。

【预后】

结节病是一种自限性疾病，大多数患者预后良好。约 2/3 患者病情可自行缓解，10% ～ 30% 的患者发展为慢性结节病，4.7% 的患者可发展为肺纤维化。结节病的病死率为 1% ～ 5%。死亡多为呼吸衰竭、中枢神经系统或心脏受累所致。

Summary

Sarcoidosis is a multisystem granulomatous disorder, histologically characterized by the presence of non-caseating granulomas. Spontaneous recovery occurs in parts of patients.

The cause of sarcoidosis remains unclear, although mounting evidence suggests a combination of environmental effects with a genetic predisposition. An infective trigger with some form of mycobacterium seems likely to be the prime suspect.

Sarcoidosis has a worldwide distribution. Sarcoidosis may occur at any age, though 68% of patients are under 40 years of age at time of diagnosis. Women are affected slightly more often than men.

Sarcoidosis can affect any organ in the body. The disease usually starts in the lungs, skin and/or lymph nodes. It also affects the eyes, liver, heart and brain as well as salivary glands.

Sarcoidosis is difficult to diagnose. The diagnosis is established by performing a variety of tests，which may include medical history and physical exam，a tissue biopsy，blood tests and a chest X-ray，CT scan，MRI or other imaging tests.

No specific therapy is available. Treatment for sarcoidosis varies depending on which organs are affected. Those who do need treatment are given medicine to reduce inflammation and slow the growth of the granulomas. Treatment aims at maintaining good lung function，reducing symptoms and preventing organ damage. Corticosteroids are still the first-line of regimen for sarcoidosis.

Definition and Terminology

Kveim 试验（Kveim test）is a skin test for sarcoidosis. In this test，a suspension of spleen tissues from sarcoidosis patients is injected into the skin of a suspected patient. If granulomas are found（4 to 6 weeks later），the test is positive.

第四节　浆细胞肉芽肿
Plasma Cell Granuloma

浆细胞肉芽肿（plasma cell granuloma）是良性、炎症肉芽肿性病变，不同于浆细胞肉瘤。
【流行病学】
本病无年龄和性别差异。
【病因及发病机制】
本病病因不明，有人认为可能是变态反应，但未得到证实。
【临床表现】
起病急，初期可有发热。口腔病损好发于牙龈，但不侵犯牙槽黏膜，可累及单个牙牙龈，也可多数牙牙龈同时发病。牙龈以外的口腔软组织也可发病，偶有多发性病变。病损表现为红色肿物或黏膜糜烂易出血。
【组织病理】
镜下基本结构是肉芽肿，其中有大量密集的成熟浆细胞及少量的淋巴细胞，并有浆细胞退化而形成的拉塞尔（Russell）小体，没有异常浆细胞及分裂象。
【实验室检查】
由于浆细胞均为形态正常的细胞，末梢血液检查白蛋白/球蛋白比值正常，可与真性浆细胞瘤和骨髓瘤区别。
【诊断】
1.临床表现牙龈增生肿大，呈红色，易出血。
2.病理表现为浆细胞浸润的肉芽肿性病变。
3.X线检查及实验室检查均无异常。
【鉴别诊断】
本病需与浆细胞瘤鉴别。
浆细胞瘤又名骨髓瘤，属于恶性疾病，临床侵犯骨。镜下浆细胞形态异常，有核分裂象；血清高球蛋白血症，尿本周蛋白升高，骨髓穿刺见大量浆细胞。

【治疗】

对牙龈病损应进行彻底的牙周洁治和刮治，消除局部刺激，然后切除实质性肿大的牙龈组织。

【预后】

本病预后良好，但可能复发。

Summary

Plasma cell granuloma is a benign，inflammatory granulomatous lesion，which is different from the plasma cell sarcoma. It can affect at any age and no gender differences.

Etiology of the disease is unknown. Allergic reaction may trigger this disease，but this has not been confirmed.

Plasma cell granuloma onset is usually an acute process. The gums are likely to be affected，but has no involvement of alveolar mucosa，but the characteristics of the disease are red lesions or mucosal erosions.

Pathological examination shows a granuloma，a large number of intensive mature plasma cells，a small number of lymphocytes，and Russell corpuscle formed by plasma cells degeneration，no abnormal plasma cells and mitosis phase cells.

Diagnosis was established by clinical manifestations and histology. X-ray examination and laboratory tests should be normal. The aim of treatment is to eliminate local irritants. Prognosis of disease is good，but they are likely to recur.

Definition and Terminology

浆细胞肉芽肿（plasma cell granuloma）is a benign，inflammatory granulomatous lesion that is different from the plasma cell sarcoma.

第五节　口腔黏膜嗜酸性肉芽肿
Eosinophilic Granuloma of Oral Mucosa

口腔黏膜嗜酸性肉芽肿（eosinophilic granuloma of oral mucosa）又称为嗜酸性溃疡，是一种稀有的独立疾病。它不同于骨的嗜酸性肉芽肿。

【流行病学】

口腔黏膜嗜酸性肉芽肿可以发生于任何年龄，从儿童到老年，男性患者多见。

【病因及发病机制】

本病病因不明。一半以上有外伤史，微生物、药物或食物均可作为刺激因素导致本病的发生。

【临床表现】

病变好发于舌、龈、唇，腭黏膜亦可发生。病变主要表现为边缘不整的黏膜溃疡，表面有微黄色渗出，面积较大。可自愈，但可复发。发生于牙龈的嗜酸性肉芽肿颇似坏死性龈口炎，龈缘坏死并形成肉芽组织，如伴有牙槽突及颌骨破坏，则出现牙齿松动。本病有时伴随皮疹，表现为红色斑点或瘀点。

【组织病理】

活检组织中有大量嗜酸性粒细胞浸润并有大量组织细胞增生。组织细胞中有泡沫样细胞。嗜酸性粒细胞的浸润可呈弥漫性或局灶性，同时亦有淋巴细胞浸润。

【诊断】

口腔黏膜的溃疡、病理出现嗜酸性粒细胞肉芽肿和泡沫细胞、不侵犯骨均可作为诊断依据。

【鉴别诊断】

嗜酸性肉芽肿（eosinophilic granuloma，EG）是郎格汉斯细胞组织细胞增多症（Langerhans cell histiocytosis，LCH）的一种，由郎格汉斯细胞克隆增生形成的一组疾病。LCH 包括 4 种主要且相互重叠形成谱系的综合征。疾病可表现为温和、无症状的单器官受累性疾病，也可表现为严重的渐进性多器官受累性疾病。LCH 包括莱特勒 - 西韦病（Letterer-Siwe disease）、汉 - 许 - 克病（Hand-Schüller-Christian disease）、嗜酸细胞肉芽肿（eosinphilic granuloma，EG）和先天性自愈性网状组织细胞增生症（Hashimoto-Pritzker disease）。

20 世纪初学者们分别描述和定义了莱特勒 - 西韦病、汉 - 许 - 克病和嗜酸细胞肉芽肿。1953 年，Lichtenstein 认为这三种疾病是一类疾病，合称为郎格汉斯细胞组织细胞增生症 X。1978 年，Hashimoto 和 Pritzker 描述了先天性自愈性网状组织细胞增生症。1987 年，组织细胞协会把它们统一称为郎格汉斯细胞组织细胞增生症。LCH 的四种疾病的临床表现相互重叠，目前已经不再尝试对它们进行严格的区分，而是认为 LCH 是一个有多种多样临床表现、病程各不相同的病谱性疾病。

嗜酸性肉芽肿是 LCH 的局限型，常常累及年龄较大的儿童。嗜酸性肉芽肿可见于颅骨、下颌骨、脊柱和长管骨，口腔黏膜不常见。病变好发于舌，牙龈及腭也可发生，可表现为灰红色、褐色的肉芽状增生物，常常形成边缘不整齐的溃疡，局部疼痛、肿胀。发生于牙龈的病损，龈缘可见红色肉芽组织，组织坏死形成溃疡，可伴有牙槽突及颌骨破坏，可出现牙齿松动。

【治疗】

对于口腔溃疡应予以消炎、止痛、促进愈合等措施。

本病对放射治疗敏感。对单发病损可采用放疗，投照总量 10～20Gy。对复发病例仍可再照，效果仍好。对多发性病损以化疗和糖皮质激素治疗为主。

【预后】

病变属于良性病变，预后良好。

Summary

Eosinophilic granuloma in oral mucosa is a rare disease and different from bone eosinophilic granuloma.

Oral mucosal eosinophilic granuloma can occur at any age and men are more affected than women.

The etiology of the disease is unknown. More than half of the patients have a history of trauma although microorganisms，drugs or food could also be predisposing factors.

The lesions occur mainly on the tongue，though it can occur on the gum，lip and palate. The main manifestation of this disease is an oral ulcer with irregular edges covered with yellow exudate. Eosinophilic granuloma on the gum appears like acute necrotizing ulcerative gingivitis，gingival margin necrosis and granulation tissue formation. If the disease is accompanied with the alveolar process，jaw bone destruction and loose teeth may appear. The disease is accompanied by a rash that is characterized by red spots or petechiae.

Histologically，there is a lot of eosinophil infiltrate and hyperplasia. Eosinophil infiltrate is diffuse or localized, and has lymphocytic infiltration.

Oral ulcer, presence of eosinophils, granuloma and foam cells and no bony involvement are useful for diagnosis.

As to the treatment of the oral ulcer, controlling inflammation, relieving pain and promoting healing is essential. The disease responses well to radiation therapy at a dosage of 10 ～ 20 Gy for cases with a single lesion. Radiation therapy can be repeated for relapse cases yielding good recovery. Patients with multiple lesions prefer the combination of chemotherapy and glucocorticoids. Eosinophilic granuloma in oral mucosa belongs to a benign disorder with good prognosis.

Definition and Terminology

口腔黏膜嗜酸性肉芽肿（eosinophilic granuloma of oral mucosal）is a rare disease characterized by oral ulcer with irregular edges and covered with yellow exudate and the presence of eosinophil infiltrate and hyperplasia.

第六节　韦格纳肉芽肿
Wegener's Granulomatosis

韦格纳肉芽肿（Wegener's granulomatosis，WG）是一种坏死性肉芽肿性血管炎。1931年Klinger首先描述了此病。5年后，Wegener全面地描述了这一疾病，并将其与结节性多动脉炎区别开来。病变累及小动脉、静脉及毛细血管，偶尔累及大动脉，其病理以血管壁的炎症为特征，主要侵犯上、下呼吸道和肾。韦格纳肉芽肿通常以鼻黏膜和肺组织的局灶性肉芽肿性炎症为开始，继而进展为血管的弥漫性坏死性肉芽肿性炎症。临床常表现为鼻和副鼻窦炎、肺病变和进行性肾衰竭。还可累及关节、眼、皮肤，亦可侵及心脏、神经系统及耳等。无肾受累者被称为局限性韦格纳肉芽肿。

【流行病学】

韦格纳肉芽肿可以发生于任何年龄，从儿童到老年人均可发病，中年人多发。本病的高发年龄是40～50岁，平均年龄为41岁。男性略多于女性。国外资料WG的发病率为3～6/10万。我国发病情况尚无统计资料。

【病因及发病机制】

韦格纳肉芽肿病因至今不明。尽管该病有类似炎性过程，但尚无独立的致病因素，长期以来人们怀疑感染因素是引起韦格纳肉芽肿的病因。在寻找病因时人们使用了多种有效的新技术，但前景并不乐观，有人推测此病的病因可能与病毒感染有关。然而分子生物学和血清学方面并未发现有病毒感染的证据。

虽然关于韦格纳肉芽肿的病因学和免疫学已有大量的研究资料，但许多详细环节还不清楚。

【临床表现】

韦格纳肉芽肿临床表现多样，可累及多系统。典型的韦格纳肉芽肿有三联征：上呼吸道、肺和肾病变。

1.一般症状　可以起病缓慢，持续一段时间，也可表现为快速进展性发病。病初症状包括发热、疲劳、抑郁、食欲缺乏、体重减轻、关节痛、盗汗、尿色改变和虚弱。其中发热最常见。发热有时是由鼻窦的细菌感染引起。

2. 上呼吸道症状　大部分患者以上呼吸道病变为首发症状。通常表现是持续地流鼻涕，而且不断加重。流鼻涕可来源于鼻窦的分泌，并导致上呼吸道的阻塞和疼痛。严重的韦格纳肉芽肿可导致鼻中隔穿孔，鼻骨破坏，出现鞍鼻。

3. 下呼吸道症状　肺部受累是 WG 基本特征之一，约 50% 的患者在起病时即有肺部表现，总计 80% 以上的患者将在整个病程中出现肺部病变。胸闷、气短、咳嗽、咯血以及胸膜炎是最常见的症状，可见肺内阴影。大量肺泡性出血较少见，但一旦出现，则可发生呼吸困难和呼吸衰竭。约 1/3 的患者肺部影像学检查有肺内阴影，可缺乏临床症状。查体可有叩诊浊音、呼吸音减低以及湿啰音等体征。因为支气管内膜受累以及瘢痕形成，55% 以上的患者在肺功能检测时可出现阻塞性通气功能障碍，另有 30%～40% 的患者可出现限制性通气功能障碍以及弥散性功能障碍。

4. 肾损害　大部分病例有肾病变，出现蛋白尿，红、白细胞及管型尿，严重者伴有高血压和肾病综合征，最终可导致肾衰竭，是 WG 的重要死因之一。无肾受累者称为局限型韦格纳肉芽肿病，应警惕部分患者在起病时无肾病变，但随病情进展可逐渐发展至肾小球肾炎。

5. 眼受累　眼受累的最高比例可至 50% 以上，其中约 15% 的患者为首发症状。WG 可累及眼的任何区域，可表现为眼球突出、视神经及眼肌损伤、结膜炎、角膜溃疡、巩膜外层炎、虹膜炎、视网膜血管炎、视力障碍等。

6. 皮肤黏膜　多数患者有皮肤黏膜损伤，表现为下肢紫癜、多形红斑、斑疹、瘀点（斑）、丘疹、皮下结节、坏死性溃疡形成以及浅表皮肤糜烂等。其中皮肤紫癜最为常见。

口腔黏膜出现坏死性肉芽肿性溃疡，好发于软腭及咽部，舌或牙龈溃疡，牙龈可出现红色丘疹，称为"草莓样牙龈"，疼痛、出血。溃疡深大，扩展较快，有特异性口臭，无明显疼痛。溃疡坏死组织脱落后骨面暴露，并继续破坏骨组织使口鼻穿通，抵达颜面；破坏牙槽骨，使牙齿松动、拔牙创不愈合。

7. 神经系统　很少有 WG 患者以神经系统病变为首发症状，但仍有约 1/3 的患者在病程中出现神经系统病变。患者以外周神经病变最常见，多发性单神经炎是主要的病变类型，临床表现为对称性的末梢神经病变。肌电图以及神经传导检查有助于外周神经病变的诊断。

8. 关节病变　关节病变在 WG 中较为常见，发病时约 30% 的患者有关节病变，全部病程中可有约 70% 的患者关节受累。多数表现为关节疼痛以及肌痛，1/3 的患者可出现对称性、非对称性以及游走性关节炎（可为单关节或多关节的肿胀和疼痛）。

【组织病理】

本病活检组织病理表现为坏死性肉芽肿。病损由中性粒细胞、单核细胞、淋巴细胞及上皮样细胞组成；血管呈现坏死为主的炎症，血管壁类纤维蛋白性变，基层及弹力纤维破坏，管腔中血栓形成，大片组织坏死。直接免疫荧光检查可见补体和免疫球蛋白 IgG 散在沉积，电镜下可见上皮基底膜处有上皮下沉积物存在。

【诊断】

韦格纳肉芽肿的诊断时间平均为 5～15 个月。国外资料报道其中 40% 的诊断是在不到 3 个月的时间里得出的，10% 可长达 5～15 年才被诊断。为了达到最有效的治疗，WG 早期诊断至关重要。无症状患者可通过血清学检查 ANCA 以及鼻窦和肺 CT 扫描有助于诊断。上呼吸道、支气管内膜形成，肾病理为局灶性、节段性、新月体性坏死性肾小球肾炎，免疫荧光检测无或很少免疫球蛋白以及补体沉积。当诊断困难时，必要时可行胸腔镜或开胸活检以提供诊断的病理依据。目前韦格纳肉芽肿的诊断标准采用 1990 年美国风湿病学院（American College of Rheumatology, ACR）分类标准。

1990 年美国风湿病学院（ACR）WG 分类标准

1. 鼻或口腔炎症　痛性或无痛性口腔溃疡，脓性或血性鼻腔分泌物。

2.胸部 X 线检查异常　胸部 X 线检查示结节、固定浸润病灶或空洞。

3.尿沉渣异常　镜下血尿（5 个以上红细胞 / 高倍镜视野）或出现红细胞管型。

4.病理性肉芽肿性炎性改变　动脉壁或动脉周围，或血管（动脉或微动脉）外区域有中性粒细胞浸润。

符合 2 条或 2 条以上时可诊断为 WG，诊断的灵敏度和特异性分别为 88.2% 和 92.0%。

WG 在临床上常被误诊，为了能早期诊断，对有以下情况者应反复进行活体组织检查：不明原因的发热伴有呼吸道症状；慢性鼻炎及副鼻窦炎，经检查有黏膜糜烂或肉芽组织增生；眼、口腔黏膜有溃疡、坏死或肉芽肿；肺内有可变性结节状阴影或空洞；皮肤有紫癜、结节、坏死和溃疡等。

【鉴别诊断】

1.复发性坏死性黏膜腺周围炎　患者有反复发作口腔溃疡的病史；没有全身症状和身体其他系统病症；口腔溃疡发生在非角化黏膜，可同时伴有小溃疡发生；溃疡不侵犯骨组织，经 2 ～ 3 个月溃疡可愈合，愈后留下瘢痕。

2.口腔结核性溃疡　口腔结核性溃疡多有口腔外部结核病史或结核病接触史；口腔溃疡深大而有潜掘性，疼痛剧烈；病理表现有干酪样坏死的结核性肉芽肿结节；结核菌素试验呈阳性，可自病变处培养出结核分枝杆菌；有些患者胸部 X 线检查可见肺结核表现；抗结核治疗可取得疗效。

3.结节病　口面部及全身多个系统出现的慢性肉芽肿性疾病，无坏死性血管炎性病变；口腔病损以肿胀和结节为特点，很少出现溃疡。病理变化为非干酪样坏死的肉芽肿结节；肺门淋巴结肿大、结核菌素反应弱、Kveim 试验阳性、红细胞沉降率加快等是本病的特点。

4.恶性肉芽肿　恶性肉芽肿的病变过程和病理表现与韦格纳肉芽肿相似，但现在人们多认为后者是过敏性疾病，应与前者分开；而前者属于恶性肿瘤，现发现多为淋巴瘤。恶性肉芽肿病损局限在口鼻部中线处，病变为局部性，对全身其他系统影响少，这与韦格纳肉芽肿病累及全身系统导致血管炎和肾变化有所不同。

【治疗】

目前认为未经治疗的韦格纳肉芽肿患者的预后很差，90% 以上的患者在 2 年内死亡，死因通常是呼吸衰竭和（或）肾衰竭。韦格纳肉芽肿病通过用药尤其是糖皮质激素加环磷酰胺联合治疗和严密的随诊，能维持疾病长期的缓解。近年来，对韦格纳肉芽肿病的早期诊断和及时治疗，提高了治疗效果。

治疗可分为三期，即诱导缓解、维持以及控制复发。糖皮质激素加环磷酰胺联合治疗有显著疗效，特别是肾受累以及具有严重呼吸系统疾病的患者，应作为首选治疗方案。

1.糖皮质激素　活动期用泼尼松 1.0 ～ 1.5mg/(kg·d)，用 4 ～ 6 周，病情缓解后减量并以小剂量维持。

2.免疫抑制剂

（1）环磷酰胺：通常给予每天口服环磷酰胺 1.5 ～ 2mg/(kg·d)，也可用环磷酰胺 200mg，隔天一次。对病情平稳的患者可用 1mg/kg 维持。环磷酰胺是治疗本病的基本药物，可使用 1 年或数年，撤药后患者能长期缓解。用药期间注意观察不良反应，如骨髓抑制等。循证医学研究显示，环磷酰胺能显著地改善 WG 患者的生存期，但不能完全控制肾等器官损害的进展。

（2）硫唑嘌呤：有抗炎和免疫抑制双重作用，有时可替代环磷酰胺。一般用量为 1 ～ 4mg/(kg·d)，总量不超过 200mg/d，但需根据病情及个体差异而定，用药期间应监测不良反应。

3.口腔局部治疗　有口腔病损的需保持口腔卫生，用 0.1% 依沙吖啶溶液、0.05% 氯己定液含漱以减轻和消除炎症。

【预后】

未经治疗的韦格纳肉芽肿平均生存期是 5 个月，82% 的患者 1 年内死亡，90% 多的患者 2 年内死亡。目前大部分患者在正确治疗下能维持长期缓解。影响预后的主要因素是难以控制的感染和不可逆的肾损害，年龄在 57 岁以上，血肌酐升高是导致预后不良的因素。故早期诊断、早期治疗、力争在肾功能损害之前给予积极治疗，可明显改善预后。

【预防】

1. 一级预防

（1）加强营养，增强体质。

（2）预防和控制感染，提高自身免疫功能。

（3）避免过度劳累，忌烟、酒，忌吃辛、辣食物。

（4）室外活动时保护眼睛，用眼罩防护，以及鼻部的保护。

2. 二级预防　早期诊断，了解眼、鼻及口腔感染情况，做好临床观察，早期发现各个系统的损害，早期治疗，主要控制眼、鼻的感染。

3. 三级预防　注意肺、肾、心及皮肤病变，并注意继发性金黄色葡萄球菌感染的发生。

Summary

Wegener's granulomatosis（WG），now officially known as granulomatosis with polyangiitis（GPA），is a form of vasculitis（inflammation of blood vessels）that affects small-and medium-sized vessels in many organs. Damage to the lungs and kidneys can be fatal.

WG can occur at any age，most common in middle-aged（40 to 50 years of age）individuals. It is more often seen in men than women.

WG presents with multiple systemic involvement. WG typically affects the upper respiratory tract，lung and kidney.

Strawberry gingivitis，underlying bone destruction with loosening of teeth，non-specific ulcerations throughout oral mucosa are typical manifestations of WG. Necrotizing granulomatous ulcers can be found on soft palate，throat，tongue or gum. The ulcers are deep and expands rapidly. The gum can have red papules，with signs of pain and bleeding.

The bone surface is exposed after the necrotic tissue is sloughed off. Alveolar bone damage may cause teeth loose and un-healing of bone after tooth extraction.

Histologically，inflammation with granuloma formation against a nonspecific inflammatory background is the classical tissue abnormality in all organs affected by Wegener's granulomatosis. It is now widely presumed that the anti-neutrophil cytoplasmic antibodies（ANCAs）are responsible for inflammation in Wegener's.

Currently the diagnostic criteria of WG is the classification criteria of the American College of Rheumatology（ACR）in 1990.

In general，initial treatment consists of corticosteroids and oral cyclophosphamide，1mg/kg/day and 2mg/kg/day，respectively. On occasion，CYC is given monthly by intravenous（IV）doses. Monitoring of the white blood count is essential during CYC therapy. Once remission is achieved（normally 3 to 6 months），treatment is frequently changed to azathioprine or methotrexate，which are less toxic drugs. Total duration of therapy should be at least one year，or longer in high-risk patients. Corticosteroids are tapered to a low-maintenance dose，$5 \sim 10$mg/day. Oral local treatment includes the emphasis of maintaining good oral hygiene.

Before the availability of steroid treatment，mortality within one year was over 90%，with average survival being 5 months. Steroids prolonged the average survival rate to 8 months. The introduction of cyclophosphamide（CYC）in the 1970s was a major breakthrough and the current five-year survival is now at 87%. At present the majority of patients under the correct treatment can maintain long-term remission.

Definition and Terminology

韦格纳肉芽肿（Wegener's granulomatosis），now officially known as granulomatosis with polyangiitis （GPA），is a form of vasculitis（inflammation of blood vessels）that affects small-and medium-sized vessels in many organs. Damage to the lungs and kidneys can be fatal.

（孙　正）

第十五章 性传播疾病的口腔表征
Oral Manifestation of Sexually Transmitted Diseases

第一节 梅毒
Syphilis

【流行病学】

梅毒（syphilis）是由梅毒螺旋体（*Treponema pallidum*）引起的慢性传染病。虽然由于青霉素及四环素类抗生素的应用，该病在临床上有所减少，但在美国，梅毒仍是继淋病、水痘、艾滋病之后的第 4 位传染性疾病。在我国，20 世纪 60 年代基本消灭了梅毒，但 20 世纪 70 年代末开始梅毒、淋病等性传播疾病呈几何性增长，总体发病率达到 62/10 万。

【病因及发病机制】

病原微生物是梅毒螺旋体。通过性接触或感染了梅毒的血液接种传染。先天梅毒通过胎盘传染给 16 周以后的胎儿。

【临床表现】

该病初起时为全身感染，在疾病发展过程中可侵犯任何组织和器官，产生各种各样的症状。在感染梅毒的长期过程中，由于机体抵抗力和反应性的改变，症状可时而出现时而消退。根据感染的经过，其临床特点和传染性等各有不同，梅毒可分为一期梅毒、二期梅毒、三期梅毒和先天性梅毒；也有患者表现为潜伏梅毒。各期梅毒和先天性梅毒都可出现口腔病损。也有学者将梅毒分两期，即将初发感染 2 年以内称为早期感染；感染 2 年以上者称为晚期感染。

（一）一期梅毒

一期梅毒（primary syphilis）时，梅毒螺旋体进入人体后有 3 周左右的潜伏期，患者无任何症状。以后发生黏膜初疮，又称下疳（chancre），即在该螺旋体首次接触的部位发生。虽然在外生殖器多见，但非生殖器部位也可发生，如在舌、唇、扁桃体等口腔部位发生硬下疳。表现为高起的结节性圆形病损，直径可达 1 ~ 2cm，中心有溃疡或形成痂皮。特点为无疼痛感。相应部位淋巴结肿大。病损表面或渗出液中可分离出梅毒螺旋体，有高度传染性。硬下疳出现时，血清学检查可呈阳性，发病 3 ~ 4 周后，血清学检查阳性。不经治疗硬下疳亦可自愈（图 15-1）。

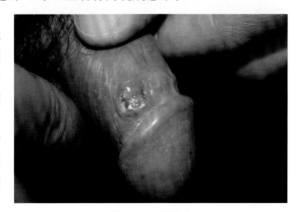

图 15-1　硬下疳
生殖器黏膜软骨样溃疡
（北京大学人民医院供图）

（二）二期梅毒

硬下疳发生后 6 ~ 8 周可出现皮肤黏膜病损及全身症状，为二期梅毒（secondary syphilis）

的早期表现。该病损可自然消退或经过治疗消退，消退后 1～2 年内又出现的病损，称为二期复发梅毒。二期梅毒在口腔的常见表现为咽部、扁桃体的炎症。在口腔黏膜的特征性表现为黏膜斑（mucous patch），呈浅在圆形或椭圆形糜烂，表面有光滑的灰白色渗出膜，周围有斑片状充血发红区。去除该膜可见其下为干净、平坦的红色基底。黏膜斑的大小为 1.5～10cm，无痛。有时黏膜斑呈红色并无糜烂，多见于上腭。发生于口角，可由于张力而形成裂隙。极少数情况下，二期梅毒可表现为大溃疡或高起的瘤样组织似化脓性肉芽肿。形成的溃疡无明显特征，如不做进一步血清学或微生物学检查，则与复发性阿弗他溃疡、创伤性溃疡等不易区分。二期梅毒具有高度传染性，渗出物中有大量梅毒螺旋体（图 15-2，3，4，5）。

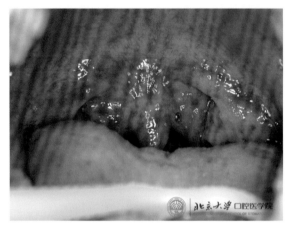

图 15-2　二期梅毒
软腭附近黏膜光滑的灰白色渗出膜，周围斑片状充血发红
（北京大学口腔医院供图）

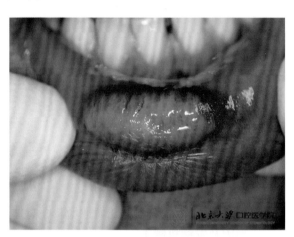

图 15-3　二期梅毒（下唇）
（北京大学口腔医院供图）

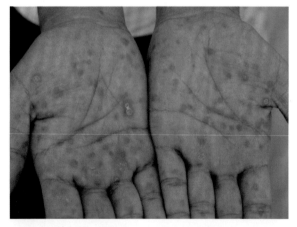

图 15-4　二期梅毒
皮肤铜红色斑
（北京大学人民医院供图）

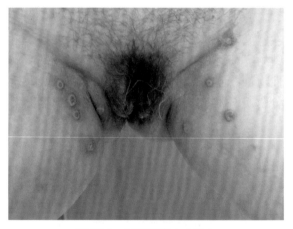

图 15-5　二期梅毒（皮肤）
（北京大学人民医院供图）

（三）三期梅毒

三期梅毒（tertiary syphilis）消失后，患者无任何症状，唯一的诊断手段是血清学检查，数年后约 50% 的患者血清学指标逐渐转阴。但任何时间，三期梅毒均有可能发生。表现为轻度的黏膜皮肤病变或有致命的并发症。有学者称此时为隐性梅毒期。

三期梅毒为晚期病变。一般是感染 2 年后出现的病变，接触传染性不强。表现为树胶样肿（或称梅毒瘤 gumma）或梅毒性舌炎。

树胶样肿是晚期梅毒的特征性表现，较少可见到螺旋体，往往很快发生坏死。上腭及舌背等处多见。上腭病变可使骨质破坏引起腭穿孔。舌背可因溃疡纤维化而呈不规则外观。

广泛的梅毒性舌炎是三期梅毒的又一特征。由于螺旋体喜欢运动的组织，因此舌是螺旋体易侵犯的部位，表现为舌乳头萎缩及继发过度角化及白斑，有恶变潜能。

（四）先天性梅毒

先天性梅毒（congenital syphilis）在口腔中表现为畸形牙。切牙呈半月形，切缘较牙冠中部窄。磨牙呈桑葚状，牙尖向中央靠拢。牙釉质发育不全。还可出现特殊面容，如鞍鼻等。

【病理】

梅毒无特异性组织病理学变化。硬下疳的镜下表现为非特异性炎症，有不同程度的上皮细胞退变及溃疡形成。少数硬下疳有增殖病损，表现为慢性炎症及广泛的小血管增生，似化脓性肉芽肿的表现。通过银染色等特殊染色可见到组织中螺旋体。有些病损表现为血管周围淋巴细胞浸润及急性动脉炎。硬下疳早期以浆细胞浸润为主。

二期梅毒斑的组织病理学表现也是非特异性慢性炎症，以血管周围明显。也可见动脉内皮炎症及毛细血管壁增厚。黏膜斑表面可见溃疡，表面覆盖一层多形核白细胞、淋巴细胞、浆细胞及组织细胞密集浸润形成的伪膜。

梅毒性舌炎表现为舌乳头萎缩、上皮假上皮瘤样增生和毛细血管管壁增厚。有些表面有过角化及上皮异常增生。极少数可发生溃疡及血管周围炎。梅毒瘤（树胶样肿）的组织病理学表现为除慢性炎症及不同程度的溃疡外，尚有肉芽肿。可有组织细胞及多核巨细胞聚集。少见有干酪性坏死。肉芽肿外围可有血管炎症。

【实验室检查】

1. 微生物学检查（microbiological examination） 梅毒螺旋体为厌氧微生物，直径 0.2μm，长 10～15μm。易被肥皂及其他消毒剂杀灭。硬下疳及黏膜斑传染性最强，临床上可用涂片暗视野显微镜检查，也可用 Warthin-Starry 染色或银染色进行组织学检查。

2. 血清学检查（serological examination） 由于梅毒螺旋体在实验室难以培养，因此血清学检查是重要的诊断手段。

（1）非特异血清试验：常用的是快速血清反应（rapid plasma reagent，RPR）和性病实验室斑片试验（venereal disease research laboratory，VDRL）。该试验为检测机体暴露于梅毒螺旋体后的抗体水平。在一期梅毒感染 3 周后为阳性反应，二期梅毒 100% 为阳性反应。隐性梅毒及三期梅毒约 75%～80% 阳性。其他疾病（如系统性红斑狼疮）及传染病也可出现假阳性。

（2）特异性血清试验：常用的为荧光螺旋体抗体吸收试验（FTA-BS）及梅毒螺旋体血凝试验（TPHA）。如果阳性，表明有螺旋体存在。

（3）HIV 等血清学检查以除外合并 HIV 感染。

【诊断】

根据病史、梅毒各期典型的临床表现，加上微生物检查及血清学特异及非特异反应试验结果综合进行诊断。临床医师应对疑似临床表现提高警觉。

【鉴别诊断】

诊断梅毒需根据病史、临床表现及实验室检查结果。

1. 一期梅毒 应与鳞癌区别。血清学检查可以区别，必要时活检除外鳞癌。

2. 二期梅毒

（1）扁平苔藓：往往有皮损的典型表现，无梅毒患者接触史，必要时做血清学检查。

（2）传染性单核细胞增多症：应做血液检查确诊。

3. 三期梅毒 应与癌及深部肉芽肿性疾病鉴别。活检及血清学检查能帮助确诊。梅毒性舌炎应与维生素缺乏、贫血、长期扁平苔藓的舌部表现相鉴别。

【治疗】

梅毒的治疗原则是要诊断明确、尽早治疗、剂量充足、疗程规则、治疗后随访观察、配偶或性伴同时接受检查和治疗，同时在治疗期间应禁止性生活，力争达到临床和血清学均治愈的目的。

对早期（一期和二期）梅毒的治疗目的是迅速杀灭体内的梅毒螺旋体，使其失去传染性，在最短时间内达到临床治愈，力争非梅毒螺旋体抗原试验转阴，防止梅毒螺旋体对人体重要脏器的损害，避免发生晚期梅毒。对晚期梅毒的治疗目的是杀灭体内梅毒螺旋体，防止发生新的损害。梅毒治疗后必须定期随访观察3年，第1年每3个月应复查1次，第2年每半年复查1次，第3年年末复查1次，评价疗效包括临床、血清学（指非梅毒螺旋体抗原试验的滴度变化）及脑脊液检查三个方面。根据《性传播疾病临床诊疗指南（2007）》，对梅毒的治疗如下：

1. 早期梅毒（包括一期、二期及病程在2年以内的潜伏梅毒）

（1）对于青霉素不过敏者：①普鲁卡因青霉素G：80万U/d，肌内注射，连续15天；或者②苄星青霉素：240万U肌内注射，每周1次，共2～3次。③替代方案：头孢曲松1g，每天1次，肌内注射，连续10天。

（2）对青霉素过敏者：①多西环素100mg，每天2次，连服15天。②盐酸四环素500mg，每天4次，连服15天（肝、肾功能不全者禁用）。③红霉素500mg，每天4次，连服15天。④阿奇霉素2g，顿服。⑤妊娠期对青霉素过敏者需经青霉素脱敏后给予青霉素治疗。

2. 晚期梅毒（包括三期皮肤、黏膜、骨骼梅毒，晚期潜伏梅毒或不能确定病期的潜伏梅毒和二期复发梅毒）

（1）普鲁卡因青霉素G：80万U/d，肌内注射，连续20天为一疗程，也可考虑给予第二疗程，疗程间停药2周；或

（2）苄星青霉素：240万U，肌内注射，每周1次，共3次。

（3）对青霉素过敏者：①多西环素100mg，每天2次，连服30天；或②盐酸四环素500mg，每天4次，连服30天（肝、肾功能不全者禁用）；③红霉素500mg，每天4次，连服30天。

治愈的主要指标为病损及症状消退，血清反应一般在1～2年转为阴性，三期梅毒有时一生血清学均呈低滴度阳性。

【预后】

如果早期梅毒及时诊断并规范治疗，则预后良好。若未得到及时诊断或规范治疗，可以发展到晚期，晚期的神经梅毒和心血管梅毒预后不佳。

【预防】

目前尚无该病的疫苗上市。因此，发现梅毒患者应及时按乙类传染病向当地卫生保健机构报告。注重配偶或性伴侣同时治疗。由于个别患者为潜伏梅毒即血清学阳性，但无症状体征，因此应普遍使用避孕套。对于先天梅毒的预防则需要对孕妇常规进行梅毒血清学检查。

第二节 淋 病
Gonorrhea

【流行病学】

淋病（gonorrhea）是较常见的由淋病奈瑟菌（*Neisseria gonorrhoeae*）感染所致的具有传染性的性传播疾病。口腔原发性感染较少见。由于其表现多为非特异性，有些无症状，故其发病率较难确定。

【病因及发病机制】

病原为淋病奈瑟菌，是一种革兰阴性的细胞内双球菌，需氧，其生长需要特定的 pH、温度、湿度，人类是该菌感染的主要宿主。该菌通过性接触传播，多数侵犯青少年，低社会经济阶层、教育层次低、静脉吸毒、妓女及同性恋者为危险人群。个别情况下，淋病可与梅毒同时发病。

【临床表现】

淋病可有全身表现，多数为外生殖器、尿道、直肠及咽部受累。

1. 全身主要表现（general manifestation） 尿道有大量持续的脓性分泌物是人类感染淋病的主要表现，约在感染后 1 周发生。感染通过淋巴或血液传播到其他脏器。极衰弱患者可发生淋病血症。

2. 口咽部表现（oropharynx manifestation） 约 20% 的淋病患者有口咽部表现。原发口腔黏膜淋病与感染性伴侣的口交有关；继发的口腔淋病与该病的全身播撒有关。淋病性咽炎的表现为轻到中度咽痛，口咽部出现非特异的红斑，扁桃体有小脓性分泌物。可有颌下及颈淋巴结肿大。

淋病在口腔黏膜的表现为非特异性，表现多样，因此仔细询问病史很重要。患者主诉有口内灼热感、口干、唾液分泌增多、味觉障碍、发声困难、咽下困难或口臭。表现为化脓性龈炎、口腔黏膜广泛的红斑或溃疡。病损多分布于唇黏膜和舌背黏膜。可伴淋巴结肿大。有时，口咽部淋病感染可波及腮腺，继发腮腺炎症；14% 的淋病关节炎者可累及颞下颌关节。

【实验室检查】

对淋病奈瑟菌的检查可通过培养、活检革兰染色或血清荧光抗体检查确定。培养所用的培养基为 Thayer-Martin 培养基，可选择性分离淋病奈瑟菌。感染 1 小时后即可检测出该菌。

【诊断】

病史可疑，临床表现为口腔黏膜及咽部症状，不符合任何其他特定疾病，伴生殖器病损。涂片、培养、活检及血清学证实有淋病奈瑟菌。

【鉴别诊断】

淋病患者的化脓性龈炎应与急性坏死性龈炎区别，但前者分布广，可波及口咽部、颊及唇黏膜；口腔黏膜溃疡应与阿弗他溃疡鉴别。此外，口腔病损与糜烂型扁平苔藓、多形红斑及疱疹性口炎表现易混淆。

【治疗】

可选用下列一种抗生素治疗：头孢曲松 250mg，肌内注射，单剂给药；头孢噻肟 1g，肌内注射，单剂给药；阿奇霉素 1g，肌内注射，单剂给药。

【预后】

如果及时有效治疗则预后较好。如果未及时治疗而拖延，可以导致全身感染造成皮肤、关节、脑、心内膜以及男性前列腺和女性盆腔的慢性感染。产妇生殖道淋病可导致新生儿眼部感染，有失明危险。

【预防】

与梅毒的预防基本相同。

Summary

In this section, oral manifestations of syphilis are described, which is an infectious disease by spirochetal bacterium *Treponema pallidum*. The route of transmission of syphilis is almost always through sexual contact, although congenital syphilis via transmission in utero can occur. Syphilis can present itself in one of four different stages: primary, secondary, latent and tertiary and may also occur congenitally. The most oral manifestation of syphilis is secondary syphilis. The so-called "mucous patch" is the typical lesion of secondary syphilis, which is a slightly raised, greyish white glistening patches on the oral mucosa of tonsils, soft palate, tongue and cheek. Pain may be mild or absent and does not have to correlate to the appearance of the patches. Microscopy of fluid from the primary or secondary lesion using dark field illumination can diagnose the disease. Specific (TPHA, FTA-ABS) or non-specific (RPR) treponemal test are useful for the diagnosis of syphilis. The main principals of antibiotic treatment are early treatment, sufficient time of treatment, regular checking of the titer of RPR. The most common and effective use of antibiotic for syphilis is penicillin in the form of penicillin G. Gonorrhea is caused by the bacterium *Neisseria gonorrhea* and is a common sexually transmitted infection. The oropharynx lesions are non-specific inflammation with purulent secretion accompanied by a mild sore throat. The oropharynx lesions present with non-specific inflammation with purulent secretion and a mild sore throat. Antibiotics are available to treat gonorrhea, such as ceftriaxone.

Definition and Terminology

下疳 (chancre) is a painless ulceration (sore) most commonly formed during the primary stage of syphilis. These ulcers usually form on or around the anus, mouth, penis and vagina. Chancres may diminish between three to six weeks without the application of medication.

黏膜斑 (mucous patch): The mucous patch is the typical lesion of secondary syphilis, which is a slightly raised, greyish white glistening patches on the oral mucosa of tonsils, soft palate, tongue and cheek. Pain may be mild or absent and does not have to correlate to the appearance of the patches.

树胶样肿 (gumma): A gumma is a soft, non-cancerous growth resulting from the tertiary stage of syphilis. It presents in a form of granuloma. The gumma is caused by reaction to spirochete bacteria in the tissue. It appears to be the body's mechanism to slow down the process of the bacteria, it is a unique immune response that evolved in humans after the human immune system has failed to kill off syphilis.

（徐岩英）

第三节　口腔尖锐湿疣
Condyloma Acuminatum

尖锐湿疣（condyloma acuminatum）又称生殖器疣，是由人乳头瘤病毒（human papilloma virus，HPV）感染引起的好发于外阴及肛门的性传播疾病，口腔黏膜亦可见尖锐湿疣；主要由 HPV6、11 等型引起。由于引起尖锐湿疣的某些 HPV 亚型与癌的发生有关，因此需要予以重视。

【病因及发病机制】

尖锐湿疣由 HPV 引起。HPV 是一种 DNA 病毒，核心为 DNA 双链，外绕以蛋白质的衣壳，衣壳由 72 个亚单位的壳微粒组成。它们排列成立体对称的 20 面体。DNA 双链与其外包绕的外壳合称为核壳体的包绕。核心 DNA 双链构成了 HPV 的基因组，由 7900 个核苷酸碱基所组成，它们编码约 9 个蛋白质成分，E1-E7、L1、L2 分别为编码蛋白质的 9 个基因，E 组基因为病毒 DNA 复制所需要的基因。L1、L2 基因编码病毒颗粒衣壳蛋白质。

HPV 有许多不同的类型。采用分子杂交技术，能从 HPV 的基因型进行分型，已确定的亚型有 120 多个，约 40 种涉及皮肤、黏膜的感染，不同类型 HPV 可造成不同临床表现。

口腔感染 HPV 主要是通过口交，接触被污染的浴巾、浴盆等也可感染。发病期间或者发病前后曾与尖锐湿疣感染者或处于潜伏期者有过口交行为。因为口交行为可造成局部充血，和抵抗能力的下降，这样就会给病毒可乘之机，从而引发感染。HPV 传染性很强，与患者发生性接触后约有 2/3 的人被感染。虽然口腔湿疣占尖锐湿疣一小部分，但近年来口腔尖锐湿疣的发病率有所升高，因此，适时控制具传播危险性的性行为不容忽视。

HPV 主要感染上皮组织。病毒在上皮细胞内生长，温暖潮湿的环境下更容易繁殖，因此外生殖器和肛门是好发部位，病毒可自身接种，损害常常累及附近皮肤黏膜。人类是 HPV 的唯一宿主。感染数年后病损可发生恶变。

【临床表现】

患者大多为处于性活跃期的中青年。发病前多有不洁性接触史或配偶有感染史。潜伏期为 1～8 个月，平均 3 个月。临床上偶见儿童发病，一般是通过接触污染的用具（如毛巾等）而被传染。

1. 口腔表现（oral manifestations）　初发损害为小而柔软的粉红色丘疹，针帽或米粒大，逐渐增大至长锥形疣状物，可单发或数量逐渐增多，表面高低不平，质地柔软。如不及时治疗，疣体将逐渐增大，成为大的菜花状或乳头瘤样、鸡冠样或蕈样的赘生物，基底有蒂；有的彼此融合，表面亦可角化发白或有糜烂、溃疡，有分泌物。患者一般无自觉症状。病变多好发于舌、腭、唇、颊及牙龈。患者无痛，可有异物感。

2. 其他部位（manifestations of other part of the body）

（1）男性以冠状沟及包皮系带周围最为常见，也可见于阴茎、包皮、龟头及尿道口等部位。男性尿道口的疣状赘生物，表面可以是光滑的，也可呈乳头瘤样，颜色潮红，表面湿润。此处的尖锐湿疣且容易复发。

（2）女性宫颈口虽不是尖锐湿疣的好发部位，但一旦为 HPV16、18 型所感染，上皮细胞多易发生非典型增生，乃至发生侵袭性癌。

（3）好发于男女肛周。肛门周围皮肤多皱褶，且行走时多摩擦，因此一旦发生尖锐湿疣常常多发。初起时为多数丘疹，以后疣呈赘状生长，可呈大的有蒂菜花状，更多见扁平、表面有小乳头的斑块状。由于继发感染，分泌物常有难闻的臭味。可有肛交史（图 15-6，7）。

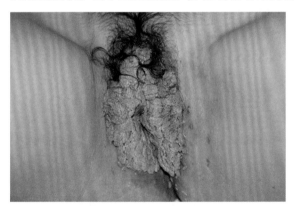
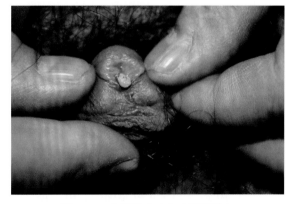

图 15-6　尖锐湿疣（生殖器黏膜）　　　　　　图 15-7　尖锐湿疣（生殖器黏膜）
（北京大学人民医院供图）　　　　　　　　　　（北京大学人民医院供图）

【组织病理】

在显微镜下，可见口腔尖锐湿疣表皮呈弥漫性角化不全，并呈乳头状瘤样增生，在棘细胞及颗粒层内可见空泡化细胞，细胞胞体较大，有一圆形深染的核，核周空泡化，淡染，在核膜及浆膜间有丝状物相连，使细胞呈猫眼状。皮肤表面毛细血管扩张，慢性炎症细胞浸润。

【实验室检查】

1. 组织病理改变　表皮呈乳头瘤样增生，棘层肥厚。表面有轻度角化亢进及角化不全。在棘细胞及颗粒层内可见空泡化细胞，空泡化细胞是尖锐湿疣的特征性所见，在棘细胞中、上层更为明显。真皮浅层血管周围中等密度浸润，以淋巴细胞为主，还可见浆细胞浸润。真皮乳头部血管扩张，乳头增宽，向上延伸。

2. 醋酸白试验　以 3%～5% 醋酸溶液浸湿的纱布包绕或敷贴在可疑的皮肤或黏膜表面，3～5 分钟后揭去，典型的尖锐湿疣损害将呈现白色丘疹或疣赘状物，而亚临床感染则表现为白色的斑点或斑片。醋酸白试验对辨认早期尖锐湿疣损害及亚临床感染是一个简单易行的检查方法。对发现尚未出现肉眼可见改变的亚临床感染是一个十分有用的手段。醋酸白试验简单易行，应作为尖锐湿疣患者的一个常规检查手段，有助于确定病变的范围，进行指导治疗。但醋酸白试验并不是特异性诊断试验，对上皮细胞增生或外伤后初愈的上皮可出现假阳性结果。

3. 阴道镜检查（colposcopy）　阴道镜是特殊的放大镜，主要用于对宫颈阴道部黏膜的观察，可用于外阴及阴道上皮的检查。阴道镜可将宫颈表现放大 20～40 倍，对宫颈上皮的亚临床感染，癌前期病变的早期发现，早期诊断有很大帮助。患者在检查前 24 小时内应避免阴道冲洗及性交。宫颈以 3%～5% 醋酸溶液浸湿的纱布敷贴 3 分钟后以阴道镜检查将有助于发现 HPV 的亚临床感染。对境界清楚的白色斑片或斑点，应进一步取材做组织病理学检查。

4. 细胞学检查　主要用于检查女性阴道或宫颈上皮有否 HPV 的感染。在被检部位刮取细胞并涂于玻片上，以 95% 乙醇固定；常用巴氏染色法，镜下所见分为五级：Ⅰ 级为正常；Ⅱ 级为炎症；Ⅲ 级为可疑癌；Ⅳ 级为高度可疑癌；Ⅴ 级为癌症。为确定有否 HPV 感染，需用特异性抗 HPV 抗体，做组织化学染色或采用原位杂交技术。

5. 聚合酶链反应（polymerase chain reaction，PCR）　取病变组织或可疑部位样品，提取 DNA，利用特异引物对目标 DNA 予以扩增。引物可以是 HPV 通用引物，亦可以是针对某一型的特异引物。该法灵敏度高，特异性强，尚未在临床常规使用。

【诊断】

对于发生在外阴、肛周典型的疣状或菜花状肿物，可以作出尖锐湿疣的临床诊断。

对早期及亚临床感染的损害，做醋酸白试验时则为阳性；同时应当做阴道镜（女性）或尿道镜（男性）等检查。

尖锐湿疣的确诊，则需要取病变组织做组织病理学检查。

确诊仍有困难者，可以用组织化学的方法检查组织标本中特异的 HPV 抗原；或者可以用原位杂交技术、PCR 技术检测组织标本中的 HPV 的核酸而确诊。

【治疗】

治疗原则：外治为主，内治为辅。

1. 外用药物（topical treatment）

（1）0.5% 鬼臼毒素酊：为首选药物。方法是将药液涂于疣体上，每天用药 2 次，连续 3 天为一个疗程。如果疣体没有脱落，则在休息 4 天后行第二疗程治疗，可连续用药 3 个疗程。不良反应主要是局部疼痛、红肿，没有发现全身性不良反应。孕妇禁用。

（2）10%～25% 足叶草酯酊：由于毒性较大，已逐渐被其提纯产物 0.5% 鬼臼毒素酊所代替。每周 1 次，每次用药药量不应超过 0.5ml，1～4 小时后将药液洗去；用药 6 次未愈应改用其他疗法。孕妇禁用。

（3）三氯乙酸溶液：浓度从 30%～80% 不等，这是一个化学腐蚀剂，应由有经验的医护人员使用，不宜交患者本人使用。每天 1 次，将药液直接涂于皮损上，用药 6 次未愈应改用其他疗法。

（4）2.5%～5% 氟尿嘧啶软膏：主要作用为干扰并抑制 RNA 的合成。外用每天 1～2 次，至疣体脱落，若周围正常皮肤黏膜出现红肿、糜烂，则应暂停使用。

（5）5% 咪喹莫德（imiquimod）乳膏：咪喹莫德属于非核苷类异环胺类药物，外用可通过诱导机体产生干扰素（IFN）、肿瘤坏死因子（TNF）和白细胞介素（IL）等细胞因子，发挥免疫调节作用，主要用于治疗 HPV 感染引起的外生殖器和肛周尖锐湿疣。本品一般在日常入睡前使用，隔天 1 次，疗程可达 16 周。咪喹莫德并不会破坏皮肤组织，但在外用部位可引起红斑、糜烂、水肿、剥脱、鳞屑和瘙痒、灼热感等轻、中度的刺激。

（6）干扰素：外用干扰素对小的尖锐湿疣有一定效果。外用干扰素的优点是药物无刺激性，局部不会出现红肿、疼痛等不良反应。缺点是起效较慢，需连续外用 4～6 周。亦可局部注射，但疼痛较明显且需多次治疗，不易为患者所接受。或可外涂干扰素软膏，一则对亚临床感染的损害起治疗作用，二则可起预防复发的作用。

2. 物理疗法

（1）液氮冷冻：用棉签浸蘸液氮后，稍加压放置于皮损上数秒钟，如此反复多次。每周 1 次，一般需数次治疗。不良反应有局部水肿，可持续数天。

（2）二氧化碳激光：适于疣体较小的病例。在女性宫颈口、男性尿道口的尖锐湿疣难以外部用药，可采用二氧化碳激光治疗。

（3）光动力学治疗（PDT）：方法是将新鲜配制的 20% 氨基酮戊酸溶液持续外敷于患处 3 小时，然后用特定波长的氦 - 氖激光连续照射 20～30 分钟。间隔 1～2 周治疗 1 次，一般 1～3 次可治愈。治疗尿道口尖锐湿疣获得 98% 以上的治愈率，而且复发率很低。

（4）电灼：适于有蒂、大的尖锐湿疣。当尖锐湿疣呈菜花或疣赘状生长时，基底常形成蒂，此时先以电灼法在蒂部切割是理想的治疗手段，剩余的损害可采用冷冻、激光或药物等治疗。

（5）手术：适于大的尖锐湿疣。以手术方法将疣的主体切除，等伤口愈合后采用局部药物或冷冻等方法。有的患者包皮过长，建议做包皮环切术。

3. 系统治疗

（1）干扰素：100 万～300 万单位皮下或肌内注射，隔天或每周注射 2 次，有一定效果。免疫功能低下的尖锐湿疣患者可以选用。

（2）左旋咪唑：鉴于部分尖锐湿疣患者的细胞免疫功能低下，故而采用本药，有口服及外用两种。口服每天 3 次，每次 50mg，服用 3 天，停 11 天为一个疗程，可连续服用数个疗程。外用系将左旋咪唑溶液涂于左前臀屈侧。

（3）其他免疫调节剂：如转移因子等。

（4）治愈后对尖锐湿疣患者应定期随访，一般 2～4 周 1 次，持续 3 个月，每次随访均应行醋酸白试验。在完全治愈前，应嘱患者避免性生活。

【预防】

1. 洁身自爱、避免婚外性行为。

2. 提倡使用避孕套。

3. 有尖锐湿疣应及时治疗，性伴或配偶应同时去医院检查。

4. 患者的内裤、浴巾等应单独使用，并应注意消毒。

Summary

Condyloma acuminatum is a benign, sexually transmitted papillary lesion, primarily found in the anogenital region, yet also seen on oral cavity. Although reports of oral condyloma acuminatum are appearing more frequently, they still remain sparse.

Many reports condyloma acuminatum were described as oral warts. They are small, raised, usually painless growths on the oral mucosa and have a rough surface. Warts can sometimes be painful and very irritating when disturbed. Oral warts are those that appear within the oral cavity, lips or in the mouth and throat.

Oral warts are caused by a virus called human papilloma virus（HPV）. This type of warts is more common in people with HIV or people with a weakened immune system. They can be highly discomforting while eating. They are also painful when irritated by foods or by accidental biting. Although most oral warts are non-cancerous in nature，oral warts may lead to mouth cancer，therefore it is highly advisable to consult and follow-up with a doctor.

Various types of treatments are available to remove oral warts. Some common ways of removing oral wart are keratolysis，electro-cauterization，cryotherapy or freeze-thaw-freeze and laser treatment. Keratolysis or topical treatment is not advisable for oral warts since it is difficult to apply topical medicines inside the mouth. Electro-cauterization is a common technique that involves burning and scrapping the wart with electric probe. Cryotherapy involves the freezing of the warts with liquid nitrogen. Laser treatments are done using carbon dioxide lasers or pulse dye lasers. Laser treatments are painful as compared to other treatments. Most of the surgical treatment takes around 3 ～ 4 minutes to completely remove the warts.

Oral warts should not be taken lightly as it may lead to mouth cancer as mentioned above. Oral warts can be very easily transmitted，so it is important that one should take care and protect themselves and from othersby avoiding oral sex，kissing or sharing things like handkerchiefs or spoons.

（刘宏伟）

第四节　艾滋病
Acquired Immune Deficiency Syndrome

艾滋病，即获得性免疫缺陷综合征（acquired immune deficiency syndrome，AIDS），是人类因为感染人类免疫缺陷病毒（human immunodeficiency virus，HIV）后导致免疫缺陷，并发一系列机会性感染及肿瘤，严重者可导致死亡的综合征。1981 年人类首次发现 HIV。目前，艾滋病虽无有效治疗方法，但已经从一种致死性疾病变为一种可控的慢性病。

【临床流行病学】

1. 流行概况　WHO2010 年报告全世界存活 HIV 携带者及艾滋病患者共 3400 万，新感染 270 万，全年死亡 180 万人。每天有超过 7000 人新发感染，全世界各地区均有流行，但 97% 以上在中、低收入国家，尤以非洲为重。专家估计，全球流行重灾区可能会从非洲移向亚洲。中国疾病预防控制中心（Center for Disease Control and Prevention，CDC）估计，截止至 2011 年底，我国存活 HIV 携带者及艾滋病患者约 78 万人，估计全年新发感染者 4.8 万人，死亡 2.8 万人。疫情已覆盖全国所有省、自治区、直辖市，目前我国面临艾滋病发病和死亡的高峰期，且已由吸毒、暗娼等高危人群开始向一般人群扩散。

2. 传染源　HIV 感染者和艾滋病患者是本病的唯一传染源。

3. 传播途径　HIV 主要存在于感染者和患者的血液、精液、阴道分泌物、乳汁中。

（1）性行为：与已感染的伴侣发生无保护的性行为，包括同性、异性和双性性接触。

（2）静脉注射吸毒：与他人共用被感染者使用过、未经消毒的注射工具，是一种非常重要的 HIV 传播途径。

（3）母婴传播：在妊娠、生产和母乳喂养过程中，感染 HIV 的母亲可能会传播给胎儿及婴儿。

（4）血液及血制品（包括人工授精、皮肤移植和器官移植）：握手，拥抱，礼节性亲吻，同吃同饮，共用厕所和浴室，共用办公室、公共交通工具、娱乐设施等日常生活接触不会传播 HIV。

4. 易感人群　人群普遍易感。高危人群包括：男性同性恋者、静脉吸毒者、与 HIV 携带者经常有性接触者、经常输血及血制品者和 HIV 感染母亲所生婴儿。

【病因及发病机制】

HIV 属一种反转录病毒，分为 1 型和 2 型。目前世界范围内主要流行 HIV-1。HIV-1 为直径 $100 \sim 120nm$ 的球形颗粒，由核心和包膜两部分组成。核心包括两条单股 RNA 链、核心结构蛋白和病毒复制所必需的酶类，含有反转录酶、整合酶和蛋白酶。HIV-1 是一种变异性很强的病毒，不规范的抗病毒治疗是导致病毒耐药的重要原因。HIV-2 主要存在于西非，目前在美国、欧洲、南非、印度等地均有发现。HIV-2 的超微结构及细胞嗜性与 HIV-1 相似，其核苷酸和氨基酸序列与 HIV-1 相比明显不同。

HIV 在外界环境中的生存能力较弱，对物理因素和化学因素的抵抗力较低。对热敏感，56℃处理 30 分钟、100℃ 20 分钟可将 HIV 完全灭活。巴氏消毒及多数化学消毒剂的常用浓度均可灭活 HIV，如 75% 乙醇、0.2% 次氯酸钠、1% 戊二醛、20% 的乙醛及丙酮、乙醚及漂白粉等均可灭活 HIV。但紫外线或 γ 射线不能灭活 HIV。

（一）病毒感染过程

1. 原发感染　HIV 需借助于易感细胞表面的受体进入细胞，包括第一受体和第二受体。HIV 进入人体后，在 $24 \sim 48$ 小时内到达局部淋巴结，5 天左右在外周血中可以检测到病毒成分。继而产生病毒血症，导致急性感染。

2. HIV 在人体细胞内的感染过程　吸附及穿入：HIV-1 感染人体后，选择性地吸附于靶细胞的 CD4 受体上，在辅助受体的帮助下进入宿主细胞。经环化及整合、转录及翻译、装配、成熟及出芽，形成成熟的病毒颗粒。

3. HIV 感染后的三种临床转归　由于机体的免疫系统不能完全清除病毒，形成慢性感染，在临床上可表现为典型进展者、快速进展者和长期不进展者三种转归。

（二）抗 HIV 免疫反应

抗 HIV 免疫反应包括特异性免疫和非特异性免疫反应，以特异性免疫反应为主，包括特异性体液免疫和特异性细胞免疫。人体免疫系统主要通过针对 HIV 蛋白的各种特异性抗体、特异性 $CD4^+$ T 淋巴细胞免疫反应和 CTL 直接或分泌各种细胞因子（如肿瘤坏死因子，干扰素等），抑制病毒复制。

（三）免疫病理

1. $CD4^+$ T 淋巴细胞数量减少　感染 HIV 后体内 $CD4^+$ T 淋巴细胞数量不断减少，分为 3 个阶段：①急性感染期：$CD4^+$ T 淋巴细胞数量短期内一过性迅速减少，大多数感染者未经特殊治疗，$CD4^+$ T 淋巴细胞数可自行恢复至正常水平或接近正常水平；②无症状感染期：$CD4^+$ T 淋巴细胞数量持续缓慢减少，多在 $350 \sim 800/mm^3$ 之间，此期持续数月至十数年不等，平均持续约 8 年；③有症状期：$CD4^+$ T 淋巴细胞再次较快速地减少，多在 $350/mm^3$ 以下，部分晚期患者降至 $200/mm^3$ 以下，并快速减少。

2. $CD4^+$ T 淋巴细胞功能障碍　主要表现为 T 辅助细胞 1（Th1）细胞被 T 辅助细胞 2（Th2）细胞代替、抗原递呈细胞功能受损、白细胞介素 -2 产生减少和对抗原反应活化能力丧失，使 HIV/AIDS 患者易发生各种感染。

3. 异常免疫激活　HIV 感染后，$CD4^+$ T 淋巴细胞、$CD8^+$ T 淋巴细胞表达 CD69、CD38 和 HLA-DR 等免疫激活标志物水平异常升高。异常的免疫激活状况不仅可以衡量血浆病毒载量的变化，还可以预测 $CD4^+$ T 淋巴细胞减少的速度。

4. 免疫重建　指经抗病毒治疗后，上述 HIV 所引起的免疫异常改变能恢复至正常或接近正常水平，与艾滋病相关的各种机会性感染和肿瘤的发生率下降，艾滋病患者的死亡率和发病率减少。但抗 HIV 治疗并不能使所有艾滋病患者获得免疫重建，也不能重建抗 HIV 的 CD4⁺ T 淋巴细胞特异性免疫反应，CD8⁺ T 淋巴细胞特异性抗 HIV 的能力也下降，这意味着患者需长期维持用药。

【临床表现】

（一）艾滋病的分期

HIV 感染分为急性期、无症状期和艾滋病期。

1.急性期　通常发生在初次感染 HIV 后 2～4 周。临床主要表现为发热、咽痛、盗汗、恶心、呕吐、腹泻、皮疹、关节痛、淋巴结肿大及神经系统症状。多数患者临床症状轻微，持续 1～3 周后缓解。

此期在血液中可检出 HIV-RNA 和 P24 抗原，而 HIV 抗体则在感染后数周才出现。CD4⁺ T 淋巴细胞计数一过性减少，CD4/CD8 比例可倒置。

2.无症状期　可从急性期进入此期，或无明显的急性期症状而直接进入此期。

此期持续时间一般为 6～8 年。此期的长短与感染病毒的数量、型别、感染途径、机体免疫状况等多种因素有关。

3.艾滋病期　为感染 HIV 后的最终阶段。患者 CD4⁺ T 淋巴细胞计数明显下降，HIV 血浆病毒载量明显升高。此期主要临床表现为 HIV 相关症状、各种机会性感染及肿瘤。

（1）HIV 相关症状：主要表现为持续 1 个月以上的发热、盗汗、腹泻；体重减轻 10% 以上。部分患者表现为神经精神症状，如记忆力减退、精神淡漠、性格改变、头痛、癫痫及痴呆等。另外还可出现持续性全身性淋巴结肿大，其特点为①除腹股沟以外有 2 个或 2 个以上部位的淋巴结肿大；②淋巴结直径≥1cm，无压痛，无粘连；③持续时间 3 个月以上。

（2）HIV 相关的机会性感染

1）呼吸系统：肺孢子虫肺炎（PCP）、肺结核、复发性细菌、真菌性肺炎。

2）中枢神经系统：隐球菌脑膜炎、结核性脑膜炎、弓形虫脑病、各种病毒性脑膜脑炎。

3）消化系统：念珠菌食管炎及巨细胞病毒性食管炎、肠炎；沙门氏菌、痢疾杆菌、空肠弯曲菌及隐孢子虫性肠炎。

4）口腔：伪膜型念珠菌病、舌毛状白斑、牙龈炎等。

5）皮肤、淋巴结：带状疱疹、传染性软疣、尖锐湿疣、真菌性皮炎、甲癣、淋巴结结核。

6）眼部：巨细胞病毒性及弓形虫性视网膜炎。

（3）常见肿瘤：子宫颈癌、恶性淋巴瘤、卡波西肉瘤（kaposi sarcoma）等。

（二）艾滋病相关的口腔表现

据 WHO 报道，与 HIV 相关的口腔疾病主要包括以下七大类：念珠菌感染、毛状白斑、卡波西肉瘤、牙龈线形红斑、坏死性龈炎、坏死性牙周炎、非霍奇金淋巴瘤。

大多数口腔病损发生于 CD4 细胞计数低于 300/mm³ 时。口腔念珠菌感染和（或）毛状白斑的出现及 CD4 细胞计数的下降，预示着艾滋病的进展。

1.念珠菌感染　无论是在发达国家还是发展中国家的研究都显示，念珠菌感染是艾滋病相关的口腔疾病中最为常见的一种疾病，其患病率为 4.9%～83.5%，而且常在疾病早期就表现出来，是免疫抑制的早期征象。

（1）口腔病变特点：①发生于无任何诱因的健康年轻人或成人（指无放疗、化疗史，无长期用激素、抗生素史以及无其他免疫功能低下疾病史）。②常表现为红斑型或伪膜型念珠菌感染，病情反复或严重，可以占到艾滋病患者中的 73%。

（2）致病菌以白念珠菌为主，约占 83.5%，其中伪膜型中占 77.8%，在红斑型中占 77.8%，在红斑与伪膜复合型中占 72.7%。但是在义齿引起的念珠菌感染患者中只占 48.8%。此外，鉴定出的其他念珠菌包括热带念珠菌、克柔念珠菌、近平滑念珠菌等。近期有研究显示 HIV 阳性的患者中，检出都柏林念珠菌，并且这一菌种的检出与高病毒载量及艾滋病的快速进展相关，值得进一步关注。

（3）与 CD4 细胞关系：抗生素的使用和 CD4 细胞计数降低（＜200/mm³）是具有显著性的危险因素，而 HAART 治疗和抗真菌治疗则降低真菌感染的发病率。

有研究显示口腔念珠菌感染与外周血 CD4 细胞计数＜200/mm³ 显著相关，且与血清中缺乏抗 p24 抗体相关。推测口腔念珠菌感染可以预示艾滋病状态。

2. HIV 相关性牙龈牙周疾病

（1）牙龈线形红斑：表现为沿游离龈界限清楚，火红色的充血带，宽 2～3mm，附着龈可呈瘀斑状，极易出血。无牙周袋及牙周附着丧失，对常规治疗无效。

（2）HIV 相关性牙周炎：牙周附着短期内迅速丧失，进展快，但牙周袋不深，主要是由于牙周硬软组织同时破坏所致，牙松动甚至脱落。

（3）急性坏死性龈口炎：口腔恶臭，以前牙牙龈单个或多个乳头坏死为特征，牙龈火红、水肿，龈缘及龈乳头有灰黄色坏死组织，极易出血。牙周软组织坏死，牙齿松动，疼痛明显。可伴有口腔黏膜的坏死性溃疡，有研究显示外周血中 CD4 细胞计数的下降与临床上牙周疾病快速进展强相关。因此可以将坏死溃疡性牙周炎作为疾病进展的一个标志。

3. 口腔毛状白斑 是 HIV 感染者的一种特殊口腔损害，发生率仅次于口腔念珠菌病，对艾滋病有高度提示性。口腔毛状白斑在 HIV 感染者中患病率为 15.8%～35.6%，目前研究显示毛状白斑的发生与 EB 病毒感染相关。病损特征为双侧舌缘呈白色或灰白斑块，有的可蔓延至舌背和舌腹，在舌缘呈垂直皱褶外观，如过度增生则成毛茸状，不能被擦去（图 15-8）。

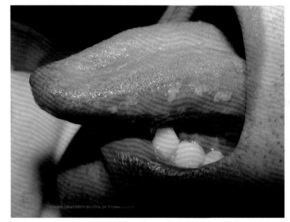

图 15-8 毛状白斑
舌缘绒毛状白色斑块，不能被擦去
（北京大学口腔医学院供图）

毛状白斑多见于男性同性恋患者，也与 CD4 细胞计数、吸烟等有关。一个来自坦桑尼亚的研究报道，HIV 阳性者中毛状白斑占 38%，并且较之念珠菌感染，毛状白斑对诊断艾滋病更具特异性。

4. 卡波西肉瘤 最常见的部位上腭，其次是舌部和牙龈。对艾滋病具有诊断意义。呈单个或多个褐色、红色、蓝色或紫色的斑块或结节，初期病变平伏，逐渐发展高出黏膜，可有分叶、溃烂或出血（图 15-9）。

5. 霍奇金淋巴瘤 以无痛性颈、锁骨上淋巴结肿大为首要表现，病情发展迅速，易发生远处扩散。口内好发于软腭、牙龈、舌根等部位，表现为固定而有弹性的红色或紫色肿块，伴有或不伴有溃疡。需通过病理学、免疫组化、分子生物学等技术进行确诊。有研究显示 59 名取活检的霍奇金淋巴瘤患者中有 45 名发现了 EB 病毒。

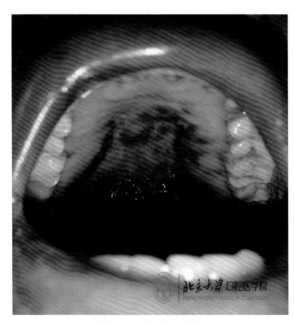

图 15-9 卡波西肉瘤
上腭红色结节样病损
（北京大学口腔医学院供图）

【实验室检查】

1. HIV 抗体初筛试验　采用 ELISA 方法，灵敏度高，但有假阳性。对于初筛阳性的患者，应经确证试验确诊。

2. HIV 抗体确证试验　采用 western blot 方法确诊。

3. HIV-RNA　灵敏度为 100%，偶尔会出现假阳性。

4. p24 抗原　有助于早期诊断，灵敏性及特异性均较高。

5. 需要特别提到的是，各期的患者，无论病情是否稳定，均需要监测 CD4$^+$ T 淋巴细胞计数和 HIV-RNA，以便及时开始抗病毒治疗和抗病毒用药调整。

6. 并发症的辅助检查　艾滋病是一种可以累及全身各个器官的疾病，因此总体上可能会涉及多种检查，如血液检查、排泄物、分泌物、体液检查（包括尿液、粪便、痰液、肺泡灌洗液、脑脊液、胸腔积液、腹腔积液）、骨髓检查及针对不同部位、不同种类的并发症的影像学检查（包括各部位的超声、X 线、CT、MRI、PET-CT）、活组织病理或细胞学检查（对肿瘤、分枝杆菌、真菌、巨细胞病毒等感染的诊断及鉴别意义重大）。以上检查需要针对每名患者的不同并发症进行选择性检查。

【诊断】

1. HIV 感染的诊断

（1）流行病学史：不安全性生活史、静脉注射毒品史、输入未经抗 HIV 抗体检测的血液或血液制品、HIV 抗体阳性者所生子女或职业暴露史等。

（2）临床表现：各期表现不同，应根据不同期特征加以区分。

（3）实验室检查：实验室检查是确定 HIV 感染和艾滋病的重要指标。HIV/AIDS 的实验室检测方法包括 HIV 抗体、病毒载量、CD4$^+$ T 淋巴细胞、p24 抗原检测等。HIV1/2 抗体检测是 HIV 感染诊断的金标准，HIV 抗体检测包括初筛试验及确证试验。病毒载量测定和 CD4$^+$ T 淋巴细胞计数是判断疾病进展、评价临床用药、疗效和判断预后的两项重要指标。小于 18 月龄的婴儿 HIV 感染诊断可以采用核酸检测方法，以 2 次核酸检测阳性结果作为诊断的参考依据，18 月龄以后再经抗体检测确认。

2. 诊断标准

（1）急性期诊断标准：患者近期内有流行病学史和临床表现，结合实验室 HIV 抗体由阴性转为阳性即可诊断，或仅实验室检查 HIV 抗体由阴性转为阳性即可诊断。80% 左右 HIV 感染者，感染 6 周后初筛试验可检出抗体，几乎 100% 感染者 12 周后可检出抗体，只有极少数患者在感染后 3 个月内或 6 个月后才检出。

（2）无症状期诊断标准：有流行病学史，结合 HIV 抗体阳性即可诊断，或仅实验室检查 HIV 抗体阳性即可诊断。

（3）艾滋病期

1）原因不明的持续不规则发热 38℃ 以上，>1 个月。

2）慢性腹泻次数多于 3 次／日，>1 个月。

3）6 个月之内体重减轻 10% 以上。

4）反复发作的口腔念珠菌感染。

5）反复发作的单纯疱疹病毒感染或带状疱疹病毒感染。

6）肺孢子虫肺炎（PCP）。

7）反复发生的细菌性肺炎。

8）活动性结核或非结核分枝杆菌病。

9）深部真菌感染。

10）中枢神经系统占位性病变。

11) 中青年出现痴呆。

12) 活动性巨细胞病毒感染。

13) 弓形虫脑病。

14) 青霉菌感染。

15) 反复发生的败血症。

16) 皮肤黏膜或内脏的卡波西肉瘤、淋巴瘤。

诊断标准：①有流行病学史、实验室检查 HIV 抗体阳性，加上述各项中的任何一项，即可诊断为艾滋病；或②HIV 抗体阳性，而 CD4$^+$ T 淋巴细胞数 <200/mm^3，也可诊断为艾滋病。

【鉴别诊断】

1. 单纯性龈炎或慢性牙周炎　龈缘的充血水肿通常由菌斑和牙结石引起，去除牙菌斑和牙结石充血消退，成人牙周炎一般病情发展较慢，治疗反应好。而 HIV 相关性牙周病病情发展迅速，局部洁治治疗无效，HIV 抗体检测阳性。

2. 口腔白斑病、斑块型扁平苔藓　白斑病好发于颊部、软腭、口底或舌腹，临床表现均质型、疣状型及颗粒型、溃疡型，活体组织检查可伴有不同程度的上皮异常增生。舌部斑块型扁平苔藓常伴舌背丝状乳头萎缩，触诊无粗糙感，常伴有其他部位损害。病理检查可见基底细胞液化变性，固有层内淋巴细胞带状浸润。而毛状白斑好发于舌外侧缘，组织病理学检查很少看到上皮异常增生。

3. 口腔念珠菌病　一般多见于老人和婴幼儿，有一定诱因。而 HIV 感染者发生的口腔念珠菌病多见于中青年，无明显诱因，病情常常严重而反复。

4. 单纯疱疹、带状疱疹　在无免疫缺陷的患者，两病具有自限性。艾滋病患者发生的疱疹损害往往病情严重，病程长。

【治疗】

目前对 AIDS 尚无根治疗法，治疗目标最大限度地抑制病毒的复制，保存和恢复免疫功能，降低病死率和 HIV 相关性疾病的发病率，提高患者的生活质量，减少艾滋病的传播。治疗包括以下几个方面：

1. 抗 HIV 治疗　高效抗反转录病毒治疗（highly active antiretroviral therapy，HAART）是艾滋病最根本的治疗方法。而且需要终身服药。

（1）开始抗反转录病毒治疗的适应证和时机

1) 成人及青少年开始抗反转录病毒治疗的适应证和时机

下列情况之一建议治疗：艾滋病期患者；急性期；无症状期 CD4$^+$ T 淋巴细胞 <350/mm^3；CD4$^+$ T 淋巴细胞每年降低大于 100/mm^3；HIV-RNA >10^{5}copies/ml；心血管疾病高风险；合并活动性 HBV/HCV 感染；HIV 相关肾病；妊娠。开始 HAART 前，如果存在严重的机会性感染或既往慢性疾病急性发作，应控制病情稳定后再治疗。

2) 婴幼儿和儿童开始抗反转录病毒治疗的适应证和时机

以下情况之一建议治疗：小于 12 个月的婴儿；12 ~ 35 个月的婴儿，CD4$^+$ T 淋巴细胞比例 <20%，或总数 <750/mm^3；36 个月以上的儿童，CD4$^+$ T 淋巴细胞比例 <15%，或总数 <350/mm^3。

（2）抗反转录病毒（ARV）药物

1) 国际现有药物：六大类 30 多种，包括核苷类反转录酶抑制剂（NRTIs）、非核苷类反转录酶抑制剂（NNRTIs）、蛋白酶抑制剂（PIs）、整合酶抑制剂、融合酶抑制剂（FIs）及 CCR5 抑制剂。

2) 国内 ARV 药物：有前 4 类，12 种。

（3）推荐我国成人及青少年的一线抗病毒方案：齐多夫定 / 替诺福韦 + 拉米夫定 + 依非韦伦 / 奈韦拉平。

某些特殊人群（如儿童、孕妇，合并结核、肝炎患者及静脉吸毒者）的抗病毒治疗均有其特殊性，应具体问题具体分析，不能照搬以上方案。

依从性很重要。抗病毒治疗前，应与患者有充分的交流，让他们了解治疗的必要性、治疗后可能出现的不适、依从性的重要性、服药后必须进行定期检测，以及在发生任何不适时应及时与医务人员联系。同时要得到其家属或朋友的支持，以提高患者的依从性。抗病毒治疗过程中，应监测 CD4$^+$T 淋巴细胞、HIV-RNA 及常规血液检测，以评价疗效及副作用。

2. 并发症的治疗　对于各种感染均进行针对各种病原的抗感染治疗。

并发肿瘤者：子宫颈癌根据分期不同需根治手术、放疗、化疗。淋巴瘤需联合化疗。卡波西肉瘤局限者仅需抗 HIV 治疗，播散者需化疗。

【预后】

1. 无症状长期稳定　见于及时进行抗病毒治疗，服药依从性好，且未出现病毒耐药及严重药物不良反应者。也见于感染后长期不进展者。

2. 致残　部分患者因并发症未能治愈，可能导致失明或其他器官功能障碍。

3. 死亡　见于晚期患者，未及时抗病毒治疗，常死于并发症或药物的不良反应。

【预防】

1. 传染源的管理　高危人群应定期检测 HIV 抗体，医疗卫生部门发现感染者应及时上报，并应对感染者进行 HIV 相关知识的普及，以避免传染给其他人。感染者的血液、体液及分泌物应进行消毒。

2. 切断传播途径　避免不安全的性行为，禁止性乱交，取缔娼妓。严格筛选供血人员，严格检查血液制品，推广一次性注射器的使用。严禁注射毒品，尤其是共用针具注射毒品。不共用牙具或剃须刀。不到非正规医院进行检查及治疗。

3. 保护易感人群　提倡婚前、孕前体检。对 HIV 阳性的孕妇应进行母婴阻断。医务人员严格遵守医疗操作程序，避免职业暴露。出现职业暴露后，应立即向远心端挤压伤口，尽可能挤出损伤处的血液，再用肥皂液和流动的清水冲洗伤口；污染眼部等黏膜时，应用大量生理盐水反复对黏膜进行冲洗；用 75% 乙醇或 0.5% 聚维酮碘对伤口局部进行消毒，尽量不要包扎。然后立即请感染科专业医生进行危险度评估，决定是否进行预防性治疗。如需用药，应尽可能在发生职业暴露后最短的时间内（尽可能在 2 小时内）进行预防性用药，最好不超过 24 小时，但即使超过 24 小时，也建议实施预防性用药。还需进行职业暴露后的咨询与监测。

（刘宏伟　华　红）

第十六章　口腔黏膜色素异常

Pigment Disorders on Oral Mucosa

　　口腔黏膜色素异常（pigment disorders）是指发生在口腔黏膜（包括唇红部位和口周皮肤）上的一类色素沉着或色素脱失类疾病或状态，可由多种内源性和外源性因素造成。临床上以色素沉着为多见，色素脱失相对少见。内源性的色素沉着异常包括黏膜黑斑（melanoplakia）、色素沉着息肉综合征（pigmentation polyposis syndrome，Peutz-Jeghers syndrome）、色素痣（pigmented nevus）、原发性慢性肾上腺皮质功能减退症（primary chronic adrenocortical hypofunction）、黑棘皮病（acanthosis nigricans）、多骨纤维性结构不良（polyostotic fibrous dysplasia）和恶性黑素瘤（malignant melanoma）等；外源性的色素沉着异常多由于银汞合金、重金属和吸烟等因素所致；慢性炎症既可造成色素沉着，也可造成色素脱失，甚或两者兼而有之。常见的色素脱失异常多为白癜风（vitiligo）。

　　色素异常多与黑素细胞（melanocyte）的分布和功能状态有关，黑素细胞起源于外胚层的神经嵴细胞，在胚胎发育的早期即向表皮迁移。成熟的黑素细胞可见于口腔黏膜上皮和皮肤表皮的基底层，呈树突状，胞质透明，细胞核较小，银染色或多巴染色可见树突状结构，电镜下可见胞质内含特征性黑素小体，为含有酪氨酸酶的细胞器，是合成黑素的功能结构。一个黑素细胞可向周围 10 ~ 36 个角质形成细胞提供黑素，形成一个表皮黑素单元，它们共同完成黑素的合成、运输和降解。很多内源性和外源性的因素，如紫外线、慢性炎症、内分泌疾病和自身免疫病等，均可造成表皮黑素单元的功能异常，进而造成皮肤黏膜的色素异常。

　　除黑素细胞产生的黑素外，血液中的铁（含铁血红素和含铁血黄素）和胆红素也是造成口腔色素沉着的一部分原因，分别称为血色素沉积症、胆红素沉着症。

　　临床上的色素异常往往是某种疾病或综合征在口腔内的表现，因此治疗上多以对因治疗为主，单纯的色素斑多不做处理。恶性疾病如恶性黑素瘤，则注重系统性的序列治疗。

第一节　内源性色素沉着
Endogenous Pigmentation

一、黑素沉着异常　Melanosis

（一）黏膜黑斑

　　黏膜黑斑（melanoplakia）是指与种族性、系统性、外源性因素无关的口腔黏膜黑素斑，其原因不明。

【临床表现】

　　以唇部（包括唇红和唇黏膜）尤为多见，附着龈、颊部和腭黏膜也多发生。黑斑表现多为散在分布的椭圆形或圆形黑色或棕褐色斑片，多小于10mm，边界清，色泽均匀，不高出黏膜表面，质

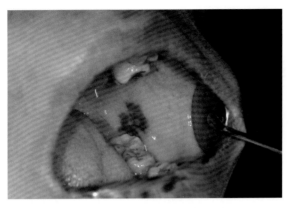

图 16-1　黏膜黑斑（颊部）
（上海交通大学口腔医学院供图）

地软而无浸润感，无卫星灶存在（图 16-1）。黏膜黑斑多见于中老年女性，患者一般没有明显的自觉症状，多因发生于唇部影响外观而就诊。有部分学者认为，少量的散在的黑斑可能是生理性色素沉着的一种表现，而不能被归类于一种病理状态。

【病理】

黏膜上皮基底细胞层和基底细胞上层黑素增多呈带状，均匀分布于胞质中，黑素细胞与固有层结缔组织之间有明显的界线。

【诊断】

临床上均匀散在的平坦的黑色、棕色斑片，边界清，无明确诱因而不能归为其他类似疾病者。

【鉴别诊断】

口腔黏膜黑斑主要与色素沉着息肉综合征、血色素沉积症和恶性黑素瘤相鉴别。色素沉着肠息肉综合征为常染色体显性遗传性疾病，口腔表现与口腔黏膜黑斑类似，合并有肠道多发性息肉。

血色素沉积症一般多见于外伤或其他原因引起的黏膜下出血，造成局部含铁血黄素潴留，形成外形不规则，边界不清的黄色或棕黄色斑块。

黏膜黑斑还应当与恶性黑素瘤鉴别，后者多见于腭部和附着龈，起病时多为大小不一的黑素斑块，扁平，多为蓝黑色，逐渐扩展后可形成肿块并垂直于黏膜表面生长，表面可有溃疡、渗出，多有卫星灶，早期即可有相关区域的淋巴结肿大。

【治疗】

黏膜黑斑目前认为是良性损害，以随访观察为主。如黑斑出现色泽、大小的较快改变，或表面发生溃疡、糜烂、增生、出血等表现，应及时手术切除。

（二）色素沉着息肉综合征

色素沉着息肉综合征（pigmentation polyposis syndrome）又名 Peutz-Jeghers 综合征（Peutz-Jeghers's syndrome，PJS）或家族性黏膜皮肤色素沉着胃肠道息肉病，简称黑斑息肉综合征。是一种常染色体显性遗传性疾病，突变基因是位于 19p13.3 的 STK11 基因。本综合征具有特征性的口腔黏膜及口周皮肤色素沉着斑，伴肠道多发性息肉，且有家族遗传性。

【临床表现】

1. 黏膜和皮肤色素斑　是本病的主要体征之一，文献报道 95% 左右的本病患者可出现黏膜皮肤色素斑。色素斑在婴幼儿期即可出现，多见于口腔黏膜，尤以唇颊部及口周皮肤为多见，也可见于舌腭部黏膜。在鼻部、肛周、手指、足趾也可发生色素斑表现，少数见于会阴、腹壁、小肠或直肠黏膜上。本病的色素斑与黏膜黑斑较相似，多呈黑色、棕黑色、褐色或蓝黑色，圆形或椭圆形，边界清，散在分布，扁平而不高出黏膜表面，质地软而无浸润或增厚表现。色素斑可随年龄增长而增大、增多，皮肤损害在青春期后可趋于淡化，但口腔黏膜上的色素斑大多仍保持清晰可辨。黏膜和皮肤色素斑的数量、大小、深度与肠道息肉的严重程度没有明确的相关性。

2. 胃肠道息肉　可累及整个胃肠道，多见于小肠和结肠，少数也可发生在肠道外组织，如胆囊、支气管、膀胱和尿道。息肉一般呈多发性，圆形或卵圆形，呈略长的分叶状带蒂增生物，可散在或成簇分布。本综合征的主要症状和并发症由肠道息肉引起，其发生率在 20 岁以下的患者中可高达 50% 左右，多为因肠套叠、肠梗阻而引起腹痛、呕吐，胃肠道息肉也可造成慢性腹痛、腹泻、消化道出血（黑便）甚或贫血。本综合征患者存在消化道恶性肿瘤的风险，胃肠道息肉也存在恶变倾向，但是否应当归属为癌前病变或癌前状态还存有一定争议。

【病理表现】

黏膜皮肤损害表现为基底细胞层内黑素细胞的黑素颗粒增加，黑素细胞也可增生。肠道息肉表现为错构瘤样，镜下可见黏膜肌层呈树枝状增生和非特异性腺管样结构增生。

【诊断】

符合以下任意一项即可得出临床诊断：

1）两个或两个以上经组织病理学证实的胃肠道息肉。

2）符合本病组织病理学特征的胃肠道息肉合并家族史。

3）特征性的黏膜和皮肤色素斑，合并家族史。

4）特征性的黏膜和皮肤色素斑，合并胃肠道息肉。

对于存在口腔黏膜黑素斑，并长期伴有慢性腹痛、腹泻的患者，应进行消化道内镜检查，以明确诊断。

【治疗】

对黏膜和皮肤色素斑通常不需进行临床处理，也可行激光治疗以消除症状。对胃肠道息肉患者应及时行手术治疗。

（三）色素痣

色素痣（pigmented nevus）多见于头面颈部皮肤，偶见于口腔黏膜。细胞来源于表皮和黏膜基底层的黑素细胞。

【临床表现】

根据痣细胞在皮肤内分布位置的不同，分为交界痣、皮内痣和混合痣。

1. 交界痣（junctional nevus） 表现为褐色或棕黑色斑疹，可略高于黏膜表面，表面光滑无毛，可发生在任何部位。交界痣可长期保持形态不变，但如长期受到摩擦刺激、创伤或其他慢性刺激，则有恶变可能。当交界痣明显增大，色素变深，局部出现瘙痒、疼痛、烧灼、破溃，周围出现卫星小斑点、结节或放射状黑线时，应警惕恶变可能。

2. 皮内痣（intradermal nevus） 淡褐色或暗褐色，平滑或稍隆起于黏膜皮肤表面，也可呈乳头状或疣状，表面光滑，可长毛，以头颈部多见。

3. 混合痣（compound nevus） 在临床上与上述两种类型的色素痣难以区别，多见于青少年，表现类似于上述两种类型。

口腔色素痣少见，腭、附着龈、颊和唇部可发生，一般均小于6mm，平坦或稍高出黏膜表面，为褐色、深棕色或棕黑色，以交界痣和混合痣多见。

【病理表现】

交界痣的痣细胞巢位于表皮和真皮交界处，皮内痣位于真皮内，混合痣为皮内痣和交界痣同时存在。

【诊断】

根据临床表现和组织学特征进行诊断。

【治疗】

色素痣一般对人体无害，不需处理。但因口腔黏膜上发生的色素痣易受口腔功能运动的影响，而受到长期慢性的刺激，存在恶变的风险，故建议手术切除。

（四）原发性慢性肾上腺皮质功能减退症

原发性慢性肾上腺皮质功能减退症（primary chronic adrenocortical hypofunction）是由于各种原因破坏双侧肾上腺的绝大部分，而引起肾上腺皮质激素分泌不足所致。该病多见于成年人，老年人和幼儿较少见。

【病因】

常见病因包括肾上腺结核、自身免疫反应、恶性肿瘤、淋巴瘤、白血病及真菌感染等。黑素细胞产生黑素的功能受垂体分泌的黑素细胞刺激素调控，黑素细胞刺激素受肾上腺皮质激素控制，当肾上腺皮质受到破坏时，对垂体黑素细胞刺激素的反馈抑制作用减弱，从而使黑素细胞大量产生黑素，进而出现黏膜和皮肤的过度色素沉着。

【临床表现】

起病缓慢，症状多在数月或数年中逐步发生。色素沉着是其早期症状之一，也是最具有特征性的表现。色素沉着散见于皮肤和口腔黏膜，为褐色、黑褐色或青铜色，在暴露部位和易受摩擦处最明显，如面、颈、前胸、四肢、关节伸屈面及手背、足背等处，正常色素较深部位（如乳头、乳晕、腋下、外生殖器和肛周等处）更为明显，指甲和趾甲根部也可见到。口腔黏膜的色素沉着一般早于皮肤出现，常见于唇红、颊、附着龈、舌缘和舌尖等部位，表现为暗棕色或蓝黑色的斑点、斑纹或斑片。

全身系统性表现为乏力、虚弱、消瘦、血压下降、食欲缺乏、精神失常等，对感染和外伤等各种刺激的应激能力减弱，严重时发生晕厥、休克和出现肾上腺危象。

【治疗】

除针对原发病因治疗外，还应终身使用糖皮质激素作为替代补充，对于口腔黏膜的色素沉着一般无需处理。

（五）黑棘皮病

黑棘皮病（acanthosis nigricans）是以皮肤角化过度、色素沉着及乳头瘤样增生为特征的一种少见的皮肤病。

【临床表现】

初起时皮肤干燥粗糙，见色素沉着，为灰褐色、棕褐色或黑色，之后表皮逐渐增厚，并有乳头瘤样皮肤皱起和疣状物增生。皮肤损害多见于颈、腋窝、乳头及腹股沟等易受摩擦部位，全身可有广泛的弥漫性色素加深表现。口腔黏膜可被累及，唇、颊、舌背、腭及咽部均可出现肥厚及乳头瘤样增生或疣状增生，可伴有不同程度的弥漫性色素沉着（图16-2）。

良性黑棘皮病多见于新生儿和幼儿期，有家族聚集倾向，常与胰岛素抵抗型糖尿病有关，病

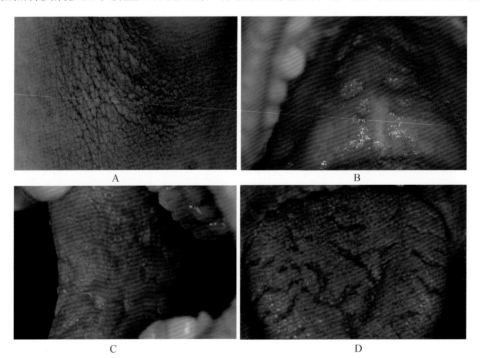

图 16-2　黑棘皮病

病损呈乳头瘤样增生

A. 腋下；B. 腭部；C. 颊部及口角区；D. 舌背

（上海交通大学口腔医学院供图）

损较轻，口腔黏膜可见细皱褶，呈天鹅绒样。病程进展缓慢，青春期后，皮损一般停止扩展、保持稳定或消退。

许多恶性肿瘤可诱发黑棘皮病，其中多数为腺癌，一般来源于胃肠道、胆道、食管、肾、膀胱、支气管、纵隔和甲状腺，以胃癌最多见。患者常在 40 岁以后发病，皮损分布广泛，进展较快且进行性加重，全身色素沉着明显。约半数患者的黏膜和皮肤黏膜交界处受累，表现为疣状或乳头瘤样增生。

【治疗】

良性黑棘皮病一般以对症处理为主，对明显增生的疣状或乳头瘤样损害可采用激光治疗，同时应当注意系统性背景疾病的治疗，特别是胰岛素抵抗型糖尿病的治疗。恶性黑棘皮病在治疗原发肿瘤后，损害可减轻或消退，但复发常见。

（六）多骨纤维性结构不良

多骨纤维性结构不良（polyostotic fibrous dysplasia）又称为 Albright 综合征（Albright syndrome），是发生于儿童和青少年的一种少见的先天性疾病，女性略多于男性，病程进展缓慢，且有自限倾向。其特征为口腔黏膜、皮肤色素沉着，多发性纤维骨发育异常和性早熟等。

【临床表现】

1. 皮肤和黏膜色素沉着　皮肤上出现散在的、分布不规则的褐色斑，多见于胸、背、腰部和大腿，斑片大而数目少。口腔黏膜色素沉着表现为褐色斑，以唇部多见。

2. 纤维骨炎　可累及单个或多个骨骼，骨质破坏导致股畸形或骨折。

3. 性早熟　女性多见，幼年期即可出现乳头隆起，月经来潮等。

【病理】

主要是骨组织被纤维结缔组织替代，纤维细胞大小一致，排列整齐，血管少，纤维组织中散在新生骨小梁结构，形状不规则且钙化不均匀。

【诊断】

根据临床三大症状和骨 X 线检查可确诊。X 线检查显示骨密度降低，其中有致密条纹或斑块，呈毛玻璃样改变，患骨膨大、弯曲、畸形。

【鉴别诊断】

本病应与多发性神经纤维瘤相鉴别。多发性神经纤维瘤是神经系统发育障碍的全身性疾病，属于常染色体显性遗传疾病，有家族史。临床特征主要是多发性神经纤维瘤和皮肤色素斑，口腔黏膜的棕黑色斑片多见于唇部。

【治疗】

手术治疗骨损害，对色素沉着可不做处理。青春期后病程可能自行停止，色素沉着斑片可随年龄增长而逐渐消退。

（七）恶性黑素瘤

恶性黑素瘤（malignant melanoma）是口腔颌面部一种高度恶性的肿瘤，可发生于皮肤和黏膜，黏膜部位较为多见。本病发病原因不明，通常认为常在色素痣的基础上发展而来，主要由交界痣和混合痣中的交界痣发展而来，也可由黏膜黑斑发展而来。紫外线、慢性机械刺激、烟草、内分泌、遗传等因素与之有一定的关系。

【临床表现】

恶性黑素瘤好发于青壮年，好发年龄为 40 岁左右，男女无显著差别。早期为色素痣或黏膜黑斑，发生恶变时则迅速增大增殖，色素加深呈发射状，易破溃出血，周围常出现卫星结节，早期即可有相关淋巴结增大和转移，血行转移率高，主要转移至肺、肝、骨、脑等器官。

恶性黑素瘤存在两个生长相，即水平生长相和垂直生长相。在口腔黏膜上多见于腭、牙龈和颊部，多数呈蓝黑色和暗黑色，初期为扁平状增生凸起肿块，增生明显时可表现为结节状或局部分叶状，表面常破溃，进展快速。侵犯牙槽骨及颌骨时，可引起牙齿松动脱落。

【病理】

病理上诊断恶性黑素瘤的主要指征是瘤细胞间变和真皮内见核分裂，瘤细胞突破基底膜，以及复发和转移的出现。典型的恶性黑素瘤一般不难诊断，少色素型恶性黑素瘤需借助 MART-1，HMB-45 和 S-100 标记加以区别。

【诊断】

恶性黑素瘤的临床诊断可基于 ABCD 规律，A 为损害不对称（asymmetry），B 为边缘不规则（border irregularity），C 为颜色不均匀（color variegation），D 为直径大于 6mm（diameter greater than 6mm）。符合以上四条标准，则临床上倾向诊断为恶性黑素瘤。

【治疗】

恶性黑素瘤以手术治疗为主，化疗和放疗为辅。

二、血色素沉积症　Hemochromatosis

本病是由于长期高铁饮食、大量输血或全身疾病造成体内铁质贮积过多，而发生的铁质代谢障碍所致的疾病，多见于中年男性。

【临床特征】

表现为皮肤呈青铜色或灰黑色，主要发生在面部、上肢、腋窝、会阴部。口腔黏膜可有蓝灰色或蓝黑色色素斑。由于铁沉积于肝、胰腺等部位，损害其功能，因而除皮肤黏膜色泽异常外，还有肝功能异常和糖尿病表现。

【治疗】

本病应进行内科治疗，口腔黏膜的色素沉着无需处理。

三、高胆红素血症　Hyperbilirubinaemia

【病因】

胆红素沉着的原因主要是肝胆疾病造成胆红素排泄能力下降，胆红素潴留于血液中而形成黄疸，新生儿的生理性黄疸也可以归属于这一类。

【临床表现】

临床表现为典型黄疸表现，即皮肤黄色，巩膜黄染。软硬腭交界处及颊黏膜也可出现黄染，舌苔较重。

【治疗】

治疗上针对原发疾病即可，色素沉着现象无需处理。

第二节　外源性色素沉着
Exogenous Pigmentation

一、重金属色素沉着　Heavy metal pigmentation

重金属色素沉着是由于重金属的全身性吸收导致口腔黏膜发生颜色异常改变，多见于职业性暴露人群，砷、铅、汞、铋、金、银最常见。慢性铅中毒、铋中毒、汞中毒时，可在牙龈（主要是游离龈）边缘形成铅线、铋线和汞线，表现为蓝黑色或蓝灰色色素沉着带，严重时在唇、舌、颊黏膜也可形成沉着斑，并伴有口腔黏膜炎症。

二、银汞文身　Amalgam tattoo

银汞文身（amalgam tattoo）指充填用的银汞合金成分进入黏膜内而形成的色素沉着，多见于银汞充填体附近的口腔黏膜，尤其以颊黏膜和牙龈为多见，表现为小而清晰的蓝黑色、蓝灰色色素沉着斑，一般无明显症状，多无需处理。需要注意的是，某些患者因对银汞合金过敏而造成局部黏膜苔藓样变时，损害多为白色条纹状，并伴有充血，长期存在的苔藓样变也可出现棕黑色的色素沉着，需与本病相鉴别。

三、烟草及药物引起的色素沉着　Tobacco and drug-induced pigmentation

吸烟可造成口腔黏膜出现棕色至黑色的不规则色素斑，主要多见于唇、腭、牙龈和颊部。多种药物如地西泮、避孕药、抗疟药、硝基咪唑、细胞周期抑制剂等也可造成口腔黏膜色素沉着，停用药物后，色素斑也可持续维持一段时间。

第三节　色素脱失
Achromia

口腔黏膜的色素脱失（achromia）较多见的是由慢性非特异性唇炎、盘状红斑狼疮等局部炎症性疾病造成，此类疾病常同时伴有色素脱失和色素沉着现象，其形成的原因涉及炎症因子对表皮黑色素的影响、含铁血黄素局部沉积等多种因素。

临床表现多为混杂出现的色素脱失斑和色素沉着斑，相互的边界可不清，平坦而不高出黏膜表面（图 16-3）。

系统疾病中，白癜风（vitiligo）是一种常见的后天性色素脱失性皮肤黏膜疾病。

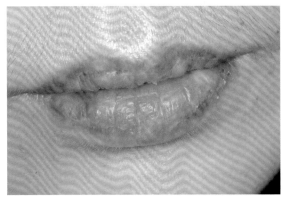

图 16-3　慢性唇炎致色素脱失
（上海交通大学口腔医学院供图）

【病因】

尚不完全清楚。多认为是具有遗传背景的个体在多种内外因素的刺激下，诱导了免疫功能异常、神经精神障碍及内分泌代谢异常等，从而导致酪氨酸酶系统的抑制和黑素细胞的破坏，最终形成色素脱失。

【临床表现】

任何年龄均可发生，但多见于青壮年。可发生于任何部位，但好发于暴露和易受摩擦处，如额面部、颈部、四肢、躯干部位。唇、阴唇、龟头及包皮内侧黏膜也常累及。

皮损为局限性色素脱失斑，大小不等，数目不定，形态各异，白色斑块处毛发也可变白。少数病例白色斑块相互融合成片，泛发全身如地图状；另有少数患者的皮损中，毛孔周围出现岛状色素区。病程慢性迁延，可持续终身，有时偶有自行缓解。

口周皮肤和唇红黏膜也可见局部色素脱失斑。

【诊断】

根据色素脱失斑为后天性、乳白色、遗传背景、周边有色素沉着带且无自觉症状，可诊断。

【病理表现】

损害内黑素细胞密度降低或消失，损害周围黑素细胞异常增大。

【治疗】

尚无理想的治疗方法，痊愈可能性小。常用的治疗方法有补骨脂素紫外线疗法、氮芥擦拭配合糖皮质激素口服、自体表皮移植术等。

Summary

The pigment disorders on oral mucosa refer to diseases or conditions that occur on oral mucosa, showing increased pigmentation or pigment deficiency. It can be attributed to variant etiological reasons, including endogenous and exogenous pathogens.

The color of the human oral mucosa is not uniform and chromatic variations can occur depending on the degree of keratinization, melanogenic activity, number of melanocytes, vascularization and type of submucosal tissue. If a pathological pigmentation is suspected, its benign or malignant nature will guide the therapeutic plan. The oral mucosa contains melanocytes, even though one might not suspect this when examining Caucasian subjects. Oral mucosa pigmentation is usually demonstrated as a result of melanocyte dysfunction. Clinically, these pigmented disorders are usually seen as melanoplakia, pigmentation polyposis syndrome, pigmented nevus, primary chronic adrenocortical hypofunction ormalignant melanoma. They can be recognized as endogenous pigmentation, exogenous pigmentation or achromia.

Focal melanoplakia, showing as a plain, smooth, soft, dark brawn macule is usually harmless. When it is accompanied with chronic abdominal pain, diarrhea or polyps in the gastrointestinal tract, a diagnosis of Peutz-Jeghers syndrome can be defined.

Peutz-Jeghers syndrome (PJS) is an autosomal dominant disease characterized by polyps and mucocutaneous pigmentation that typically manifests itself in childhood and early adulthood, with a common presentation of bowel obstruction and severe abdominal pain. Diagnostic criteria includes hamartomatous polyps, increased melanin deposits, small bowel polyposis and a family history of the PJS syndrome. Treatment usually involves surgical removal of the polyps, though complications of the disease involve a higher predisposition for several types of malignancies. Manifestations of the disease may first be encountered by the dental professional during a routine examination by the presence of melanotic pigmented spots in the oral cavity. Because oral manifestations may precede gastrointestinal onset, oral health care providers may play an important role of an interdisciplinary team and aid in early detection, management and surveillance of PJS syndrome.

Neoplastic pigmentation is rare. Melanotic nevi are small with indistinct borders. Malignant melanoma occurs predominantly on the maxilla or hard palate. Frequently it has already metastasized by the time of diagnosis. Verification by biopsy is essential if a lesion has suddenly appeared that is extensive, elevated, with irregular pigmentation and has no obvious cause.

Drug-induced pigmentation is usually irregularly distributed over the oral mucosa and typical causes are contraceptives and tetracyclines. Localized traumatic pigmentation can be due to injuries contaminated by foreign material such as dust. Not infrequently an amalgam tattoo can be seen, caused by introduction of amalgam during dental treatment with rotating instruments.

These are diseases and conditions of low incidence and generally harmless, except for malignant melanoma, the pigmented disorders on the oral mucosa commonly do not need any specific managements on themselves, but their original etiological problems should be addressed, such as in the case of polyps in PJS.

Definition and Terminology

口腔黏膜色素异常 (pigment disorders)：A group of diseases or conditions that occur on the oral mucosa, showing increased pigmentation or pigment deficiency. It can be due to variant etiological reasons, including endogenous and exogenous pathogens.

黏膜黑斑 (melanoplakia)：A pigmented plaque with unclear etiological reasons on the oral mucosa that manifests itself as a plain, smooth, soft, dark brown plaque, usually be found on the lip, gingiva, palatal and buccal mucosa.

色素沉着息肉综合征 (pigmentation polyposis syndrome)：Also known as Peutz-Jeghers syndrome, is an autosomal dominant disease, characterized by polyps and mucocutaneous pigmentation that typically manifests in childhood and early adulthood, with a common presentation of bowel obstruction and severe abdominal pain. Diagnostic criteria includes hamartomatous polyps, increased melanin deposits, small bowel polyposis and a family history of the syndrome.

恶性黑素瘤 (malignant melanoma)：Malignant melanomas represent one of the most life-threatening forms of cancer arising from melanocyte precursors as they have the ability to invade or readily metastasize to any organ, especially the lung, liver, brain and bones.

银汞文身 (amalgam tattoo)：One of the disadvantages of an amalgam, apart from aesthetics is that it may have adverse biological effects. It commonly presents itself as an erythematous lesion on the adjacent oral soft tissues (tongue and buccal mucosa) with pigmented dark blue or brown plaques.

（唐国瑶）

第十七章　维生素缺乏症

Deficiency of Vitamins

维生素缺乏症（vitamins deficiency）主要是由于营养素摄入不足、消化吸收不良、代谢障碍，机体需求量增加或消耗过多等因素所引起的一类疾病。

由于生活水平的提高，营养缺乏症现已很少发现，但散在的、个别的营养素缺乏依然存在。偏远农村或少数民族地区因缺乏营养知识，不合理的烹调方法和风俗习惯，仍可使营养缺乏症在小范围内流行。

维生素及矿物质在维护口腔健康方面具有重要作用。营养缺乏症可引起口腔黏膜、牙周组织及牙齿硬组织发生改变，出现非特异性口腔表现特征。

水溶性维生素 B_2、B_3、B_{12}、叶酸及维生素 C 的缺乏均可导致口腔黏膜病损发生；脂溶性维生素 A、D、E 的缺乏也可伴发口腔黏膜病损。

此外，由于口腔黏膜的更新速度（3～7天）快于皮肤（28天），维生素缺乏症易在疾病的早期即出现口腔表现。因此，口腔科医师在该类疾病的早期诊断及治疗中可起重要作用。

第一节　维生素 A 缺乏症
Deficiency of Vitamin A

维生素 A 缺乏症（deficiency of vitamin A）是因体内缺乏维生素 A 而引起的以眼和皮肤病变为主的全身性疾病，多见于 1～4 岁小儿。

【病因】

维生素 A 为脂溶性维生素，存在于动物肝、脂肪、乳汁、蛋黄、胡萝卜、红薯、南瓜和番茄中。维生素 A 摄入不足、吸收不良、消耗或损失过多、代谢障碍等，均可造成维生素 A 缺乏。

【临床表现】

1.眼　早期症状是视网膜感光力减退，表现为暗光下视力减退，患者常于傍晚及暗光处看不见物体。后期可出现眼干燥，角膜失去光泽，混浊软化，严重者可出现角膜组织溃疡，甚至角膜穿孔，最终可导致失明。

2.皮肤　初起皮肤干燥，以后出现皮肤粗糙伴脱屑，状似"鸡皮"，触之有粗糙感，主要出现在大腿前内侧、上臂后侧等部位皮肤。毛发干燥无光泽易脱落，指（趾）甲脆薄多纹，易折断。

3.口腔表现　维生素 A 缺乏易出现口腔感染，口腔黏膜角化过度及白斑，以及口干等。动物实验发现维生素 A 缺乏可致牙釉质发育不良，但未能在人类得以证实。

4.其他　幼儿患者出现轻度的体格和智能发育迟缓，常伴有营养不良、贫血和其他维生素缺乏症，并可出现呼吸道、消化道及泌尿道感染。

【诊断】

1.诊断要点　根据病史及临床表现，特别是皮肤、眼部表现可以作出诊断。

2.实验室检查

（1）血清视黄醇水平测定：正常人为 300～650μg/L，如其浓度在 100～200μg/L 时表示机体维生素 A 含量偏低，肝视黄醇储量不足。

（2）眼科检查：暗适应能力减低为维生素 A 缺乏的早期表现。

【治疗】

1.服用维生素 A、D 丸或乳剂，成人每天 4000IU，妊娠、哺乳期妇女每天 4000IU，婴儿每天 600～1500IU，儿童每天 2000～3000IU。

2.食用维生素含量丰富的食物，如动物肝、胡萝卜、肉类、乳类和蛋类等。

第二节　维生素 B 族缺乏症
Deficiency of Vitamin B

一、核黄素缺乏症　**Deficiency of vitamin B₂**

核黄素即维生素 B_2，为水溶性维生素，存在于奶类、肉、蛋、豆类、谷类、根茎与绿叶蔬菜中。

核黄素是人体细胞中促进氧化还原的重要物质之一，为体内黄酶类辅基的组成部分，并参与体内糖、蛋白质、脂肪代谢。

核黄素缺乏时可出现舌、唇、口角、外生殖器等皮肤黏膜病变，称为核黄素缺乏症。

【病因】

1.摄入不足　机体需求增大或因食物烹饪过程中洗淘过度或随菜汤流失所致。核黄素在碱性环境中易破坏，如烹调时为保持蔬菜的绿色添加碳酸氢钠，可破坏核黄素的生物活性。

2.吸收障碍　某些疾病（如严重慢性腹泻、小肠大部手术切除）可致核黄素吸收不良。

【临床表现】

特征性表现为唇炎、舌炎、口角炎及阴囊炎。此外，可出现口腔及咽喉部水肿。

1.口角炎（angular cheilitis）　表现为双侧口角湿白、糜烂或溃疡，并见有横行裂沟，可向黏膜和皮肤延伸 1cm 左右，两侧对称发生，上覆黄色痂皮。过度张口或继发感染时可伴有疼痛，影响张口、说话、进食。

2.唇炎（cheilitis）　常与口角炎同时存在。主要表现为唇微肿、唇红干燥、脱屑、唇纵裂增多，严重者出现皲裂、糜烂，有灼热或刺痛感。

3.舌炎（glossitis）　早期有舌干燥感，舌体肿大，呈鲜红色，菌状乳头肿胀、充血，伴灼热感或刺痛。以后出现丝状乳头、菌状乳头萎缩消失，舌面光滑、发亮伴有浅裂隙，尤以中部与前部为甚，伴以长短不一的裂隙，可出现明显烧灼感或刺痛感。有的患者可出现口腔黏膜溃疡。

4.阴囊炎（scrotitis）　可分为两型。

（1）红斑型：最常见为对称分布于阴囊两侧的红斑，伴有鳞屑、结痂。

（2）丘疹型：病损以成簇的针尖大小的丘疹为主，上覆有鳞屑。

5.脂溢性皮炎（lipomatosis dermatitis）　发生于鼻翼、耳后等皮脂腺较多处，可见脂质渗出、发红、脱屑。

6.血管增生性角膜炎（vessel blood hyperplastic keratitis）　角膜边缘出现多条新生的毛细血管。感觉视物模糊、疲劳，畏光、流泪。

【诊断】

根据舌炎与阴囊炎的特点及饮食史不难作出诊断。可采用试验性治疗。

尿核黄素测定结果<27μg/g 肌酐提示成人维生素 B_2 缺乏，小儿该指标高于成人。

【治疗】

1.调整饮食结构。

2.口服核黄素，每天 3 次，每次 5mg。

3.口腔以局部对症治疗为主。

4.阴囊炎可局部涂擦抗菌药物软膏。

二、维生素 B_1 缺乏症　Deficiency of vitamin B_1

维生素 B_1 又叫硫胺素（thiamine），是一种水溶性维生素，主要来源于食物。

维生素 B_1 在体内为重要生物催化剂，可促进糖类和脂肪的代谢，在能量代谢中起辅酶作用；提供神经组织所需要的能量，防止神经组织萎缩和退化。

维生素 B_1 缺乏症又称脚气病（Beriberi）。该病以多发性神经炎、肌肉萎缩、组织水肿、心脏扩大、循环失调及胃肠道症状为主要特征。本病多发生在以大米为主食的地区，如精制大米、过度洗米、煮饭加碱均可致其破坏、流失。任何年龄均可发病。治疗及时可完全恢复。

【病因】

1.摄入不足　膳食中维生素 B_1 含量不足为常见原因。

2.吸收障碍　慢性消化紊乱、长期腹泻等引起吸收障碍，导致缺乏。

3.需要量增加　小儿生长发育迅速，需要量相对较多；长期发热、感染、手术后、甲状腺功能亢进等，因代谢旺盛、消耗增加，对维生素 B_1 需要量亦增加，若不及时补充，易引起缺乏。

【临床表现】

婴儿多为急性发病，以神经系统为主者称脑型脚气病；出现心功能不全者称心型脚气病；以水肿症状显著者称水肿型脚气病。亦可数型症状同时出现。年长儿则以水肿和多发性周围神经炎为主要表现。

1.消化系统症状　以婴儿多见，常有厌食、呕吐、腹胀、腹泻或便秘、体重减轻等。

2.口腔表现　口腔表现少见，严重者可出现口唇感觉减退，进食、说话困难。

3.神经系统症状　可表现为神经麻痹和中枢神经系统症状。早期有烦躁、夜啼等，继而出现神志淡漠、吸乳无力、眼睑下垂、嗜睡等。

4.心血管系统症状　表现为气促、发绀，出现奔马律、心脏扩大等。

5.水肿与浆液渗出　下肢踝部水肿，甚至延及全身或伴发心包、胸腔积液。

【诊断】

根据喂养史、母乳膳食史、临床表现，以及结合流行病史可作出诊断。

疑有本病者，应立即给予维生素 B_1 试验性治疗。本病在治疗后迅速好转，可作为确诊的有力依据。

测定血中维生素 B_1 浓度可明确诊断，但由于测定技术复杂，临床极少采用。

【治疗】

1.注意食物的搭配，应饮食多样化，不宜以精米、面为主食，最好掺杂粗粮和杂粮。改进烹调方法。人工喂养时，应按时添加辅食。患感染或消化系统紊乱疾病时，应注意补充维生素 B_1。

2. 维生素 B₁ 治疗　小儿轻症每天 15 ～ 30mg，重症应肌内注射或静脉注射维生素 B₁，每天 50 ～ 100mg。一般治疗 2 ～ 3 天后，仍需继续口服维生素 B₁，每天 5 ～ 10mg，疗程为 1 个月。

3. 本病常伴有其他 B 族维生素缺乏，应同时予以适当补充。

三、烟酸缺乏症　Aniacinosis

烟酸缺乏症（aniacinosis），又名维生素 B₃ 或烟酸（nicotinic acid or niacin）缺乏病、癞皮病、粗皮病或 Pellagra 病，因人体缺乏烟酸而引起，临床上以皮肤、胃肠道、神经系统症状为主要表现。

烟酸是两个重要中间代谢辅酶烟酰胺腺嘌呤二核苷酸（flavin adenine dinucleotide，NAD）和烟酰胺腺嘌呤二核苷酸磷酸（nicotinamide adenine dinucleotide phosphate，NADP）不可缺少的组成部分，参与糖、脂肪和蛋白质代谢，为细胞氧化还原反应所必需。

【病因】

主要与烟酸的摄入、吸收减少及代谢障碍有关。如慢性酒精中毒、甲状腺毒症、发热、胃肠功能及肾功能障碍，某些与烟酸化学结构相似物（如异烟肼），与烟酸相互竞争，使烟酸不能为机体所利用，都可造成烟酸缺乏。

【临床表现】

本病主要累及皮肤、胃肠道及神经系统，典型症状为皮炎（dermatitis）、腹泻（diarrhea）和痴呆（dementia），即所谓 3D 病。但三者同时存在者较少见。

1. 皮炎好发于日光暴露和摩擦受压部位，往往对称分布。初起皮损呈鲜红色，以后逐渐变为暗红色至褐黑色，表面粗糙类似晒斑。自觉灼热、瘙痒。

2. 常有腹泻，间有黏液样便或血便，其他症状有食欲缺乏、消化不良、恶心、呕吐、腹胀和腹痛等。

3. 神经系统可出现头晕、乏力、失眠、记忆力减退或抑郁、智力减退、肢体麻木等。

4. 口腔表现

（1）表现为严重的舌炎，全舌或部分舌黏膜呈亮红色、早期丝状乳头、菌状乳头肥大，后期出现丝状乳头以及菌状乳头萎缩，舌面光亮，呈牛肉红色，对创伤或其他刺激敏感，可有口腔黏膜灼痛、触痛、甚至自发痛。

（2）易发生龈炎、牙周炎。

（3）牙龋坏。

5. 女性外阴亦可受累，出现阴唇红肿及阴道炎。

【治疗】

1. 有皮炎者应避免日光照射。

2. 注意口腔卫生。

3. 纠正因腹泻引起的水、电解质紊乱。

4. 根据病情口服、肌内注射或静脉滴注烟酸，400 ～ 1000mg/d，直至症状消失。

四、维生素 B₆ 缺乏症　Deficiency of vitamin B₆

维生素 B₆（vitamin B₆）又称吡哆素（pyridoxine）。是一种水溶性维生素。为人体内某些辅酶的组成成分，参与多种代谢反应，尤其是和糖类、脂肪和蛋白质代谢有关。

【病因】

多由于服用维生素 B₆ 拮抗剂（如异烟肼、环丝氨酸和青霉胺等）引起；少数由于患恶性肿瘤，严重肝、肾病变，慢性酒精中毒等。

【临床表现】

1. 一般表现　食欲缺乏、呕吐、贫血、衰弱等。

2. 皮肤和黏膜炎症　如脂溢性皮炎、脱发、舌炎、牙龈炎、眼炎等。

3. 精神和神经系统症状　如抑郁、嗜睡、恶心、周围神经炎等。

【治疗】

主要为补充维生素 B_6 及对症处理。此外，临床上应用维生素 B_6 制剂防治妊娠呕吐和放射治疗引起的呕吐。

五、维生素 B_{12} 缺乏症　Deficiency of vitamin B_{12}

维生素 B_{12} 缺乏症在发展中国家（如非洲、印度、南美洲）广泛存在。在国内，中老年人或严重素食者易出现维生素 B_{12} 缺乏症。

维生素 B_{12} 缺乏症或恶性贫血，是一种由于维生素 B_{12} 摄入不足或者吸收障碍所导致的疾病。该病起病隐匿，主要表现为巨幼细胞贫血。严重情况下，可导致中枢神经系统不可逆性损伤。

【病因】

1. 饮食摄入维生素 B_{12} 不足。

2. 慢性萎缩性胃炎、胃大部切除术或者遗传性内因子合成障碍等导致内因子缺乏，出现选择性维生素 B_{12} 吸收障碍。

3. 外科手术　如胃及回肠切除、肠道菌群失调等造成消化吸收不良综合征，可出现维生素 B_{12} 吸收障碍。

4. 糖尿病治疗药物　如二甲双胍可能会影响 B_{12} 的吸收效率。

5. 寄生虫感染。

【主要表现】

1. 慢性进行性贫血症状。

2. 食欲缺乏、腹胀、腹泻等。

3. 对称性手足麻木和感觉异常　单侧或者双侧手掌突发的刺痛感和麻木感，身体偶尔有轻微的电击感，常在一侧髋部或者身体一侧沿肋骨的多个部位相继发生。

4. 少数出现记忆力受损或定向障碍。如健忘、易激动或抑郁、淡漠，甚至痴呆、精神失常。

5. 单侧上或者下眼睑抽动。

6. 偏头痛　严重时可以出现呕吐。

7. 口腔症状　口腔黏膜灼痛，伴味觉减退或消失。口腔黏膜出现片状充血发红区，尤其是舌明显，舌乳头萎缩导致舌面光滑，舌痛明显。

此外，维生素 B_{12} 缺乏者可伴有叶酸及铁缺乏，临床上出现类似复发性阿弗他溃疡的表现。有研究发现在 18% ～ 28% 的复发性阿弗他溃疡患者中有上述物质的缺乏，补充后口腔溃疡的症状改善或消失。

【诊断】

1. 血常规检查　可出现红细胞减少，红细胞体积增大等表现。

2. 血清维生素 B_{12} 水平检查　维生素 B_{12} 缺乏症时，血清 B_{12} 水平常低于正常值，但受检测方法的局限，即使 B_{12} 水平正常也不能排除诊断。

3. 血浆中的同型半胱氨酸和甲基丙二酸水平测定。

4. 若患者已有神经系统症状，可测量脑脊液中 B_{12} 的水平。

【治疗】

1. 维生素 B_{12} 可以口服或者肌内注射，可单独或联合其他药物使用。

口服 B_{12} 制剂包含有氰钴胺（cyanocobalamin）、羟钴胺（hydroxocobalamin，即维生素 $B_{12}\alpha$），以及两种维生素 B_{12} 的辅酶形式，即甲钴胺（methylcobalamin，MeB_{12}）和腺苷钴胺（5-deoxyadenosylcobalamin）。

维生素 B_{12} 注射液 $500\mu g$，肌内注射，每天 1 次，连续 2 周后，改为每周 1 次。

2. 对因治疗，包括改善营养、驱除肠寄生虫及停用有关药物。

3. 处理各种并发症，如感染、缺铁性贫血和周围神经炎等。

4. 严重贫血者，给予小量输血治疗，每次 100ml。

第三节　叶酸缺乏症
Deficiency of Folic Acid

叶酸（folic acid）又称维生素 B_9，参与人体 DNA 合成以及骨髓造血细胞的合成。

叶酸缺乏症（deficiency of folic acid）是指由于叶酸摄入不足或吸收不良引起的以巨幼细胞贫血为特征的疾病。

【病因】

1. 摄入不足　常见于营养不良、偏食、挑食或喂养不当的婴幼儿。

2. 吸收障碍　影响空肠黏膜吸收的各类疾病，如短肠综合征、热带口炎性腹泻等可影响小肠对叶酸的吸收。

3. 药物干扰　抗惊厥药、氨甲蝶呤、口服避孕药、氟尿嘧啶、阿糖胞苷、异烟肼、乙胺嘧啶、环丝氨酸等药物可影响叶酸的吸收和代谢。

4. 需要量增加　妊娠时尤其是最初 3 个月，叶酸需要量增加 5～10 倍。此外，感染、发热、甲状腺功能亢进、恶性肿瘤和血液透析患者对叶酸需求量也增高。

【临床表现】

1. 与维生素 B_{12} 缺乏症临床表现相似，可引起巨幼细胞贫血、白细胞和血小板减少。

2. 消化道症状　如食欲缺乏、腹胀、腹泻或便秘、消瘦。

3. 口腔表现　以舌炎最为突出，舌质红、舌乳头萎缩、表面光滑，以及口角炎、口腔黏膜小溃疡等，伴口腔黏膜及舌烧灼痛。

4. 叶酸缺乏可引起情感改变。

【诊断】

根据临床表现及实验室检查，即可确诊。实验室检查包括：

1. 血清叶酸含量测定　小于 6.8nmol/L（3ng/ml）为缺乏。

2. 红细胞叶酸含量测定　小于 318nmol/L（140ng/ml）为缺乏。

3. 血浆同型半胱氨酸测定　当受试者维生素 B_6 和 B_{12} 营养适宜，而出现叶酸缺乏时同型半胱氨酸水平增高。

【治疗】

1. 口服叶酸 5～10mg/d，视病情确定治疗时间和治疗剂量，直至贫血得以纠正。

2. 对因治疗。

3. 处理并发症。

第四节 维生素C缺乏症（坏血病）
Deficiency of Vitamin C

维生素C又称抗坏血酸（ascorbic acid），为一种强抗氧化剂，在体内参与羟脯氨酸及正常胶原酶的形成，促进铁的吸收。新鲜蔬菜和水果中维生素C含量高。

维生素C缺乏症（deficiency of vitamin C）又称坏血病，临床上以出血、类骨质及牙本质形成异常为特征。

【病因】

1.摄入不足　人工喂养，不及时补充新鲜蔬菜、水果或有偏食习惯可造成摄入不足。

2.消化、吸收障碍　消化不良和慢性腹泻时，可造成维生素C吸收减少或破坏。

3.消耗增加　感染、发热、外科手术、代谢增加和患病时，维生素C的需要量增加。

【临床表现】

1.全身表现（systemic manifestations）　早期有乏力、食欲差、体重减轻、性情暴躁、下肢肌肉或关节疼痛等。

2.皮肤表现（skin manifestations）　毛囊周围充血、溢血、紫斑，继之毛囊肿胀与肥厚，皮肤变得粗糙。

3.口腔表现（oral manifestations）

（1）牙龈、牙周变化：维生素C缺乏者易累及牙龈及牙周组织，有研究显示20%以上的维生素C缺乏者可出现牙周疾病。早期表现为牙龈肿胀、发红、疼痛和出血。开始时患者全口牙龈肥大，色暗红，松软如海绵，稍按压即出血。随着病情发展，患者可出现牙龈龈缘糜烂等表现，伴有牙龈疼痛、口臭，严重者可有自发性出血。若存在局部刺激因素或口腔卫生不良，可使症状加剧，最终导致牙齿松动脱落。

（2）口腔黏膜表现：除牙龈出血外，其他口腔黏膜亦可见自发性出血或瘀斑。严重者，可并发坏死性龈口炎。

（3）出现黏膜苍白、水肿、伤口愈合缓慢等症状。

【诊断】

1.根据病史、典型的临床表现及实验室检查或治疗性试验即可诊断。

2.实验室检查和影像学检查

（1）血浆及白细胞维生素C浓度降低。

（2）凝血酶时间延长。

（3）毛细血管脆性试验阳性。

（4）X线检查可见长骨干骺端临时钙化带变密、增厚，骨质疏松，并可引起骨折及骨骺分离、移位。增生的骨骺盘向两旁凸出形成骨刺，称为侧刺。此为维生素C缺乏的特殊表现，具有诊断意义。

【治疗】

1.多食绿叶蔬菜及新鲜水果。

2.口服维生素C 100～200mg，每天3次；亦可肌内注射或静脉注射，每天100～200mg，3周为1个疗程。

3.保持口腔清洁，防治继发感染。

4.补充铁剂，有严重贫血者予以输血治疗。

第五节 维生素 D 缺乏症
Deficiency of Vitamin D

维生素 D 对于维持血清钙的内稳态具有重要作用。

维生素 D 缺乏症（deficiency of vitamin D）又称佝偻病，是由于儿童体内维生素 D 不足使钙、磷代谢紊乱，产生一种以骨骼病变为体征的全身慢性营养缺乏性疾病。此外，长期严重的维生素 D 缺乏可造成肠道吸收钙、磷减少并出现低钙血症，以致甲状旁腺功能代偿性亢进。

【病因】

1. 维生素 D 不足 多见于老年人及多次妊娠妇女、严重营养不良、肝病、肾病、慢性腹泻者。

2. 日照不足 婴幼儿被长期过多地留在室内活动，可影响部分内源性维生素 D 的生成。

3. 生长速度快 如早产儿及低体重儿出生后生长发育过快，需要增加，易发生维生素 D 缺乏。

4. 疾病影响 胃肠道或肝胆疾病影响维生素 D 吸收，如先天性肠道狭窄或闭锁、胰腺炎、慢性腹泻等。

此外，长期服用抗惊厥药物，如苯妥英钠、苯巴比妥以及长期服用糖皮质激素可使体内维生素 D 不足。

【临床表现】

婴幼儿佝偻病常见于 6 个月至 2 岁幼儿，有多汗、睡眠不安、易激动、便秘等；颅骨软化、颅骨骨样组织堆积出现"方颅"，肋骨串珠样畸形、肋骨软化、鸡胸、驼背、膝内翻、膝外翻、全身生长发育迟缓。

成人软骨病表现为骨骼疼痛和压痛，多见于载重部位；活动受限，行走呈鸭步，大腿的内收肌经常处于痉挛状态，易发生骨折，身材日趋缩短，或出现手足搐搦。

口腔表现 维生素 D 缺乏可造成牙周附着丧失，牙釉质发育不全，牙齿萌出迟缓，或出现错𬌗畸形。口腔黏膜表现少见。此外，X 线检查显示骨小梁钙化不全，间隙增大，骨质稀疏。

【诊断】

依据病因、临床表现、血生化及骨骼 X 线检查即可诊断。

1. 血生化检查见血钙降低，碱性磷酸酶升高。

2. 血清 25-(OH)D$_3$ 水平测定为最可靠的诊断标准，维生素 D 缺乏者早期血清 25-(OH)D$_3$ 明显降低。

3. 骨骺 X 线检查显示钙化带模糊，干骺端增宽，边缘呈毛刷状或杯口状改变

【治疗】

1. 应注意加强营养，及时添加其他食物，坚持每天户外活动。

2. 补充维生素 D，可口服，一般剂量为每天 50～100μg（2000～4000IU），1 个月后改为预防量 400IU。

3. 如果膳食中钙摄入不足，应补充适当钙剂。

4. 对因治疗和对症治疗。

第六节　维生素 K 缺乏症
Deficiency of Vitamin K

维生素 K 缺乏（deficiency of vitamin K）引起低凝血酶原血症，表现为凝血缺陷和出血。

【病因】

由各种原因导致的维生素 K 吸收、利用或肠道合成障碍而引起。

【临床表现】

出血为主要临床表现，如鼻、皮肤黏膜、消化道和泌尿道出血，肌肉血肿，颅内出血。口腔牙龈自发性出血较为常见。

【诊断】

根据病史、临床表现和实验室检查可确诊。治疗性试验有助于鉴别诊断。

1. 凝血酶原时间（PT）和部分促凝血酶原激酶时间（PTT）延长。

2. 血浆纤维蛋白原水平、凝血酶、血小板计数和出血时间均在正常范围。

【治疗】

应给予维生素 K_1 皮下注射或肌内注射。成人常用剂量为 10mg，肌内注射。在紧急情况下，将 10 ～ 20mg 注射用维生素 K_1 溶于 5% 葡萄糖溶液或 0.9% 氯化钠溶液中静脉注射，速率每分钟不超过 1mg。患者可发生过敏性休克，临床使用时应高度注意。可在 6 ～ 8 小时内反复使用同一剂量。对大多数病例，该治疗在 3 ～ 6 小时内有效。

服用抗凝剂的患者可口服 5 ～ 20mg 维生素 K_1 以非紧急性控制低凝血酶原血症。

Summary

Vitamin Deficiency Diseases

Night blindness

Deficiency of vitamin A can cause night blindness. This leads to poor adaptation of eyes to dim or night light causing night blindness. The cornea and the conjunctiva are also dry, a condition called xerophthalmia (dry eyes). Severe deficiency results in keratomalacia in which ulcers develop on cornea, leading to blindness.

Night blindness can be cured by making the diet rich in vitamin A.

Beri-beri

Deficiency of vitamin B1 or thiamine can cause beri-beri. Thiamine is involved in the carbohydrate metabolism. The symptoms shown during beri-beri are swelling or edema of the legs, extreme weakness, headache, dizziness, palpitations and loss of appetite. It is common among people whose chief diet is polished rice. Rice contains this vitamin in the outer husk. During cleaning and refining processes, this cover is removed and results in the removal of thiamine from rice. However, most other foods like groundnuts and fruits are other sources of thiamine.

Ariboflavinosis

Lack of riboflavin or vitamin B_2 can cause ariboflavinosis, the oral symptoms are lesions at the corner of the mouth and inflammation of the tongue and mouth.

Photophobia

Deficiency of vitamin B_2 can cause photophobia and results in the eye being sensitive to bright sunlight.

Pellagra

Deficiency of vitamin B_3 or niacin can cause pellagra. It is a disease characterized by the 3 D's symptoms-dermatitis (dry skin), diarrhea (loose motions) and dementia (mental illness) that also leads to disorientation and hallucinations. It is common among people who live on a diet that mainly consists of maize. Maize interferes with the absorption of vitamin B_3 which causes the deficiency.

Deficiency of vitamin B_{12}

Vitamin B_{12} is necessary for the formation and maturation of the red blood cells and since the red blood cells carry hemoglobin, which in turn carries oxygen, the deficiency in vitamin B_{12} causes a type of anemia that can be prevented and treated by eating a diet rich in vitamin B_{12}.

Scurvy

Deficiency of vitamin C or ascorbic acid can cause scurvy. The symptoms are bleeding gums, loosening of teeth, swollen and painful joints, bleeding in tissues and general fatigue (tiredness). Vitamin C is destroyed upon heating.

Rickets

Deficiency of vitamin D, calcium and phosphorus can cause rickets. Calcium and phosphorus form the bones and teeth, however, absorption of these minerals can take place only in the presence of vitamin D. Vitamin D or calciferol is formed by the body in the presence of sunlight from 7-dehydrocholesterol, a compound that is present in the skin. Thus, children who have enough calcium and phosphorus but are not exposed to enough sunlight can also develop this deficiency. Lack of vitamin D and these minerals result in rickets in children.

The symptoms of rickets are soft bones which bend and become either knock knees or bow legs. If the chest bones are affected, it forms a pigeon chest that may also result in loss of teeth enamel and bending of the spine. Rickets also results in growth retardation. Cod liver oil is the richest source of vitamin D and can be given in addition to milk, liver and leafy vegetables to children to prevent or treat rickets. Exposure to sunlight also helps in making vitamin D.

Bleeding disease

Deficiency of vitamin K can cause bleeding disease. Vitamin K is necessary for clotting of blood, thus in the absence of vitamin K, there is delayed blood clotting that leads to profuse bleeding.

（华　红）

第十八章　系统疾病的口腔表征
Oral Manifestations of Systemic Diseases

第一节　造血系统疾病
Hematologic Diseases

一、贫血　Anemia

贫血（anemia）是指人体外周血单位体积中血红蛋白浓度、红细胞计数和（或）血细胞比容低于同年龄组、同性别和同地区的正常标准，以血红蛋白浓度较为重要。

1972 年 WHO 制定的诊断标准认为在海平面地区血红蛋白（hemoglobin，HGB）浓度低于下述水平诊断为贫血：6 个月～6 岁儿童 110g/L，6～14 岁儿童 120g/L，成年男性 130g/L，成年女性 120g/L，孕妇 110g/L。

中国海平面地区，成年男性 HGB<120g/L，成年女性 HGB<110g/L，孕妇 HGB<100g/L 为贫血。

贫血的原因包括：①铁摄入不足、铁需要量相对增加导致的缺铁性贫血；②血红蛋白合成障碍，如叶酸、维生素 B_{12} 缺乏导致的巨幼细胞贫血；③血细胞形态改变，如基因突变导致的镰状细胞贫血；④各种原因导致的造血干细胞损伤，如再生障碍性贫血；⑤各种原因导致红细胞破坏而致的贫血。

贫血发生机制包括失血、红细胞生成不足和过度溶血。

贫血的临床表现包括虚弱、眩晕、易疲劳、嗜睡、胃肠不适、心力衰竭、休克等症状，口腔表现突出。

贫血不是一种疾病而是某些疾病的共同症状，治疗原则首先是去除病因。在病因诊断明确之前，切忌乱用药物，延误病情，甚至造成严重后果。

（一）缺铁性贫血

缺铁性贫血（iron deficiency anemia）是由于体内铁缺乏影响血红蛋白合成所引起的一种小细胞低色素性贫血。本病是贫血中的常见类型，普遍存在于世界各地。在育龄妇女（特别是孕妇）和婴幼儿中发病率高。

【病因及发病机制】

铁摄入不足（营养因素）、铁需要量相对增加（妊娠、儿童生长发育期）、铁吸收障碍（胃肠道疾病、胃大部切除术后、营养不良）、慢性失血（妇女月经过多）等均可导致缺铁性贫血的发生。

发病机制是由于体内可用来制造血红蛋白的贮存铁已被用尽，导致红细胞生成障碍。特点是骨髓、肝、脾及其他组织中缺乏可染色铁，血清铁蛋白浓度降低，血清铁浓度和血清转铁蛋白饱和度亦均降低。

【临床表现】

1.一般表现　头晕、耳鸣、倦怠、乏力、烦躁、注意力不集中，记忆力减退。

2.皮肤黏膜表现

（1）皮肤表现：皮肤色苍白，以甲床最为明显。此外，可出现皮肤干燥、头发枯黄、无光泽、易脱落，指（趾）甲平、薄、脆，甚至反甲。

（2）口腔黏膜变化：口腔黏膜色苍白，以唇、颊、牙龈黏膜最为明显。舌乳头萎缩，严重者出现丝状乳头和菌状乳头均有萎缩，口腔黏膜出现灼痛不适感。部分患者也可出现口腔溃疡表现（图18-1）。

Plummer-Vinson综合征（又称缺铁性吞咽困难），为缺铁性贫血的特殊类型，多见于欧洲人，以缺铁性贫血、吞咽困难和舌炎为主要表现，可引起口咽部鳞状细胞癌，表现为溃疡、红白色病损等。

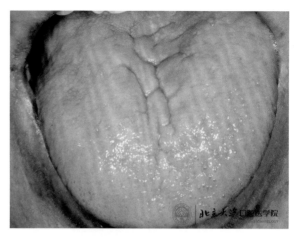

图18-1　缺铁性贫血
舌色淡而苍白，舌乳头广泛萎缩
（北京大学口腔医院供图）

3.患者常有食欲缺乏、少数有异食癖。

贫血较重者可出现心动过速，心尖部可听到收缩期杂音、充血性心力衰竭等体征。

【实验室检查】

1.血细胞分析　红细胞、血红蛋白低于正常。红细胞体积小、含色素低。

2.铁代谢检查　可视条件检测血清铁、总铁结合力、转铁蛋白饱和度、血清铁蛋白、红细胞游离原卟啉、血清可溶性转铁蛋白受体。

缺铁性贫血患者通常血清铁蛋白减少，血清铁减低，总铁结合力增高，运铁蛋白饱和度减低，红细胞游离原卟啉增高。

3.骨髓穿刺或骨髓涂片　可见幼红细胞内、外可染铁明显减少或消失。

4.病因学检查　便潜血、消化道X线和（或）内镜检查对于寻找病因尤为重要；其余检查视病情而定。

【诊断】　诊断应结合病史、临床表现及实验室检查。

【治疗】　以补充铁剂和去除病因为原则。

1.对因治疗。

2.口服铁剂治疗　一般以口服铁剂为主，最常用的是硫酸亚铁片，餐前服用，每天3～4次，如有胃肠反应也可餐后服用。服用铁剂期间忌饮茶以免影响铁剂的吸收。

3.口腔治疗　口腔医师应了解患者贫血的原因及程度。一般情况下，贫血患者在进行口腔处理时，无需特别注意。但对于严重贫血患者，要咨询血液科医师，最好在病情纠正后再接受口腔治疗。此类患者临床易出现晕厥，口腔治疗时，要给予密切关注及监护。

口腔病损以对症治疗为主，注意预防继发感染。

（二）巨幼细胞贫血

巨幼细胞贫血（megaloblastic anemia）是指由于维生素B_{12}和（或）叶酸缺乏或其他因素导致DNA合成障碍所引起的一类贫血。

约95%的巨幼细胞贫血系因叶酸和（或）维生素B_{12}缺乏引起的，称为营养性巨幼细胞贫血。该病发生具有地区性，中国以山西和陕西等省较为多见，发病率可达5.3%；恶性贫血是由于胃黏膜萎缩，胃液中缺乏内因子使维生素B_{12}不能被吸收而发生的一种巨幼细胞贫血。维生素B_{12}为恶性贫血缺乏的主要原因。

【病因】

1.摄入不足　食物中缺少新鲜蔬菜、过度烹煮均可使叶酸丢失。炎症、肿瘤、手术切除及热带性口炎性腹泻均可导致叶酸吸收不足。老年人和胃切除患者胃酸分泌减少，常会有维生素B_{12}缺乏。

2.需要增加 妊娠期妇女、生长发育的儿童及青少年以及慢性反复溶血、白血病、肿瘤、甲状腺功能亢进及长期慢性肾功能衰竭行血液透析治疗的患者,对叶酸的需要都会增加,如补充不足就可发生叶酸缺乏。

3.内因子缺乏 主要见于萎缩性胃炎、全胃切除术后和恶性贫血患者。

4.其他 药物(如甲氨蝶呤、氨苯蝶啶、甲氧苄啶(TMP)、苯妥英钠、乙胺嘧啶、乙醇等)的影响可拮抗叶酸,影响叶酸代谢和利用。

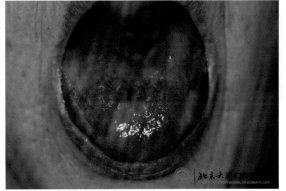

图 18-2 巨幼细胞贫血
舌乳头萎缩伴片状充血、发红区
(北京大学口腔医院供图)

【临床表现】

维生素 B_{12} 和叶酸缺乏的临床表现基本相似。

1.表现为面色苍白、乏力、头晕、心悸等。

2.消化道表现 食欲缺乏、腹胀、腹泻等。

3.口腔表现 以舌部症状体征最为突出,表现为萎缩性舌炎或光滑舌,菌状乳头及丝状乳头全部萎缩消失,舌背光滑,在舌尖、舌缘有片状火红样斑块出现,舌烧灼痛明显。红斑病损还可出现在唇、颊等黏膜。可在此基础上,伴有念珠菌感染,患者可出现吞咽困难及味觉异常等症状。部分巨幼细胞贫血患者的口腔症状可早于其他贫血症状(图 18-2)。

4.神经系统症状 维生素 B_{12} 缺乏时常伴神经系统表现,如手足对称性麻木;深感觉障碍(肢体位置感消失等);共济失调(步态不稳,步态蹒跚);味觉、嗅觉降低;视力减退;重者可有排便、排尿失禁;还可伴有精神症状,如易怒、抑郁、失眠、记忆力下降、幻觉、妄想甚至人格障碍等。

【诊断及实验室检查】

根据临床表现及实验室检查以明确诊断。实验室检查如下:

1.血细胞分析 表现为大细胞正色素性贫血血象。平均红细胞体积(mean corpuscular volume, MCV)常大于100fl,平均血红蛋白含量(mean corpuscular hemoglobin, MCH)常大于32pg。

2.血清叶酸和维生素 B_{12} 水平测定 巨幼细胞贫血患者两者均可降低。

3.血浆中同型半胱氨酸和甲基丙二酸水平测定:两者均有所升高。

4.骨髓增生活跃,巨幼红细胞系占骨髓细胞总数的30%～50%,其中巨原红细胞及巨早幼红细胞可达半数以上。巨幼红细胞糖原染色阴性。

5.部分患者抗胃壁细胞抗体及抗内因子抗体阳性。

【治疗】

1.对因治疗 应积极寻找病因,治疗原发疾患。

2.加强营养知识宣传普及,纠正偏食及不良的烹调习惯。

3.补充叶酸或维生素 B_{12}。①口服叶酸 5～10mg,每天3次。②肌内注射维生素 B_{12},每天 500μg,连续2周,以后改为每周1次。

4.其他辅助治疗 重症病例也可出现铁相对性缺乏,需及时补充铁剂。营养性巨幼细胞贫血可同时补充维生素 C、B_1 和 B_6。

5.口腔处理 以对症治疗为主。如伴有真菌感染,应及时抗真菌治疗。

(三)再生障碍性贫血

再生障碍性贫血(aplastic anemia,AA)为一种骨髓造血功能衰竭症,主要表现为骨髓造血功能低下、全血细胞减少和贫血、出血、感染征候群。

范科尼贫血（Fanconi anemia）是一种遗传性再生障碍性贫血，是一种罕见的常染色体隐性遗传性血液系统疾病。这类患者幼年即发病，除有典型再生障碍性贫血表现外，皮肤尚有棕褐色色素沉着、小头畸形、拇指缺如或畸形，以及肾、脾、眼、耳、生殖器畸形等。

【临床流行病学】

再生障碍性贫血年发病率具有地域差别，在欧美国家为 4.7 ～ 13.7/100 万，日本为 14.7 ～ 24.0/100 万，我国为 7.4/100 万，总体来说亚洲的发病率高于欧美；发病年龄呈现 10 ～ 25 岁及 >60 岁两个高峰，没有明显的男女性别差异。

【病因】

某些病毒感染（如肝炎病毒、微小病毒 B19 等）、应用骨髓毒性药物、接触有毒化学物质、长期或过量暴露于射线是再生障碍性贫血的发病主要诱因。

【临床表现】

主要临床表现为贫血、出血及感染。一般不伴有淋巴结及肝脾大。

1. 贫血　皮肤黏膜苍白、乏力、头晕、心悸和气短等。轻者呈慢性过程，重者多呈进行性加重。

2. 感染　以呼吸道感染最为常见，其次为消化道、泌尿生殖器及皮肤黏膜的感染。感染菌种以革兰阴性杆菌、葡萄球菌和真菌为主，常合并败血症。

3. 出血　急性重症患者均有程度不同的皮肤黏膜及内脏出血。皮肤黏膜表现为出血点或大片瘀斑，口腔黏膜可有血疱。牙龈出现自发性出血，以及鼻出血、眼结膜出血等。深部脏器可见呕血、咯血、便血、尿血，女性有阴道出血，其次为眼底出血和颅内出血，后者常危及生命。

【诊断和鉴别诊断】

1. 应详细询问患者发病前 6 个月内的用药史、化学物质及毒性物质接触史。

2. 再生障碍性贫血患者全血细胞计数为两系或三系血细胞减少。

3. 骨髓活检示造血组织减少。非造血细胞比例增高，骨髓小粒空虚。

应注意与骨髓增生异常综合征、范科尼贫血、免疫相关性全血细胞减少、骨髓纤维化、低增生性白血病等疾病相鉴别。

【治疗】

1. 支持治疗　再生障碍性贫血患者输注红细胞和血小板对于维持血细胞计数是必需的。

2. 再生障碍性贫血的治疗　一旦确诊，需根据疾病严重程度，由血液科医师给予相应治疗。

（1）标准疗法是采用同种异体骨髓移植，或联合抗人胸腺细胞免疫球蛋白和环孢素 A（cyclosporin A，CsA）的免疫抑制治疗（immunosuppressive therapy，IST）。

（2）未进行骨髓移植者可选择大剂量环磷酰胺治疗。约 70% 的患者对大剂量环磷酰胺治疗有效，但是并不能消除复发。

3. 口腔处理　再生障碍性贫血患者进行口腔治疗时，主要应考虑感染及出血问题。

（1）此类患者体内存在潜在的出血性疾病，因此，在进行任何手术之前，包括口腔有创性治疗和手术操作前，要先测量血小板计数。

（2）再生障碍性贫血患者容易出现败血症，同时伴随显著的中性粒细胞减少，当中性粒细胞小于 2500/mm^3，而患者又存在牙体、根尖或牙周的急性炎症时，建议在牙髓、牙周治疗之后，给予口服抗菌药物。

4. 其他措施　避免使用对骨髓有损伤作用和抑制血小板功能的药物。

Summary

Anemia is defined as a decrease in the number of circulating red blood cells and decrease in hemoglobin and/or a decrease in the hematocrit. Decreased production of red cells can occur as dietary deficiency of iron, folate or vitamin B_{12}. Other causes include decreased erythropoietin production as a result of renal disease or other chronic diseases or defects in stem cell proliferation, hemoglobin synthesis or DNA synthesis.

Symptoms

Patients with anemia may be asymptomatic and have the disease discovered during a routine evaluation. Patient may develop fatigue, weakness, dizziness and dyspnea on exertion. With severe anemia, significant orthostatic symptoms may appear and the patient may develop dyspnea even at rest.

The patient may have atrophic glossitis and angular cheilitis upon oral examination.

Diagnosis

The medical evaluation of anemia requires a systemic approach.

A complete blood count and a blood smear is required and a thorough medical workup and family history should be obtained to determine possible causes of anemia. The most common cause of microcytic hypochromic anemia is iron deficiency resulting from excess blood loss. The evaluation process should include a ferritin test, an iron and iron binding capacity and serum iron level. Macrocytic anemia is often the result of dietary folate or vitamin B_{12} deficiency, so the levels of vitamin B_{12} and folate should be obtained prior to establishing the diagnosis.

Treatment

Patients with iron deficiency are advised to eat an iron rich food, such as liver, red meat, oysters and beans. In patients with severe anemia, an oral iron supplement can be prescribed.

In patients with macrocytic anemia, folate can be given orally. Vitamin B_{12} can also be administered by injection in order to avoid severe permanent neurologic damage.

Patients with anemia of chronic disease should have the underlying disease addressed.

二、白血病 Leukemia

白血病（leukemia）是造血干细胞的恶性克隆性疾病（clonal disorder），其特征是以血液和骨髓中的白细胞及其前体细胞呈恶性克隆性增生、积聚，并侵犯肝、脾、淋巴结，最终浸润并破坏全身组织、器官，使正常造血功能受到抑制为特征。临床表现为贫血、出血、感染及各器官浸润症状。白血病占儿童恶性肿瘤发病率的第一位。其致死率在儿童及 35 岁以下成年人恶性肿瘤中排首位。

该病是在 1847 年由德国病理学家鲁道夫·菲尔绍首次识别的。

根据白血病细胞成熟的程度和疾病的自然病程，白血病可分为急性和慢性两大类。急性白血病起病急，细胞分化停滞在较早阶段，多为原始细胞及早期幼稚细胞，病情发展迅速，自然病程仅数月。一般可根据白血病细胞系列归属分为急性粒细胞白血病（AML）和急性淋巴细胞白血病（ALL）两大类。慢性白血病细胞分化停留在较晚阶段，多为较成熟的幼稚细胞和成熟细胞，病情发展慢，自然病程一般在 1 年以上。慢性白血病常见有慢性粒细胞白血病（CML）、慢性淋巴细胞白血病（CLL）。

【临床流行病学】

白血病发病率约占肿瘤总发病率的 3%，是儿童和青年中最常见的一种恶性肿瘤。欧洲和北美发病率最高，其死亡率为 3.2 ～ 7.4/10 万。亚洲和南美洲发病率较低，死亡率为 2.8 ～ 4.5/10 万。

我国急性白血病比慢性白血病多见（约为 5.5∶1），其中最常见为急性粒细胞白血病（1.65/10 万），其次为急性淋巴细胞白血病（0.69/10 万），慢性粒细胞白血病（0.36/10 万）和慢性淋巴细胞白血病较少见（0.05/10万）。男性发病率略高于女性（约为1.81：1）。

【病因及发病机制】

白血病的确切病因至今未明。目前认为发病与感染、放射因素、化学因素、遗传因素有关。

1. 遗传因素　遗传因素和某些白血病发病有关。白血病患者中有家族史者占8.1%。白血病和某些HLA抗原型有关，如急性淋巴细胞白血病HLA-A2和A9阳性。

2. 病毒因素　尽管已经证实，鸡、小鼠和长臂猿等动物发生的自发性白血病组织中可以分离出白血病病毒，而且成年人T淋巴细胞白血病与人类T淋巴细胞白血病毒有关，但是到目前为止，尚不能肯定病毒与白血病的确切关系。

3. 化学因素　有研究报告显示，一些化学物质（如苯、亚硝胺类物质、保泰松及其衍生物、氯霉素）以及某些抗肿瘤的细胞毒性药物（如氮芥、环磷酰胺、丙卡巴肼、表鬼白素类药物依托泊苷（Etoposide，VP16）和特尼泊苷（Teniposide，VM26）等）可诱发白血病。苯致白血病作用比较肯定，有报道接触苯及其衍生物的人群白血病发生率高于一般人群。

4. 放射因素　有证据表明各种电离辐射可以引起白血病，包括X射线、γ射线。白血病的发生取决于人体吸收辐射的剂量。研究显示日本广岛、长崎爆炸原子弹后，受辐射严重地区白血病的发病率是未受辐射地区的17～30倍。

5. 其他　某些血液病最终可能发展为白血病，如骨髓增生异常综合征、淋巴瘤、多发性骨髓瘤等。

【临床表现】

1. 分型　白血病分型临床上有多种分类方法，常用的分类法有FAB分类法以及由世界卫生组织推荐的WHO分类法。一般分急性和慢性白血病，包括：急性淋巴细胞白血病（ALL）、急性粒细胞白血病（AML）、慢性淋巴细胞白血病（CLL）、慢性粒细胞白血病（CML）、年轻型骨髓单核细胞白血病（JML）、成人T细胞淋巴性白血病（ATL）。成年人中最常见的是AML和CML，儿童中比较常见的是ALL。

2. 临床特征

（1）发热和感染：发热是白血病最常见的症状之一，可发生于疾病的不同阶段。发热的主要原因是感染，其中以咽峡炎、口腔黏膜炎症或溃疡、肛周炎最常见。肺炎、扁桃体炎、肛周脓肿等也较常见。感染严重者还可发生败血症、脓毒血症等。

（2）出血：出血是白血病的常见症状，出血部位可遍及全身，以皮肤、牙龈、鼻腔出血最常见，也可有视网膜、耳内出血和颅内、消化道、呼吸道等内脏大出血。女性月经过多也较常见并可是首发症状。

（3）贫血：患者往往有乏力、面色苍白、心悸、气短、下肢水肿等症状。

（4）脾大、不明原因的消瘦及盗汗等。

（5）口腔表现：各型白血病皆可出现口腔表征。

1）牙龈增生、肿大：增生牙龈的高度可与咬合面平齐，外形不整，呈不规则肿大。

2）牙龈及口腔黏膜出血：牙龈为自发性出血，龈缘表面有凝血块，或出现牙龈坏死。口腔黏膜苍白并可见瘀点、瘀斑，或出现口腔溃疡，溃疡面积大、形状不规则，伴发感染时可出现恶臭（图18-3）。

3）牙痛：由于牙髓内白细胞浸润，因此可

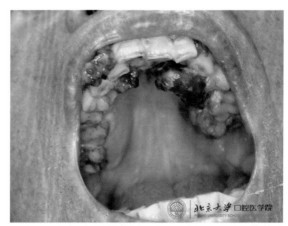

图18-3　白血病
牙龈肿胀出血
（北京大学口腔医院供图）

以引起类似牙髓炎的剧烈牙痛。

4）淋巴结肿大：最常见于颈淋巴结，呈双侧性、多发性肿大。肿大淋巴结质地软或中等硬度，不粘连，无痛。

【诊断】 根据临床表现、血常规检查和骨髓穿刺活检可明确诊断。

急性淋巴细胞白血病主要依靠血常规和骨髓穿刺活检来诊断，表现为外周血白细胞异常升高和骨髓中大量的白血病细胞堆积。

慢性淋巴细胞白血病的诊断标准需满足以下条件：外周血淋巴细胞数量≥10×10^9/L、骨髓淋巴细胞比例≥30%或出现单克隆免疫表型的淋巴细胞。

由于白血病类型不同，治疗方案及预后亦不尽相同，因此诊断成立后，应进一步分型，通过细胞生化特殊染色、流式细胞仪检查、染色体检查等特殊检查手段进一步确认白血病的种类。

【鉴别诊断】

1. 骨髓增生异常综合征 该病患者外周血中有原始细胞和幼稚细胞，出现全血细胞减少和染色体异常，易与白血病相混淆。但骨髓中原始细胞不到30%。

2. 某些感染引起的白细胞异常 如传染性单核细胞增多症，血象中出现异形淋巴细胞，但该病病程短，可自愈。

3. 再生障碍性贫血及特发性血小板减少性紫癜 血象可与白血病混淆，但骨髓象检查可明确鉴别。

【治疗】 白血病的治疗需根据疾病的类型加以选择，包括药物治疗、放射治疗、免疫治疗、靶向治疗等。部分高危患者需要进行骨髓移植。正规、系统的治疗可以使大多数白血病患者长期无病生存，甚至痊愈。

1. 支持治疗

2. 化学治疗 化学治疗的目的是清除白血病细胞克隆并重建骨髓正常造血功能，包括①诱导化疗；②巩固治疗；③强化治疗。

3. 骨髓移植 包括异基因骨髓移植和自体骨髓移植。

（1）急性白血病：骨髓移植的最佳时机是在急性非淋巴细胞白血病达到第一次完全缓解时，成人急性淋巴细胞白血病在第一次或第二次完全缓解时均可进行骨髓移植。

（2）慢性粒细胞白血病：慢性粒细胞白血病的慢性期或急变期获得完全缓解时可行骨髓移植，一般不在加速期或急变期作，成功率低。

4. 靶向治疗 全反式维A酸联合亚砷酸治疗急性早幼粒细胞白血病，甲磺酸伊马替尼（imatinib mesylate），商品名格列卫，作为酪氨酸激酶抑制剂在慢性粒细胞白血病治疗中已取得成功。

5. 口腔处理 部分白血病患者早期即可出现典型的口腔表现，有的可因口腔症状而首先就诊于口腔科。因此口腔科医师需对口腔黏膜或牙龈有瘀斑、瘀点、血肿或反复口腔感染或溃疡等表现的患者予以高度重视，及时给予相关的血液学检查或请血液科医师会诊或转诊，及早明确诊断。

对于牙龈和口腔黏膜出血的处理包括：减少对局部组织的刺激；对出血区域采取如直接压迫止血、吸收性明胶海绵止血、局部使用凝血酶等止血措施。

白血病患者口腔溃疡的治疗以局部对症为主。口腔治疗时需十分谨慎，并注意保持患者的口腔清洁，尽量减少对口腔坏死组织的刺激，忌任何有创性口腔操作或手术，如拔牙、口腔组织活检和深部牙周刮治等。如必须进行口腔治疗，最好选择在缓解期进行，治疗前需征得血液科医师同意；口腔治疗后，应密切观察患者全身反应。

【预后】 20世纪70年代，白血病患者生存率是22%，到20世纪90年代达到43%。

【预防】

1. 避免接触过多的 X 射线及其他有害的放射线。

2. 防治各种感染特别是病毒感染。

3. 慎重使用某些药物如氯霉素、保泰松、免疫抑制剂等。

4. 避免接触某些致癌物质或有毒有害物质。

5. 对白血病高危人群应做好定期普查工作，特别注意发现白血病早期症状。

Summary

Leukemia is a type of cancer that involves the blood or bone marrow, characterized by an abnormal increase of immature white blood cells called "blasts". Leukemia can affect people at any age. In the year 2000, approximately 256 000 children and adults around the world developed some type of leukemia, and 209 000 died as a result from it. About 90% of all leukemias are diagnosed as an adult. There are four common types of leukemia: chronic lymphocytic leukemia, chronic myeloid leukemia, acute myeloid leukemia and acute lymphocytic leukemia.

Chronic lymphocytic leukemia, chronic myeloid leukemia and acute myeloid leukemia are diagnosed more often in older adults. Of these, chronic lymphocytic leukemia is the most common. Acute lymphocytic leukemia is found more often in children. However, the symptoms for each type of leukemia differ but may include fevers, frequent infections, fatigue, swollen lymph nodes, weight loss, and bleeding and bruising easily. Some patients experience frequent infection, ranging from infected tonsils, sores in the mouth or diarrhea to life-threatening pneumonia or opportunistic infections.

There are many methods available to treat acute and chronic leukemia. They include chemotherapy, biological therapy or stem cell transplantation. Some patients receive a combination of treatments.

三、出血性疾病　Hemorrhagic disorders

出血性疾病（hemorrhagic disorders）指正常止血功能发生障碍所引起的异常情况，可由血管壁异常、血小板数量或功能异常、凝血功能障碍所致，以自发性出血或轻微创伤后出血不止为主要临床表现。

【正常止血机制】

1. 血管因素　血管收缩是人体对出血最早的生理性反应。当血管受损时，局部血管发生收缩，导致管腔变窄、破损伤口缩小或闭合。血管收缩通过神经反射及多种介质调控完成。

2. 血小板因素　血管受损时，血小板通过黏附、聚集、释放反应及促凝活性参与止血过程。

3. 凝血因素　上述血管内皮损伤，启动外源及内源性凝血途径，经过一系列酶解反应形成纤维蛋白血栓。血栓填塞于血管损伤部位，使出血得以停止。同时，凝血过程中形成的凝血酶等还具有多种促进血液凝固及止血的重要作用。

【正常凝血机制】

血液凝固过程是无活性的凝血酶原被激活，转变为具有蛋白降解活性的凝血因子的系列酶反应过程。凝血的最终产物是由血浆中的纤维蛋白原转变成的纤维蛋白。

（一）凝血因子

目前已知直接参与人体凝血过程的主要凝血因子见表 18-1。

表 18-1　凝血因子命名及其部分特性

凝血因子	同义名	合成场所	血浆浓度（mg%）	衍生物	功能
Ⅰ	纤维蛋白原（fibrinogen）	肝	200～400	纤维蛋白	形成凝胶
Ⅱ	凝血酶原（prothrombin）	肝	10～15	凝血酶	蛋白酶
Ⅲ	组织凝血激酶（tissue thromboplastin）	各组织细胞			辅助因子
Ⅳ	钙离子（calcium Ion）				辅助因子
Ⅴ	前加速素（proaccelerin）	肝	5～10	Ⅳ（Ⅴa）	辅助因子
Ⅶ	血清凝血活酶前转变素（proconvertin）	肝	0.4～0.7	Ⅶa	蛋白酶
Ⅷ	抗血友病因子（antihemophilic factor，AHF）	肝为主	15～20	Ⅷa	辅助因子
Ⅸ	血浆凝血激酶（plasma thrombo-plastin com-ponent，PTC）	肝	3～5	Ⅸa	蛋白酶
Ⅹ	斯图亚特因子（Stuart-Prowerfactor）	肝	5～10	Ⅹa	蛋白酶
Ⅺ	血浆凝血激酶前质（plasma throm-boplastin antecedent，PTA）	肝及网状内皮系统	0.5～0.9	Ⅺa	蛋白酶

（二）凝血过程

1. 凝血活酶生成　凝血活酶的生成过程一般被分为外源性和内源性两种途径。在生理性凝血过程中，外源性凝血途径与内源性凝血途径具有同等重要性，但在病理性凝血过程中，更加强调外源性凝血途径的作用和地位。

（1）外源性凝血途径：是指参加的凝血因子并非全部存在于血液中，还有外来的凝血因子参与止血。这一过程从组织因子暴露于血液开始，直至 X 因子被激活。临床上以凝血酶原时间测定来反映外源性凝血途径的状况。

（2）内源性凝血途径：是指参加的凝血因子全部来自血液（内源性）。内源性凝血途径是指从Ⅻ因子被激活到 X 因子被激活的全过程。临床上常以活化部分凝血活酶时间来反映体内内源性凝血途径的状况。

2. 凝血酶生成　血浆中无活性的凝血酶原在凝血活酶的作用下，转变为具有蛋白分解活性的凝血酶。凝血酶生成是凝血连锁反应中的关键，参与凝血反应。

3. 纤维蛋白生成　在凝血酶作用下，纤维蛋白原依次裂解，释放出肽 A、肽 B，形成纤维蛋白单体，单体自动聚合，形成不稳定性纤维蛋白，再经 FⅫa 的作用，形成稳定性交联纤维蛋白。

各种原因导致血管壁异常、血小板数量或功能异常、凝血功能障碍，均可导致出血性疾病的发生。

【病因及发病机制】

1. 血管因素异常　包括血管本身异常和血管外因素异常。过敏性紫癜、维生素 C 缺乏症、遗传性出血性毛细血管扩张症等即为血管本身异常所致。老年性紫癜等即为血管外异常所致。

2. 血小板异常　血小板数量改变和黏附、聚集、释放反应、促凝活性等功能障碍均可引起出血。特发性血小板减少性紫癜、药源性血小板减少症等均为血小板数量异常所致的出血性疾病。

3. 凝血因子异常　包括先天性和后天获得性凝血因子异常两方面。如血友病 A（缺少Ⅷ因子）和血友病 B（缺少Ⅸ因子）均为染色体隐性遗传性出血性疾病。维生素 K 缺乏症、肝病所致的出血大多为获得性凝血因子异常引起的。

【临床表现】

1. 临床表现以自发性出血或轻微损伤后出血不止为特征。不同病因引起的出血性疾病其临床表现有所不同，可表现为鼻出血、外科手术后严重出血、皮肤紫癜、胃肠道出血、妇女月经量多、产后大量出血等。

2.口腔表现　有明显的出血倾向，牙龈自发性出血，口腔黏膜出现出血点、瘀斑、血疱等。可由刷牙、咀嚼食物、口腔治疗时器械创伤等引起。如果创伤未穿破黏膜，则形成黏膜下血肿，而穿破黏膜后可导致继发性出血。任何口腔颌面部手术，如拔牙、牙髓手术等均可引发严重出血，口腔创伤愈合延迟。

【诊断】

为明确其原因，必须将临床及实验室资料进行综合分析，而其中实验室检查对确立诊断非常重要。

1.详细的病史有助于诊断，如自幼即有出血，应考虑为遗传性出血性疾病。此外，服药史及放射线接触史、肝和肾疾病史、既往出血情况等对疾病诊断均有一定帮助。

2.临床上患者有自发的全身多部位出血，如鼻出血、牙龈出血、皮肤和黏膜出现出血点、紫癜、瘀斑等。

3.实验室检查　对确立诊断非常重要。

（1）血管异常：可通过出凝血时间检查及毛细血管脆性试验加以确定。

（2）血小板异常：可进行血小板计数、血块收缩试验、毛细血管脆性试验及出血时间测定。

（3）凝血异常：可检查凝血时间、活化部分凝血活酶时间、凝血酶原时间、凝血酶原消耗时间、凝血酶时间等。

（4）抗凝异常：测定凝血酶-抗凝血酶复合物。

（5）纤溶异常：测定纤溶酶原、纤溶酶-抗纤溶酶复合物等。

【鉴别诊断】

出血性疾病可根据其病因不同加以鉴别。

【治疗】

1.病因治疗　针对病因进行积极处理，如控制感染，积极治疗肝胆疾病、肾病，抑制异常免疫反应等。药物性的血小板减少较常见，需引起足够重视，要合理用药。对于遗传性出血性疾病，目前尚缺乏根治措施，应强调预防外伤，必须手术时，需补足缺乏的凝血因子，保证手术中及术后不发生出血，直至伤口愈合为止。

2.止血治疗　补充血小板和（或）相关凝血因子。在紧急情况下，输入新鲜血浆或新鲜冷冻血浆是一种可靠的补充或替代疗法。

3.止血药物　依据不同病因选用针对性较强的止血药物。

（1）血管因素：可给予维生素C、芦丁、酚磺乙胺、糖皮质激素等。

（2）血小板因素：可给予糖皮质激素、酚磺乙胺、血小板成分输注。

（3）凝血因子缺乏：可给予新鲜血浆及各种含凝血因子的血浆制品。维生素K缺乏症可给予维生素K。

（4）纤溶亢进：可给予氨基己酸、氨甲苯酸、抑肽酶等。

（5）循环中有凝血因子抗体：可用糖皮质激素、免疫抑制剂等。

4.局部处理　局部可采取加压包扎、固定及手术结扎局部血管等处理措施，或给予局部止血药物，如凝血酶及吸收性明胶海绵等。

5.口腔处理　对出血性疾病患者进行口腔治疗时应注意以下问题：

（1）非手术性口腔治疗应避免损伤口腔黏膜。

（2）必须进行的口腔手术治疗，应请血液科医师会诊并在其协助下住院完成。

（3）拔牙前要了解患者凝血因子及血小板缺乏的严重程度。如为中至重度缺乏患者，需进行预防性处理，术前术后输注相关血液成分或新鲜血液，直至伤口愈合为止。术中尽量减少创伤，选择较细的麻醉针头。

（4）对血友病患者，制作口内义齿时，应尽量避免使用卡环、支托等金属装置。

（5）进行龋齿备洞和充填治疗时，应使用橡皮障，避免对牙龈及其他口腔软组织造成损伤。

（6）加强对口腔出血病灶的护理，维持良好的口腔卫生状况。

Summary

Bleeding disorders are a group of conditions in which there is a problem with the body's blood clotting process. These disorders can lead to heavy and prolonged bleeding after an injury. Bleeding can also occur on its own. Normal blood clotting involves as many as 20 blood coagulation factors. These factors act together with other chemicals to form a substance called fibrin that stops the bleeding. Problems can occur when certain coagulation factors are low or missing. Some bleeding disorders are present at birth and pass through families（inherited）. Others develop the disorders as a result of vitamin K deficiency or severe liver disease or the use of drugs of anti-coagulants. Clinically，excessive bruising and heavy bleeding are commonly seen. The laboratory test includes complete blood count（CBC），bleeding time，partial thromboplastin time（PTT），platelet aggregation test and prothrombin time（PT）. Treatment depends on the type of disorder and may include factor replacement，fresh frozen plasma transfusion，platelet transfusion and other therapies.

四、粒细胞减少症　Neutropenia

粒细胞减少症（neutropenia）是指外周血中性粒细胞绝对计数减少的一组疾病。不同年龄外周血正常中性粒细胞绝对值各不相同。当10岁以下儿童其绝对值低于 $1.5 \times 10^9/L$，$10 \sim 14$ 岁儿童低于 $1.8 \times 10^9/L$，成人低于 $2.0 \times 10^9/L$ 时，称为粒细胞减少症。而当低于 $0.5 \times 10^9/L$ 时则称粒细胞缺乏症。

【病因及发病机制】

引起粒细胞减少的病因很多，如药物、放射线、化学物质、感染以及血液病等均可导致骨髓损伤而出现粒细胞减少。

粒细胞减少症的发病机制包括粒细胞生成减少、粒细胞破坏过多及粒细胞分布异常。

【临床表现】

未合并感染时，往往无临床表现。长期粒细胞减少的患者，部分可出现乏力、困倦。一旦合并感染，则依感染部位不同，出现相应的症状和体征。

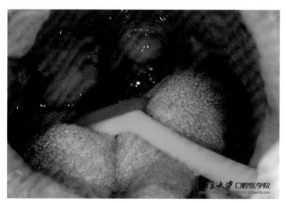

口腔表现为牙龈、颊、软腭等处黏膜的感染或坏死性溃疡，可伴有疼痛、流涎、淋巴结肿大、低热等症状（图18-4）。

【诊断】

根据临床表现及实验室检查可作出诊断。

1. 血细胞分析　血细胞计数通常显示白细胞数减少，中性粒细胞明显减少，而淋巴细胞相对增多。

2. 骨髓象　骨髓增生大多在正常范围内，但粒系增生常减低，伴成熟障碍。

3. 引发粒细胞减少的各种感染，应分别进行实验室检查以明确诊断。

图18-4　粒细胞减少症患者的口腔溃疡
（北京大学口腔医院供图）

【治疗】

1. 促白细胞生成药物　目前在临床上应用较多，如雄激素、肌苷等，但均缺乏肯定和持久的疗效。

2. 免疫抑制剂　如糖皮质激素、硫唑嘌呤、环磷酰胺等，对部分抗中性粒细胞抗体阳性患者有效。

3. 集落刺激因子等制剂　主要有重组人粒细胞集落刺激因子和重组人粒细胞巨噬细胞集落刺激因子。治疗不仅通过促进骨髓内粒细胞生成和释放而升高中性粒细胞数量，而且可以激活成熟中性粒细胞，从而增强其吞噬功能以利于控制感染。

4. 骨髓移植　应权衡利弊，慎重使用，须严格掌握适应证。

Summary

Neutropenia is often used synonymously with granulocytopenia that is a blood disorder（often caused by radiation or drug therapy）characterized by severe reduction in granulocytes.

The duration and severity of neutropenia directly correlates with the total incidence of all infections and of those infections that are life-threatening. Common symptoms of neutropenia include low-grade fever，sore mouth，odynophagia，gingival pain and swelling，skin abscesses，recurrent sinusitis and otitis，symptoms of pneumonia（e.g.，cough，dyspnea）and perirectal pain and irritation.

Diagnosis should be based on the clinical features and laboratory tests.

General measures should be taken in patients with neutropenia that include removing any offending drugs or agents and the maintanence of good oral hygiene to prevent infections of the mucosa and teeth.

Start specific antibiotic therapy to combat infections.

（华　红）

第二节　内分泌系统疾病
Endocrine Diseases

一、糖尿病　Diabetes

糖尿病（diabetes）是一组以高血糖为特征的代谢性疾病。其基本病理特点为胰岛素分泌绝对或相对不足，或外周组织对胰岛素不敏感，引起以糖代谢紊乱为主，包括脂肪、蛋白质代谢紊乱的一种全身性疾病。其主要特点为持续血糖状态、尿糖阳性和糖耐量减低。典型症状为多饮、多食、多尿和体重减轻等。长期的糖尿病可引起多个系统损害，如心血管疾病、慢性肾衰竭、视网膜病变、神经系统病变及微血管病变等。

糖尿病在临床上可分为 1 型糖尿病、2 型糖尿病、妊娠糖尿病及其他特殊类型的糖尿病。

【临床流行病学】

世界卫生组织（WHO）2011 年的报告中指出，全世界有 3.46 亿人患有糖尿病，约 95% 的糖尿病患者为 2 型糖尿病。在我国患者群中，2 型糖尿病占 90% 以上，1 型糖尿病约占 5%，其他类型糖尿病仅占 0.7%。城市中，妊娠糖尿病的患病率接近 5%。

【分类】

1. 1 型糖尿病　病因尚不清楚，其显著的病理生理学和病理学特征是由免疫介导的胰岛 B 细胞数量减少或消失，导致胰岛素分泌显著下降或缺失。在 1 型糖尿病患者体内可检测到多种针对 B 细胞的自身抗体，攻击胰岛 B 细胞，最终导致体内无法生产胰岛素。患者需要注射外源性胰岛素来控制体内血糖。1 型糖尿病多发生于儿童或青少年。

2. 2 型糖尿病　2 型糖尿病多在 35～40 岁之后发病，占糖尿病患者 90% 以上。其显著的病理生理学特征为胰岛 B 细胞功能缺陷所导致的胰岛素分泌减少（或相对减少）或胰岛素抵抗所导致的胰岛素在机体内调控葡萄糖代谢能力下降或两者共同存在。肥胖、不良的生活方式等都是 2 型糖尿病的危险因素。

3. 妊娠糖尿病　妊娠糖尿病（gestational diabetes mellitus，GDM）是指妇女在妊娠期间被诊断的糖尿病。有 2%～3% 的女性在妊娠期间会发生糖尿病，患者在妊娠之后糖尿病自动消失。妊娠糖尿病更容易发生在肥胖和高龄产妇。有将近 30% 的妊娠糖尿病妇女以后可能发展为 2 型糖尿病。妊娠糖尿病可导致胎儿发育畸形、巨大儿以及难产等并发症。

4. 特殊类型糖尿病　特殊类型糖尿病是一组病因学相对明确的高血糖状态，如影响 B 细胞功能和胰岛素功能的遗传缺陷；胰腺疾病或损伤（胰腺肿瘤、胰腺炎、外伤、囊性纤维化、胰腺切除术后）；感染（先天性风疹、巨细胞病毒感染）；药物性糖尿病（糖皮质激素、甲状腺素）；内分泌紊乱（甲状腺功能亢进症、库欣综合征、肢端肥大症、嗜铬细胞瘤）等。

【病因及发病机制】

1. 遗传因素　1 型或 2 型糖尿病均存在遗传异质性。糖尿病有家族发病倾向，1/4 患者有糖尿病家族史。

2. 环境因素　进食过多、活动减少、肥胖是 2 型糖尿病的主要环境因素。

1 型糖尿病患者存在免疫异常，病毒感染等。

【临床表现】

1. 典型患者有"三多一少"（多饮、多尿、多食、消瘦）症状，严重者可发生酮症酸中毒及昏迷。

2. 长期高血糖可引起动脉硬化和微血管病变，导致心、脑、肾、眼、神经、皮肤等多个器官受损，出现相应脏器的症状及体征。

3. 糖尿病患者机体免疫力和防御功能下降，容易并发皮肤黏膜及软组织感染性疾病（疖、痈、间隙感染、坏疽）、呼吸道感染（肺炎、肺结核）、真菌感染等而出现相应的症状及体征。

4. 口腔表现　在各种内分泌系统疾病中，糖尿病与口腔关系最为密切。尤其是糖尿病控制不佳时，更易引起口腔疾病。据报道，糖尿病患者患牙周疾病的可能性及严重程度较正常人高 3 倍以上，口腔疾病控制不好，亦可进一步加重糖尿病。糖尿病患者常见的口腔表征包括：

（1）牙龈炎、牙周炎：糖尿病通过改变个体对细菌菌斑的反应而影响牙周病的临床表现、进展以及对治疗的反应。糖尿病患者牙周感染情况普遍且严重，并在年轻时即可发生。目前认为糖尿病伴发牙周疾病可能机制与白细胞的趋化及吞噬功能缺陷等因素有关。

（2）龋齿：多颗牙同时龋坏，对冷热刺激敏感、疼痛。严重者引起牙髓炎及根尖周炎，并可引起发热、疼痛、肿胀等症状。

（3）口腔真菌感染或味觉异常：糖尿病患者口腔真菌感染的易感性增加，在口腔黏膜表现为干燥、充血发红，舌黏膜萎缩或有裂纹，双侧口角发红伴皲裂形成。另有 37% 2 型糖尿病患者可出现口腔及舌灼痛。

（4）腮腺肿大：呈双侧无痛性、弥漫性肿大。

【诊断标准】

糖尿病诊断以血糖为标准，包括空腹血糖和口服葡萄糖耐量试验。目前常用的诊断标准和分类有 WHO（1999 年）标准和美国糖尿病学会（American Diabetes Association，ADA）2011 年标准，我国目前仍采用 WHO（1999 年）标准。表 18-2，3，4 引自 2010 年版《中国 2 型糖尿病防治指南》。

表 18-2　糖代谢状态分类（WHO 1999 年）

糖代谢分类	静脉血浆葡萄糖（mmol/L）	
	空腹血糖	糖负荷后 2 小时血糖
正常血糖	<6.1	<7.8
空腹血糖受损（IFG）	6.1～<7.0	<7.8
糖耐量减低（IGT）	<7.0	≥7.8～<11.1
糖尿病	≥7.0	≥11.1

注：IFG 和 IGT 统称为糖调节受损（IGR，即糖尿病前期）

表 18-3　中国糖尿病诊断标准

诊断标准	静脉血浆葡萄糖水平（mmol/L）[a]
（1）糖尿病症状（高血糖所导致的多饮、多食、多尿、体重减轻、皮肤瘙痒、视物模糊等急性代谢紊乱表现）加随机血糖	≥11.1
或	
（2）空腹血糖	≥7.0
或	
（3）葡萄糖负荷后 2 小时血糖	≥11.1
无糖尿病症状者，需改日重复检查	

注：空腹状态指至少 8h 没有进食热量；随机血糖指不考虑上次用餐时间，一天中任意时间的血糖，不能用来诊断空腹血糖受损（IFG）或糖耐量异常（IGT）；

a：只有相对应的 2h 毛细血管血糖值有所不同，糖尿病：2h 血糖≥12.2mmol/L；IGT：2h 血糖≥8.9mmol/L 且 <12.2mmol/L

表 18-4　美国糖尿病协会（ADA）2010 年推荐标准

糖尿病诊断标准		
HbA_{1C}	≥6.5%	NGSP 认证
		DCCT 测定
FBG	≥7.0mmol/L	至少空腹 8h 以上
PBG	≥11.1mmol/L	OGTT
		(75g—WHO)
临床症状 + 随机血糖	≥11.1mmol/L	
四点中任一点达标均可诊断糖尿病		
糖尿病前期		
FBG	5.6～6.9mmol/L	IFG
PBG	7.8～11.0mmol/L	IGT
HbA_{1C}	5.7%～6.4%	

注：HbA_{1C}：糖化血红蛋白；FBG：空腹血糖；PBG：餐后 2 小时血糖；OGTT：口服葡萄糖耐量试验；IFG：空腹血糖受损；IGT：糖耐量减低

【实验室检查】

1. 血糖测定 是诊断糖尿病重要指标。空腹静脉血浆葡萄糖正常浓度为 3.9～6.1mmol/L（70～110mg/dl）。如果空腹血糖不止一次≥7.0mmol/L（126mg/dl），或餐后 2 小时血糖高于 11.1mmol/L（200mg/dl）均可以诊断糖尿病。

2. 尿糖 常呈阳性，可用于初步筛选糖尿病，但不作为诊断标准。

3. 糖化血红蛋白 广泛应用于诊断和治疗的监测，糖化血红蛋白反映的是近 3 个月平均血糖情况，因而是判断血糖控制状态最有价值的指标。目前国内受检测条件限制，尚未将此指标用于糖尿病诊断。

4. 其他 关于代谢紊乱方面还应进行血脂、血气分析、肌酐、尿酸、乳酸、β_2微球蛋白等测定。

【治疗】

1. 一般治疗 目前尚无根治糖尿病的方法，须通过多种手段控制糖尿病。主要包括对所有糖尿病患者必须进行糖尿病知识宣教，自我监测血糖，控制饮食、运动、药物治疗。

（1）饮食治疗：是治疗糖尿病的基础，应长期严格进行。

（2）运动疗法：运动疗法是治疗糖尿病的方法之一。通过适当运动或体力劳动，可以增强末梢组织对糖的利用，改善糖代谢使血糖下降，从而提高疗效达到治疗目的，但必须在医师的指导下，根据自己的体质、年龄、病情轻重来确定运动疗法的时间及运动时注意的事项等。

2. 药物治疗 包括口服降糖药和胰岛素，主要适用于糖尿病患者经严格控制饮食和运动疗法未能获得良好控制者。

（1）降糖药：口服降糖药包括五大类，即磺脲类、非磺脲类、双胍类、α-葡萄糖苷酶抑制剂、噻唑烷二酮类。

1）磺脲类常用药物：包括格列吡嗪、格列美脲等。

2）非磺脲类常用药物：包括瑞格列奈。

3）双胍类常用药物：二甲双胍（又名降糖片、格华止、美迪康）。

（2）胰岛素：1 型糖尿病患者首选胰岛素强化治疗方案，强化治疗方案是模拟胰岛素生理分泌的治疗方案，这是最有效、最易控制血糖达标的方案，而且也最容易进行剂量调节。

2 型糖尿病患者早期使用胰岛素治疗可保护 B 细胞功能的恢复，延长、甚至逆转 B 细胞功能衰变的过程，从而改善预后。患者可选择口服降糖药联合胰岛素治疗。

3. 糖尿病口腔病变的处理

（1）对糖尿病患者而言，预防牙周炎和其他口腔疾病的发生，重点在于控制好血糖，同时要注意个人口腔卫生，早晚刷牙，餐后漱口。建议糖尿病患者定期到口腔科检查，由医生根据情况进行针对性治疗，有助于口腔健康的维护。

（2）糖尿病患者在行口腔治疗或手术时，应全面检查患者健康情况，包括了解血糖水平及全身其他系统的健康状况。如合并有严重的感染，应及时给予全身抗感染治疗，控制病情后再进行拔牙或手术。

（3）拔牙或行口腔手术治疗前应控制好血糖，通常需将血糖控制在 8.8mmol/L 以下才能手术或拔牙，以防发生感染或出现伤口不易愈合情况。拔牙、深部刮治或其他手术时，术前应预防性使用抗菌药物，防止术后感染。

（4）合并口腔真菌感染患者，要积极采取抗真菌治疗，可用碳酸氢钠液漱口。戴活动义齿的患者每晚入睡前要摘下义齿，并用碳酸氢钠液浸泡义齿。

（5）对于口干患者，可使用人工唾液或咀嚼无糖口香糖以刺激唾液分泌。

糖尿病患者只要积极、持久地控制好血糖和自觉注意个人口腔卫生保健，就能有效避免口腔疾病的发生。

4.口腔诊治过程中注重对高危人群的筛查 注重在口腔诊治过程中对糖尿病高危人群进行筛查，以便及早发现糖尿病前期及糖尿病患者或及早对糖尿病患者进行干预，以防止并发症的发生。有研究显示2型糖尿病高危人群中，每年有1.5%～10.0%的IGT患者进展为2型糖尿病，筛查方法推荐采用空腹血糖和糖耐量试验。如有困难可只做空腹血糖筛查，但有漏诊的可能。

糖尿病高危人群定义如下：1）有糖调节受损史；2）年龄≥45岁；3）超重、肥胖（体重指数BMI≥24kg/m²)，男性腰围≥90cm，女性腰围≥85cm；4）2型糖尿病患者的一级亲属；5）高危种族；6）有巨大儿（出生体重≥4kg）生产史，妊娠糖尿病史；7）高血压（血压≥140/90mmHg)，或正在接受降压治疗；8）血脂异常，HDL-C≤0.91mmol/L（≤35mg/dl）及TG≥2.22mmol/L（≥200mg/dl)，或正在接受降血脂治疗；9）心、脑血管疾病患者；10）有一过性糖皮质激素诱发糖尿病病史者；11）BMI≥28kg/m²的多囊卵巢综合征患者；12）严重精神病和（或）长期接受抗抑郁药物治疗的患者；13）静坐生活方式，体力活动减少。

糖尿病可对口腔健康造成严重的不良影响，口腔科医师应熟悉和了解糖尿病的临床表现特征、诊断及处理，以便在临床工作中识别及早期筛查出未诊断或控制不佳的糖尿病患者，防治并发症的产生。

Summary

Diabetes mellitus（DM）is one of the most common metabolic disorders. DM is characterized by hyperglycemia, resulting in wound healing difficulties and systemic and oral manifestations. Knowledge of how diabetes affects systemic and oral health has an enduring importance, because it may imply not only systemic complications but also a higher risk of oral diseases with a significant effect on oral tissue.

二、甲状腺功能亢进症 Hyperthyroidism

甲状腺毒症（thyrotoxicosis）是指由于甲状腺本身或甲状腺以外的多种原因引起的甲状腺激素增多，进入血液循环中，作用于全身的组织和器官，造成以机体神经、循环、消化等系统兴奋性增高和代谢亢进为主要表现的疾病的总称。甲状腺功能亢进症（hyperthyroidism）简称甲亢，是指甲状腺本身的病变引发的甲状腺毒症。其病因主要是弥漫性毒性甲状腺肿（Graves病）、多结节性毒性甲状腺肿和甲状腺自主高功能腺瘤（Plummer病）。其中Graves病最为常见，占甲状腺功能亢进症病例的85%。

【病因】

1.遗传因素 本病发生有明显的家族聚集现象，同卵双生儿童患甲状腺功能亢进症的一致性有50%。此外，有研究显示本病发生与某些组织相容性复合体（major histocompatibility complex，MHC）有关，如DR4抗原或HLA-B8，B46等。

2.精神因素 精神创伤为本病发生的重要因素，它可减弱免疫系统的监视功能，使自身免疫细胞过度活跃，产生自身抗体而导致疾病的发生。

3.免疫因素 免疫功能障碍可以导致机体产生多种淋巴因子和抗甲状腺自身抗体，抗体与甲状腺细胞膜上的促甲状腺激素（thyroid-stimulating hormone，TSH）受体结合，刺激甲状腺细胞增生和功能增强。此种抗体称为甲状腺刺激免疫球蛋白（thyroid-stimulating immunoglobulin，TSI)。

【临床表现】

1.本病多见于女性，男女之比为1：4～6，以20～40岁最多见。

2.甲状腺肿大　甲状腺功能亢进症早期患者即可出现甲状腺肿大，大多是弥漫性对称性肿大、质软，随吞咽向下移动。由于甲状腺血流量增多，因而在肿大的甲状腺上可闻及血管杂音并扪及震颤，尤以腺体上部较明显。甲状腺弥漫性对称性肿大伴血管杂音和震颤为本病的特殊体征，有重要的诊断意义。

3.突眼　大多数患者早期便可出现一侧或双侧突眼现象。

4.代谢加快　表现为怕热、易激动、易流汗、排便次数增多、食欲亢进、体重减轻等症状。

5.皮肤　可出现皮肤潮湿、瘙痒等皮肤症状。

6.心血管系统　主要表现为心动过速、心律不齐，尤其是心房颤动。

7.女性可出现月经不调，甚至闭经。

8.口腔颌面部表现

（1）颌骨多囊性瘤样病变：患者诉颌骨痛。X线检查显示骨小梁减少，影像模糊不清，骨皮质变薄，骨髓部分被纤维组织所取代，上、下颌骨骨质疏松，严重者可发生病理性骨折。

（2）牙周病变：表现为重症牙龈炎或牙周炎，牙槽嵴广泛吸收，牙松动、移位，甚至脱落。

（3）易患龋，或出现牙齿早萌现象。

（4）部分患者可出现唾液腺肿大。

（5）口腔黏膜出现类似灼口综合征表现。

【诊断】

诊断主要根据临床表现及实验室检查。

1.具有诊断意义的临床表现。

2.甲状腺功能试验　临床表现不典型的疑似患者，可按下列次序选做各种试验，以助诊断。

（1）血清总的三碘甲状腺原氨酸（T_3）、甲状腺素（T_4）测定。

（2）游离 T_4（FT_4）和游离 T_3（FT_3）。

（3）甲状腺摄 ^{131}I 率。

（4）促甲状腺激素释放激素（TRH）兴奋试验。

（5）抗甲状腺球蛋白抗体（TGA）和抗甲状腺微粒体抗体（MCA）。

通常情况下，甲状腺功能亢进症患者血清 T_3 和 T_4 浓度增高，尤其是 FT_3 和 FT_4 更为可靠。

【治疗】

1.一般治疗　予以适当休息和各种支持疗法，补充足够热量和营养物质，如糖、蛋白质和各种维生素等，以纠正本病引起的消耗。

2.甲状腺功能亢进治疗　治疗包括药物治疗、放射性核素碘治疗以及手术治疗。

（1）抗甲状腺药物：以硫脲类为主，其中最常用者有丙硫氧嘧啶（propylthiouracil，PTU）、甲巯咪唑（thiamazole）、卡比马唑（carbimazole）。临床选用顺序依次为甲巯咪唑、丙硫氧嘧啶、卡比马唑。

（2）手术治疗：药物治疗后行甲状腺次全切除术效果良好，治愈率达到90%以上，但有一定的并发症。

（3）放射性碘治疗：此法安全，方便，治愈率达85%～90%，复发率低。

3.口腔处理

（1）甲状腺功能亢进症患者会出现焦虑，压力大，手术也可导致甲状腺毒症。口腔操作或手术时，应禁用肾上腺素类血管收缩剂。

（2）甲状腺功能亢进症患者由于激素的影响易患心血管疾病，或出现心律失常或心房颤动。对这类患者，口腔医生要详细记录他们的心血管病史。对于控制不佳的甲状腺功能亢进症患者，出现高血压、震颤等症状时，在进行任何口腔治疗之前要咨询患者的内科医生，同时中止或延后相应口腔治疗。

（3）未经控制的甲状腺功能亢进症患者在接受口腔手术治疗时，如果伴发严重的口腔感染可导致甲状腺危象，患者出现高热、呕吐、严重的心动过速、昏迷甚至死亡。当患者出现上述表现时，应想到甲状腺危象的发生，需立即终止手术，控制感染并立即转诊或请内科医师会诊。

（4）对于甲状腺功能亢进症患者在给予丙硫氧嘧啶治疗时要密切监测，以防止出现粒细胞减少症。中性粒细胞减少易引发感染，在此阶段，口腔治疗并非首选。此外，丙硫氧嘧啶还会导致唾液腺结石的形成。

（5）当甲状腺功能亢进症患者同时服用非选择性 β 受体阻断药时，要慎重使用肾上腺素及其他拟交感神经药物，在临床中应该加以警惕，预防可能出现的并发症。

Summary

Hyperthyroidism is a condition in which the thyroid gland produces and secretes excessive amounts of the free thyroid hormones, triiodothyronine （T3） and/or thyroxin （T4）. Hyperthyroidism is a type of thyrotoxicosis. Graves' disease is the most common cause of hyperthyroidism. If there is too much thyroid hormone, every function of the body tends to speed up, therefore, some of the symptoms of hyperthyroidism may be nervousness, irritability, increased perspiration, heart racing, hand tremors, anxiety, difficulty sleeping, thinning of the skin, fine brittle hair and muscular weakness. Major clinical signs include weight loss （often accompanied by an increased appetite）, anxiety, intolerance to heat, hair loss, muscle aches, weakness, fatigue, hyperactivity, irritability, hypoglycemia, apathy, polyuria, polydipsia, delirium, tremor, pretibial myxedema and sweating.

The diagnosis of hyperthyroidism is confirmed by blood tests that show decreased thyroid-stimulating hormone （TSH） levels and elevated T4 and T3 levels.

A radioactive iodine uptake test and thyroid scan together can characterize or enable radiologists and doctors to determine the cause of hyperthyroidism.

Generally accepted modalities for treatment of hyperthyroidism in humans involve initial temporary use of suppressive thyrostatics medication （anti-thyroid drugs）, and possibly later use of permanent surgical or radioisotope therapy.

Patients cannot have foods high in iodine, such as edible seaweed and kelps.

Definition and Terminology

Hyperthyroidism （甲状腺功能亢进症） is a condition in which the thyroid gland produces and secretes excessive amounts of the free thyroid hormones, triiodothyronine （T3） and/or thyroxine （T4）. Hyperthyroidism is a type of thyrotoxicosis and Graves' disease is the most common cause of hyperthyroidism.

三、甲状腺功能减退症　Hypothyroidism

甲状腺功能减退症 （hypothyroidism），简称甲减，是由于甲状腺激素合成和分泌减少或组织利用不足导致的全身代谢减低综合征。

按病变涉及的位置可分为：①原发性甲状腺功能减退症 （primary hypothyroidism）：由于甲状腺腺体本身病变引起的甲状腺功能减退症，此类患者占全部甲状腺功能减退症患者的 95% 以上；②继发性甲状腺功能减退症 （secondary hypothyroidism），其病变位于垂体或下丘脑，又称为中枢性甲状腺功能减退症，多数与其他下丘脑 - 垂体轴功能缺陷同时存在。

【临床流行病学】

患病率为 1% 左右，女性较男性多见，随年龄增加患病率上升。

【病因】

病因较复杂，以原发性者多见。其次为垂体性者。

【临床表现】

本病发病隐匿，病程较长，不少患者缺乏特异症状和体征。

1. 临床症状　主要表现以代谢率减低和交感神经兴奋性下降为主，病情轻的早期患者可以没有特异症状。典型症状包括怕冷、乏力、嗜睡、记忆力减退、少汗、关节疼痛、体重增加、便秘，女性月经紊乱或者月经过多、不孕。

2. 体格检查　典型患者可有表情呆滞、反应迟钝、面色苍白、颜面和（或）眼睑水肿、皮肤干燥、粗糙、皮肤温度低、毛发稀疏、干燥，脉率缓慢。少数病例出现胫前黏液性水肿。本病累及心脏可以出现心包积液和心力衰竭。

3. 口腔表现　唇肿，舌体较大，常有齿痕，口干，味觉障碍，牙齿延迟萌出，牙周健康状况不佳，伤口延迟愈合等。

【诊断】

诊断主要根据临床症状和体征结合实验室检查而确定。

甲状腺功能减退症患者的检查项目较多，可根据每位患者不同情况，针对性选择一些项目进行检查。

1. 血清总 T_3（TT_3）、T_4（TT_4）测定；血清游离 T_3（FT_3）、T_4（FT_4）测定；血清反 T_3（rT_3）测定。

2. 影像学检查　甲状腺 B 型超声检查，甲状腺放射性核素显影检查等。

3. 甲状腺免疫学检查　测定促甲状腺激素受体抗体（thyrotropin receptor antibody，TRAb），如刺激甲状腺免疫球蛋白（thyroid stimulating immunoglobulin，TSI）、甲状腺球蛋白抗体（thyroglobulin antibodies，TGAb）、甲状腺微粒体抗体（thyroid microsome antibody，TMAb）或抗甲状腺过氧化物酶自身抗体（thyroid peroxidase autoantibody，TPOAb）等。

甲状腺过氧化物酶自身抗体（TPOAb）、甲状腺球蛋白抗体（TGAb）是确定原发性甲状腺功能减退症病因的重要指标，同时也是诊断自身免疫性甲状腺炎（包括慢性淋巴细胞性甲状腺炎、萎缩性甲状腺炎）的主要指标。

【治疗】

本病应早期确诊，尽早治疗。

1. 药物治疗　主要是甲状腺激素替代治疗，以维持正常的甲状腺功能。左甲状腺素钠是主要治疗药物。

2. 食物补充　饮食应选择富含蛋白质、维生素及矿物质的食物。

3. 口腔处理　口腔科医师应熟悉疾病相关的口腔及全身表现，以正确判断疾病状况。对于一个怀疑有甲状腺功能减退症的患者，需全面评估疾病后方可给予口腔治疗。

甲状腺功能减退症增加了患者对感染及心血管疾病的易感性，因此治疗前要了解他们的心血管状况、治疗情况及过去和目前的药物使用情况。甲状腺素可与许多药物发生作用，因此口腔治疗前应仔细询问并给予足够重视。甲状腺素可促进苯妥英钠、利福平、卡马西平的代谢；导致硫酸铝、硫糖铝、氢氧化铝等吸收障碍。此外，甲状腺素可影响华法林的效果，因此有心血管疾病或是控制不佳的患者，在局部麻醉和使用含有肾上腺素排龈线时应多加注意。对于长期应用稳定剂量的激素替代治疗的患者可给予常规或紧急口腔治疗。

Summary

Hypothyroidism is defined by a decrease in thyroid hormone production and thyroid gland function. This condition can be classified into two categories:

Primary hypothyroidism, in which the defect is intra-thyroid; or secondary hypothyroidism, in which other pathologies can cause an indirect decrease of circulating hormone (surgical or pathological alteration of the hypothalamus).

Symptoms of hypothyroidism include fatigue, weakness, weight gain or increased difficulty in losing weight, coarse, dry hair, dry, rough pale skin, hair loss, cold intolerance, muscle cramps and frequent muscle aches, constipation, depression, irritability, memory loss, abnormal menstrual cycles. Each individual patient may have any number of these symptoms, and they will vary with the severity of the thyroid hormone deficiency and the length of time the body having been deprived of the proper amount of this hormone. Hypothyroidism has been considered to be an important risk factor for coronary heart disease in women.

TSH levels are elevated in primary hypothyroidism, decreased in secondary hypothyroidism and elevated in subclinical hypothyroidism.

In general, for hypothyroidism, levothyroxine sodium replacement is the first drug of choice.

Definition and Terminology

Hypothyroidism（甲状腺功能减退症）is a condition in which the body lacks sufficient thyroid hormone.

四、库欣综合征　Cushing's syndrome

库欣综合征（Cushing's syndrome, CS）又称 Cushing 综合征或皮质醇增多症（hypercortisolism），1921 年由美国神经外科医生 Harvey Cushing 首先报告。本征是由于多种病因引起的肾上腺皮质长期过量分泌皮质醇而产生的一组症候群。其临床表现为高血压、肥胖、高血糖、多毛和痤疮等。

库欣综合征最多见是由垂体促肾上腺皮质激素（ACTH）分泌亢进所引起的临床类型，称为库欣病（Cushing disease），约占本征的 70%；其次为肾上腺疾病（如腺瘤、癌及小结节增生）所致。长期应用外源性糖皮质激素也可引起类似库欣综合征的临床表现，称为药物性库欣综合征。

【流行病学】

欧洲数据显示，该病平均年发病率为 2～3/100 万人。可发生于任何年龄，成人多见，女性多于男性，男女比例约为 1∶3。

库欣综合征患者的死亡率较正常人高 4 倍。

【病因】

库欣综合征的病因包括内源性和外源性两种。

由于器质性病变而引起的称为内源性库欣综合征。长期应用外源性肾上腺糖皮质激素或饮用大量含酒精的饮料也可以引起类似库欣综合征的临床表现。患者均出现高皮质醇血症，此时称为外源性、药源性或类库欣综合征。

【临床表现】

1.全身表现 库欣综合征临床表现多样，典型者表现为向心性肥胖、满月脸、多毛和多血质。其他表现有乏力、紫纹、糖耐量受损、高血压、水肿、背痛、病理性骨折、多饮、多尿、心理异常、突眼、月经稀少或闭经、痤疮、皮肤油腻等。但上述临床特点往往并非同时出现，不同类型之间临床表现差异较大。

2.口腔表现 药物性库欣综合征患者由于糖皮质激素过量或长期应用，可导致机体免疫功能下降，易发生口腔真菌感染或手术伤口的感染，伤口愈合时间延长。此外，尚可出现骨质疏松、牙槽骨吸收、牙齿松动等。

【诊断】

库欣综合征的诊断可分为两部分：

1.根据患者是否具有典型的临床表现，如满月脸、水牛背、皮肤紫纹、瘀斑或皮肤变薄等，确定是否存在库欣综合征。

2.明确库欣综合征的病因 口腔临床以药物性库欣综合征较为常见。

【实验室检查】

根据国际库欣综合征诊断指南，对怀疑CS的患者，应进行下述至少一项检查：

1.24小时尿游离皮质醇测定（24-hour urine free cortisol，UFC）。

2.午夜唾液皮质醇测定 因唾液中只存在游离状态的皮质醇，并与血中游离皮质醇浓度平行，且不受唾液流率的影响，故唾液皮质醇水平的昼夜节律改变和午夜皮质醇低谷消失是CS患者较稳定的生化改变。

3.午夜1mg地塞米松抑制试验（dexamethasone suppression test，DST）

4.肾上腺影像学检查 影像学检查有益于鉴别病因和肿瘤定位，包括B超、CT、MRI检查等。

【治疗】

根据不同的病因采取不同的治疗措施。

1.外科治疗 最佳方案是由有经验的神经外科医生选择手术途径施行腺瘤摘除术。

2.药物治疗 为一种辅助治疗方法，主要用于手术前的准备。手术后疗效不满意时，药物治疗可暂时缓解病情。

3.口腔处理 口腔医师在行口腔操作时，应详细了解患者既往治疗史，是否进行过肾上腺手术，是否服用过糖皮质激素及其剂量、持续时间，是否做过放疗、化疗等。口腔操作前，应对患者肾上腺功能进行评估；操作中，可适当使用镇痛、镇静手段，减少应激反应。预防并控制口腔感染的发生。

【预后】

库欣综合征很少自发缓解。如不及时治疗，有些临床表现不可逆转。严重心、脑血管并发症常常是本病的直接致死原因。

Summary

Cushing's syndrome is also known as hypercortisolism. It is a hormonal disorder caused by prolonged exposure of the body's tissues to high levels of the hormone cortisol. This can happen for a variety of reasons, the most common of which is overuse of corticosteroid medications.

Signs and symptoms of Cushing's syndrome vary, but most people with the disorder have upper body obesity. Typical symptoms include rapid weight gain, particularly of the trunk and face with sparing of the limbs (central obesity), a rounded face, increased fat around the neck, and relatively slender arms and legs. Other signs appear in the skin, which becomes fragile and thin, bruises easily, and heals poorly. Purple or pink stretch marks may appear on the abdomen，arms，and breasts. The bones are weakened，and routine activities such as bending，lifting，or rising from a chair may lead to backaches and rib or spinal column fractures.

Women may also notice increased body hair and menstrual irregularities. Men may develop erectile and fertility problems. Children who have this condition are often obese and have a slowed rate of growth.

Diagnosis is based on a review of a person's medical history，a physical examination，and laboratory tests. X-rays of the adrenal or pituitary glands can be useful in locating tumors.

There is no single definitive test for Cushing syndrome. In addition to a physical examination，blood，saliva，and urine tests are usually required. After diagnosis，additional tests are needed to identify the cause.

Treatment will depend on the specific cause and may include surgery，radiation，chemotherapy，or the use of cortisol-inhibiting drugs. If the cause is long-term use of glucocorticoid hormones of another disorder，the doctor should reduce the glucocorticoid gradually for control of that disorder.

第三节 消化系统疾病
Gastrointestinal Diseases

一、克罗恩病 Crohn's disease

见第二篇第十四章第二节。

二、溃疡性结肠炎 Ulcerative colitis

溃疡性结肠炎（ulcerative colitis，UC）是一种以慢性炎症和溃疡形成为主要病理特点的消化道疾病，是炎症性肠病（inflammatory bowel disease，IBD）的一种。病变多累及直肠和乙状结肠，也可遍及整个结肠，主要侵犯大肠黏膜与黏膜下层，呈节段性和弥漫性分布。病程缓慢，常反复发作，并与结肠癌密切相关。

【临床流行病学】
溃疡性结肠炎的发病率为每年 2.0 ～ 14.3/10 万，无性别差异，可发生于任何年龄，但 15 ～ 30 岁和 50 ～ 70 岁是两个高发年龄段。

【病因】
本病病因不明，可能与遗传、过敏、感染、精神等因素有关。

【临床表现】
1. 消化系统表现 以腹泻、腹痛及脓血便多见。
（1）腹泻及脓血便：腹泻是主要症状，患者排出脓血便、黏液血便或血便。病变累及乙状结肠和直肠时可出现里急后重表现，患者排便次数一般每天 3 ～ 4 次，多则 10 ～ 30 次。
（2）腹痛：多见，常为绞痛，多局限于左下腹部，疼痛部位有压痛。
（3）其他胃肠表现：有食欲缺乏、腹胀、恶心、呕吐等。
2. 肠外表现
（1）全身症状：消瘦、乏力、发热、贫血等常见。

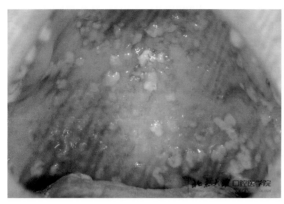

图 18-5　增殖性化脓性口炎

腭黏膜粟粒大小脓疱，基底黏膜充血

（北京大学口腔医院供图）

（2）关节表现：6% ～ 10% 的患者并发关节炎，多累及单个大关节、呈游走性，亦可呈强直性脊椎炎和骶髂关节炎。

3. 皮肤黏膜病变　部分患者出现虹膜睫状体炎、结节性红斑、坏疽性脓皮病等。

4. 口腔表现　主要为口腔黏膜反复溃疡，发生率为 9% ～ 20%。偶见口腔黏膜、牙龈、软腭部位增殖性病变。损害主要发生在唇红或口腔黏膜，初起为基底充血的粟粒大小脓疱，以后可融合成片，脓疱破溃后结痂。痂下为增殖性肉芽肿。发生在唇红缘的往往呈乳头瘤样损害，称为增殖性化脓性口炎（pyostomatitis vegetans）（图18-5）。

5. 其他　晚期可并发肝、胆、泌尿系统、肾、心血管等多器官病变。

【诊断】

诊断根据临床表现，结合乙状结肠镜检查、黏膜活检及 X 线检查，在多次粪便检查和培养找不到病原体后，可以作出诊断。

1. 直肠、乙状结肠镜检查　可见肠黏膜充血、水肿，并可见多个边缘不规则、大小深浅不一的溃疡，表面有黄白色或血性渗出物，晚期可见肠腔狭窄、假息肉等。

2. 活体组织检查　表现为非特异性炎症变化。

3. X 线钡剂灌肠检查　可见结肠黏膜变形，结肠袋形消失，结肠缩短，甚至管腔狭窄，直肠或降结肠下部可见假息肉形成的充盈缺损。

【治疗】

目前临床上仍然缺乏特异性治疗手段，主要采用抗菌药物、免疫抑制药物和对症治疗等，对内科治疗无效或病变广泛的病例，则考虑施行回肠造瘘术及结肠切除术。

1. 一般治疗

（1）应进食柔软、易消化、富有营养和足够热量的食物。宜少量多餐，补充多种维生素。避免生冷及刺激性、油腻及多纤维素的食物。

（2）保持心情舒畅，避免精神刺激，解除各种精神压力。

（3）腹痛、腹泻较重者，可应用解痉止痛药物，如颠茄每次 8mg，1 日 3 次。

（4）如有水、电解质紊乱则应及时补充纠正。

2. 抗菌治疗　可用水杨酸偶氮磺胺吡啶或水杨酸偶氮磺胺嘧啶。合并感染时，可适当选用抗菌药物治疗。此外，还可选用复方磺胺甲噁唑片、新霉素、诺氟沙星等。

3. 糖皮质激素或免疫抑制剂

（1）一般患者可口服泼尼松 5 ～ 10mg，每天 3 次，持续 1 ～ 3 个月后逐渐减量停用；或泼尼松龙每天 40 ～ 60mg 分 3 ～ 4 次口服，症状好转后再逐渐减量，维持量为每天 10mg，疗程半年左右。

（2）硫唑嘌呤可用于激素类治疗无效的患者，剂量为 2.5mg/（kg·d），待症状缓解后再减至1.5mg/（kg·d）。

4. 益生菌制剂　包括双歧因子、蜡样芽孢杆菌等制剂。近年来益生菌治疗急性期溃疡性结肠炎已有广泛研究，结果提示益生菌治疗可取得与抗炎药物相似的疗效，且无药物不良反应。

5. 中医药治疗　中医中药治疗该病有一定特色及优势。适用于水杨酸类制剂和免疫抑制剂治疗无效的患者，以及对糖皮质激素抵抗或依赖的顽固性患者。可选择的中成药有香连丸，泻痢固肠丸等。

6. 口腔治疗

(1) 口腔科医师应详细了解溃疡性结肠炎的病程及疾病特征。对急性发作期的患者，应避免进行口腔治疗或手术。必需的治疗应选择在缓解期进行。

(2) 口腔局部对症治疗：对伴发口腔病损的患者，口腔局部可用 0.1% 依沙吖啶液或其他抗生素溶液含漱，外涂抗生素软膏或糖皮质激素乳膏。

【并发症】

1. 急性结肠扩张与溃疡穿孔　发生率约为 1.8%。

2. 下消化道出血　发生率约为 3%。

3. 结肠假息肉形成　常为多发，大小不一，呈弥漫性分布，有时呈铺路石样。

4. 结肠狭窄　发生于 7% ～ 10% 患者。

5. 癌变　溃疡病变广泛、童年期起病及病程超过 10 年者，较易发生癌变，癌变可发生在直肠、降结肠、横结肠。国外报告癌变率为 5% ～ 20%，中国报告为 0.9% ～ 2.2%。

Summary

Ulcerative colitis is a type of inflammatory bowel disease (IBD) that affects the lining of the large intestine (colon) and rectum. This inflammation can lead to formation of ulcers that may bleed and interfere with digestion. About 5% of people with ulcerative colitis develop colon cancer. The exact cause of ulcerative colitis is unclear. Abdominal pain and bloody diarrhea are the common warning signs of ulcerative colitis, others include weight loss, poor appetite, nausea and poor growth in children. Some people with ulcerative colitis may have symptoms outside the digestive system including joint pain, skin sores, fatigue, anemia and frequent fevers.

The most accurate way to test for ulcerative colitis is colonoscopy.

Medications for ulcerative colitis aim to reduce the inflammation inside the colon. The first choice is usually a drug that contains aminosalicylates, the second choice is steroid, such as prednisone and the third option is an immune modifier, which reduces inflammation by altering the immune activity. Biologic therapies are the newest type of treatment for people with ulcerative colitis. This therapy helps the body destroy an inflammation-inducing protein called tumor necrosis factor (TNF). Also known as anti-TNF agents, they are usually given intravenously. Biologic therapies are recommended for patients who do not improve on standard medications.

Definition and Terminology

溃疡性结肠炎 (Ulcerative colitis) is a type of inflammatory bowel disease (IBD) that affects the lining of the large intestine (colon) and rectum. Abdominal pain and bloody diarrhea are the common warning signs of ulcerative colitis. About 5% of people with ulcerative colitis develop colon cancer.

（华　红）

第四节　免疫系统疾病
Immunological Diseases

一、淀粉样变性　Amyloidosis

淀粉样变性（amyloidosis），又称类淀粉沉积症，是指由多种原因引起的淀粉样物质（amyloid）在器官或组织内异常沉积，造成组织器官结构与功能改变，并引起相应临床表现的一组异质性疾病。淀粉样变性常可累及多系统多器官，其临床表现取决于所累及的器官和受累器官的损伤程度。常受累的器官包括肾、心、肝、胃肠、舌、脾、神经系统、皮肤等。受累器官表现为器官肿大及功能障碍。

淀粉样变性可以是遗传性，也可以是获得性；沉积可以是局部的，也可以是系统的；病程可呈良性经过，亦可呈恶性经过。

淀粉样物首先由德国学者 Sehleiden 于 1838 年发现，1854 年著名病理学家 Virchow 将之作碘试验或碘 - 硫酸试验，发现其像淀粉呈紫蓝色而命名为淀粉样物质。淀粉样物质肉眼为粉红或灰白色石蜡样。在光学显微镜下，淀粉样物质具有同源性，高亲和性。在固定的组织中与刚果红染料有较强亲和力。在电子显微镜下，它由（10nm）线形无支纤维组成。

【病因及发病机制】

病因尚不清楚，可能与自身免疫病、炎症、遗传病或肿瘤有一定关系。不同生化类型的淀粉样变性，其病因学机制不同，但均可概括为大量的异常的淀粉样蛋白在不同组织间沉积而损伤正常的组织功能。

目前较清楚的淀粉样蛋白主要有以下几种：

1.淀粉样轻链蛋白（amyloid L，AL）　AL 蛋白见于原发性及骨髓瘤相关型淀粉样变。

2.淀粉样 A 蛋白（amyloid associated，AA）　AA 蛋白主要见于慢性感染、炎症或肿瘤引起的全身性淀粉样变。

3.转甲状腺蛋白（amyloid transthyretin，aTTR）　原来称为前白蛋白（prealbumin），TTR 分子本身并不产生淀粉样沉积，但其遗传变异型（通常为单个氨基酸置换）是遗传性淀粉样变最常见的原因。

4.β - 蛋白（amyloid β，Aβ）　亦称为 A4 蛋白，见于阿尔兹海默病（Alzheimer's disease）、唐氏综合征及遗传性脑淀粉样血管病等。

5.$β_2$ 微球蛋白（$β_2$ microglobulin，$β_2$-M）　长期做血液透析的患者血浆中 $β_2$-M 增高并沉积为淀粉样原纤维。$β_2$-M 对胶原的亲和力大，易沉积于关节等富含胶原的组织中。

6.多肽激素　老年患者及罹患某些分泌多肽激素的肿瘤的患者，淀粉样物质常沉积在内分泌器官中。

此外，在遗传性淀粉样变性中还可检测出几种新的原纤维蛋白，如凝溶胶蛋白（gelsolin）、载脂蛋白 - Ⅰ（Apo A Ⅰ）、溶菌酶及纤维蛋白原等的变异型。

【临床表现】

1.临床分类　淀粉样变性的分类方法颇多。目前比较一致的分类方法多以临床为主，结合淀粉样物的主要成分来进行分类。根据淀粉样蛋白沉积的部位可分为系统性与局限性，系统性淀粉样变有遗传性和获得性（或称继发性）；也可分为原发性和继发性。

2.临床表现　此病多发生于 40 岁以上的中老年人，常累及多系统多器官，其临床表现取决于所累及的器官和受累器官的损伤程度。常见受累器官有肝、肾、神经、心脏、胃肠道等，受累组织则以皮肤、舌、淋巴结等较常见。

（1）一般临床表现：主要有体重减轻、易疲倦。比较特殊的体征为眼周紫癜。

（2）心脏受累很常见，临床表现为心律失常、心绞痛、充血性心力衰竭和猝死。

（3）消化系统：其临床表现根据受累的消化器官的不同而不同。

1）口腔：舌部最常受侵及，表现为巨舌症，舌体增大且伴有结节样蜡样增生，舌体发硬、口底增厚，舌运动障碍，舌常伸于上下牙齿之间，并有吐词不清。睡觉时舌往后堵塞气道而发出鼾声和呼吸困难。亦可表现为唇和牙龈增厚（图18-6）。

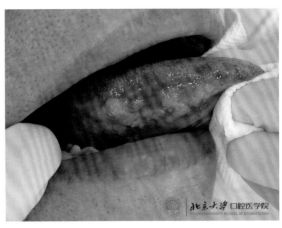

图18-6　淀粉样变
舌腹蜡样结节
（北京大学口腔医院供图）

2）食管：常有餐后反流、吞咽不畅和吞咽困难。

3）胃：有恶心、呕吐和上腹部疼痛等症状。或出现上腹饱胀和食欲缺乏现象。严重者可有胃溃疡、呕血。

4）肠：可出现便秘、腹泻、严重吸收不良。极少数患者可发生肠穿孔或假性肠阻塞。

5）肝：表现为肝大，血清碱性磷酸酶增高等。约有5%的患者有肝内胆汁潴留，这种患者预后不良。

6）胰腺：可出现胰腺功能不全而影响食物消化，引起脂肪痢。

（4）皮肤：与骨髓瘤相关的淀粉样变常见皮肤病变有瘀斑、紫癜、苍白、透亮的或紫癜性丘疹、结节等。

（5）呼吸系统：淀粉样蛋白在肺部广泛沉积而引起气体弥散障碍，活动时呼吸困难。胸膜淀粉样变可引起胸腔积液。

（6）肾：也是淀粉样蛋白最易沉积的器官。临床表现主要是蛋白尿和水肿，最后发展为肾功能衰竭。

【诊断】

由于本病的临床表现多种多样且无特异性，因此不能仅依据临床表现诊断本病。

本病的诊断标准如下：

1.原因不明的器官肿大和（或）器官功能不全。当遇到原因不明的器官肿大和器官功能不全的患者时，能想到淀粉样变性的可能性，避免漏诊或误诊。

2.血和（或）尿中有单克隆免疫球蛋白轻链存在，可见于本病多数患者。

3.病理检查及刚果红染色证实为淀粉样变性并经免疫组化检查证实为 λ 链或 κ 链。

在上述3项中，第3项活体组织检查是明确诊断本病的必需条件。

【实验室检查】

1.尿液中Bence-Jone蛋白检查　Bence-Jone蛋白是单克隆轻链 κ 和（或）λ 的同型体，不存在于血液中。

2.骨髓穿刺涂片检查。

3.血液　可出现碱性磷酸酶升高，血尿素氮和肌酐升高等。

【组织病理】

肉眼观受累器官肿大，触之有坚实感。表面呈蜡样，淡红色或灰色外观。用苏木精-伊红染色呈红色，可表现为异染性（metachromasia）而呈结晶紫或甲基紫色。用刚果红染色后在偏光显微镜下观察则呈独特的苹果绿色的双折射（birefringence）外观。

【治疗】

该病尚无特效的治疗方法，仍以支持疗法为主，积极处理器官功能衰竭。

1. 对于 AL 型淀粉样变，经典的治疗方案是美法仑（melphalan）和泼尼松联合治疗。也可用多种抗癌药物联合化疗。

2. 有条件者可进行肝、肾和骨髓移植。

3. 透析相关的淀粉样变性可通过改进透析膜和用高纯度的透析液改善病情。

4. 口腔治疗　根据病情严重程度的不同，可考虑局部和（或）系统性使用糖皮质激素。

【预后】

本病无根治方法，预后较差，有症状者生存时间仅为 3 ～ 5 年。

Summary

Amyloidosis is a heterogeneous group of disorders in which a disorder of protein structure results in the formation and deposition of insoluble fibrillary proteins（amyloid）in the extra-cellular spaces of organs and tissues，causing structural and functional organ damage.

Clinical manifestation of amyloidosis can involve almost any organ，most importantly the kidneys，heart and peripheral nervous system.

Diagnosis depends on the identification of amyloid deposits in a biopsy.

Treatment is directed at reducing production and extracellular deposition of amyloid fibrils and promoting lysis and/or mobilization of existing amyloid deposits plus supportive treatment for underlying organ dysfunction.

Generalized amyloidosis is usually a progressive disease，with survival ranging from 12 months to 15 years. If left untreated，80% of patients will die within 2 years of diagnosis.

Definition and Terminology

淀粉样变性（amyloidosis）is a heterogeneous group of disorders in which a disorder of protein structure results in the formation and deposition of insoluble fibrillary proteins（amyloid）in extra-cellular spaces of organs and tissues，causing structural and functional organ damage.

二、移植物抗宿主病　Graft versus-host disease

移植物抗宿主病（graft versus-host disease，GVHD）是造血干细胞移植（hematopoietic cell transplantation，HCT）的主要并发症，也是患者主要死亡原因之一。GVHD 是指在机体的免疫功能严重缺损时，植入的异体组织器官又具有大量的免疫活性细胞（如骨髓、胸腺等）的情况下，宿主排斥植入的组织器官，而植入的器官中的免疫活性细胞（主要是 T 细胞）被宿主的组织相容性抗原激活，从而产生对宿主组织细胞的免疫应答，导致宿主全身性的组织损伤。

GVHD 主要发生于供者与受者之间存在组织配型差异等情况。

根据临床表现和发病时间不同，临床上将 GVHD 分为三种类型：超急性 GVHD、急性 GVHD 与慢性 GVHD。超急性 GVHD 指骨髓移植后 10 天内发生的 GVHD，通常见于人类白细胞抗原配型不合或异基因骨髓移植后未预防性应用免疫抑制剂的患者。急性 GVHD 可于移植后几天或 100 天内发生，超过 100 天者为慢性 GVHD。

（一）急性移植物抗宿主病

【发病机制】

急性移植物抗宿主病（acute graft versus-host disease，aGVHD）通常发生在供者造血干细胞植入受者骨髓后 2～4 周内。是供者淋巴细胞针对宿主抗原的反应，主要是针对人类白细胞抗原（human leucocyte antigen，HLA）。HLA 主要位点不匹配时出现急性 GVHD 风险为 25%～50%。此外，活化的宿主抗原呈递细胞介导的免疫损伤在急性 GVHD 的启动中也发挥重要作用。细胞毒性 T 淋巴细胞和自然杀伤细胞是急性 GVHD 的主要效应细胞。

【临床表现】

急性 GVHD 主要累及皮肤、消化道黏膜和肝。

1. 持续性恶心、呕吐、腹痛、厌食、腹泻，消化道黏膜可出现黏膜炎、肝出现胆管周围炎、胆汁淤积，门脉系统淋巴结浸润。

2. 口腔溃疡与黏膜炎　为 GVHD 患者的常见表现，可发生于口腔内多个不同部位，且伴有剧烈疼痛（图 18-7，8，9）。

3. 皮肤病变　可在移植后 10～14 天出现，表现为对称性的麻疹样皮疹，早期以肢端最为明显，尤其是手掌。急性 GVHD 偶尔可出现红皮病、皮肤大疱或坏死，往往提示预后不良。

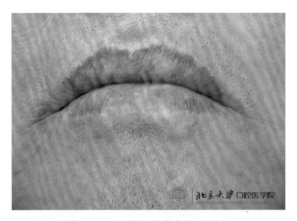

图 18-7　移植物抗宿主病（唇）

（北京大学口腔医院供图）

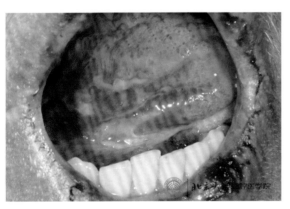

图 18-8　移植物抗宿主病（口腔黏膜）

（北京大学口腔医院供图）

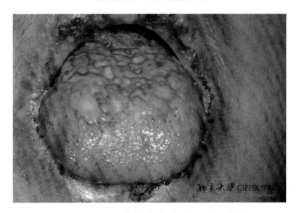

图 18-9　移植物抗宿主病（口腔黏膜）

（北京大学口腔医院供图）

【治疗与预后】

急性 GVHD 治疗可选用糖皮质激素，往往需要系统应用激素治疗。口腔治疗可选用糖皮质激素局部应用。

急性 GVHD 预后取决于皮肤、消化道黏膜以及肝受累的严重程度。重症患者 5 年生存率为5%～25%。

（二）慢性移植物抗宿主病

慢性 GVHD（chronic graft versus host disease，cGVHD）见于约 50% 的异基因干细胞移植患者或由急性 GVHD 转至而来。

【发病机制】

类似于急性 GVHD 的异体免疫反应或自身免疫反应所致。

【临床表现】

慢性 GVHD 临床表现多种多样，几乎所有脏器均可受累。

1.口腔特征性表现　包括口干、黏膜斑纹类病损、张口受限或口腔溃疡。约80%的慢性GVHD患者可出现口腔黏膜病变。

（1）口腔白斑或苔藓样改变：常见于唇、颊、舌黏膜，表现为口腔黏膜的白色网状、斑块状病损，伴有上皮萎缩及糜烂。口周皮肤的硬化可导致张口受限。

（2）唾液腺萎缩及功能障碍：是慢性GVHD患者的主要表现之一，患者出现唾液减少、口腔干燥，类似干燥综合征的表现，常伴有真菌感染。

2.皮肤表现　皮肤异色症、扁平苔藓样皮疹和硬皮病样皮疹，为慢性GVHD有诊断意义的皮肤表现（图18-10，11）。

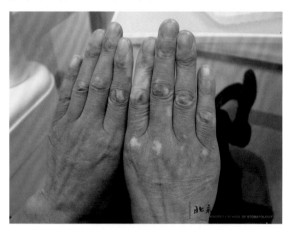

图18-10　移植物抗宿主病（皮肤色素脱失）
（北京大学口腔医院供图）

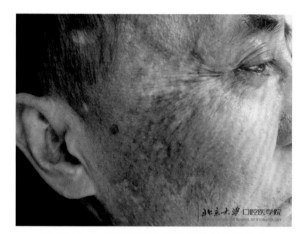

图18-11　移植物抗宿主病（皮肤色素脱失）
（北京大学口腔医院供图）

3.眼部表现　60%～80%的慢性GVHD患者移植后可出现眼部病变。特征性表现包括干眼症、畏光、瘢痕性结膜炎等。

4.生殖系统表现　49%女性患者可在移植后2年内出现生殖系统慢性GVHD。特征性病损包括阴道瘢痕或狭窄以及扁平苔藓样病损。

5.关节表现　关节僵硬是硬化型慢性GVHD最严重的并发症之一。

6.血液系统表现　可出现淋巴细胞减少、血小板减少、嗜酸性粒细胞增多等。

7.其他　恶心、呕吐、食欲减退、吞咽困难等，或出现胆红素、碱性磷酸酶和转氨酶升高等。

【诊断】

根据病史、症状和体征即可诊断慢性GVHD。必要时需结合组织学和实验室检查结果以明确诊断。

【治疗】

1.避免各种诱发因素。

2.全身药物治疗

（1）如合并脏器受累或皮肤黏膜病损进展迅速，考虑全身应用糖皮质激素治疗。

（2）免疫抑制剂：在维持阶段可配合使用各种免疫抑制剂，如环孢素、他克莫司、硫唑嘌呤、吗替麦考酚酯等。羟氯喹、沙利度胺可用于治疗苔藓样病变患者。

（3）利妥昔单抗可用于治疗多个器官受损的患者。

3.口腔黏膜病损局部治疗

（1）糖皮质激素治疗：局部使用布地奈德和地塞米松含漱。其他局部治疗药物有氟轻松、氯倍他索、倍氯米松和曲安奈德等。

（2）免疫抑制剂：可局部使用他克莫司，可有效减轻口腔症状。

（3）光动力治疗：口腔局部光动力疗法可使 DNA 交联并导致细胞凋亡，有研究显示补骨脂素长波紫外线治疗口腔慢性 GVHD 有效，且不良反应较小。

4.唾液腺疾病的治疗　对于唾液分泌量降低的 GVHD 患者，治疗目标主要是提高其舒适度和降低患龋风险。可用于缓解口干的药物包括毛果芸香碱、盐酸西维美林，以及使用人工唾液、无糖口香糖等。

5.猖獗龋的治疗　GVHD 引起的猖獗龋需要一个完整的治疗计划。首先需要对个体龋齿易感性和龋的活动性进行评估；然后进行龋病治疗；最后采取针对性预防措施减少龋病复发，包括局部使用氟化物涂剂（如含氟牙膏）、抗菌漱口水，改变饮食习惯等。各种增加 GVHD 患者唾液分泌量的措施可减少和预防猖獗龋发生。

Summary

Oral graft-versus-host disease（GVHD）is a significant complication after allogeneic stem cell transplantation（SCT）or allogeneic haematopoietic cell transplantation（HCT）. GVHD can affect oral tissues and often mimics naturally occurring autoimmune diseases such as erosive lichen planus, pemphigus, scleroderma and Sjögren syndrome. Oral GVHD has also been linked to oral precancerous and malignant lesions.

GVHD can be classified as acute GVHD（aGVHD）and chronic GVHD（cGVHD）. aGVHD can occur as early as 2 to 4 weeks post-transplant and mucosal erythema and erosion/ulceration are typical manifestations and cGVHD changes can be recognized around 100 days post-transplant. The pattern and types of lesions seen in aGVHD are also seen in cGVHD, but manifestations can also include raised white hyperkeratotic plaques and striae and persistent reduced salivary function. Oral symptoms of oral GVHD include xerostomia and increased sensitivity and pain with spices and alcohol. All of these symptoms of GVHD may lead to weight loss and malnutrition.

Biopsy of oral mucosa, including both surface epithelium and minor labial salivary glands, may be of value in establishing a final diagnosis.

The management of GVHD requires a multidisciplinary approach and team effort. Appropriate specialists should be involved in the treatment of GVHD from the outset, followed by appropriate long-term follow-up in patients with acute and/or chronic GVHD.

Topical management of mucosal lesions may include steroids, azathioprine, and/or oral psoralen and ultraviolet A（PUVA）therapy.

三、干燥综合征　Sjögren syndrome

干燥综合征（Sjögren syndrome，SS）又称舍格伦综合征，是一种主要侵犯外分泌腺的慢性系统性自身免疫性疾病。1933 年由瑞典眼科医生 Henrik Sjögren 首次提出。该病最常见的临床表现为进行性口干、眼干，同时可累及肾、肺、甲状腺和肝等多种器官。

本病分为原发性和继发性两类，不合并其他自身免疫性疾病者称为原发性干燥综合征（primary SS，pSS）；继发于类风湿关节炎（rheumatoid arthritis，RA）、系统性红斑狼疮（systemic lupus erythematosus，SLE）等为继发性干燥综合征（secondary SS，sSS）。

【临床流行病学】
流行病学调查显示，该病在我国人群患病率为 0.29% ～ 0.77%，在老年群体中患病率为 3% ～ 4%。是最常见的结缔组织病之一。女性多发，约占全部病例的 90%，发病年龄集中于 30 ～ 60 岁。

【病因及发病机制】

干燥综合征的确切病因及发病机制尚不十分明确，可能与病毒感染、遗传和性激素异常等多种因素有关。

1. 遗传易感性　SS发病存在遗传易感性，原发性SS患者的家庭成员较正常人群更易患自身免疫病或出现血清学上的异常。在自身抗体阳性和有腺外表现的原发性SS患者中，HLA-B8，HLA-Dw3的频率高达50%～80%。HLA-DRw52和DQA1*0501与原发性SS也有一定的相关性。此外研究发现，Fas基因670位核苷酸、Caspase 3、MEL-14等基因的多态性与原发性SS有关。

2. 病毒作用　Epstein-barr病毒、Coxsachie病毒B4和A13型、人类嗜T淋巴细胞病毒-1（Human T lymphotropic virus，HTLV）等可能与SS发病有关。病毒可改变唾液腺上皮细胞表面的抗原性，刺激B淋巴细胞活化，致使免疫反应正反馈扩大，产生抗体，引起炎症反应。

3. B淋巴细胞异常　B淋巴细胞在SS发病过程中活化异常，表现为聚集在炎性组织中参与形成异位生发中心、亚群分布及分化紊乱、产生多种特殊自身抗体、异常增殖产生单克隆B淋巴细胞。

【临床表现】

干燥综合征患者的主要症状包括眼干、口干、唾液腺及泪腺肿大、严重者出现肺间质纤维化、肾小管酸中毒、肝损害及中枢神经系统受累等严重的系统病变。

1. 眼部表现　由于泪腺受侵，泪液减少或分泌停止，角膜及球结膜上皮破坏，引起干燥性角、结膜炎。患者眼有异物感、摩擦感或烧灼感、畏光、疼痛、视物疲劳。情绪激动或受到刺激时少泪或无泪。泪腺肿大可致睁眼困难，睑裂缩小。

2. 口腔表现　患者口干，进干性食物不易咽下，需饮水，伴口腔发黏，味觉异常。患者说话久时，舌运动不灵活。严重者言语、咀嚼及吞咽均困难。如患者戴有全口义齿时，常影响其就位。

口腔检查可见口腔黏膜干燥，口镜与口腔黏膜黏着而不能滑动。口底唾液池消失。舌表面干燥并出现裂纹，舌背丝状乳头萎缩，舌表面光滑潮红呈"镜面舌"。易罹患口腔念珠菌感染。龋病的发生率也明显增加，且常为猖獗龋（图18-12，13，14）。

3. 唾液腺肿大　以腮腺肿大为最常见，也可伴下颌下腺、舌下腺及小唾液腺肿大。多为双

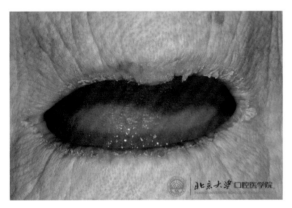

图18-12　干燥综合征
唇黏膜干燥、脱屑
（北京大学口腔医院供图）

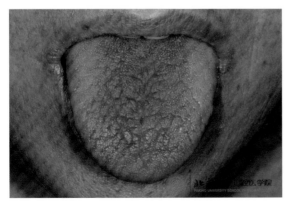

图18-13　干燥综合征
舌背黏膜干燥伴浅沟纹，乳头轻度萎缩
（北京大学口腔医院供图）

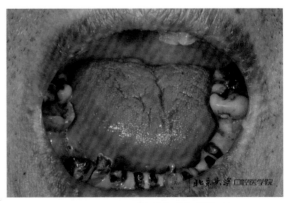

图18-14　干燥综合征（猖獗龋）
（北京大学口腔医院供图）

侧，也可单侧发生。腮腺呈弥漫性肿大，边界不明显，表面光滑，与周围组织无粘连。触诊韧实感而无压痛，挤压腺体，导管口唾液分泌很少或无分泌。由于唾液减少，可引起逆行感染，有感染时，挤压腺体，有混浊的雪花样唾液或脓液流出。少数病例在腺体内可触及结节状肿块，一个或多个，质地中等，界限常不甚清楚，无压痛，此种类型称为类肿瘤型干燥综合征。

4.其他外分泌腺受累的表现　除唾液腺和泪腺外，尚可有上、下呼吸道分泌腺及皮肤外分泌腺受累。鼻腔黏膜干燥、结痂，甚至出现鼻中隔穿孔。喉及支气管干燥，出现声音嘶哑及慢性干咳。汗腺及皮脂腺受累则出现皮肤干燥或萎缩。

5.结缔组织疾病　约50%的患者伴有类风湿关节炎；10%的患者伴系统性红斑狼疮。此外，尚可有硬皮病、多发性肌炎等。

6.其他并发症　肾间质淋巴细胞浸润可致肾小管功能不全，产生低渗尿。肌酐清除率降低，发生肾小管酸中毒。肌肉病变表现为多发性肌炎或重症肌无力。血管病变有小动脉炎、手足发绀、雷诺现象等。甲状腺也可出现慢性淋巴细胞性甲状腺炎。

【组织病理】

大唾液腺可出现腺实质萎缩、间质淋巴细胞灶性浸润、肌上皮岛形成。

小唾液腺也出现类似的组织学改变：导管扩张、淋巴细胞浸润，腺泡萎缩、腺小叶破坏。

【诊断】

1.诊断标准　目前国际上应用较多的是2002年干燥综合征（SS）国际分类（诊断）标准（表18-5）。

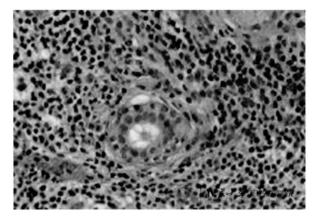

图 18-15　干燥综合征（病理）
淋巴细胞浸润形成灶
（北京大学口腔医院供图）

表 18-5　干燥综合征（SS）国际分类（诊断）标准（2002）

（一）口腔症状：3 项中有 1 项或 1 项以上

1.持续性口干 3 个月以上

2.成人后腮腺反复或持续肿大

3.吞咽干性食物时需用水帮助

（二）眼部症状：3 项中有 1 项或 1 项以上

1.每天感到不能忍受的眼干持续 3 个月以上

2.感到反复的沙子进眼或沙砾感

3.每天需用人工泪液 3 次或 3 次以上

（三）眼部体征：下述任何 1 项或 1 项以上阳性

1.施墨试验（<5mm/5min）

2.角膜荧光染色（＋）（>4 van BIJsterveld 记分法）

（四）组织学检查：唇腺淋巴细胞浸润灶 >1

（五）唾液腺受损：下述任何 1 项或 1 项以上阳性

1.未刺激唾液流率（<1.5ml/5min）

2.腮腺造影阳性

3.放射性核素检查阳性

（六）抗 SSA、SSB 抗体阳性（双扩散法）

　　干燥综合征在无任何潜在疾病的情况下，有下述 2 条即可诊断：①符合上述分类标准项目中的 4 条或 4 条以上，但必须含有第 4 条（组织学检查）和（或）第 6 条（自身抗体）；②第 3、4、5、6 条中任意 3 条阳性，继发性干燥综合征患者有潜在的疾病（如任何一种结缔组织病），而符合上述分类标准项目中的第 1，2 条中的任何 1 条，同时符合第 3、4、5 条中的任意 2 条。

　　2.检查项目　除询问病史及一般临床检查外，下列检查有助于明确诊断：

　　(1) 施墨试验：用 5mm×35mm 的滤纸两条，置于睑裂内 1/3 和中 1/3 交界处，闭眼，5min 后检查滤纸湿润长度，低于 5mm 则表明泪液分泌减少。

　　(2) 四碘四氯荧光素染色：用一滴 1% 四碘四氯荧光素滴入眼结膜囊内，随即以生理盐水冲洗，可在暴露的睑裂角膜部位发现不同荧光的染色，是角膜上皮干燥状态的典型表现。

　　(3) 唾液流量测定：静态全唾液流量收集方法要求患者采取坐姿，弯腰低头，使得唾液沿下唇逐渐滴入容器中，并在结束时将口内剩余唾液全部吐入容器，一般均收集 10min，< 1ml/min 为分泌减少。

　　(4) 唾液腺造影：常规拍摄充盈期侧位片及 5min 功能片。主要表现为唾液腺末梢导管扩张，排空功能减退。

　　(5) 放射性核素功能测定：病变较轻时，放射性核素摄取功能无明显改变，只有分泌功能迟缓。病变较重时，摄取和分泌功能均低下。

　　(6) 实验室检查：可有红细胞沉降率加快，γ 球蛋白增高，血清 IgG 明显增高，类风湿因子、抗核抗体、抗 SS-A、SS-B 抗体等自身抗体可呈阳性。

　　(7) 唇腺活检：主要表现为腺小叶内淋巴细胞灶性浸润、腺实质萎缩等。与大唾液腺不同的是，肌上皮岛少见。

【鉴别诊断】

　　1.应与其他原因引起的口干鉴别　如糖尿病、药物引起的口干、脱水、放射治疗引起口干以及老年性口干等相鉴别。

　　2.与唾液腺肿大疾病相鉴别　应注意与唾液腺肿瘤、结节病、结核、IgG4 相关性疾病等相鉴别。

【治疗】

　　本病目前尚无有效的根治方法，主要以对症治疗为主。治疗的目的主要在于减轻口、眼干燥的症状，预防因长期干燥而造成的口、眼局部损伤，密切观察病情的变化，防治系统性损害。

　　对于结节型干燥综合征可采用手术治疗，切除受累腺体，以防止恶性转变。

　　临床治疗的目的主要是缓解症状，有全身和局部治疗两种。

　　1.局部治疗

　　(1) 眼干：可用人工泪液（5% 甲基纤维素）滴眼，带眼防护镜，避光避风，保持居室湿润也很重要。对于严重的眼干患者可采用电烙术对泪点进行封闭。国外学者报告，局部应用低剂量的糖皮质激素或环孢素可以减轻结膜表面的炎症，缓解眼干症状。

　　(2) 口干：应避免吸烟、饮酒，避免服用引起口干药物。同时注意口腔卫生，减少龋齿和口腔继发感染。可选用人工唾液或其他唾液替代品等。

　　(3) M 受体激动剂：口干症状严重者可口服副交感胆碱能 M3 受体的激动药，如毛果芸香碱、西维美林等。

　　茴三硫也可用于治疗 SS 患者的口干症状，但对腺体破坏严重的中晚期患者几乎无作用。

　　2.全身免疫治疗　目前国际上对 SS 脏器受累的治疗尚无定论，也没有大规模的循证医学资料。一般认为应以受损器官及严重度而进行治疗，即对于有神经系统病变、肾小管酸中毒、肺间质性病变、肝损害、血小板降低、肌炎及高丙种球蛋白血症等腺体外受累者，须根据病情轻重给予糖皮质激素及免疫抑制药物治疗，剂量因疾病的轻重程度不同而有所差别。

对 SS 无脏器损伤者，可考虑口服白芍总苷胶囊，每次 600mg，每天 3 次；或羟氯喹每天 200 ～ 400mg，服用羟氯喹时，应每 6 ～ 12 个月进行眼科检查。

（1）糖皮质激素：剂量为 0.25 ～ 1mg/(kg·d)。

（2）免疫抑制剂：可选用羟氯喹、甲氨蝶呤、环磷酰胺、硫唑嘌呤等。其中羟氯喹和甲氨蝶呤可使患者的眼和口腔症状明显改善。

（3）免疫增强剂：常用的免疫增强剂有胸腺肽和干扰素。有文献报道，口服干扰素或胸腺肽后可增加患者唾液的分泌。

（4）生物制剂：生物制剂治疗 pSS 有良好的应用前景，如肿瘤坏死因子（TNF）抑制剂英利昔单抗和 CD20 单抗等。对生物制剂的疗效、安全性还需长期随访。

（5）中医治疗：中药或针灸治疗本病具有一定特色，可以缓解病情，提高患者生活质量。如六味地黄丸、白芍总苷胶囊等治疗 SS。

【预后】

干燥综合征一般呈良性过程，极少数患者可发生恶变。

Summary

Sjögren's syndrome is an inflammatory autoimmune disease that can affect many different parts of the body, but most often affects the lacrimal and salivary glands.

Primary Sjögren's syndrome occurs in people with no other rheumatologic disease. Secondary Sjögren syndrome occurs in people who have another rheumatologic disease, most often systemic lupus erythematosus and rheumatoid arthritis.

Most of the complications of Sjögren's syndrome occur because of decreased tears and saliva. Patients with dry eyes are at increased risk for infections around the eye and that may lead to cornea damage. Dry mouth may cause an increase in dental decay, gingivitis and oral candidiasis that may cause pain and burning. Some patients may have episodes of painful swelling in the saliva glands around the face.

Complications in other parts of the body can occur such as pain and stiffness in the joints with mild swelling and rashes on the arms and legs related to vasculitis in small blood vessels.

Diagnosis depends on a combination of symptoms, physical examination, blood tests,

Sjögren's syndrome cannot be cured, but in many cases proper treatment helps to alleviate symptoms. Hydroxychloroquine, an antimalarial drug may be helpful in some patients with Sjögren's syndrome.

Patients should know that they are in an increased risk for infections in and around the eyes and an increased risk for dental problems due to the long-term decrease in tears and saliva.

All patients should receive regular dental care to prevent cavities and tooth loss that may occur as a complication of Sjögren syndrome. Patients with dry eyes should see an ophthalmologist regularly for signs of damage to the cornea.

四、系统性红斑狼疮 Systemic lupus erythematosus

系统性红斑狼疮（systemic lupus erythematosus，SLE）是一种弥漫性、全身性自身免疫病，主要累及皮肤黏膜、骨骼、肌肉、肾及中枢神经系统，同时还可以累及肺、心脏、血液等多个器官和系统。

【临床流行病学】

SLE 好发于女性，多见于 15 ～ 45 岁，女男比例为 7 ～ 9：1。美国多地区的流行病学调查显示 SLE 的发病率为 14.6 ～ 122/10 万人；我国 SLE 的发病率为 70/10 万人，女性则高达 113/10 万人。男性患者更易出现肾受累以及心血管疾病（男女比例为 2 ～ 3 : 1）。

【病因及发病机制】

1. 遗传因素 SLE 的发病有一定的家族聚集倾向，SLE 患者的同卵双生兄妹发病率为 25% ～ 50%，而异卵双生子间发病率仅为 5%。另有研究发现 HLA-DR/DQ、STAT4、IRF5 等基因与本病发生有一定相关性。

2. 免疫紊乱 SLE 患者自身抗体产生与 T 淋巴细胞、B 淋巴细胞和单核细胞等免疫细胞功能紊乱有关。

3. 外源性因素 目前已知的外源性因素包括紫外线、药物（尤其是紫锥菊和复方磺胺甲噁唑片）、吸烟、感染（尤其是 EB 病毒和巨细胞病毒等）、环境污染物（包括硅、水银和杀虫剂等）。

【临床表现】

系统性红斑狼疮自然病程多表现为病情加重与缓解交替出现。临床表现多样。

1. 全身表现 患者常出现发热，疲乏，是 SLE 患者中常见但易被忽略的症状，通常是狼疮活动的先兆。

2. 皮肤与黏膜表现 在鼻梁和双颧颊部呈蝶形分布的红斑是 SLE 特征性改变。其他皮肤损害包括光敏感、脱发、手足掌面和甲周红斑、盘状红斑、结节性红斑、脂膜炎、网状青斑、雷诺现象等。

SLE 患者常见出现口腔溃疡或黏膜糜烂，病损多见于下唇，呈典型盘状病损，或出现由治疗继发的口腔感染。

3. 关节和肌肉 常出现对称性多关节疼痛、肿胀，通常不引起骨质破坏。SLE 尚可出现肌痛和肌无力，少数可有肌酶谱的增高。

4. 肾损害 又称狼疮性肾炎（lupus nephritis，LN），表现为蛋白尿、血尿、管型尿，乃至肾衰竭。肾活检显示几乎所有 SLE 患者均有肾病理学改变。狼疮性肾炎对 SLE 预后影响甚大，肾衰竭是 SLE 的主要死亡原因之一。

5. 神经系统损害 又称神经精神狼疮。轻者有偏头痛、性格改变、记忆力减退或轻度认知障碍；重者可表现为脑血管意外、昏迷、持续性癫痫状态等。

6. 血液系统表现 白细胞减少、贫血、血小板减少、淋巴结肿大、脾大等。

7. 胸膜及肺 可出现胸膜炎、肺间质纤维化、狼疮肺炎、肺动脉高压及成人呼吸窘迫综合征等，表现为活动后气促、干咳、低氧血症，肺功能检查常显示弥散性功能下降。

8. 心血管系统 心包炎、心肌炎、心内膜炎等。

9. 消化系统 腹痛、腹泻、恶心、呕吐、腹膜炎及胰腺炎等。

10. 血管病变 雷诺现象、动脉栓塞、静脉栓塞等。

【诊断标准】

1. 美国风湿病学会（American College of Rheumatology，ACR）1997 年推荐的 SLE 分类标准：①面颊蝶形红斑；②盘状红斑；③光过敏；④口腔溃疡；⑤关节炎；⑥浆膜炎、胸膜炎或心包炎⑦蛋白尿：24 小时尿蛋白>0.5g 或 >（+++）；⑧癫痫或精神异常；⑨溶血性贫血或白细胞<4000/μl 或淋巴细胞<1500/μl 或血小板<10 万/μl；⑩抗磷脂抗体阳性或狼疮抗凝物阳性，或抗双链 DNA 抗体升高，或 Sm 抗体（+），或梅毒血清反应假阳性；⑪抗核抗体阳性。凡有 4 项或 4 项以上者可诊为系统性红斑狼疮，但要排除其他病症。

该标准的灵敏度和特异性分别为 95% 和 85%。但对早期、不典型病例容易漏诊，应予注意。

2. 2009 年美国 ACR 对 SLE 分类标准进行了修订，新标准包括 11 条临床表现和 6 条免疫学指标，另外包括肾活检。临床标准：①急性或亚急性皮肤狼疮表现；②慢性皮肤狼疮表现；③口腔或鼻咽部溃疡；④非瘢痕性秃发；⑤炎性滑膜炎，可观察到 2 个或更多的外周关节有肿胀或压痛，伴晨僵；⑥浆膜炎；⑦肾病变：尿蛋白 >0.5g/d 或出现红细胞管型；⑧神经病变：癫痫发作或精神病，多发性单神经炎，脊髓炎，外周或颅神经病变，脑炎；⑨溶血性贫血；⑩白细胞减少（至少 1 次细胞计数 <4.0×10^9/L）或淋巴细胞减少（至少 1 次细胞计数 <1.0×10^9/L）；血小板减少症（至少 1 次细胞计数 <100×10^9/L）。免疫学标准：① ANA 滴度高于实验室参考标准；②抗 dsDNA 抗体滴度高于实验室参考标准（ELISA 法测需有 2 次高于该参考标准）；③抗 Sm 抗体阳性；④抗磷脂抗体：狼疮抗凝物阳性 / 梅毒血清学试验假阳性 / 抗心磷脂抗体是正常水平 2 倍以上或抗 β2GPI 中滴度以上升高；⑤补体减低：C3、C4、CH50；⑥无溶血性贫血，但 Coombs 试验阳性。

确诊条件：①患者必须经活检证实狼疮性肾炎中存在抗核抗体或抗双链 DNA 抗体；②以上临床及免疫指标中有 4 条以上符合（至少包含 1 项临床指标和 1 项免疫学指标）。

该标准灵敏度为 94%，特异性为 92%。

【实验室检查】

1. 血细胞分析　SLE 患者可出现血小板减少、白细胞减少或急性溶血性贫血。

2. 尿液检查　尿蛋白阳性、红细胞尿、脓尿、管型尿。

3. 红细胞沉降率　红细胞沉降率的增快多出现在狼疮活动期，血清 CRP 水平可正常或轻度升高。

4. 免疫球蛋白（immunoglobulin，Ig）　系统性红斑狼疮患者的免疫球蛋白可表现为多克隆的升高，严重时出现高球蛋白血症。蛋白电泳可显示球蛋白明显升高。

5. 补体　补体（CH50、C3、C4、C1q）水平的减低对 SLE 诊断有参考意义，同时对判断疾病活动性有一定价值。

6. SLE 患者的血清中可检测到多种自身抗体　其中抗双链 DNA（ds-DNA）抗体对 SLE 的特异性 95%，灵敏度为 70%，它与疾病活动性及预后有关；抗 Sm 抗体的特异性高达 99%，但灵敏度仅 25%。另外，SLE 患者还常出现血清类风湿因子阳性。

不同的自身抗体相对应的临床表现略有不同。Sm 抗体阳性的患者，更易出现蛋白尿、肾病综合征，较少出现血液系统受累；ds-DNA 抗体合并 Ro/La 抗体阳性的患者，容易出现干燥综合征的表现。

【SLE 的免疫病理学特征】

1. 皮肤狼疮带试验，表现为皮肤的表真皮交界处有免疫球蛋白（IgG、IgM、IgA 等）和补体（C3、C1q 等）沉积，对 SLE 具有一定的特异性。

2. 狼疮性肾炎的肾免疫荧光多呈现多种免疫球蛋白和补体成分沉积，被称为"满堂亮"。

【诊断】

本病的诊断主要依靠临床特点、实验室检查，尤其是自身抗体的检测有助于诊断及判断病情。

【鉴别诊断】

由于系统性红斑狼疮表现复杂，诊断时应与其他风湿免疫性疾病进行鉴别。

【治疗】

由于系统性红斑狼疮的临床表现复杂，治疗上强调早期、个体化方案及联合用药的原则。根据患者有无器官受累及病情活动选择不同的治疗方案。

1. 患者宣传教育　正确认识疾病，消除恐惧心理，明确规律用药的意义。避免过多的紫外光暴露，使用防紫外线用品（防晒霜等），避免过度疲劳。禁止吸烟，控制体重，加强锻炼等。

2. 药物治疗　目前还没有根治的办法，对于无重要脏器受累的狼疮患者可使用抗疟药和（或）糖皮质激素。非甾体消炎药可用于发热、关节肿痛、肌肉痛等症状的对症治疗。激素疗效不好或长期使用而剂量不能减到可接受量时，应考虑用免疫抑制剂，如硫唑嘌呤、吗替麦考酚酯和甲氨蝶呤。抗 CD20 单克隆抗体、利妥昔单抗注射液等生物制剂可用于重症狼疮患者的治疗。

3. 口腔处理　口腔科医师应了解 SLE 患者全身及口腔变化特征，尤其是肾损害、血液系统损害及神经系统损害、皮肤黏膜损害特征。在接诊此类患者时，应首先评估其全身状况，尤其是肾功能状况。采取透析治疗的 SLE 患者，易发生口腔感染、贫血及出血倾向增加。此外，由于此类患者长期采用激素及免疫抑制剂治疗，可出现口腔继发感染、骨质疏松、糖尿病、高血压、电解质紊乱等。在口腔治疗时均应加以注意。皮肤黏膜型狼疮患者处理见第九章第六节。

【预后】

经正规治疗的 SLE 患者 1 年生存率为 96%，5 年生存率为 85%，10 年生存率已超过 75%。

Summary

Systemic lupus erythematosus（SLE）is a chronic multi-systemic disease of unknown etiology that is characterized by the production of autoantibodies and immune complexes leading to protean systemic manifestations.

The clinical course of SLE is marked by periods of remission and exacerbation where ninety percent of those affected are young-to middle-aged women. The manifestations of SLE are protean，with no typical pattern of presentation. Small vessel vasculitis occurs as a result of the immune-complex deposition and leads to renal，cardiac，hematologic，mucocutaneous and central nervous system destruction.

In the treatment of SLE without major organ manifestations，anti-malarials and/or glucocorticoids are of benefit and may be used. NSAIDs may be used judiciously for limited periods of time for patients at low risk. In non-responsive patients or patients not being able to reduce steroid dosages below the acceptable amount for chronic use，immunosuppressive agents such as azathioprine，mycophenolate mofetil and methotrexate should be considered. Patients with skin manifestations should consider photo-protection. Lifestyle modifications such as smoking cessation，weight control and exercise are likely to be beneficial for patient and should be encouraged.

五、类风湿关节炎　Rheumatoid arthritis

类风湿关节炎（rheumatoid arthritis，RA）是一种以慢性侵蚀性关节炎为特征的全身性自身免疫病。类风湿关节炎的病变特点为滑膜炎，以及由此造成的关节软骨和骨质破坏，最终导致关节畸形。

【临床流行病学】

我国的患病率为 0.32% ～ 0.36%，低于欧美国家白种人的 1% ～ 2%。本病是造成我国人群丧失劳动力与致残的主要疾病之一。

【病因及发病机制】

病因尚不明确。一般认为与遗传、环境、感染等因素密切相关。部分患者发病初期曾受寒冷、潮湿刺激，或与劳累、创伤或精神等因素有关。

1. 感染因素　如支原体、分枝杆菌、肠道细菌、EB 病毒、HTLV-1 和其他逆转录病毒与本病发生有一定相关性，但均未得到确证。

2. 易感因素　研究显示具有 HLA-DR4 分子的人群发生类风湿关节炎的相对危险性是其他人群的 3 ～ 4 倍，提示 DR4 分子是易感本病的遗传学基础。

【临床表现】

本病发病年龄为 20 ～ 60 岁，以 45 岁最常见，男女比例为 1：2 ～ 3。大部分患者起病缓慢，出现明显的关节症状前表现为乏力、全身不适、发热、纳差等。

1.关节表现　类风湿关节炎受累关节的症状表现对称性、持续性关节肿胀和疼痛，常伴有晨僵。受累关节以近端指间关节、掌指关节、腕、肘和足趾关节最为多见。中、晚期患者可出现手指的"天鹅颈"及"纽扣花"样表现。重症患者关节呈纤维性或骨性强直，并因关节周围肌肉萎缩、痉挛而失去关节功能，致使生活不能自理。

2.关节外表现

（1）类风湿结节：类风湿结节是本病较特异的皮肤表现，出现在 20% ～ 30% 的患者。类风湿结节多位于关节隆突部及受压部位的皮下，无明显压痛，不易活动。

（2）血管炎：可影响各类血管，以中、小动脉受累多见。可表现为指端坏疽、皮肤溃疡、外周神经病变、巩膜炎等。

（3）心脏：心包炎、非特异性心瓣膜炎、心肌炎。

（4）胸膜和肺：胸膜炎、肺间质纤维化、肺类风湿结节、肺动脉高压。

（5）肾：本病很少累及肾，表现为间质性肾炎、局灶性肾小球硬化、增殖性肾炎、IgA 肾病及淀粉样变性等。

（6）神经系统：感觉型周围神经病、混合型周围神经病，多发性单神经炎及嵌压性周围神经病。

（7）造血系统：类风湿关节炎患者可出现正细胞正色素性贫血，疾病活动期血小板升高。

（8）口腔表现：① 30% ～ 40%RA 患者合并有继发性干燥综合征，患者可出现口干、眼干的症状。② RA 患者长期应用的甲氨碟呤、非甾体消炎药以及青霉胺等可引起口腔炎的发生。③多数 RA 患者颞下颌关节也可受累。滑膜表面出现肉芽肿样病变，破坏其下方骨组织，患者可出现类似颞下颌关节功能紊乱的症状。④长期处于活动期的 RA 患者牙周疾病发生率有增加趋势。

【组织病理】

类风湿关节炎的基本病理改变是滑膜炎。

血管炎症可发生在类风湿关节炎患者关节外的任何组织。它累及中、小动脉和（或）静脉，管壁有淋巴细胞浸润、纤维素沉着，内膜增生导致血管腔狭窄和堵塞。

【实验室检查】

RA 患者可有轻至中度贫血，红细胞沉降率增快、C 反应蛋白和血清 IgG、IgM、IgA 升高，多数患者血清中可出现类风湿因子、抗瓜氨酸化蛋白抗体。其中，抗瓜氨酸化蛋白抗体对类风湿关节炎的诊断具有很高的灵敏度和特异性，并与类风湿关节炎的病情和预后密切相关。

【影像学检查】

1.X 线检查　双手、腕关节以及其他受累关节的 X 线检查对本病的诊断有重要意义。

2.磁共振成像　其在显示关节病变方面优于 X 线检查，近年已越来越多地被应用到 RA 的诊断中。

3.超声检查　高频超声能清晰显示关节腔、关节滑膜、滑囊、关节腔积液、关节软骨厚度及形态等，彩色多普勒血流显像和彩色多普勒能量图能直观地检测关节组织内血流的分布，反映滑膜增生的情况，并具有很高的灵敏度。

超声检查还可用以指导关节穿刺及治疗。

【诊断】

类风湿关节炎的诊断主要依靠临床表现、自身抗体检查及 X 线改变。

2009 年 ACR 和欧洲抗风湿病联盟提出 RA 分类标准和评分系统，即：至少 1 个关节肿痛，并有滑膜炎的证据（临床或超声或磁共振成像）；同时排除了其他疾病引起的关节炎，并有典型的常规放射学 RA 骨破坏的改变，可诊断为 RA。

【鉴别诊断】

应注意与骨关节炎、痛风性关节炎、反应性关节炎以及其他结缔组织病（系统性红斑狼疮、干燥综合征、硬皮病等）所致的关节炎相鉴别。

【治疗】

RA 治疗的目的在于控制病情，改善关节功能和预后。应强调早期治疗、联合用药和个体化治疗的原则。

1. 药物治疗

（1）非甾体消炎药（NSAIDs）：具有抗炎、止痛、退热、消肿作用，以减轻类风湿关节炎的症状。

（2）免疫抑制剂：推荐首选甲氨蝶呤，也可选用柳氮磺吡啶或羟氯喹。视病情可单用也可采用两种或两种以上联合治疗。

（3）糖皮质激素：能迅速减轻关节疼痛、肿胀，在关节炎急性发作、或伴有心、肺、眼和神经系统等器官受累的重症患者，可给予短效激素，其剂量依病情严重程度而调整。关节腔注射激素有利于减轻关节炎症状，改善关节功能。但 1 年内不宜超过 3 次。

（4）植物药制剂：如雷公藤多甙 30 ～ 60mg/d，分 3 次餐后服；白芍总甙常用剂量为每次 600mg，每天 2 ～ 3 次。

（5）生物制剂：肿瘤坏死因子（TNF）拮抗剂、IL-l 和 IL-6 拮抗剂、抗 CD20 单抗以及 T 淋巴细胞共刺激信号抑制剂等。

2. 外科治疗　类风湿关节炎患者经过内科积极正规或药物治疗，病情仍不能控制者，为防止关节的破坏，纠正畸形，改善生活质量，可考虑手术治疗。

3. 其他治疗　可采用自体外周血干细胞移植疗法治疗难治性类风湿关节炎，其确切的远期疗效还有待更多病例的积累和随诊观察。

4. 口腔处理

（1）口腔科医生应了解 RA 患者病情，对治疗 RA 所使用的非甾体消炎药（NSAIDs）的副作用以及与其他药物间的相互作用有清楚的了解。

（2）甲氨碟呤可引起口腔炎症，在服用的同时应配合使用叶酸。口腔病变以对症治疗为主。

（3）对采取了关节置换术的 RA 患者在进行口腔有创治疗时，可根据具体情况选择性预防性使用抗菌药物。

（4）保持口腔清洁，采用含氟牙膏或制剂，以预防龋齿的发生。对于有严重关节变形的 RA 患者可采用特制的牙刷。

【预后】

大多数类风湿关节炎患者病程迁延，患病 2 ～ 3 年内致残率较高，如不及早合理治疗，3 年内关节破坏率达 70%。积极、正确规范的治疗可使 80% 以上的类风湿关节炎患者病情得到缓解，最终只有少数致残。

Summary

Rheumatoid arthritis，or RA，is a chronic multisystem disease of autoimmune etiology. The prevalence of RA in China is 0.32% ～ 0.36%. The classic characteristics of this disease are bilateral and symmetric chronic inflammation of the synovium，a condition known as synovitis. This inflammatory response particularly affects small joints of the upper and lower extremities，and often leads to the deterioration and eventual destruction of articular cartilage and juxta-articular bone. In addition，there is inflammation in the surrounding tendons，all of which frequently result in deformities of the affected joints.

The diagnosis of RA are based on the clinical manifestations, autoantibody detection and imaging examinations.

The objective of RA therapies is to restore or at least maintain the quality of life by relieving pain, reducing joint inflammation and preventing joint destruction and deformity.

Successful management of this condition requires a multifaceted approach to treatment that include systemically administered drugs, physical therapy, psychological counseling, patient education and surgical intervention.

Oral health care providers need to recognize and identify modifications of dental care based on the medical status of patients with RA. Furthermore, oral health care providers play an important role in the overall care of these patients as it relates to early recognition, as well as control of the disease.

Defination and Terminology

类风湿关节炎（rheumatoid arthritis, RA）is a chronic multisystem disease of autoimmune system. The classic characteristics of this disease are bilateral and symmetric chronic inflammation of the synovium, a condition known as synovitis. This inflammatory response particularly affects small joints of the upper and lower extremities, and it often leads to the deterioration and eventual destruction of articular cartilage and juxta-articular bone. In addition, there is inflammation in the surrounding tendons, all of which frequently result in deformities of the affected joints.

（华　红）

主要参考文献

[1] 中华医学会内分泌学分会. 库欣综合征专家共识（2011 年）. 中华内分泌代谢杂志，2012，28（2）：96-102.

[2] 史宗道. 口腔临床药物学. 4 版. 北京：人民卫生出版社，2012.

[3] 中华口腔医学会口腔黏膜病专业委员会. 中华口腔医学会中西医结合专业委员会 复发性阿弗他溃疡诊疗指南. 中华口腔医学杂志，2012，47（7）：402.

[4] 陈谦明. 口腔黏膜病学. 4 版. 北京：人民卫生出版社，2012.

[5] 华红，郑立武. 系统疾病的口腔颌面部表征. 北京：人民卫生出版社，2012.

[6] 莫一菲，周健，贾伟. 国际糖尿病联盟 2012 年全球 2 型糖尿病指南解读. 中国医学前沿杂志（电子版），2012，4（11）：70-77.

[7] 中华医学会风湿病学分会. 干燥综合征诊断及治疗指南. 中华风湿病学杂志，2011，14（11）：766-768.

[8] 中华医学会感染病学分会艾滋病学组. 艾滋病诊疗指南（2011 年版）. 中华传染病杂志，2011，29（10）：629-640.

[9] 张建中. 糖皮质激素皮肤科规范应用手册. 上海：上海科学技术出版社，2011.

[10] 中华医学会风湿病分会. 系统性红斑狼疮诊断和治疗指南. 中华风湿病学杂志，2010，14（5）：342-346.

[11] 中华医学会风湿病学会. 类风湿关节炎诊断和治疗指南. 中华风湿病学杂志，2010，14（4）：265-270.

[12] 中华医学会血液学分会红细胞疾病（贫血）学组. 再生障碍性贫血诊断治疗专家共识. 中华血液杂志，2010，31（11）：790-792.

[13] 魏克立. 口腔黏膜病学. 北京：科技出版社，2006.

[14] 中华医学会内分泌学分会《中国甲状腺疾病诊治指南》编写组. 中国甲状腺疾病诊治指南——甲状腺功能亢进症. 中华内科杂志，2007，46（10）：876-882.

[15] 中华医学会消化病学分会炎症性肠病协作组. 对我国炎症性肠病诊断治疗规范的共识意见. 胃肠病学，2007，12（8）：488-495.

[16] 陈谦明. 口腔黏膜病学. 3 版. 北京：人民卫生出版社，2008.

[17] 徐治鸿. 中西医结合口腔黏膜病学. 北京：人民卫生出版社，2008.

[18] 张震康，俞光岩. 实用口腔科学. 3 版. 北京：人民卫生出版社，2008.

[19] Saunders DP, Epstein JB, Elad S, et al. Systematic review of antimicrobials, mucosal coating agents, anesthetics, and analgesics for the management of oral mucositis in cancer patients. Support Care Cancer, 2013, 21（11）：3191-207. doi: 10. 1007/s00520-013-1871-y.

[20] International Team for the Revision of the International Criteria forBehcet's Disease（ITR-ICBD）. The international criteria for Behcet's disease（ICBD）: a collaborative study of 27 countries on the sensitivity and specificity of the new criteria. J Eur Acad Dermatol Venereol, 2013, DOI: 10. 1111/jdv. 12107. Pages 10.

[21] Venugopal SS, Murrell DF. Diagnosis and clinical features of pemphigus vulgaris. Immunol Allergy Clin North Am, 2012, 32（2）：233-243.

[22] Chong BF, Song J and Olsen NJ. Determining risk factors for developing systemic lupus erythematosus in patients with discoid lupus erythematosus. Brit J Dermatol, 2012, 166：29-35.

[23] Davatchi F. Diagnosis/Classification criteria for Behcet's disease. Pathol Res Int. 2012（2012）, Article ID 607921, 5 pages.

[24] Sokumbi O and Wetter DA. Clinical features, diagnosis, and treatment of erythema multiforme: a review for the practicing dermatologist. Int J Dermatol, 2012, 51: 889-902.

[25] Chole RH, Gondivkar SM, Gadbail AR, et al. Review of drug treatment of oral submucous fibrosis. Oral Oncol, 2012, 48: 393-398.

[26] Reiter S, Vered M, Yarom N, et al. Cheilitis glandularis: clinico-histopathological diagnostic criteria. Oral Dis, 2011, 17: 335-339.

[27] Tomislav Duvani, Liborija Lugovi-Mihi, Ante Brekalo, et al. Prominent features of allergic angioedema on oral mucosa. Acta Clin Croat, 2011, 50: 531-538.

[28] Banks T and Gada S. A comprehensive review of current treatments for granulomatous cheilitis. Brit J Dermatol, 2012, 166: 934-937.

[29] Thongprasom K, Carrozzo M, Furness S, et al. Interventions for treating oral lichen planus. Cochrane Database of Systematic Reviews 2011, DOI: 10. 1002/14651858.

[30] Brocklehurst P, Tickle M, Riley P, et al. Systemic interventions for recurrent aphthous stomatitis (mouth ulcers). Cochrane Database of Systematic Reviews 2012, Issue 9. Art. No. : CD005411.

[31] Thomos DM, Mirowski GW. Nutrition and Oral Mucosal Diseases. Clin Dermatol, 2010 (28): 426-431.

[32] Wolff D, Gerbitz A, Ayuk F, et al. Consensus Conference on Clinical Practice in Chronic Graft-versus-Host Disease (GVHD): First-Line and Topical Treatment of Chronic GVHD. Biol Blood Marrow Transplant, 2010, 16: 1611-1628.

[33] Frew JW, Murrell DF. Paraneoplastic pemphigus (paraneoplastic autoimmune multiorgan syndrome): clinical presentations and pathogenesis. Dermatol Clin, 2011, 29 (3): 419-425.

[34] Kneisel A, Hertl M. Autoimmune bullous skin diseases. Part 2: diagnosis and therapy. J Dtsch Dermatol Ges, 2011, 9 (11): 927-947.

[35] Silverman S Jr, Eversole LR, Truelove EL. Essentials of Oral Medicine. Lewiston, New York: BC Decker, 2001.

[36] Garant PR. Oral cells and tissues. Chicago: Quintessence Publishing, 2003: 53-80.

[37] Enwonwu CO, Falkler WA, Phillips RS. "Noma (cancrum oris)". Lancet, 2006, 368 (9530): 147-156.

[38] Antonio Nanci. Ten Cate's oral histology. 7th ed. St. Louis, Missouri: Mosby, 2008.

[39] Greenberg MS, Glick M, Ship JA. Burket's Oral Medicine. 11th ed. Hamilton: BC Decker, 2008.

[40] Meleti M, Vescovi P, Mooi WJ, et al. Pigmented lesions of the oral mucosa and perioral tissues: a flowchart for the diagnosis and some recommendations for the management. Oral Surg Oral Med Oral Pathol Oral Radiol Endod, 2008, 105: 606-616.

[41] Berkovitz BKB, Holland GR, Moxham BJ. Oral anantomy, histology and embryology. 4th ed. Edinburgh, London, New York, Oxford, Philadelphia, St Louis, Sydney, Toronto: Mosby, 2009.

[42] Goddard AF, James MW, Scott BB. Guidelines for the management of iron deficiencyanaemia. Gut, 2010, 228874: 1-8.

[43] Kakisi OK, Kechagia AS, Kakisis IK, et al. Tuberculosis of the oral cavity: a systematic review. Eur J Oral Sci, 2010, 118 (2): 103-109.

[44] Shah AY, Doherty SD, and Ted Rosen. Actiniccheilitis: a treatment review. Int J Dermatol, 2010, 49: 1225-1234.

中英文专业词汇索引